国家卫生健康委员会"十四五"规划教材

全国高等学校教材
供卫生管理及相关专业用

社会医学
Social Medicine

版

主　编　卢祖洵　程　峰
副主编　严　非　郝艳华　王培刚

编　委（以姓氏笔画为序）

王培刚	武汉大学	杨　义	成都中医药大学
尤　华	南京医科大学	杨　佳	首都医科大学
平卫伟	长治医学院	吴　辉	中国医科大学
卢祖洵	华中科技大学	汪文新	汕头大学
刘军安	华中科技大学	郝艳华	哈尔滨医科大学
孙　龙	山东大学	黄仙红	杭州师范大学
严　非	复旦大学	韩　颖	山西医科大学
李伟明	昆明医科大学	程　峰	清华大学
李淼晶	成都医学院		

秘　书

刘军安（兼）

人民卫生出版社
·北　京·

图书在版编目（CIP）数据

社会医学 / 卢祖洵，程峰主编 . —2 版 . —北京：
人民卫生出版社，2024.2
全国高等学校卫生管理专业第三轮规划教材
ISBN 978-7-117-35714-2

Ⅰ . ①社… Ⅱ . ①卢…②程… Ⅲ . ①社会医学－医
学院校－教材 Ⅳ . ①R1

中国国家版本馆 CIP 数据核字（2023）第 239405 号

人卫智网	www.ipmph.com	医学教育、学术、考试、健康， 购书智慧智能综合服务平台
人卫官网	www.pmph.com	人卫官方资讯发布平台

社 会 医 学
Shehui Yixue
第 2 版

主　　编：卢祖洵　程　峰
出版发行：人民卫生出版社（中继线 010-59780011）
地　　址：北京市朝阳区潘家园南里 19 号
邮　　编：100021
E - mail：pmph @ pmph.com
购书热线：010-59787592　010-59787584　010-65264830
印　　刷：人卫印务（北京）有限公司
经　　销：新华书店
开　　本：850×1168　1/16　印张：19
字　　数：536 千字
版　　次：2013 年 11 月第 1 版　　2024 年 2 月第 2 版
印　　次：2024 年 3 月第 1 次印刷
标准书号：ISBN 978-7-117-35714-2
定　　价：76.00 元
打击盗版举报电话：010-59787491　E-mail：WQ @ pmph.com
质量问题联系电话：010-59787234　E-mail：zhiliang @ pmph.com
数字融合服务电话：4001118166　E-mail：zengzhi @ pmph.com

全国高等学校卫生管理专业
第三轮规划教材修订说明

我国卫生管理专业创办于 1985 年，第一本卫生管理专业教材出版于 1987 年，时至今日已有 36 年的时间。随着卫生管理事业的快速发展，卫生管理专业人才队伍逐步壮大，在教育部、国家卫生健康委员会的领导和支持下，教材从无到有、从少到多、从有到精。2002 年，人民卫生出版社成立了第一届卫生管理专业教材专家委员会。2005 年出版了第一轮卫生管理专业规划教材，其中单独编写教材 10 种，与其他专业共用教材 5 种。2011 年，人民卫生出版社成立了第二届卫生管理专业教材评审委员会。2015 年出版了第二轮卫生管理专业规划教材，共 30 种，其中管理基础课程教材 7 种，专业课程教材 17 种，选择性课程教材 6 种。这套教材出版以来，为我国卫生管理人才的培养，以及医疗卫生管理事业教育教学的科学化、规范化管理作出了重要贡献，受到广大师生和卫生专业人员的广泛认可。

为了推动我国卫生管理专业的发展和学科建设，更好地适应和满足我国卫生管理高素质复合型人才培养，以及贯彻 2020 年国务院办公厅发布《关于加快医学教育创新发展的指导意见》对加快高水平公共卫生人才培养体系建设，提高公共卫生教育在高等教育体系中的定位要求，认真贯彻执行《高等学校教材管理办法》，从 2016 年 7 月开始，人民卫生出版社决定组织全国高等学校卫生管理专业规划教材第三轮修订编写工作，成立了第三届卫生管理专业教材评审委员会，并进行了修订调研。2021 年 7 月，第三轮教材评审委员会和人民卫生出版社共同组织召开了全国高等学校卫生管理专业第三轮规划教材修订论证会和评审委员会，拟定了本轮规划教材品种 23 本的名称。2021 年 10 月，在武汉市召开了第三轮规划教材主编人会议，正式开启了整套教材的编写工作。

本套教材的编写，遵循"科学规范、继承发展、突出专业、培育精品"的基本要求，在修订编写过程中主要体现以下原则和特点。

1. 贯彻落实党的二十大精神，加强教材建设和管理 二十大报告明确指出，人才是第一资源，教育是国之大计、党之大计，要全面贯彻党的教育方针、建设高质量教育体系、办好人民满意的教育，落脚点就是教材建设。在健康中国战略背景下，卫生管理专业有了新要求、新使命，加强教材建设和管理，突出中国卫生事业改革的成就与特色，总结中国卫生改革的理念和实践经验，正当其时。

2. 凸显专业特色，体现创新性和实用性 本套教材紧扣本科卫生管理教育培养目标和专业认证标准；立足于为我国卫生管理实践服务，紧密结合工作实际；坚持辩证唯物主义，用评判性思维，构建凸显卫生管理专业特色的专业知识体系，渗透卫生管理专业精神。第三轮教材在对经典理论和内容进行传承的基础上进行创新，提炼中国卫生改革与实践中普遍性规律。同时，总结经典案例，通过案例进行教学，强调综合实践，通过卫生管理实验或卫生管理实训等，将卫生管理抽象的知识，通过卫生管理综合实训或实验模拟课程进行串联，提高卫生管理专业课程的实用性。以岗位胜任力为目标，培养卫生领域一线人才。

3. 课程思政融入教材思政 育人的根本在于立德，立德树人是教育的根本任务。专业课程和专业教材与思想政治理论教育相融合，践行教育为党育人、为国育才的责任担当。通过对我国卫生管理专业发展的介绍，总结展示我国近年来的卫生管理工作成功经验，引导学生坚定文化自信，激发学习动力，促进学生以德为先、知行合一、敢于实践、全面发展，培养担当民族复兴大任的时代新人。

4. 坚持教材编写原则 坚持贯彻落实人民卫生出版社在规划教材编写中通过实践传承的"三基、五性、三特定"的编写原则："三基"即基础理论、基本知识、基本技能；"五性"即思想性、科学性、先进性、启发性、适用性；"三特定"即特定的对象、特定的要求、特定的限制。在前两轮教材的基础上，为满足新形势发展和学科建设的需要，与实践紧密结合，本轮教材对教材品种、教材数量进行了整合优化，增加了《中国卫生发展史》《卫生管理实训教程》。

5. 打造立体化新形态的数字多媒体教材 为进一步推进教育数字化、适应新媒体教学改革与教材建设的新要求，本轮教材采用纸质教材与数字资源一体化设计的"融合教材"编写出版模式，增加了多元化数字资源，着力提升教材纸数内容深度结合、丰富教学互动资源，充分发挥融合教材的特色与优势，整体适于移动阅读与学习。

第三轮卫生管理专业规划教材系列将于 2023 年秋季陆续出版发行，配套数字内容也将同步上线，供全国院校教学选用。

希望广大院校师生在使用过程中多提宝贵意见，为不断提高教材质量，促进教材建设发展，为我国卫生管理及相关专业人才培养作出新贡献。

全国高等学校卫生管理专业
第三届教材评审委员会名单

顾　　问　李　斌

主任委员　梁万年　张　亮

副主任委员　孟庆跃　胡　志　王雪凝　陈　文

委　　员　（按姓氏笔画排序）

马安宁　王小合　王长青　王耀刚　毛　瑛

毛宗福　申俊龙　代　涛　冯占春　朱双龙

邬　洁　李士雪　李国红　吴群红　张瑞华

张毓辉　张鹭鹭　陈秋霖　周尚成　黄奕祥

程　峰　程　薇　傅　卫　潘　杰

秘　　书　姚　强　张　燕

主编简介

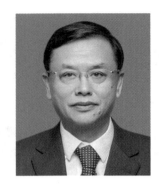

卢祖洵

　　男，1959年9月生，二级教授、"华中卓越学者"特聘教授、博士研究生导师，国务院政府特殊津贴专家。现任华中科技大学同济医学院社会医学研究所所长、湖北省全科医学培训中心主任、《中国社会医学杂志》主编。兼任中华预防医学会社会医学分会主任委员、教育部医学人文素养与全科医学教学指导委员会副主任委员、中国医师协会全科医师分会副会长等。

　　从事社会医学教学和研究40年，培养博士研究生120多名。主要研究方向为社会因素与健康、社区卫生与全科医学，主持国家和省部级课题50多项（包括国家社科基金重大项目1项、科技部攻关项目2项、国家自然科学基金项目4项），以通信作者或第一作者发表学术论文700多篇，其中SCI收录论文200多篇，主编教材和专著16本，获得省科技进步奖二等奖5项。

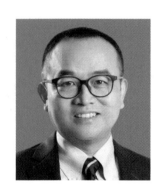

程　峰

　　男，1963年11月生，主任医师、研究员。现任清华大学医学院党委副书记、健康中国研究院副院长、万科公共卫生与健康学院院长助理兼教学办公室主任，清华大学学位评定委员会医学、生物医学学位评定分委会委员；国家公共安全科学技术学会公共卫生安全与健康专业委员会常务副主任委员兼秘书长。致力于重大传染病的流行病学及其对全球卫生健康政策的影响研究。目前主持全球卫生与健康璀璨研究项目（BRIGHT）、艾滋病"三个90%"措施的效果评估以及国家"新一代人工智能"重大项目"全球重大突发传染病智能化主动监测预警系统"——基于知识图谱的重大突发传染病主动感知与监测研究。

　　从事教学和科研工作10余年，开设卫生事业管理课程（中英文）和全球健康丝路学堂，牵头创建我国首个国际公共卫生硕士研究生培养项目，主编《基层医务人员艾滋病临床诊疗手册》《基层医务人员艾滋病临床诊疗手册培训教材》等7部专著。2014年加入清华大学前曾担任家庭健康国际组织驻华首席代表、亚太地区技术总监和全球健康战略副总裁，有着10多个国家医疗卫生项目管理与实施研究经历。

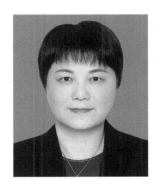

严 非

女，1963年5月生，现任复旦大学公共卫生学院教授、博士研究生导师。兼任中华预防医学会社会医学分会常务委员、卫生保健分会委员，中国防痨协会基层结核病防治专业分会副主任委员等。

从事社会医学教学和科研30多年，研究领域包括基层卫生服务、弱势群体健康与公平性、卫生人力资源、结核病控制等；主持国家卫生健康委员会、欧盟、世界卫生组织等资助课题40余项，以通信作者或第一作者在国内外学术期刊发表论文约150篇，主编《卫生服务研究》等教材或专著7部，副主编或参编教材或著作20余部。

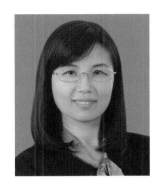

郝艳华

女，1970年3月生，二级教授、博士研究生导师。现任哈尔滨医科大学卫生管理学院副院长、社会医学教研室副主任、《社会医学》国家优秀教学团队骨干。兼任中国医学救援协会公共卫生分会秘书长，中国研究型医院学会卫生应急分会副主任委员，中华预防医学会卫生管理分会常务委员、社会医学分会委员等，同时兼任《中国公共卫生管理》杂志副主编、《中国公共卫生》等多家杂志编委。

从事教学和科研工作29年，主持国家自然科学基金面上项目5项、科技部863计划子课题及其他课题20余项。发表论文100余篇，主编/副主编专著7部，获教育部科技进步奖二等奖等10余项奖励。

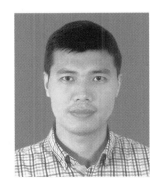

王培刚

男，1981年9月生，教授、博士研究生导师。现任武汉大学人口与健康研究中心主任、公共卫生学院社会医学与卫生事业管理系主任、国家社会科学基金重大项目"全面推进健康中国建设的战略方向与动力机制研究"首席专家。

从事教学和科研工作14年，主要从事社会医学、人口与健康等领域的研究工作，主持国家社会科学基金重大、重点项目等课题20多项，在《光明日报》、*Health & Place*等发表论文80余篇，其中SSCI/SCI收录50余篇。已培养研究生20余人，出版著作（译著）10余部。

前　言

社会医学是 20 世纪 80 年代初在我国医学领域产生的一门新兴学科,同时也是我国现代卫生软科学的源头学科。经过 40 多年的发展,社会医学已成为我国医学院校各专业、各层次学生的必修课或选修课,这门课程所弘扬的正确医学模式,有助于医学生树立正确的医学观,在整个医学教育体系中具有不可替代的重要地位。

作为"卫生管理专业规划教材"之一,《社会医学》具有基础课及专业课的双重特点。社会医学的基本理论和方法是本专业学生应该掌握的基础知识,社会卫生分析与评价、社会卫生策略和政策的制定等内容则具有专业课程的特点。因此,教材编写的基本思想在于强调理论性和实用性。尽管社会医学教材的内容框架已趋成熟,但由于健康中国战略的推进,以及我国卫生体制改革及医疗卫生服务的快速发展,仍有较多的具体内容、指标、观点等需要更新。

根据教育部、国务院学位委员会关于学科、课程体制改革与建设规划,《社会医学》教材的编写工作以马克思列宁主义、毛泽东思想、邓小平理论、"三个代表"重要思想、科学发展观和习近平新时代中国特色社会主义思想为指导,认真贯彻落实医药学专业本科生的培养目标,兼顾研究生和专科生的培养要求,以培养医学生正确的医学观为宗旨。在以基础理论、基本知识和基本技能为重点的前提下,推荐社会医学的新成果、新方法和新进展,紧密联系医药卫生体制改革的实际及社会卫生发展变化,体现中国特色,展示教材的思想性、科学性、先进性、启发性和实用性。本教材在广泛吸纳原有教材内容的基础上,注重社会医学基本构架的完整和全面,力求创新。对传统教材取舍不定的内容做到存精去粗,去伪存真。本教材的章节设置与上版教材相比没有大的变化,但对"医学模式""社会医学基本理论""社会医学研究方法""社会卫生策略""社区卫生服务""社会因素相关疾病的防控"等章节的内容进行了完善与更新。根据融合教材的编写要求,对纸质教材的内容进行了精简,纸数内容深度结合,数字资源还增加了多媒体课件和自测题等内容,并对案例进行必要更新和点评,充分发挥了融合教材的特色与优势,也进一步提升了教材建设的科学性。

本教材编写团队主要由全国医药院校的中青年教师组成,各位编委作出了积极的贡献,上版教材编写专家和本专业领域的前辈也给予了悉心的指导。在教材的编写工作中,人民卫生出版社、华中科技大学、清华大学及各编委所在院校都给予了大力支持。在此对关心和支持本教材编写和出版的各位教授和同仁致以衷心的感谢。

由于编者水平有限,本教材在编写过程中难免存在不足之处,恳切希望各院校教师和读者提出宝贵意见。

卢祖洵　程　峰

2023 年 6 月

目　录

第一章 绪 论

医学的研究对象是人，而人具有生物和社会两种属性。在现代医学中，大多数基础学科和临床学科以研究与人类健康和疾病密切相关的生物学现象为主。社会医学（social medicine）主要是从社会的角度，应用社会科学及相关学科的理论和方法研究人类健康和疾病的一门医学学科。社会医学研究社会卫生状况、社会因素和健康之间的相互关系及其规律，制订社会卫生措施，保护和增进人群的身心健康和社会生活能力，提高生命质量。

第一节 社会医学的性质、内容与任务

一、社会医学的性质

在现代社会，随着社会生产实践和科学技术的发展，学科的发展有两个显著特点：高度分化与高度综合。这一对矛盾是事物辩证存在的两个方面，具有对立性和统一性。学科的分化是适应科学研究的需要，是科学探索、发现和创新的需要。纵观近代医学，许多经典学科不断分化，不断产生分支学科。另一方面，为了解决社会生产实践中的实际问题，需要多学科的理论、方法、知识和技术的交叉、融合，这就是交叉科学产生的基础。正如钱学森指出"交叉学科的发展是历史的必然，具有强大的生命力"。交叉学科的生命力在于它符合科学的发展规律——综合化、整体化，进而推动科学的持续发展。目前，许多发展迅速的学科如信息科学、计算机科学、环境科学、生物工程学等都是交叉科学，它们是社会生产实践和科学技术发展的需要。

社会医学是医学与社会科学相结合的一门交叉科学，它的知识基础主要来自两个方面：①医学科学，包括基础医学、临床医学、公共卫生与预防医学等；②社会科学，包括社会学、人类学、经济学、伦理学、心理学、政治科学、管理科学等。由于社会医学的研究对象是社会人群，研究影响人类疾病和健康的社会因素，探索社会防治措施，其实践活动主要在医学领域。因此，社会医学是一门医学学科。目前，在医学学科分类中，社会医学一般归属于预防医学。事实上，社会医学广泛涉及健康与疾病的许多方面，几乎所有医学学科，包括基础医学、临床医学、预防医学等都与它有密切关系。从医学思维和观念的角度看，社会医学具有方法学科的特点。

人不能脱离社会而生存，随着社会的发展，人的社会属性越来越突出。人出生后只是一个生物体，只有经过社会化，具备必要的生产和生活技能，才是真正的人，即社会人。所谓社会化即培育人生产和生活技能的过程。在医疗卫生实践中，任何与疾病和健康有关的研究和服务都不能忽略人的社会属性。如果说其他医学学科主要研究健康和疾病的自然属性或生物学属性，是以分析和解决源于生物因素的健康和疾病问题为主要目的，那么社会医学则主要研究疾病和健康的社会属性，以分析和解决起源于社会因素的健康和疾病问题为主要目的。研究和解决这些由社会因素导致的卫生问题是社会医学学科的主要任务。

二、社会医学的研究内容

社会医学的研究内容非常广泛，涉及人的衣、食、住、行、社会心理行为等诸方面。随着社会的发展和人们价值观的改变，一方面，新的社会医学问题不断出现；另一方面，已经探讨的社会医学命题需要重新研究。尽管社会医学具体研究内容广泛且不断变化，但总体上可以分为以下三个层面。

1. 社会卫生状况　主要是人群健康状况，以及与之相关的社会经济和居民生活条件、卫生行为、卫生服务等。社会医学应用流行病学、卫生统计学及有关社会科学的理论和方法，通过社会卫生调查和资料挖掘，广泛收集信息，分析社会卫生状况及其变化规律，寻找主要的社会医学问题，发现高危人群和主要疾病，做出社会医学"诊断"。

2. 影响健康的社会因素　在明确社会卫生问题的基础上，进行社会病因学分析。主要运用描述、比较、分析的方法，以及社会科学的理论和技术，研究社会制度、经济状况、社会文化、人口发展、生活和劳动条件、心理行为与生活方式等社会因素对人群健康的影响，发现社会卫生问题的原因，为制订社会卫生策略和措施提供科学依据。

3. 社会卫生策略与措施　社会医学不仅要通过对社会卫生状况及社会病因的研究，找出存在的社会医学问题及其原因，更重要的是要针对现实存在的问题和原因，提出改善社会卫生状况、保护和提高人群健康水平的社会卫生对策与措施，即开出社会医学"处方"。社会卫生对策措施的重点不是指医疗卫生技术措施，而是指社会卫生战略及策略，包括卫生发展的目标和重点，努力开发、合理分配、有效使用社会卫生资源的政策，科学组织社会卫生服务的策略，保护人群健康的经济、法律、教育及组织措施等。

三、社会医学的基本任务

社会医学的基本任务可以概括为：通过社会卫生调查，掌握社会卫生状况，特别重视人群健康状况及其变动规律，发现主要社会卫生问题及其影响因素，提出改善社会卫生状况即保护人群健康状况的策略与措施，为有关部门特别是卫生管理及决策部门制定卫生工作方针政策、确定卫生工作重点、编制卫生事业发展规划、科学组织卫生服务、加强卫生工作的监督和评价，为卫生事业决策提供科学依据。在我国，社会医学的主要任务是从中国的实际出发，研究并解决中国的社会医学问题，也要研究世界卫生状况及其发展规律，了解世界各国面临的社会卫生问题及全球卫生策略，借鉴国外发展卫生事业的经验。从学科的发展及医疗卫生工作实践的需要来看，目前我国社会医学的基本任务主要有以下几个方面。

1. 倡导积极的健康观　世界卫生组织（World Health Organization，WHO）在 1948 年即提出了身体、心理、社会适应三方面完好状态的健康观，并在全世界进行广泛的倡导。但是，70 多年过去了，正确的健康观对人类的影响程度及其效果并不令人满意。不良的行为生活方式在人群中还广泛存在，危害健康的社会因素也广泛存在，而且社会适应、心理健康的理念没能对维护健康的措施产生实质性的影响。因此，在疾病防治和医学教育计划和实践中，必须宣传和倡导正确的健康观，使医务工作者和广大人民群众认识到影响健康既有生物因素，也有社会、心理因素；对某些疾病，社会、心理因素往往比生物因素更为重要，只有采取综合性的卫生保健措施，才能有效地防治疾病和促进健康。

2. 弘扬正确的医学模式　医学模式是社会医学的精髓，社会医学不仅要研究医学模式，而且要研究促进医学模式转变的策略和措施。生物 - 心理 - 社会医学模式的提出已有 30 多年的历史，虽然它被认为是适合于时代的医学模式，但人们在理论上的接受与实际行动中的保守或拒绝形成了鲜明的反差和不协调，正确的医学模式在医疗卫生保健实践中还未产生应有的作用和效应。促进医学模式的实质性转变是一项社会系统工程，社会医学的主要任务是：加强医学模式的研究，完善现代医学模式理论体系，增强其在医疗卫生实践中的可操作性；以生物 - 心理 - 社会医学模式为指导，全方位改革医学教育体系，加强社会医学教学，造就新型医药卫生人才；注重卫生宣传和健康教育，积极营造现代医学模式氛围，逐步转变广大群众的健康观念和意识。

3. 发现社会卫生问题　由于研究社会卫生状况是社会医学的基本内容之一，因此，发现社会卫生问题，及时提出防治措施，是社会医学的重要任务。通过系统分析社会卫生状况的现状、特征、变化及发展趋势，明确影响人群健康的各种因素，尤其是危害健康的主要因素的作用强度和影响范围（如特殊人群等），以便采取及时有效的防治策略和措施；采用评价技术，如健康危险因素评价、生命质量评价、卫生服务评价等，评价社会因素和疾病对健康的危害程度，发现卫生保健工作中存在的问题。事实上，在医疗卫生实践中，社会医学的理念已经得到了体现，如特殊人群的行为监测、重大疾病的防治、卫生技术评估等，其目的都是为制定及时有效的维护健康和防治疾病的措施提供科学依据。

4. 制定卫生政策和策略　社会医学的研究内容和研究思路与制定卫生政策和策略的程序和方法具有一致性。发现卫生问题—分析问题的原因—提出解决问题的办法，这不仅是社会医学研究的基本步骤，也是制定卫生政策的基本程序，而且二者皆以人群为主要目标。因此，社会医学不仅有广泛的卫生政策研究命题，而且为医疗卫生部门尤其是卫生行政部门开展决策、计划和管理方面的研究是社会医学的主要任务，也是社会医学学科与卫生工作实践相结合的重要途径。

5. 常见病的社会防治　由于社会、行为因素是心血管疾病、恶性肿瘤主要危险因素，也与获得性免疫缺陷综合征（简称艾滋病）、结核病等重大传染病的传播密切相关，社会卫生措施已成为这些重大疾病防治方案不可缺少的部分。社会医学的基本理论、方法、观点在疾病防治工作中得到了广泛的运用。因此，研究常见病的社会防治措施是社会医学的重要任务。

6. 促进人群健康　社会医学的研究对象是社会人群。研究人群保健策略和措施，促进人群健康，是社会医学的使命。卫生保健重点针对高危人群，是社会医学倡导的重要卫生保健策略。因此，研究特殊人群的卫生保健是社会医学的重要任务，如妇女、儿童、老年人、残疾人和从事有害作业人群等。在普通人群中，与社会因素关系密切的社会性疾病如意外伤害、药物滥用、酗酒、吸毒、性传播疾病及艾滋病等，涉及面大，对人群健康的危害严重。高危人群的医疗保健及社会病的防治都是社会性很强的工作，必须动员全社会参与，加强各部门的合作。

7. 加强社会医学教育　社会医学教育的目的在于宣传社会医学的新思想、新观点和新方法，主要包括两个方面的任务。第一，在一般人群中，倡导积极的健康观，促进有利于健康的行为。受生物医学模式的长期影响，许多人甚至一些医务工作者自觉或不自觉地认为"健康就是没有病""没有病就是健康"。不注重消除危害健康的行为，忽视培养促进健康的行为。因此，要大力宣传积极的健康观，促进健康观念和行为的转变。第二，在医学生和医务人员中，加强社会医学教育，培养正确的医学观。1988 年，在爱丁堡召开的世界医学教育大会指出：医学教育的目的是培养促进全体人民健康的医生，即要求医学生必须获得针对个体和人群两个层面的健康促进和处理疾病的能力。因此，医学生和医务人员学习社会医学的目的在于：形成正确的医学观，适应医学模式的转变；开拓思维，树立"大健康观"，认识疾病和健康的社会属性；提高专业素质和技能，努力为人民健康服务。

第二节　社会医学与相关学科的关系

社会医学作为一门新兴学科，逐渐形成了自己特定的研究内容、基本理论和研究方法。然而，相互渗透和相互交叉是学科发展的重要特点，社会医学作为一门交叉科学，必然与许多学科之间互相关联,诸如与基础医学、临床医学、预防医学,以及卫生管理学、医学伦理学、卫生经济学、医学社会学、医学心理学、健康教育学、社区医学等学科均有密切关系。

一、与医学相关学科的关系

(一)预防医学

我国的社会医学是从预防医学(preventive medicine)中分化出来的一门学科,社会医学会是中华预防医学会中的一个二级学会,国家自然科学基金委员会将社会医学列为预防医学的二级学科。但是,社会医学与预防医学是有区别的。以改善人的生存环境、预防疾病发生及流行、保护人群健康为内容的预防医学由来已久,是经济发展、社会进步的必然产物。19世纪生物医学的发展,特别是病原微生物学及免疫学的发展,为预防医学提供了医学技术基础。环境卫生、食品卫生、职业卫生及传染病防治,大大改善了人们的生活条件,提高了社会卫生水平,急、慢性传染病得到了有效的控制,人类疾病谱发生了很大改变。心血管病、恶性肿瘤、意外伤害及精神病、性传播疾病等成了危害人群健康及生命的主要原因,而这些疾病的主要危险因素不是生物病原,而是社会因素。社会医学就是在这种背景中从预防医学中分化、发展起来的。这是人类疾病谱及健康危险因素改变的结果,也是预防医学深化发展的产物。社会医学以保护人群健康及提高人们的生活质量为基本任务,这与预防医学是一致的,但社会医学中以保障人群医疗卫生服务的社会卫生服务等内容已超出了预防医学的范畴。因此,可以说社会医学是一门源于预防医学而又超出预防医学的一门学科。社会医学的产生为预防医学注入了社会预防的思想,从传统的生物预防扩大到社会预防,学科更具有生命力。

(二)卫生管理学

国内外都将社会医学与卫生管理学(health management)看作是姊妹学科。20世纪80年代初,我国在进行医学学科分类时,提出"社会医学与卫生管理学"这个学科。经过20多年的发展,社会医学、卫生管理学已发展成为两门相对独立的学科,但是在国务院学位委员会规定的研究生招生目录中,"社会医学与卫生事业管理"作为一个学科(专业)归属于管理学中的公共管理学学科,即为公共管理学的二级学科。在美国等国家,医学院或公共卫生学院设有"卫生政策与卫生管理系"(department of health policy and management),类似我国的"社会医学与卫生管理学"。这两门学科的基本任务是一致的,即根据卫生服务需求,合理利用卫生资源,组织卫生服务,提高卫生事业的科学管理水平与卫生事业的社会经济效益。社会医学研究社会卫生状况及社会卫生措施,为卫生事业的科学决策与合理组织卫生服务提供科学依据;卫生管理学应用管理学的原理与方法,研究卫生事业的计划、控制、组织与管理,以提高卫生事业的科学管理水平。

(三)社区医学

社区医学(community medicine)的重点是研究社区内卫生服务的供给和卫生服务的组织管理。社区是社会的基层组织,也是开展卫生服务的基本单位。社区医学强调卫生保健的开展以社区为中心,提供连续性、综合性的集预防、医疗、保健、康复、健康教育和优生优育为一体的服务。社会医学与社区医学均以人群为研究对象,以提供卫生服务和保障人群健康为目标。比较而言,社会医学研究内容比较宏观,研究内容比较广泛;社区医学研究内容比较具体,更注重实践。目前,开展社区卫生服务是我国卫生服务体系改革的重要方面,由于社会医学的研究内容、基本理论与理念等与社区卫生服务和全科医学有密切关系,有关社区卫生服务的研究和实践已成为我国社会医学的一个重要领域。

(四)健康管理学

健康管理(health management)主要是对人群的健康危险因素进行监测、分析、预测、评估,制订预防措施,维护人群健康。从内容上看,健康管理学与社会医学密切相关,甚至可以看作社会医学的分支学科。2005 年 10 月，人力资源和社会保障部正式命名"健康管理师"这一新的职业，其职责主要是规避疾病风险，维护健康。加强健康管理理论、方法和实践的研究，有利于增强社会医学学科的实用性。

（五）临床医学

社会医学认为，疾病是一个生物现象，也是一个社会现象。在临床医学（clinical medicine）各个学科和专业中均有丰富的社会医学内涵，临床医生学习社会医学的意义主要在于：第一，理解人的社会属性，有利于医务工作者去掉"见病不见人"的传统习惯，在诊治疾病时，充分考虑患者的家庭、生活、工作背景，树立以人为中心的观念，尊重患者的人格，关心爱护患者，全心全意为人民服务；第二，认识致病因素的复杂性（如多因多果的观点），综合分析，立体思维，培养正确、全面、科学的医学思维方式；第三，重视社会因素在疾病发生、发展及转归过程中的重要作用，提倡生物 - 心理 - 社会"三维诊断"，提高诊治方案的准确性；第四，注重心理行为因素（包括遵医行为等）对疾病防治效果的作用，提高防治措施的有效性。另外，社会医学不能脱离生物医学科学技术的现状与发展，正因为癌症、心血管疾病、艾滋病等危害健康的主要疾病和重大疾病在生物医学方面未获得根本性的突破，社会医学才能强调社会因素在疾病防治中的重要性，社会医学的基本观点才逐渐被医学界所接受。

二、与其他学科的关系

（一）医学社会学

医学社会学（medical sociology）是社会学的一个重要分支学科，主要从社会学角度研究社会环境、社会结构、社会变动及社会行为与医学的关系，研究医学职业、医疗组织和医疗卫生活动中的人际关系。社会医学与医学社会学是两门既有区别又有联系的相关学科。主要区别在于：第一，学科的性质不同，社会医学是医学的一个分支学科，属于医学的范畴；医学社会学属于社会学的范畴。第二，研究的侧重点不同，社会医学主要研究社会因素对健康和疾病的影响；医学社会学重点研究社会组织与卫生组织的关系、医疗保健活动中的人际关系。第三，学科队伍构成不同，从事社会医学研究的主要是以医学背景为主的专业人员；从事医学社会学研究的主要是以社会科学背景为主的专业人员。这两门学科又是相互联系的：都是以社会、人群为研究对象，以社会科学研究方法如社会调查和统计分析等为基本研究方法。

（二）医学心理学

医学心理学（medical psychology）是心理学的一个分支，主要研究心理因素在疾病发生、发展以及诊断治疗中的作用。医学心理学体系包括病理心理学、临床心理学与身心医学（心理诊断、心理治疗、心理咨询等）、心理卫生学等，其中心理卫生、心理咨询与社会医学的关系更为密切。心理行为在生物 - 心理 - 社会医学模式的内涵中占有很重要的地位，两门学科必然有多方面的相互渗透和交叉。社会心理因素是社会医学和医学心理学共同研究的内容，二者的目的都是为了防治身心疾病，培养健全的人格，提高生命质量，但社会医学更多地从群体和社会的角度考虑社会心理因素对健康的影响，医学心理学则更多地指向以个体为基础的临床服务。

第三节　社会医学的发展历史

社会医学是一门社会性、综合性很强的应用学科，其产生和发展无不受到政治、经济、社会、法律、道德、自然科学和社会科学发展等多种因素的影响。在医学领域，任何一门医学学科的产生和发展必须具备三个条件：第一，维护健康及防治疾病的需要；第二，学科先驱和骨干的作用、影响和贡献;第三,学科对医学发展和医疗卫生实践的作用及意义。纵观社会医学思想的萌发、学科的创立与发展过程,离不开这三个基本条件。社会医学的产生是解决社会卫生问题、维护人群健康的需要;不少高瞻远瞩、忧国忧民的社会改革家和医学家为社会医学的创立和发展做出了不朽的贡献;社会医学在医学学科体系和疾病防治领域不可替代的地位和作用,是它存在和发展的基础。

一、社会医学的萌芽

社会医学作为一门医学学科产生于欧洲,至今只有 150 多年的历史。但是,社会因素在疾病发生、发展过程中的作用早就引起了古代先贤及医学家的关注。被誉为医学之父的古希腊医生希波克拉底(Hippocrates,约公元前 450—公元前 377 年)就注意到人的生活环境与健康的关系,要求医生熟悉患者的生活环境和生活方式,他认为"知道什么样的人患病比知道这个人患的是什么病更重要""医生医治的不仅仅是病,更重要的是患者"。古罗马医师盖伦(Galen,约 130—200 年)重视心理因素的致病作用,强调人体健康与社会心理因素之间的关系。阿拉伯医学的主要代表人物阿维森纳(Avicenna,980—1037 年)认为土壤和水可以传播疾病,并且重视精神感情活动对机体健康的影响。意大利的拉马兹尼(Ramazzini,1669—1714 年)在其著作《论手工业者的疾病》中描述了 52 种职业工人的健康状况,探讨职业因素对工人健康的影响。限于当时社会经济条件及医学科学技术的影响,尤其是中世纪欧洲医学的发展受到神学的禁锢,古代医学家们对人类健康、疾病与社会因素之间的关系还缺乏深刻认识,医学活动基本上是医生与患者之间的个人医疗行为。

从文艺复兴开始,欧洲进入了一个新的发展时期。产业革命后,手工业生产方式逐步被大工业生产所代替,生产社会化促进了医学的社会化进程。资本主义早期生产发展带来了社会卫生状况恶化,促进人们进一步认识到医学的社会性,人类健康及疾病流行与社会生活条件密切相关。一些进步医学家提出了国家和社会应对人民健康负责的观点,在当时具有启蒙作用。德国卫生学家彼得•弗兰克(Peter Frank,1745—1821 年)提出了居民的悲惨生活是疾病的温床的观点;他在《全国医学监督体制》一书中提出了用医学监督计划使政府采取措施来保护公众健康的主张。这种观点认识到健康、疾病和社会因素密切相关,在公共卫生和社会医学发展阶段具有里程碑的意义。

资本主义进一步发展及人口城市化进程带来了一系列社会医学问题,如童工及女工的健康问题,城市下水道、食品卫生及传染病流行等问题,英国伦敦首任医官西蒙(Simon,1816—1904 年)专门研究了伦敦的食品卫生、住宅和工厂卫生,认为这些因素与英国工人健康密切相关。恩格斯在《英国工人阶级状况》一书中指出,英国的工业是建立在破坏工人健康的基础上发展起来的。工人运动促进了社会卫生组织的建立和社会卫生措施的逐步完善。

二、国外社会医学的创立与发展

1848 年法国医师盖林(Guerin,1801—1886 年)第一次提出社会医学概念,提倡医学界要把分散和不协调的医学监督、公共卫生、法医学等构成一个整体的学科,统称为"社会医学"。他把社会医学分为四个部分:社会生理学研究人群的身体和精神状态及其与社会制度、法律及风俗习惯的关系;社会病理学研究疾病发生、发展与社会问题的联系;社会卫生学研究各种增进健康、预防疾病的措施;社会治疗学研究各种社会卫生措施。

19 世纪后半叶,细菌学的发展使有些医学家仅重视生物病原体的致病作用而忽视了社会因素对疾病和健康的影响。但是,不少医学家不同意夸大单纯生物病原体的致病作用。德国医学家诺尔曼(Neumann,1813—1908年)及病理学家魏尔啸(Virchow,1821—1902年)都强调社会经济因素对健康和疾病的重要作用,提出"医学科学的核心是社会科学","医学是一门社会科学,政治从广义上讲就是医学罢了"等观点。魏尔啸参加斑疹伤寒流行病学调查,指出流行病的社会属性,提出单纯治疗、不开展社会预防是不能控制斑疹伤寒流行的观点。法国的格罗蒂扬(Grotjahn,1869—1931年)根据社会科学的理论,通过调查研究,提出了社会医学的概念。他在《社会病理学》一书中,提出了用社会观点研究人类疾病的原则,如疾病的社会意义取决于疾病发生的频率;社会状况恶化能直接引起疾病,影响病情的发展;疾病对社会发展具有反作用;医疗能否成功取决于社会因素;采用社会措施来控制疾病;注意患者的社会经济环境等。他还强调社会卫生调查中要应用统计学、人口学、经济学和社会学方法,主张将社会医学列入医学课程。1920年他首次在柏林大学开设社会卫生学课程。

20世纪中期,疾病谱发生了明显改变,以生物病原体为主的传染病逐渐减少,而心脑血管疾病、恶性肿瘤、意外伤害和精神系统疾病等与社会、心理、行为生活方式等危险因素密切相关的慢性非传染性疾病逐渐增加,并已成为危害人类健康的主要疾病。维护和促进人群健康,改善社会卫生状况,必须深入研究社会因素对健康的作用,采取综合性社会卫生措施。这些观点已经成为广大卫生工作者的共识,从而促进社会医学在各国进一步发展。

德国是社会医学的发源地。在第二次世界大战以前,社会医学与社会卫生学两个名词交替使用,以社会卫生学为主,战后逐步改用社会医学。目前,德国大学医学院一般都设有社会医学系,社会医学的主要任务包括慢性病的防治研究,以及社会因素与健康、心理行为因素与健康、卫生政策与管理等方面的研究。同时,对卫生机构的管理人员进行公共卫生(大卫生)培训。

英国19世纪末就开设了公共卫生学课程,20世纪40年代开设社会医学课程。牛津大学成立了社会医学研究院。在英国,社会医学是指有关人群的医学,泛指疾病的控制及有关增进或影响人群健康的科学。英国与爱尔兰社会医学会(Society for Social Medicine,UK & Ireland)成立于1956年,现有会员1 500余人。20世纪70年代,英国较多的大学设立社会医学系,社会医学学科发展较快,如布里斯托大学社会医学系现在的教学研究人员达80余人。

在美国,卫生政策与管理(health policy and management)学科与我国的社会医学与卫生事业管理学科极为相似,社会医学独立作为一门学科始于20世纪70年代,哈佛大学、北卡大学相继设立社会医学系,在机构渊源上与预防医学、医学人类学、医学伦理学等学科或系部有着密切的联系,而根本原因还是社会医学教学和研究发展的需要。

在日本,社会医学与基础医学及临床医学并列,包括公共卫生、卫生统计、法医学、环境医学及卫生管理学等,课程内涵与我国预防医学相似。

苏联于1922年在莫斯科大学医学院成立了社会卫生学教研室,由当时的保健部长谢马什柯和索洛维约夫执教。1923年成立了国立社会卫生学研究所,后改称为社会卫生学与保健组织学研究所。社会卫生学的基本任务是研究社会与环境因素对人群健康的影响以及消除这些有害因素采取的综合性卫生措施。40年代初社会卫生学改称保健组织学,以保健史、保健理论、卫生统计与保健组织为主要内容。60年代中期改称为社会卫生与保健组织学,以加强对社会医学问题的研究。

目前,各国社会医学的发展既有共性,亦有特性。共性的一面主要体现在社会医学的基本研究内容是一致的,即注重社会因素与疾病和健康的关系及其相互作用规律的研究,并且深入到公共卫生及临床医学等领域。各国社会医学的发展的特点主要体现在实践方面,美国的社会医学不仅注重有关卫生政策的研究,而且与卫生职能部门有密切联系,社会医学提供卫生保健决策和咨询服务已具有产业化的特点;德国社会医学较好地将大卫生的理念与卫生实践相结合,广泛的公共卫生管理培训使社会医学的实践性得到了充分体现;英国的社会医学强调社区的理念,在医学教育方面巩固了社会医学的地位,在社区卫生服务中发展社会医学应用与实践的内涵。

三、我国社会医学的发展

我国古代医学家早就注意到了环境及精神因素对健康的影响,现存最早的医书《黄帝内经》中就有气候改变、饮食起居及精神因素等与疾病有关的论点。西周初期我国就建立了社会医事组织,以医师为"众医之长,掌医之政令",并制定了医师考核制度,根据医术高低定级俸给,要求医师治病有记录,患者死亡要报告。汉朝设立了为贫民看病的机构。南朝宋元嘉二十年(公元443年)设"医学",置太医博士及助教,是我国最早设置的医学学校。但在漫长的封建社会里,我国的卫生设置和医事制度主要为封建统治者服务。广大人民的医疗事业主要靠民间医生,并没有建立良好的医事组织。

近代西洋医学从 19 世纪传入中国。1820 年英国医师玛利逊(Marrison)及莱温斯敦(Levingstone)在澳门开办医院,1834 年英国医师派克(Parker)在广州开设眼科医院,为我国早期建立的西医医院。1866 年美国医师在广州开办博济医学校,是我国最早的西医学校。

1910 年东北鼠疫流行,伍连德医师在山海关设立检疫所实行卫生检疫,这是我国自己举办的卫生防疫机构。1905 年清政府在警政部警保司下设卫生科,次年改属内政部,第三年改称卫生司,是我国最早建立的中央卫生行政机构。1898 年(光绪二十四年)上海公共租界工商部卫生处是我国最早成立的地方卫生行政机构。从 1928 年起,陆续在上海吴淞区、高桥区建立卫生示范区和在河北定县设立农村卫生实验区。1931 年后又在河北定县、山东邹平县、南京晓庄乡、江苏江宁县等地建立乡村卫生实验区,在实验区里开展医疗、防疫、卫生宣教、学校卫生、助产与妇婴卫生、劳动卫生、生命统计和卫生人员培训等。1939 年成立中央卫生设施实验处,1941 年改为中央卫生实验院,并设立社会医事系,主要任务是社会医务人员登记及考试。1949 年以前,一些医疗卫生专家曾倡导过"公医制度",试图建立社会卫生组织,限于当时的政治经济条件,收效甚微。

1949 年新中国成立后,建立了从中央到地方的全国性卫生行政组织和卫生服务机构,发展社会卫生事业,保障人民健康成为国家的责任。在党和政府领导下,我国卫生事业迅速发展,社会卫生状况发生巨大变化,人民健康水平显著提高。

1949 年,中国医科大学建立了公共卫生学院并设立了卫生行政学科,开设了卫生行政学。1952 年引进苏联的《保健组织学》,作为医学生必修课的教材。1954 年起,一些医学院校先后举办卫生行政进修班、保健组织专修班及工农干部卫生系,培训卫生管理干部。在此期间,许多医学院校成立保健组织教研组,开展教学研究工作。1956 年卫生部成立中央卫生干部进修学院,负责培训省市卫生管理干部,并于次年举办了第一届保健组织学师资讲习班,交流保健组织学的教学和研究工作经验,编写了《保健组织学》教材。1964 年在上海举行了全国保健组织学教学研究交流会,交流各地教学研究经验,提出了加强学科建设的建议。

党的十一届三中全会以后,我国社会经济发展进入一个新时期,教育科技事业发展迅速,社会医学进入一个蓬勃发展的时期。1978 年由钱信忠主编的《中国医学百科全书》中列有《社会医学与卫生管理学》分卷。1980 年卫生部发出了《关于加强社会医学与卫生管理学教学研究工作的意见》,要求有条件的医学院校,成立社会医学与卫生管理学教研室,开展教学研究工作,培训各级卫生管理干部。20 世纪 80 年代初期,卫生部在六所医学院校成立了卫生管理干部培训中心,有力地推动了社会医学学科建设和卫生管理干部培训工作。80 年代初《医学与哲学》等杂志开辟"医学、健康与社会""医学模式转变"及"卫生发展战略"专栏,探讨医学与社会发展的双向关系,对促进医学现代化与社会化发挥了重要作用。1983 年起武汉医学院连续举办了三期社会医学与卫生管理学高级师资班。1984 年在成都召开了首届全国社会医学与卫生管理学术研讨会。《国外医学》社会医学分册(1984 年)、《中国社会医学》(1985—1996 年)及《医学与社会》(1988

年）杂志先后创刊，2005 年，经国家新闻出版局批准，《国外医学》社会医学分册改为国家级中文杂志，更名为《中国社会医学杂志》。1985 年起招收社会医学硕士研究生，目前多所院校有"社会医学与卫生事业管理"硕士点及博士点。1988 年 9 月在西安召开了全国社会医学学术会议，成立了中华社会医学学会，至今已经连续多次召开了全国性学术会议。目前社会医学已成为高等医药院校及中等卫生学校各专业各层次学生的必修课或选修课，有一大批专门从事社会医学的教学和研究工作的专业人员。自 1989 年起，社会医学界共编写出版了 20 多个版本的《社会医学》教材，2000 年出版了《社会医学》规划教材，在近 10 年预防医学和卫生管理学两个系列规划教材中都有《社会医学》教材。2010 年启动新编的《中国医学百科全书》设立《社会医学》分卷。

在学术研究领域，社会医学工作者与卫生行政部门密切合作，密切联系卫生工作实际，应用社会医学的基本理论与方法，参与学术研究，促进社会医学的发展。近 20 多年来社会医学工作者积极参与城乡卫生服务调查，制订区域卫生规划及预防保健目标，探索发展社区卫生服务及初级卫生保健的策略，参与重大疾病如结核病、麻风病、性传播疾病及意外伤害、自杀的控制。在国家卫生健康委员会的一些重大软科学研究中，都有社会医学人员的积极参与，在建立具有中国特色的卫生服务体系，完善健康保障体系，建立与小康经济水平相适应的健康指标等研究领域，都做出了有益的贡献。

但是，社会医学的发展仍然任重道远。当前及今后相当一段时期，我国社会医学发展的方向和任务主要有：促进医学模式的转变仍然是社会医学的核心任务；加强学科群体的研究实力是提高学科整体水平的关键；加强社会医学教学，是巩固学科地位的重要措施；密切与卫生职能部门及卫生服务实践的联系，是社会医学持续发展的基础。目前，随着人类健康共同体发展，健康中国战略目标的推进，疾病、健康和卫生服务与经济社会的关系更加密切，卫生健康政策融入社会发展赋予社会医学学科更重要的任务和使命。

思考题

1. 如何看待社会医学在疾病防治领域的地位和作用？
2. 如何站在社会角度，审视人类的健康问题和疾病的发生和流行？
3. 结合学生专业情况，讨论学习社会医学的意义。

（卢祖洵 程 峰）

第二章 医 学 模 式

医学模式涉及医学科学与卫生事业的各个领域,对不同历史阶段医学科学的发展和实践有重要的导向作用,对人们认识疾病和健康的本质及医学教育的发展具有重要的指导意义。每一种医学模式的产生都影响着特定时代的医学观、医学方法论和医疗实践。社会医学的重要任务之一就是研究和倡导与时代相适应的医学模式,从而提高维护人类健康和疾病防治措施的效果。

第一节 医学模式概述

一、医学模式的概念

模式(model)是从不断重复出现的事件中发现和抽象出来的规律,是解决问题形成经验的高度归纳总结。模式是人们认识和解决问题的思想和行为方式,包括认识和实践操作两个环节。建立模式是科学研究中分析和表达事物间关系和本质的常用方法。

医学模式(medical model)是指在不同历史阶段和科学发展水平下,人类与疾病作斗争和处理医学领域中各种问题的思想和方法,是人类对健康和疾病观察与处理方法的宏观概括,其核心就是医学观。一般来说,医学模式包括医学认知模式和医学行为模式。前者是指一定历史时期人们对医学自身的认识,即医学认识论;后者是指一定历史时期人们医药实践活动的行为规范,即医学方法论。医学模式是从实践中抽象出来的理论概念,常用语言文字或图像表示。医学模式一经形成便会成为人们思考和研究医学问题时所遵循的总的原则和出发点,不仅指导医学理论研究的医学实践的发展,也指导着卫生管理实践的发展。

二、医学模式的特点

1. 医学模式产生的社会性 医学模式是随着社会生产力的进步、医学科学的发展、人类健康需求和人们的认知能力不断变化而演变发展,这种变化同时也受到当时社会、科学、经济等多方面因素的影响和制约。从医学发展的历程来看,人类早期生产生活经验总结产生的经验医学,文艺复兴推动下发展形成的近代实验医学,多学科进一步交叉融合形成的现代整体医学,均是在社会多方面因素的影响下形成的。

2. 医学模式存在的普遍性 医学模式来自并应用于人类医学实践,普遍存在于人们的思想行为中。不论是卫生工作者,还是普通人群,对健康和疾病都有着自身的认识或态度。卫生工作者从专业的角度对健康和疾病进行认识和理解,普通人群的医学观则浅显而朴素。

3. 医学模式作用的广泛性 医学模式是对医学实践自觉反思的结果,这种结果一旦形成高度的概括和总结,对医学科学研究、医学教育方向和医学实践就会起着广泛而重要的指导作用。

4. 医学模式发展的动态性 医学模式的演变与生产力的发展水平、生产关系的性质、政治和文化背景、科学技术发展水平以及哲学思想等相关联。社会各方面发展到一定阶段,相应的医学模式也将发生改变，即"医学实践—医学模式建立—医学再实践—新的医学模式建立"的不断扬弃和提高的发展过程。

三、医学模式的作用

1. 推进医学理论的发展 不同的医学模式会为不同的医学理论提供不同的思路。为应对人群健康不断出现的新问题，适应医学实践活动的需要，许多经典医学学科不断分化并产生分支，如现代医学正逐步向细胞、分子等层次深入。与此同时，解决日益复杂化的健康问题需要多学科的理论知识和方法的交叉和融合，促进了一些交叉边缘学科的产生，如医学社会学、卫生经济学、卫生事业管理学、生物信息学、医学伦理学等。

2. 指引医学实践的改进 随着人们对健康认识的深化和自我保健意识的增强，人们逐步认识到健康不仅与生物因素有关，还与心理、社会、经济、文化等多种因素相关。医学实践也从关注消除生物因素所致疾病的基础上拓展到关注心理健康、消除社会不良因素和改变不良行为生活方式等领域，医学实践更具综合性。

3. 促进医学教育的革新 在与病因较单一的疾病如传染病斗争的医学实践过程中生物医学的教育和研究得到加强。1910 年医学教育史上著名的 Flexner 报告的发表引起了人们对专科医学教育的重视，促使了医学教育向专科化的趋势发展。但随着疾病谱和死因谱的改变和医学科学的发展，人们逐渐认识到，与疾病和健康相关联的因素，除生物因素外，还有心理因素和社会因素，医学教育又有了重新"定向"。医学生除接受医学科学教育外，还必须接受心理、社会因素等相关内容的教育，学习理解医学与社会学、心理学等学科的关系，在态度、知识、能力等方面适应医学模式的转变。

第二节 医学模式的演变

医学模式的演变过程是一个漫长而曲折的过程，是随着医学科学的发展及人类对健康需求的不断变化而发展的。在不同的历史和社会发展阶段，产生不同的医学模式。每种医学模式的形成和发展过程也是一个不断充实和完善的过程，即使新的医学模式取得支配地位，旧的医学模式也不会即刻消失，仍会继续发挥作用。几千年来医学模式经历了神灵主义医学模式、自然哲学医学模式、机械论医学模式、生物医学模式、生物 - 心理 - 社会医学模式等发展阶段（图 2-1），其演进过程凸显出人类对医学本质的认识在不断深化。

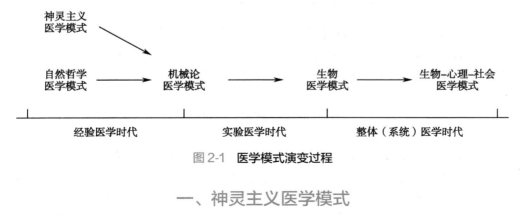

图 2-1 医学模式演变过程

一、神灵主义医学模式

神灵主义医学模式（spiritualism medical model）产生于远古时代。由于当时的生产力发展水平低下,科学技术水平落后,原始人类对自然的认识非常局限,诸如对风雨、雷电、山洪、地震等自然现象不能理解,对人体自身的生理现象如生育、疾病、死亡、梦等也无法理解,不能作出科学解释。先民们认为,与自然界万物一样,人也受到一种超自然的神灵支配,人类的生命和健康是神灵所赐予,疾病和灾祸乃是神灵的惩罚。这种把人类的健康与疾病、生与死都归之于无所不在的神灵的认识就是人类早期的健康与疾病观,即神灵主义医学模式。基于这种认识,先民们对健康的保护和疾病的防治主要采取占卜、祭祀、祈祷等方式,巫医在疾病的诊治中扮演着极其重要的角色。神灵主义医学模式既未揭示人体疾病的本质,也未给人们提供医治疾病的科学方法,但从人类医学模式演进过程来看还是具有一定历史作用的。神灵主义医学模式是第一个有结构的医术体系,它是人类形成科学医学模式过程中重要的一环,保存和传播了原始人类的医药经验,鼓舞和增强了先民们战胜疾病的勇气和力量。巫医、巫术为其主要代表。

二、自然哲学医学模式

自然哲学医学模式(natural philosophical medical model)是运用朴素的辩证法和唯物主义观解释健康和疾病现象,把哲学思想与医疗实践联系起来,以直观的自然因素现象说明生理病理过程的一种医学模式。人们开始运用自然因素解释疾病的发生,将医学实践与哲学思想联系起来(表2-1)。如古希腊的"四体液"学说、古印度的"三元素"学说、中国的"阴阳五行"学说等。大约在公元前400年,"医学之父"古希腊名医希波克拉底将基于土、气、火、水为"万物始基"的"四元素"理论发展成为"四体液"学说。古印度提出了关于健康与疾病的"三元素"学说,三元素即气、胆、痰之间必须均衡,人体才能保持健康,若失衡就会产生疾病。同一历史时期,我国医学产生了"阴阳"和"五行(金、木、水、火、土)"病理学说和内因(喜、怒、忧、思、悲、恐、惊)、外因(风、寒、暑、湿、燥、火)等病因学说,利用自然界的现象来解释人体健康与疾病的现象,并据此产生了中医学理论体系。

表2-1　东西方早期医学理论

古国名	自然观	人体观	疾病观
古希腊	万物由土、气、火、水组成	黏液、血液、黑胆汁、黄胆汁构成人体四元素	四体液失衡与破坏则生病
古印度	万物由地、水、火、风组成	气、胆、痰构成人体三要素	三要素平衡破坏则生病
中国	万物由金、木、水、火、土组成,阴阳对立于一体	经络、藏象与阴阳五行类比,人体是有机的衡动整体	阴阳五行失衡则生病

东西方医学的起源都包括了辩证法和朴素唯物论的思想,把健康、疾病与人类生活的自然环境和社会环境联系起来观察和思考,应用自然现象的客观存在和发展规律来认识疾病和健康问题,体现了朴素、辩证、整体等特点,有力地推动了医学的发展。

三、机械论医学模式

机械论医学模式(mechanistic medical model)是基于机械唯物主义观点,以机械运动的原理解释一切生命现象的医学观和方法论。15世纪初,欧洲文艺复兴运动兴起,产生了新的哲学思想和思维方式,为近代科学和医学的诞生创造了重要的物质条件和思想基础。英国著名自然科学家、哲学家培根(Bacon,1561—1626年)认为新时代的哲学必须建立在科学观察和实验基础上,只有观察和实验才是真正的科学方法,提出用实验方法研究自然的观点。培根主张医生应放弃一切庸俗的观点面向大自然,将医学任务分为三个方面,即保持健康、治疗疾病和延长寿命,倡导研究解剖学和病理解剖学,强调关注医学理论。在实验思想的影响下,机械学与物理学有了很大进步。当时盛行以机械运动来解释一切生命现象的观点,如把人体看成是由许多零件组成的复杂机器,心脏是水泵、上肢活动是杠杆活动、饮食是补充燃料、大脑如操纵盘等。法国杰出的哲学家、生理学家和数学家笛卡尔(Descartes,1596—1650 年)在《动物是机器》一书中,将动物和人体看作是具备多种生理功能的自动机器,心脏是一部制热机,肺脏是冷却器,并用机械的原理解释人体的功能。法国医生拉美特利(La Mettrie,1709—1751 年)在其所著《人是机器》中提出:人是自己发动自己的机器,疾病是机器出现故障和失灵,因此需要修补完善。

机械论将生命活动解释为机械运动,认为保护健康就是保护机器。在机械论唯物主义哲学观的影响下,医学取得了较大进步。英国医生哈维(Harvey,1578—1657 年)发现了血液循环,意大利病理解剖学家莫尔干尼(Morgagni,1682—1771 年)根据 640 个病例发表了《论疾病的位置和原因》,把疾病看作是局部损伤,认为每一种疾病在某个器官内有它相应的病变部位。德国植物学家施莱登(Schleiden,1804—1881 年)发现了植物细胞,德国动物学家施万(Schwann,1810—1882 年)发现了动物细胞,德国病理学家魏尔啸(Virchow,1821—1902 年)提出了细胞病理学说,确认了疾病的微细物质基础,为近代医学奠定了基础。

机械论医学模式批判了唯心主义的生命观和医学观,将医学引入实验医学时代,对推动现代医学的发展起到了重要作用。但其局限性也很突出,它简单地将人比作机器,忽视了生命的生物复杂性和社会复杂性,导致了对人体认识的片面性和机械性。

四、生物医学模式

生物医学模式(biomedical model)是基于生物科学认识健康与疾病,反映病因、宿主和自然环境三者内在规律联系的医学观和方法论。19 世纪的技术革命和工业革命,促使欧洲大部分国家进入现代工业化社会。生产力水平的提高为科学研究提供了物质基础,推动了自然科学的迅速发展。细胞学说、生物进化论、能量守恒与转化定律等一系列重要发现,促成了新的科学革命,人们的思维方式发生了根本性改变,逐步形成了辩证唯物主义哲学观,为医学发展提供了新的科学思维,使医学取得了前所未有的进步,奠定了现代医学发展的基础。

工业革命在推进着城市化的同时也带来了传染病的蔓延。法国化学家巴斯德(Pasteur,1822—1895 年)和德国细菌学家科赫(Koch,1843—1910 年)在细菌学方面进行了开拓性研究,使人们对疾病本质的认识深入到细胞水平,其对传染性疾病的真正原因的揭示奠定了疾病的细菌学病因理论。在同急性传染性疾病斗争的过程中人们逐步掌握了其流行规律,认识到了特异性病原体,形成了单因单果的疾病与病因模式,形成了符合传染病为主的疾病谱的"流行病学三角模式"。该模式认为健康就是要维持宿主、环境和病原体三者之间的动态平衡,平衡被破坏就会生病。

生物医学的发展推动了整个医学由经验医学时代迈向实验医学时代,促进了对人体生理活动及疾病的定量研究,为解决临床医学和预防医学的一些重大难题奠定了科学基础。在基础医学方面形成了各个医学基础科学,阐明了生物因素是造成人类疾病的原因,有针对性地开展防治;在临床医学领域,相继攻克了外科手术的疼痛、感染和失血三大难关;在预防医学领域,采用杀菌灭虫、预防接种和抗菌药物三大武器有效控制了急性传染病和寄生虫病,大幅度降低了其发病率和死亡率,取得了第一次卫生革命的重大胜利,在医学发展过程中发挥着不可取代的重要作用。

生物医学模式的基本理论观点有心身二元论和还原论。心身二元论认为躯体和精神彼此存在相互分工,疾病的产生必然或最终可以在躯体上找到病理变化。还原论认为每一种疾病完全可以用偏离正常的可测量的生物学变量来说明,必然并且可以在器官、细胞或分子上找到可以测量的形态学或化学改变,可以确定出生物或理化的特定原因,也都能找到特异性的治疗手段或方法。

在特定的历史阶段，生物医学模式对防治疾病维护健康做出了巨大贡献。即使现在，生物医学模式在医学科学领域仍然是主要思维方式，是大多数专科医生处理其领域内医学问题的基本方法。但随着疾病谱和死因谱的转变，受心身二元论和还原论的影响，生物医学的片面性和局限性日益显现。如仅从生物学的角度去研究人的健康和疾病，只注重人的生物属性，忽视了人的社会属性；在临床上只注重人的生物功能，而忽视了人的心理机能及心理社会因素对疾病的发生、发展和转归的作用；在科学研究中较多地着眼于躯体的生物活动过程，很少注意行为和心理过程；思维的形式化往往是"不是病，就是健康"。生物医学模式对某些疾病的心理社会病因、疾病引起的各种身心不适，以及生物学与行为科学的相关性已无法解释，对解决慢性病患者的身心疾患和生活质量降低等问题更是束手无策。传统的生物医学模式已难以适应医学的发展和人类健康观念的转变，医学发展期待着更完善的医学模式。

第三节　生物 - 心理 - 社会医学模式

生物 - 心理 - 社会医学模式（bio-psycho-social medical model）也称现代医学模式，是指从生物、心理和社会等方面观察、认识、分析并处理人类健康和疾病问题的医学观和方法论。该模式的核心观点是基于 WHO 提出的积极健康观，即健康不仅是没有疾病和虚弱，而且是身体、心理和社会适应的完好状态。

一、生物 - 心理 - 社会医学模式产生的背景

（一）疾病谱和死亡谱的改变

在生物医学模式指导下，传染病的防治取得了重大突破，使长期影响人类健康的一些传染病得到有效控制，人们的寿命普遍增长，影响人群健康的主要疾病由传染性疾病转变为慢性非传染性疾病，全球疾病和死因结构发生了显著改变，恶性肿瘤和心脑血管疾病占据了疾病谱和死因谱的主要位置。发达国家先后都出现了心脏病、脑血管病、恶性肿瘤和意外伤害占疾病谱和死因谱主要位置的现象，1957 年我国城市死因谱的前两位是呼吸系统疾病和传染病，2020 年我国的调查数据显示城乡死因谱的前两位是恶性肿瘤和心脏病，控制慢性非传染性疾病成为了第二次卫生革命的主要任务（表 2-2、表 2-3）。在疾病谱和死因谱发生显著改变的前提下，现代医学亟须

表 2-2　我国部分城市前 5 位死因谱的变化情况（1957—2020 年）

年份 / 年	顺位	死因	死亡率 /（1/10 万）	构成比 /%
1957	1	呼吸系统疾病	120.3	16.9
	2	传染病	111.2	15.4
	3	消化系统疾病	52.1	7.3
	4	心血管疾病	47.2	6.6
	5	脑血管疾病	39.0	5.5
1985	1	心血管疾病	131.0	23.3
	2	脑血管疾病	117.5	21.0
	3	恶性肿瘤	113.9	20.3
	4	呼吸系统疾病	50.9	9.1
	5	消化系统疾病	23.3	4.2

续表

年份/年	顺位	死因	死亡率/(1/10万)	构成比/%
2000	1	恶性肿瘤	146.6	24.4
	2	脑血管病	128.0	21.3
	3	心脏病	106.7	17.7
	4	呼吸系统疾病	79.9	13.3
	5	损伤和中毒	35.6	5.9
2020	1	恶性肿瘤	161.6	25.7
	2	心脏病	148.5	23.7
	3	脑血管病	129.4	20.6
	4	呼吸系统疾病	65.0	10.4
	5	损伤和中毒	36.1	5.7

表2-3　我国农村居民前5位死因谱的变化情况(1990—2020年)

年份/年	顺位	死因	死亡率/(1/10万)	构成比/%
1990	1	呼吸系统疾病	159.7	24.8
	2	恶性肿瘤	112.4	17.5
	3	脑血管病	103.9	16.2
	4	心脏病	69.6	10.8
	5	损伤和中毒	68.5	10.6
2000	1	呼吸系统疾病	142.2	23.1
	2	脑血管病	115.2	18.7
	3	恶性肿瘤	112.6	18.3
	4	心脏病	73.4	11.9
	5	损伤和中毒	64.9	10.6
2010	1	脑血管病	145.7	23.4
	2	恶性肿瘤	144.1	23.1
	3	心脏病	111.3	17.9
	4	呼吸系统疾病	88.3	14.2
	5	损伤和中毒	52.9	8.5
2020	1	心脏病	164.7	23.8
	2	恶性肿瘤	160.9	23.3
	3	脑血管病	158.6	22.9
	4	呼吸系统疾病	74.6	10.8
	5	损伤和中毒	51.1	7.4

把发展任务从主要控制传染性疾病转移到慢性非传染性疾病上来。适用于传染性疾病的单一防治模式,已不适应现代医学面临的挑战,需要有更科学、更先进的认识论和方法论作为指导。综合考虑多种因素的影响和交互作用,从生物、心理、社会多角度出发来制定防治策略,极大促进了生物医学模式向生物-心理-社会医学模式的转变。

（二）人们对健康需求的提高

随着社会经济的发展和生活水平的提高，人们对健康提出了更高的要求。人们已不仅仅满足于疾病的防治，还要求合理的营养、安全的劳动条件、健康的生活方式、良好的心理状态、较强的社会活动能力、融洽的人际关系，在延长寿命的基础上更加注重提高生命质量。面对人们多样化的健康需求，卫生服务的内容和方式必须进行相应的变革。卫生服务不应仅仅是治疗疾病，还应包括行为心理健康服务、疾病预防、卫生保健和社会环境的改善等。这些内容已突破了传统生物医学的范畴，将医学服务拓展到了生物、心理和社会领域，成为了医学模式转变的推动力量。

（三）医学发展的社会化趋势

医学演化的进程表明，社会发展与医学的发展密切相关。随着人类社会的进步，整个社会对医学在保护健康、防治疾病以及提高人类生命质量方面的要求越来越高。许多健康问题的解决，仅依靠个人的力量已无法完成，只有动员全社会的力量，采取社会化的综合措施才能取得成效。如传染病的预防、慢性病的管理、生命质量的提高，吸毒、性传播疾病的综合治理和防治等都需要政府主导和社会大众的广泛参与。此外，医学的发展除受社会物质发展水平的影响外，还受到社会上层建筑的制约。现代医学系统要有效地发挥作用，离不开正确的卫生政策、完善的卫生法规，以及与其规模相适应的卫生事业的管理体制和必要的管理机构。医学体系的社会属性正不断被强化，健康服务和管理社会化是其重要的发展方向。

（四）人们对健康和疾病认识的深化

生物医学模式重点关注躯体的生物学过程，仅从生物属性上解释人类的健康和疾病，局限性越来越明显。随着人们健康保护、疾病防治的经验积累，对健康和疾病的认识也有了深刻的变化。对疾病的认识从单一的生物因素层次深入到生物、心理与社会的多维层次。认识到健康是一种连续性的状态，功能降低是一种亚健康状态，功能衰退是一种亚临床疾病状态。现代医学学科内部的融合和外部的交叉，将自然科学和社会科学的理论和技术带入到医学领域，将人们观察健康与疾病问题的视角向社会和心理领域延伸和拓展，对医学的认识进入了更深层次。

（五）健康影响因素的多元化

在与疾病抗争的过程中，人们逐渐认识到无论是传染病还是慢性病，与发病有关的各种因素及其相互的作用关系是很复杂的。目前普遍认为生物遗传因素、环境因素、行为与生活方式、医疗卫生服务是影响健康的四类因素。

（1）生物遗传因素：生物遗传因素是指人类在长期生物进化过程中所形成的遗传、成熟、老化及机体内部的复合因素。生物遗传因素直接影响人类健康，它对人类诸多疾病的发生、发展及分布具有决定性影响。血友病、白化病、蚕豆病等直接与遗传因素相关。高血压、糖尿病、精神障碍性疾病等则是遗传因素与环境因素、生活方式和行为综合作用的结果。

（2）环境因素：环境因素包括自然环境、心理环境和社会环境。自然环境包括原生环境和次生环境。在自然环境中，存在大量健康有益因素和有害因素，有些是自然存在的，有些是人的活动造成的。水、空气、食物的污染，生产环境中的职业性危害等均对人们健康构成威胁。心理环境包括性格、应激和生活紧张因素、情绪等。心理因素不仅是某些疾病发病的诱因，而且在疾病的发展、持续的时间和预后方面起着重要作用。社会环境包括社会地位、经济收入、居住条件、营养状况、文化程度等，它们对健康产生着重要影响。

（3）行为与生活方式因素：行为是人类在其主观因素影响下产生的外部活动。生活方式是指人们在长期的民族习俗、规范和家庭影响下所形成的一系列生活意识及习惯。科学合理的行为生活方式将促进、维护人类的健康，而不良的行为生活方式将严重威胁人类的健康。吸烟、酗酒、药物滥用、体育锻炼缺乏、不合理的饮食习惯、不安全性行为等均会严重危害到健康。积极锻炼、合理膳食、保持乐观情绪、良好的遵医行为等可明显降低慢性病的发病率和死亡率。

（4）医疗卫生服务因素：医疗卫生服务是指促进及维护人类健康的各类医疗、卫生保健活动，是一种控制疾病的社会措施，对人群健康有重要的影响。医疗卫生服务中影响健康的因素是指医疗卫生服务系统中存在各种不利于保护并增进健康的因素。一个国家医疗卫生服务资源的拥有量、分布及利用将对其人民的健康状况起重要的作用。医疗卫生机构的布局是否合理、就医是否及时方便、医疗技术水平高低、卫生服务质量的优劣等均直接影响到人群健康和疾病的转归。同时，也要通过医疗卫生制度规避一些不合理的医疗行为，如：控制诱导需求产生的医疗浪费；控制医疗程序中院内感染、滥用抗生素；提高医疗服务质量、减少误诊漏诊的医疗服务规范和制度等，都可成为影响医疗服务质量、影响居民健康的因素。

（六）医疗实践的启示

世界多国的医疗实践显示，越早认识医学模式转变并主动促成转变的国家其国民健康状况的改善就越快，取得的成效也越显著。英国制定实施卫生资源向脆弱人群倾斜的政策，重视发展社区卫生服务，取得了良好的健康投入产出效果。芬兰实施全民健康促进策略由个体健康服务转向群体健康服务，基于社区干预健康危害因素成效明显。新中国成立以来强调卫生工作的社会化，充分依靠和发动群众，利用国家社会等多种手段积极落实城乡卫生保健，人均预期寿命、婴儿死亡率和孕产妇死亡率有了极大改善，居民健康状况大幅提升。巴西将发展初级卫生保健和社区卫生服务作为改善健康公平性的核心策略，近年来所取得的成功经验受到全世界的瞩目。

二、生物 - 心理 - 社会医学模式凝聚的过程

（一）环境健康医学模式的提出

环境健康医学模式于 1974 年由布鲁姆（Blum）提出。他认为环境因素，特别是社会环境因素，对人们健康、精神和体质发育有重要影响，提出了包括环境、遗传、行为与生活方式、医疗卫生服务这四大因素的环境健康医学模式。环境因素中的社会环境因素和自然环境因素是影响健康的最重要因素。图 2-2 中各因素的箭头粗细表示了各因素对健康作用的强弱程度。

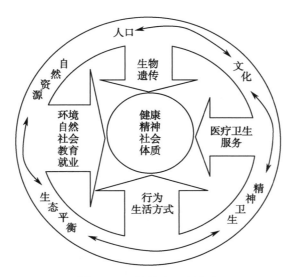

图 2-2　环境健康医学模式

（二）综合健康医学模式的提出

拉隆达和德威尔对布鲁姆的环境医学模式进行修正和补充后，在 20 世纪 70 年代末提出了卫生服务和政策分析相结合的综合健康医学模式，系统地论述了疾病流行和社会因素的相关性，为制定卫生政策、指导卫生工作奠定了理论基础。该模式认为影响人类健康的四大类因素，每一大类可以分为三个因素，共计十二个因素（图 2-3）。

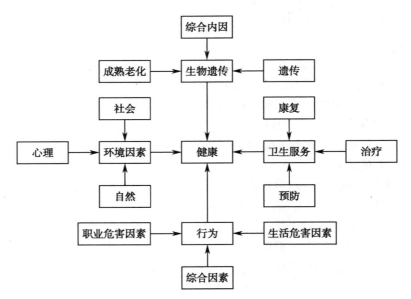

图2-3 综合健康医学模式

（三）生物 - 心理 - 社会医学模式的提出

美国罗切斯特大学医学院精神病学和内科学教授恩格尔（Engel）1977 年在 *Science* 杂志上发表了文章《需要新的医学模式：对生物医学的挑战》，批评了生物医学模式的局限性，指出生物医学模式仅关注导致疾病的生物化学因素，而忽视社会、心理的因素，是一个简化的近似的观点，该模式已不能解释并解决所有的医学问题。为此恩格尔提出了一个新的医学模式，即生物 - 心理 - 社会医学模式，提出"为了理解疾病的决定因素，以及达到合理的治疗和卫生保健模式，医学模式必须考虑到患者、患者生活在其中的环境以及由社会设计一个弥补系统来对付疾病破坏作用，即医生的作用和卫生保健制度"。这就是说，人们对健康和疾病的了解不仅包括对疾病的生理（生物医学）解释，还应包括了解患者（心理因素），患者所处的环境（自然和社会因素）和帮助治疗疾病的医疗保健体系（社会体系）。生物 - 心理 - 社会医学模式基于系统论的原则，认为健康或疾病是从原子、分子、细胞、组织、组织系统到人，以及由人、家庭、社区、社会构成概念化相联系的自然系统。在这个系统中，不再是心身二元论和还原论的线性因果模型，而是互为因果协同制约的模型。健康反映系统内、系统间高水平的协调，恢复健康不是回到以前健康的状态，而是代表一种与病前不同的新的系统协调。

三、生物 - 心理 - 社会医学模式的基本内涵和观点

（一）生物 - 心理 - 社会医学模式的基本内涵

1．生物 - 心理 - 社会医学模式揭示了医学观的动态性 从生物医学模式到生物 - 心理 - 社会医学模式的演变经历了一个多世纪的时间。而生物医学模式从早期医学模式的演变经历的时间更长。这种由远到近，时间由长到短的演变过程，类似于人类认识自然的过程，符合科学发展的规律。新的医学模式的提出及其得到医学界广泛认同这一事实表明，医学模式的发展是动态的，也是渐进的。今天认为生物 - 心理 - 社会医学模式是全面的、先进的、科学的，也许到了明天又会发现它的局限性，寻找更佳的医学模式。

2．生物 - 心理 - 社会医学模式更准确地肯定了生物因素的含义和生物医学的价值 生物 - 心理 - 社会医学模式是在重视生物医学的前提下肯定了社会与心理因素的价值。生物因素对健康的影响不是唯一的，只是其中的一部分。过去一百多年来，人类依赖生物医学手段取得过辉

煌的成就。现在，对新的医学模式的接受，不是为了否定旧的模式，而是在原有的基础上有所创新，有所前进。生物医学的手段，将继续在新的模式指导下发挥其应有的作用。随着生物医学技术的进步，在人类自身健康水平的提高、疾病与痛苦的缓解与消除等方面，生物医学仍将起着不可替代的作用。

3. 生物 - 心理 - 社会医学模式确立了心理和社会因素在医学系统中的地位和作用　生物 - 心理 - 社会医学模式不是对生物医学模式简单的否定，而是对生物医学模式的继承和发展。既重视人的生命活动的生理基础，也强调了人作为社会人，其生理活动与心理活动相互依存的关系。充分肯定了心理因素、社会因素对人类疾病，特别是对慢性病的重大影响。确立了社会、心理因素在医学中应有的位置。

4. 生物 - 心理 - 社会医学模式立体地探索了健康概念　生物 - 心理 - 社会医学模式的健康观，已不再是"没有疾病就是健康"，也不再是"能发挥社会功能就是健康"，而是一种生理、心理的健康和社会的幸福完美状态，是一种三维的健康概念。生物 - 心理 - 社会医学模式与生物医学模式的根本区别不在于是否重视生物因素，是否要发展生物医学，而是要在重视生物因素、发展生物医学的前提下，把健康服务的对象——拥有生物属性和社会属性的人和人群，放在特定的社会关系中去加以认识，去研究提高其健康水平和生活质量的策略。

（二）生物 - 心理 - 社会医学模式的基本观点

1. 整体论观点　生物 - 心理 - 社会医学模式将人视为一个具有生物属性和社会属性的整体，把人和人所处的自然和社会环境作为一个整体考虑。在医学理论中，整体论认为：①生命系统是有机整体，其组成部分不是松散的联系和同质的单纯集合，整体的各部分之间存在相互联系、相互作用；②整体的性质多于各部分性质的总和，并有新性质出现；③离开整体的结构与活动不可能对其组成部分有完备的理解；④有机整体有历史性，它的现在包含过去与未来、未来和过去与现在相互作用。整体论肯定生物有机体是多层次的结构系统，坚持整体的规律不能归结为其组成部分的规律，强调由部分组成的整体有新性质出现，这正确地反映了事物的辩证法。但整体论片面强调整体，而忽视了对整体中各部分做必要的细致分析。中医在认识上以整体论为主，不但认为人体是一个整体，而且认为人与自然环境也是一个整体，提倡"天人合一"的生命价值观。只是在西方，机械论和生物医学模式逐渐走向还原论和心身二元论，才使整体论观点失去了其在现代生物医学中的地位。

2. 系统论观点　生物 - 心理 - 社会医学模式主张将人体和环境统一起来，将疾病、患者、医疗保健系统作为社会大系统进行分析。系统论认为世界上任何事物都可以看成是一个系统，系统是普遍存在的。系统中还存在不同层次的子系统，各子系统之间相互独立又相互关联和依赖。在医学领域，系统理论不仅提供了一个适合于疾病的生物 - 心理 - 社会的概念，而且还提供了适合于把疾病和医疗保健作为相互关联的过程来研究的概念和方法，如从分子、细胞、器官、机体、人、家庭、社会或生物圈等不同组织层次来理解健康与疾病，认为医疗卫生系统不能脱离社会系统而单独存在，它属于社会系统的一部分，应统筹考虑整个社会系统而发展医疗卫生事业。

3. 多元论观点　随着对病因知识的积累，人们认识到慢性病，甚至于急性疾病和传染病的病因并不是单一的。如结核病，由于缺乏营养、居住拥挤、贫穷和遗传因素等使机体对结核分枝杆菌的易感性增高。生物 - 心理 - 社会医学模式对生物医学中单因单果的思维模式进行了批判，并逐步形成了"多病因说"或"多因多果病因说"，从多元论的角度理解健康和疾病。多元论对现代医学的发展起到了重要的推动作用，成为了生物 - 心理 - 社会医学模式医学观点的重要组成部分。

四、生物 - 心理 - 社会医学模式的影响

（一）对卫生事业的影响

1. 生物 - 心理 - 社会医学模式把健康推到一个新的战略高度 健康是每个公民的一项基本人权，每个公民都有获得最大可能健康的权利、义务和责任。维护和促进健康是各个国家及政府义不容辞的责任和义务，强调健康是个人、组织和社会充分发挥其功能的必要前提，追求健康水平提高和幸福生活是人类社会经济发展的终极目标。强调以健康为中心，重视躯体、心理和社会健康，才能保证个人、家庭、社区和国家实现其社会发展目标。医学模式的每一次转变不仅在理论上是一次飞跃，也深深地影响着卫生事业的发展。在生物 - 心理 - 社会医学模式的影响下，针对全球不断变化的主要健康问题，WHO 对全球卫生策略进行着不断的调整和完善，提出了 21 世纪人人享有初级卫生保健、千年发展目标以及可持续发展目标等全球卫生策略。

2. 生物 - 心理 - 社会医学模式促成了"大卫生观"及"大健康理念"的形成 生物 - 心理 - 社会医学模式使人们从宏观的社会发展和人类进步的高度来看待卫生工作，充分认识到卫生工作的社会性、群体性，把卫生工作看作是人类生存和发展的基本要素，看作是社会与经济发展的重要组成部分和全社会的事业。积极推动了封闭式的"小卫生观"向开放式的"大卫生观"转变。"大卫生观"的基本思想是指导卫生系统从封闭变为开放的系统，卫生与社会发展同步，国家、社会各系统把健康和幸福作为共同的社会目标。"大卫生观"的目的是综合运用生物医学、行为医学、社会医学和其他相关学科，如卫生经济学、卫生法学、健康教育学、卫生管理学等的成就协调社会各系统的力量，为人类提供最佳的健康服务。健康中国战略实施以来，大健康理念逐渐深入人心。大健康理念是全要素的，它追求的不仅是身体健康，还包含了精神、心理、生理、社会、环境、道德等方面的全面健康。大健康理念是全方位的，覆盖健康、亚健康、疾病、衰老、失能、残障，从个体健康到群体健康，从健康的生活方式到健康危险因素的控制，从健康的生活环境到培育健康的生态环境，从体育健身到美育、德育、修身的提出。大健康理念是全生命周期的，照应到人的生、老、病、死整个生命历程。它是卫生与健康发展理念的飞跃，是相对于传统"治病"理念的新发展、新思维。

3. 生物 - 心理 - 社会医学模式为卫生事业可持续发展提供理论指导 生物 - 心理 - 社会医学模式倡导以公共政策、科技进步、重大行动为切入点实施综合治理，有机协调部门职能，充分调动各方面积极性，共同应对卫生挑战；倡导以实现社会经济与人民健康协调发展为出发点和落脚点，全面促进人群健康，提高健康的公平性；倡导以人为本，以国民健康需要为导向，从注重疾病诊疗向预防为主、防治结合转变推进卫生事业向可持续发展模式转变。

（二）对卫生服务的影响

生物 - 心理 - 社会医学模式对卫生服务的影响主要体现为四个扩大。第一，从治疗服务扩大到预防服务，卫生服务的重点由疾病中晚期诊治转向早期发现、早期诊断和早期治疗，采取综合性的预防保健措施，维护人群的健康水平。第二，从生理服务扩大到心理服务，生物 - 心理 - 社会医学模式强调生理服务重要性和必要性，同时也强调心理服务、社会服务的重要性。倡导扩大心理服务，在提供躯体照顾的同时，也要对普通人群和患者进行心理服务，了解影响患者的心理因素，积极开展心理卫生工作，不断丰富心理服务的内容和措施。第三，从医院内服务扩大到医院外服务，作为医疗卫生服务主体的医院，服务主动性提升，服务场所超越了医院空间而进入家庭、社区和社会所在的广阔的服务体系。这个体系以医院为依托、患者为中心、家庭为单位、社区为范围，提供着全面、综合、连续、人性化的健康服务，并且越来越显示出医学的社会化服务的特性。第四，从技术服务扩大到社会服务，在现代医学模式的框架下，单纯的技术服务已不能满

足人民群众日益增长的健康需求，催生了如老年保健指导、心理咨询、行为指导、饮食指导和健康评估等项目，日益呈现多样性社会化的特点。

（三）对医学教育的影响

在生物医学模式指导下形成的传统医学教育，着眼于认识生物体的结构、功能及疾病的机制，忽视影响机体健康的心理和社会等因素，医学教育呈现"闭锁性"的特点。在生物 - 心理 - 社会医学模式框架下，成为一名合格的医生，不仅需要自然科学知识，也需要人文社会科学知识，更需要强化课程思政，提高医德教育水平。因此，医学教育在重视传统医学学科教育的基础上还应开展心理学、社会学等人文相关学科的教学，在医学教育各环节引入思政元素，完善医学教育的社会属性。生物 - 心理 - 社会医学模式要求注重培养医学生的研究性学习能力，优化医学生知识结构，提高医学生的社会实践能力。其对医学教育的影响主要体现在以下方面：①要求医学生树立正确的职业态度，要有社会责任感和科学献身精神；②现代的医学人才，既要有自然科学方面的知识，又要有社会科学、人文科学方面的知识；③在学习专业技能的同时，还应加强社会实践的锻炼。

WHO 及国际医学教育界都提出了医学教育改革的意见。1984 年 WHO 提出：为实现人人享有卫生保健，医学教育需重新"定向"。1995 年 WHO 提出现代医学教育培养的专业人才，要在态度、知识、能力三个方面适应医学模式的转变。WHO 提出的医学教育改革包括三个方面。第一，医疗卫生服务体系必须进行改革以适应 21 世纪的需要，医学教育的改革必须与卫生服务体系的改革同步进行，否则改革就收不到预期的效果。第二，现代医生必须是"五星级"的医生（five-star doctor），即医疗服务提供者（care provider）、决策者（decision maker）、健康教育者（health educator）、社区领导者（community leader）和卫生服务管理者（service manager）。第三，医学教育自身必须进行改革。通过学科建设和调整加强医学人才全面素质的培养，加强医学生人文科学素养、综合能力以及创新能力的培养，树立终身教育的观点，把院校医学教育、毕业后教育和继续医学教育有机结合在一起，不断更新知识内容，丰富知识结构，才能构建起适应现代医学模式的医学人才培养体系。

（四）对临床医学的影响

生物 - 心理 - 社会医学模式对临床医学提出了新的要求。要求在临床工作中从观念到实践都要进行变革：由以医疗为导向向以预防为导向转变；由以疾病为中心向以患者为中心转变；由偏重个体诊治向更加重视群体健康保护转变；由着眼于分析影响健康的生物因素向综合性多因素分析转变；由单纯性治疗向兼顾健康教育、心理咨询、社会支持等转变。

医护人员等既是医务人员也是社会工作者，其角色集医者、健康监护人、咨询者、教育者、医疗保险守门人等多角色于一身。因此，为适应现代医学的发展，未来的临床工作者在熟练掌握医学专业知识的基础上，应努力学习好社会医学、卫生管理学、卫生经济学等医学人文学科知识，强化人文科学和社会科学素养的培养，逐渐成为优秀的临床专家和社会工作者。

（五）对预防医学的影响

预防医学的主要任务是对致病因素采取措施预防疾病的发生。生物 - 心理 - 社会医学模式对预防医学理论的拓展起到了积极作用，推进预防医学对健康影响因素的研究从生物因素扩展到生物、心理和社会因素，把生物学预防和医学预防扩大到社会预防和心理预防。预防保健工作不仅需重视生物、物理、化学等自然环境因素的作用，更应关注行为生活方式、心理以及社会因素对人群健康的影响。

在生物 - 心理 - 社会医学模式的指导下，预防医学建立了"高危"的观点。加强高危环境、高危因素、高危人群的研究对预防医学探索病因和制定防治措施有重要的理论和实践意义。

在生物 - 心理 - 社会医学模式的推动下，预防医学从以生物病因为主导的防治模式拓展到生物 - 心理 - 社会的综合防治模式，提出并形成了现代三级预防策略，强调以人群为对象，以健康为核心,以促进健康、保护健康、恢复健康为目的的公共卫生策略与措施,是现代预防医学为人们提供的健康保障。

第四节 医学模式的研究进展

医学模式的每一次转变,既暴露出医学模式本身存在的不足,也反映出医学理论的进步,正是在医学模式的转化与更新中,医学模式不断发生飞跃和突破。近年来,随着医学科学的快速发展,人群健康需求的不断变化,医学模式也在不断更新演化,一些新的医学模式观点也逐渐得到学界的重视。

一、高水平康强医学模式

20世纪90年代WHO提出了高水平康强医学模式(high level wellness),该模式认为健康是一个动态的不断努力发挥个人最大潜能的过程。健康的综合性,包括生理、精神、情绪、智力、社会、职业、环境七个方面。该模式的核心是自我责任感(self-responsibility)。

二、大生态医学模式

在生物 - 心理 - 社会医学模式的"催化"下,我国学者陶功定在1991年提出了"大生态医学模式"。该模式认为人类是生态系统中的一个生命系统,并与生态系统中的其他系统有着千丝万缕的联系,相互之间的协调平衡,应作为判断人类健康与疾病的标志。并且认为疾病的本质是人的身体、精神、心理状态与生存环境的适应失调造成的健康不良状态,因此强调人的精神状态要实现与包括自然生态、社会生态和微生物生态在内的生存环境之间的和谐适应与良性互动,并由此提出了"优化生存环境,辅以防治"的全新医学指导思想。这种思维模式彻底摆脱了传统医学模式对健康与疾病的片面认识,以一种全新的角度将健康与疾病放在整个自然生态体系的坐标上进行全方位的考察和审视,从更高境界、更高层次对疾病和生命进行理性的价值评判。这使人类对健康和疾病的认识得以建立在更为主动理性的根基之上,为医学更好地驾驭疾病、控制疾病提供了一种全新的理论认识。

作为在医学不断深入探讨过程中形成的一个新思考,大生态医学模式在理论体系上与生物 - 心理 - 社会医学模式一脉相承,对于医学模式的探索无疑是有积极意义的。

三、现代整体医学模式

我国学者潘秋予2009年在《医学模式的现状和未来发展模式探索》一文中提出了现代整体医学模式,该模式遵循以人为本和以健康为中心的根本思想,以"生态医学"为主要特点,将人置于完整的生态环境中,认为影响人体健康的因素非常多,不仅包括生物因素,还包括个体因素(生物与心理因素)、人际因素(家庭、朋友、小组)、组织机构因素(组织系统、群组、文化)、社会因素(文化、经济、政策)。现代整体医学模式是以人为研究对象,而并非单纯指向疾病。该医学模式提倡要研究自然、社会、精神、心理因素对人的影响,提出医学要以研究群体健康为目标,实施预防疾病和促进健康的干预。它追求的是从根本上扭转人类对"疾病"和"健康"的基本认识,强调在理论认识上将人的健康作为最基本的出发点,重视从实践上以人的健康为导向来组织社会医疗资源,建立以"健康"为核心的医疗服务新模式。

现代整体医学模式是在生物-心理-社会医学模式的基础上进行了创新和发展,"现代整体医学模式"这一概念,目前还属于理论范畴阶段,但它传达了一个全新的医学理念,展示了医学发展的美好前景。

四、其他的医学模式

由于存在着不同的认识角度和深度,加之不同地域文化背景,还出现了一些关于医学模式的不同探讨。在恩格尔提出了生物-心理-社会医学模式之后,1980年日本池见酉次郎认为应补充为生物-心理-社会-生态环境整体性医学模式。我国学者张守诚、梁兆科等提出要增加"自然"因素,但是该模式没有进一步的论述。还有学者提出增加"基因"这个因素。上述几种模式都是对生物-心理-社会医学模式的补充,没有本质上的变化。

基于系统科学的相关理论尤其是哈肯(Haken)的"协同学"和普里高津(Prigogine)的"耗散结构"理论,有学者提出了协同医学模式,认为人类的存在是一种复杂、高度有序的非线性同态。医学的本质和目的就是要维持或促进或恢复人类的最佳协同态或最佳健康态。该模式还认为健康是指人体在一定协同度范围内的存在状态,疾病是指低于协同度的存在状态。

总之,随着人们对健康和疾病认识的不断深入,更加理性、科学、完善的医学思维方式将会逐渐成为指导医学实践的新的模式,同时也是医学发展和进步的标志。

思考题

1. 简述医学模式的演变过程。
2. 生物-心理-社会医学模式的内涵是什么?
3. 论述生物-心理-社会医学模式对医学实践的影响。
4. 思考未来医学模式的发展方向。

（平卫伟）

第三章　社会医学基本理论

　　社会医学的基本理论和观点是对社会医学研究和实践成果的科学总结，明确了社会医学的研究方向和任务，对社会医学乃至医学实践和发展具有指导意义。目前，社会医学的基本理论与观点已广泛渗透到疾病防治的全过程，从宏观与微观的不同层次作用于医疗卫生工作实践，既能对卫生政策的制定产生影响，亦能调整卫生服务的理念和方向。社会医学基本理论的主要特点包括：①创新性：社会医学的基本理论和基本观点源于医学思维与实践的创新；②预见性：社会医学的基本理论是对医学本质的看法，对卫生事业的发展有一定的预见性；③实践性：社会医学是一门应用科学，社会医学理论和观点源于医疗卫生实践，指导卫生实践并在实践中不断丰富发展；④政策性：社会医学基本理论和观点是对医学发展规律的认识，而卫生政策是为实现卫生战略目标所制定的行动纲领，因此，社会医学基本理论和观点的内涵与卫生政策有着密切的联系。

第一节　健康与疾病的社会性

一、健康与疾病的相关概念

（一）健康和疾病的定义

　　关于健康的定义，不同的时期不同的学者有不同的观点，其中以 WHO 于 1947 年提出的健康定义最具影响力。WHO 认为，健康（health）不仅仅是没有疾病或虚弱，而是生理、心理和社会的完好状态（Health is "a state of complete physical, mental and social well-being, and not merely the absence of disease or infirmity"）。该定义具有三个特点。①改变了定义的指向：该定义不是指向疾病或病痛的，而是指向健康；②定义涉及生理、心理和社会三个层面：第一次从"人"的角度以整体的观点来定义健康，扩大了医学的着眼点并为医学的发展开辟了广阔的前景；③定义从群体考虑问题，因为心理健康和社会健康，离不开人所处的特定群体和特定社会环境的影响。WHO 的健康观在肯定人的自然属性的同时，强调了人的社会属性，被认为是积极的健康观。

　　对于疾病的认识，历史上也曾经有过不同的观点。希波克拉底认为，人体内存在着血液、黏液、黄胆汁和黑胆汁，疾病就是四种体液在比例、作用、数量上的失调。中国经典医籍《黄帝内经》的观点是，疾病的本质在于人体的阴阳失调。在近代，德国的魏尔啸认为"疾病的本质在于特定细胞的损伤"，"一切疾病都是局部的"。随着现代分子生物学的发展，有学者提出：所谓疾病就是基因的病变。也有学者认为，疾病就是在一定病因的损害作用下，因神经 - 内分泌 - 免疫网络自稳调节出现紊乱而发生的异常生命活动过程。上述两种定义的共同点就是以细胞病理和基因病理为基础而提出的，还未形成与生物 - 心理 - 社会医学模式相适应的疾病观。

　　关于疾病概念的界定，1997 年开展的医学目的（goals of medicine，GOM）研究计划所得出的结论因具有一定的创新性而产生了较大的影响。GOM 研究计划对几个与疾病相关的概念进行了界定：疾病（disease）是指身体上或精神上的不正常，偏离统计学意义上的标准，并引起病患或残疾，或者增加早死的机会；病灾（malady）是指除疾病外许多有害健康情况的状态，包括损伤、创伤和缺陷；病症（illness）是指人主观感觉部分身体或精神不安康或受损害以致生命中正常功能受到影响等。

（二）健康和疾病相关概念的扩展

1. 亚健康　随着对健康和疾病的认识深化，学界提出"亚健康"（subhealth），认为亚健康是人的机体虽然无明显的疾病，但呈现出活力降低、适应力呈不同程度减退的一种生理状态，是由机体各系统的生理功能和代谢过程低下所导致，是介于健康与疾病之间的一种生理功能降低的状态，可以称为第三状态或灰色状态。

2. 主动健康　2019 年 6 月，《国务院关于实施健康中国行动的意见》中明确提出要"倡导每个人是自己健康第一责任人的理念"。2020 年 9 月 22 日，习近平总书记在教育文化卫生体育领域专家代表座谈会上明确指出："从源头上预防和控制重大疾病，实现从以治病为中心转向以健康为中心。"可以说，"健康第一责任人"的理念和"以健康为中心"的转变带来了全新的"主动健康"模式。主动健康（active health）强调通过对个体全生命周期行为系统进行长期连续动态跟踪，对自身状态、演化方向和程度进行识别和评估，以选择生活方式各要素为主，充分发挥其主观能动性，以改善健康行为为主，综合利用各种医学手段对人体行为进行可控的主动干预，促使人体产生自组织适应性变化，从而达到功能提高、消除疾病、维持人体处在健康状态的实践活动和知识体系。"主动健康"是人类健康领域的一次变革，变革的核心是把维护健康的"主战场"从医院内转移到医院外，把维护健康的主要任务从"治已病"转换为"治未病"，从"被动医疗"向"主动健康"过渡。

3. 全健康　进入二十一世纪以来，人类面临的健康问题日益复杂，人类健康问题与动物健康、环境健康问题相互影响，"全健康"（one health）理念也正在形成。2004 年 9 月，国际野生动物保护协会组织了题为"同一世界，同一健康：构筑全球化世界通向健康的跨学科研究桥梁"的会议，颁布了关于人类、养殖动物和野生动物健康问题的《曼哈顿原则》；2009 年美国成立了第一个"全健康"委员会，主要针对新发传染病防控、食品安全、抗生素耐药和环境污染等问题开展研究工作。随后，美国兽医协会、公共卫生协会、医学协会、医学院校协会、兽医医学院校协会、传染病学会和爱荷华州立大学健康联盟等机构相继加入。2010 年，联合国粮农组织、世界动物卫生组织和 WHO 在河内达成了针对新发传染病"动物 - 人类 - 环境界面上共同担当责任，协调全球活动"的共识。2016 年起，为推动"全健康"理念在人类健康事业中的应用，把每年的 11 月 3 日设立为国际"全健康日"（One Health Day）。

所谓"全健康"旨在从"人类 - 动物 - 环境"健康的整体视角解决复杂健康问题，强调多机构跨学科跨地域的协作交流，是积极构建"人类卫生健康共同体"的重要途径。目前"全健康"已经成为系统性思考和研究人类、动物、环境健康的新学科，其领域拓展和学科交叉仍在不断扩增，正因为如此，"全健康"的定义和边界较为模糊，仍处在迭代和演变的过程中。"全健康"的含义可以从"全体""全面""长期"三个方面来理解。所谓"全体健康"，是指不仅人类健康，还包括与人类相关的动物和生态环境健康；所谓"全面健康"，是指健康不仅是人的身体健康、心理健康，还要人际和谐、环境友好；所谓"长期健康"，是指不仅包括当下的健康，也关注当代和后代的健康。

二、健康的社会性

人是构成社会的基本要素，人的本质是一切社会关系的总和。人的社会属性决定了健康的社会性。人的社会属性包括人类共生中的相互依存性、人际关系中的社会交往性、人在伦理关系中表现出来的道德性以及生产关系中的劳动和合作性等基本内涵。人与人、人与社会、人与环境的统一协调是保证人群健康的基本条件，破坏这种协调关系就会打破人群的健康平衡，影响人类的健康。健康的社会性主要体现在以下几个方面。

（一）健康是社会发展的资源

人类社会的发展归根到底取决于社会生产力的发展。生产力是人们征服自然、改造自然以获得物质资料的能力，包括劳动资料、劳动对象和劳动者三要素，其中物质因素是生产力中的基础因素，而人的因素则是生产力中的主体因素，是推动生产力发展的决定性因素。健康是劳动者发展个人技能的基础，是社会发展的根本资源。

（二）健康是社会发展的体现

社会可持续发展的核心是人的全面发展，强调满足人类的基本需要，这既包括满足人们对各种物质生活和精神生活享受的需要，又包括满足人们对劳动环境、生活环境和生态环境等需求；既包括不断提高全体人民的物质生活水平，又包括逐步提高生存与生活质量，做到消费适度、生活方式和行为健康，人、社会与自然保持协调关系并形成良性循环，从而使社会发展达到人与自然和谐统一，生态与经济共同繁荣。

（三）健康是社会经济发展的目的

社会经济发展的目标是实现人民的最大利益，健康是人的基本权利，是享受其他权利的基础，因此社会经济发展的目标应该包括人民的健康，全面建成小康社会的奋斗目标也应该包括提高全民族的健康素质。事实上，我国中央政府已把思想道德素质、科学文化素质和健康素质作为国民素质的三个组成部分，体现了以人为本的思想，也说明健康是社会发展的重要目标之一。

三、疾病的社会性

疾病本身是生物学现象，但又与人的社会地位、社会关系和社会活动有密切的关系。各种社会因素可直接致病，如社会动荡、精神刺激等；也可通过生物因素起作用，如经济落后会加速某些传染病的流行等；此外，不少疾病的流行也主要与社会因素有关，如吸毒成瘾、艾滋病等，因此疾病也是一种社会现象。

（一）病因的社会性

疾病的发生、发展往往是多种因素共同作用的结果，主要包括四大类因素：生物遗传、环境、行为与生活方式、卫生服务，而这些因素往往是通过各种社会因素的共同作用而导致疾病或死亡。只有从社会的角度来分析疾病的病因和发生发展规律，才能制定出科学有效的防治对策，达到促进人类健康的目的。2021 年 WHO 发布报告提出，导致全球不同地区新型冠状病毒肺炎患者健康结局差异的主要因素就是社会因素，例如贫穷、拥挤的房屋、缺乏社会保护、缺乏公共卫生服务和歧视等。

（二）疾病结果的社会性

疾病的结果是劳动力的健康受到损害，这不仅降低了人群的劳动生产能力，同时疾病造成的早死也减少了工作时间，从而导致物质、精神财富的生产下降。不仅如此，疾病的治疗会消耗大量的社会资源，造成患者本人及家庭直接或间接的经济负担，也对社会产生经济负担。

（三）疾病防治策略的社会性

传统的卫生观念往往把卫生工作看作孤立、单纯的技术性工作，只涉及卫生部门。然而，防治工作的实践证明，医疗卫生机构和医务人员的骨干和核心作用固然重要，但若忽视社会组织、部门及居民的作用，卫生工作将难以达到目标或获得理想效果。因此，疾病防治是一项社会性很强的工作，要求医疗卫生保健工作必须树立两个观念："大卫生观"和"高危险性观"。"大卫生观"是把疾病防治工作作为全社会每个人的职责，是人类生存和发展的基本要素。"高危险性观"是指疾病防治工作要有所侧重，要把有限的卫生资源用于高危人群，应对高危环境，减少高危反应。

第二节　医学与卫生事业的社会属性

一、医学的社会属性

（一）医学起源的社会性

医学的目的随着医学模式的发展而变化。在人类社会早期，人类掌握的技能非常有限，以朴素唯物论和自然辩证法为基础的自然哲学医学模式确定了以"减轻痛苦和挽救生命"为古代医学的目的。随着病理解剖学的发展和微生物致病性的发现，人类对疾病的认识有了质的飞跃。大量的抗生素和外科手术的应用，开始了近代医学的对抗疗法，并将医学引向现代高技术的时代。以人体解剖学和抗生素为代表的近代生物医学模式，将"治病救人、延长生命、解除疼痛和疾苦"作为医学的主要目的。

（二）医学发展的社会性

20 世纪 40 年代以来，医学科学技术的迅速发展使传染病得到了有效控制。因而许多人认为，科技进步能消除任何疾病，但事实却是疾病增加了。在市场经济社会里，人们普遍感到竞争日益激烈、生活节奏加快，以至于一些心身疾病明显增多。疾病负担沉重，医疗卫生费用呈指数曲线急剧上升。可见，在生物医学模式指导下，卫生投入单纯以科技为中心，不仅未能达到战胜疾病的目的，反而带来医疗上的一些新问题。为此，美国哈斯廷斯中心主任 Daniel Callahan 院士 1992 年敏锐地提出：存在于医学界的种种矛盾和危机，其根源在于对"医学目的"认识不正确。他指出应该在生物 - 心理 - 社会医学模式理论和社会可持续发展理论的指导下，在世界范围内重新考虑和讨论医学的根本目的。这一观点引起了包括中国在内的 14 个国家医学和哲学界的重视和参与，并最终形成了医学目的研究计划。按照疾病的时间和严重程度，该研究提出现代医学目的主要有四个层次：①预防疾病和损伤，促进和维持健康；②解除由病灾引起的疼痛和疾苦；③照料和治愈有病的人，以及不能治愈的人；④避免早死，追求安详死亡。必须建立科学的死亡观，医学需要在与死亡作斗争以及接受死亡之间保持某种平衡。

（三）医学目的的社会性

现代医学的目的代表着医学的核心价值，正确理解其原则，将有助于医学在面临不合时宜的或异己的政治和社会压力时做出正确的选择。现代医学目的体现了如下的原则，这些原则充分体现了医学的社会性。

1. 高尚原则　即医学应该忠实于自身及其服务对象，并贯穿于医学专业和实践的全过程。

2. 节制和谨慎原则　死亡是不可避免的，医学要用理智来权衡其与疾病的斗争，其作用不是超越有机体，而是帮助人们尽可能在有限的时间内健康地生活。

3. 供得起和经济上可持续原则　医学应该努力使其目的适应于经济现实，并使医学在可能的范围内提供给大众。实践证明，凡是供得起的医学，从长期来看就是可持续的。

4. 公正和公平原则　医学的服务对象应该是所有的人，而不应该只是富有的人，也不应该在延长不可避免的疾病或死亡的边缘徘徊。

5. 尊重人的选择和尊严的原则　医学应尊重人的自由和尊严，应该对医学知识和技能的使用作出负责任的选择。在治疗选择、生育、终止维持生命的治疗以及稀缺资源的分配等方面也应遵循这一原则。

（四）医学手段的社会性

随着人类对医学本质认识的不断深化，现代医学目的要求在医学实践中，应使研究人的生物属性与社会属性相结合，生理特点与心理特点相结合，预防与治疗相结合，传统医学与现代医学相结合。在整体论指导下，卫生服务应遵循"四个扩大"的原则，树立"以人为本"思想，强调"以患者为中心"，"以人的全面健康为中心"。要全面考虑人的整体性，关注患者的主观感受，尊重患者的意愿和选择。医疗实践从救死扶伤扩展到疾病预防、治疗、康复和帮助患者回归社会等。医学的社会功能正在日益突显。

二、卫生事业的社会属性

我国卫生事业是政府实行一定福利政策的社会公益性事业。卫生事业的公益性是卫生事业社会属性的体现，它要求卫生事业的改革和发展始终坚持以社会效益为最高原则；同时卫生事业还具有生产性，它是卫生事业自然属性的体现，忽略了这个特性就会遏制卫生事业的活力。正确理解和处理卫生事业公益性与生产性的关系，是卫生事业改革发展中必须处理好的首要问题。

（一）卫生事业的生产性

卫生事业的生产性包括物质资料的生产和人类自身的生产。卫生事业一方面通过保护、增强劳动力促进物质资料的生产，另一方面通过控制人口数量、提高人口素质促进劳动力自身的生产。卫生服务是由具有一定卫生知识、技能和经验的卫生服务劳动者，以保护健康的人群和有待于修复劳动能力的患者为特殊劳动对象，通过卫生器材和药物等劳动资料进行的以提高人民的健康水平为目的的活动。这个劳动过程所生产的特殊产品就是卫生服务。通过卫生服务，劳动者的劳动力恢复、增强和有效劳动时间延长，可以更有效地为社会创造财富。

（二）卫生事业的公益性

卫生事业的社会属性是"公益事业"，"公益"是人人需要、共同受益、各方尽责。人在整个生命过程中都需要卫生保健的服务，任何人都不例外。公益性事业，就是依靠社会力量和人民群众力量举办的、非营利性的、为人民群众服务的事业。人是生产力当中最活跃的因素，而卫生事业保障人的健康，在人类社会经济发展过程中作出了积极的贡献。卫生事业的好坏不仅仅涉及个体的身体健康，还涉及经济的发展，同时也是社会文明的标志。卫生事业的公益性，也决定了医疗机构的非营利性，合理的经济补偿是医疗机构生存的必然要求。因此，卫生事业公益性的基本特征包括举办卫生事业不收取投资回报；卫生事业享有政府给予的某些特权；卫生事业机构应承担公共义务；政府对卫生工作实行政策干预和法规管理；卫生事业整体"公益性"与局部福利性的兼容性等。

卫生事业实行的是"一定的福利政策"，"福利"是政府或社会团体通过再分配形式给劳动者或社会成员的一种物质帮助或照顾，是用国家财政去扶持，实行一定的免费或少量收费的政策，"一定"就意味着有限度，是由目前我国经济发展水平所决定的。社会主义市场经济体制下的卫生服务机构接受国家财政的补贴，同时以免费或低于成本的收费形式向社会提供基本卫生服务产品，实际上是给卫生服务的对象间接分配一部分社会消费基金，是福利性的体现。

（三）卫生事业的社会功能性

卫生事业是社会的重要组成部分，社会卫生状况的改善与卫生事业的提高离不开社会的支持，社会的进步与发展同样也离不开卫生事业的支持。卫生事业的社会功能主要体现在如下几个方面。

1. 发展社会经济　卫生事业是保持和增强劳动者的劳动能力、维护和提高社会劳动生产力的重要手段，是保证国民经济顺利进行的必要条件。人是生产力中最积极、最活跃的因素，卫生服务是保护人的健康的重要活动。健康投资对国民经济的影响，具体表现在两个方面：一是节省劳动力再生产费用，节约社会资源，有利于经济发展；二是提高劳动者健康质量，增加劳动力的使用时间。在其他条件既定的情况下，由此而增加的社会财富，就是健康投资的经济效益。

2．推动社会文明进步　卫生事业作为社会发展的重要组成部分，也是社会文明的重要内容。现代的医学模式和医学观念的转变，决定了医学不仅要防病治病，保护和增进人类健康，以促进物质文明的发展，同时还通过指导人们养成良好的生活行为方式，祛除不良的生活陋习，培养正确的价值观、道德观以促进社会文明的进步。医学的不断进步，人类对自身和疾病认识的不断深入，促进医学科学发展的同时也必然使人们能够建立起正确的对疾病和健康的认识，从而促进社会文明的进步。

3．保障基本人权　卫生事业是控制人口数量、提高人口质量和水平的技术保证，是人类自身的生产（劳动力的再生产）和物质资料生产相互联系、相互适应的一个重要渠道和中间环节，对人口生产的调节与劳动力的再生产有着积极的影响。保障人群健康，就是保障基本人权。卫生服务通过保护劳动力和促进健康恢复的生产性活动，在提高人口的素质和促进经济社会的发展中发挥着重要作用。

4．维护社会安定　卫生事业对公众健康的投资是对"社会公众健康安全"的投资，是与经济安全、公共安全相联系的。对个体而言，疾病不仅影响着个人的生理心理健康，且会带来经济负担，并可通过工作和生活关系影响着家庭和社会；对群体而言，疾病流行对一定地域内的生产、贸易、经济、文化交流、投资等造成的后果将远远超出传统的医学范畴。

第三节　健康与社会经济发展的双向性

卫生系统是社会大系统的重要组成部分，卫生事业发展的历史进程与社会大系统发展的历史进程是同步的。卫生事业的发展同国家经济建设和社会发展密切相关，是社会文明进步的一个重要标志，是提高人民健康、改善生活质量的重要保证。一个国家的发展和进步是劳动生产力所创造的，健康是发展生产力的第一要素，是经济发展和社会稳定所必备的先决条件，因此，保障全体公民应有的健康水平是国家发展的基础。健康是社会进步的核心，因为健康将有助于经济、社会、环境的发展，健康问题对可持续性发展的成功起着重要作用。健康又是人类持续性发展的一个结果和目标，人类的健康状况反映了总的社会、经济和卫生发展的进步。WHO曾在1984年指出："过去10年中被认识到的一个基本真理是：正如发展本身推动着卫生工作一样，卫生也同样推动着社会经济的发展，两者齐头并进。"

一、社会经济发展是健康事业发展的重要支撑

卫生事业是国民经济的重要组成部分，卫生事业的发展，以经济的发展作为基础和支撑。新中国成立七十多年来，我国取得了国民经济和社会发展的巨大成就：综合国力明显增强，社会商品极大丰富，基础设施明显改善，人民生活水平显著提高，对外经济日趋活跃，教育、科技、文化、体育、卫生等各项事业全面发展。2021年，我国的国内生产总值（gross domestic product，GDP）是1 143 670亿人民币，人均GDP是80 976元人民币，达到了12 551美元。城乡居民生活水平发生了明显变化，居民年人均可支配收入由1956年的98元，提高到2021年的35 128元。

社会经济快速发展的同时卫生事业迅速发展，卫生机构和队伍已具规模。截至2021年年末，全国共有医疗卫生机构103.1万个，比1949年增加了280多倍；床位总数达945.01万张，而1949年只有8.5万张；卫生技术人员总数由1949年的54.1万人增加到1 124.42万人。截至2021年年末，每千人口医疗卫生机构床位数由1949年的0.15张增加到6.70张；每千人口执业（助理）医师由1949年的0.67人增加到3.04人。我国城市医疗和预防保健机构已具一定规模，居民看病难、住院难的社会问题已经大大缓解。

二、健康是社会经济发展的重要基础

健康是劳动力的基础,是学习能力的基础,是国家社会发展的保障。健康投资能减少疾病、减少残疾、提高生命质量,有效延长劳动力的工作时间,为社会创造更多的财富。因此,良好的健康是促进经济增长和长远发展的重要基础。经济史上的一些巨大腾飞都是以公共卫生、疾病控制和改善营养摄入等方面的重大突破为后盾。

投资于健康带来了经济发展和贫穷减少,促进了社会经济的发展。根据 WHO 宏观经济与卫生委员会研究指出,660 亿的健康投资可得到 3 600 亿的回报。联合国开发计划署(United Nations Development Programme,UNDP)的跨国研究也表明,卫生与健康的进步会对经济增长产生明显的正面影响,人均预期寿命每增加 10%,人均 GDP 平均年增长 1.1 个百分点。1950—1982 年内,我国人口的人均预期寿命从 35 岁增加到 69 岁,由此而创造的经济价值共 24 730 亿元,平均每年约 773 亿元,相当于国民生产总值(gross national product,GNP)的 22%。从 1960 年到 1980 年,中国预期寿命从 43 岁增长到 67 岁,平均每年增加 1.2 岁,在同一时期,经济发展水平类似的其他国家在预期寿命方面平均每年仅增加 0.28 年。从 1981 年到 2021 年,中国的预期寿命增加了 10.5 岁,但这 40 年中平均收入增加了约 15 倍。因此,良好的健康状况是促进社会经济发展的重要组成部分。

三、社会发展目标是制定卫生发展目标的依据

卫生发展目标为卫生工作指明方向,一个国家和地区卫生发展目标应当以当地社会发展目标为依据,要保证制定的目标符合当地卫生经济发展水平,且经过各方努力最终能实现,从而促进卫生事业的发展。1994 年我国政府公布的《中国 21 世纪议程——中国 21 世纪人口、环境与发展白皮书》指出,中国将建立可持续发展的经济体系、社会体系和保持与之相适应的可持续利用的资源和环境基础,作为可持续发展的总体目标,以最终实现经济繁荣、社会进步、生态安全。根据中国经济和社会发展的总目标,20 世纪 90 年代以及 21 世纪初,中国卫生工作和卫生事业发展的总目标是:全体人民都能获得基本的卫生保健服务,总体上达到与小康水平相适应的健康水平。2016 年 10 月,中共中央、国务院印发《"健康中国 2030"规划纲要》,纲要中明确提出,"到 2030 年,促进全民健康的制度体系更加完善,健康领域发展更加协调,健康生活方式得到普及,健康服务质量和健康保障水平不断提高,健康产业繁荣发展,基本实现健康公平,主要健康指标进入高收入国家行列。到 2050 年,建成与社会主义现代化国家相适应的健康国家"。2020 年 10 月,《中共中央关于制定国民经济和社会发展第十四个五年规划和二〇三五年远景目标的建议》中提出要全面推进健康中国建设。其中包括:①把保障人民健康放在优先发展的战略位置,坚持预防为主的方针,深入实施健康中国行动,完善国民健康促进政策,织牢国家公共卫生防护网,为人民提供全方位全周期健康服务。②改革疾病预防控制体系,强化监测预警、风险评估、流行病学调查、检验检测、应急处置等职能。③建立稳定的公共卫生事业投入机制,加强人才队伍建设,改善疾控基础条件,完善公共卫生服务项目,强化基层公共卫生体系。④落实医疗机构公共卫生责任,创新医防协同机制。⑤完善突发公共卫生事件监测预警处置机制,健全医疗救治、科技支撑、物资保障体系,提高应对突发公共卫生事件能力。⑥坚持基本医疗卫生事业公益属性,深化医药卫生体制改革,加快优质医疗资源扩容和区域均衡布局,加快建设分级诊疗体系,加强公立医院建设和管理考核,推进国家组织药品和耗材集中采购使用改革,发展高端医疗设备。⑦支持社会办医,推广远程医疗。坚持中西医并重,大力发展中医药事业。⑧提升健康教育、慢病管理和残疾康复服务质量,重视精神卫生和心理健康。⑨深入开展爱国卫生运动,促进全民养

成文明健康生活方式。⑩完善全民健身公共服务体系,加快发展健康产业。

四、健康与社会经济发展相互制约

卫生事业发展受到阻碍,必然会影响整个社会的发展;同时,卫生事业离开了国民经济大环境也难以发展。改革开放以来,中国的经济快速发展,取得了举世瞩目的成就,联合国开发计划署《2002年中国人类发展报告》首次引入了健康风险指数(health risk index,HRI)指标来衡量经济、社会、环境、医疗保障因素等对人类健康的危险程度。健康风险指数由室内及户外空气污染、水污染、营养状况以及卫生保健服务可及性等四个指标组成,取值0~1之间,越接近于0越好。通过对健康风险指数的分析,研究人员发现,对健康风险指数影响最大的是水污染和营养状况,其次是卫生服务保健可及性,最后是空气污染。

健康与人类可持续发展的双向性提示一定要把卫生发展纳入社会发展目标的计划之中。制定卫生政策要以促进人类健康为最高目标。政府在可持续的卫生保健体制中的作用,体现在保障卫生服务的公平,以及确保卫生保健体制得到高质量发展,包括使全体人民在其整个生命过程中都能获得优质的卫生保健;预防和控制疾病以及保护健康;促进支持建立可持续的卫生保健体制及其发展的法规;开发卫生信息系统,确保积极有效的监测;促进研究,激励卫生科学与技术的应用和创新;建设和维持卫生人力资源;获得适当的可持续资金的供给等。

第四节　健康公平性

WHO"2000年人人享有卫生保健"的全球战略决策提出,健康是人类的基本权利,是现有其他一切权利的前提,其实质是对健康公平的追求。不同社会阶层、性别、种族、地理及年龄间的社会成员都应享有同等的健康权利,即健康公平。健康公平强调公平合理,不单指每个人都有同等机会享受卫生服务、发挥健康潜能,同时也要注重每个人或群体之间需要的不同。保证社会全体成员得到公平有效的卫生服务是政府在卫生领域的重要目标之一。"21世纪人人享有卫生保健"的策略方针是"2000年人人享有卫生保健"目标的继续和发展,其总目标是:①增加人均预期寿命的同时提高生活质量;②在国家之间和在国家内部改进卫生公平;③使全体人民利用可持续卫生系统和服务。2008年,WHO报告进一步提出"初级卫生保健:过去重要,现在更重要"。此报告共分四个部分讨论了初级卫生保健改革:全民保险的改革、服务提供的改革、公共政策的改革和领导力的改革,这些措施均反映了有效应对当今全球卫生挑战所需采取措施的主要证据,驱动初级卫生保健的公平性、一致性与社会公正性价值观,以及现代化社会中人们对卫生保健日益增高的期望。

一、健康状况的公平性

健康状况的公平性是指不同收入、种族、性别的人群应当具有同样或类似的健康水平。健康公平早期主要用人均预期寿命、婴儿死亡率、5岁以下儿童死亡率、孕产妇死亡率和人群的患病指标来评价,近年来常使用伤残调整生命年(DALY)、质量调整生命年(QALY)、伤残调整预期寿命(DALE)等指标进行评价。对这些指标的分析显示,世界各国经济水平的差异、国家卫生保健制度和卫生政策的不同,健康状况呈现明显的差异,而且有随着贫富差距的扩大而进一步增加的趋势。贫困人口的健康问题已成为社会经济发展的严重阻碍,并对社会的安定构成严重威胁。事实证明,在许多国家,贫穷是造成健康不公平的最深层次原因。

二、卫生服务的公平性

卫生服务的公平性是指在不同个体或群体之间进行公平的资源分配或对待,合理的卫生服务应具有广泛的、同等的可及性,并且在不同收入阶层之间对卫生筹资的负担进行公平分配。卫生服务的公平包括卫生服务提供公平和卫生服务筹资公平。

(一)卫生服务供给的公平性

卫生服务的供给中存在着横向公平和纵向公平。横向公平是指所有具有同样卫生服务需要的人可以获得完全相同的卫生服务,即相同的需要,有相同的保健服务可供利用,所有的社会成员所接受的卫生服务质量应该相同;纵向公平则是卫生服务需要较大的人群应比那些需求较小的人群更多地获得所需的卫生服务,即不同的需要,有不同的卫生服务可供利用。这里的利用指的是卫生服务可及性、利用量和费用的总称。为衡量卫生服务供给中的公平性,WHO提出了反应性(responsiveness)这一指标,反应性包括两方面的内容,即基本人权和患者对卫生服务的满意度。前者包括对人的尊重,治疗时的自主性和保密性;后者包括治疗的及时性、社会支持网络、医疗卫生机构的基本设施以及对卫生服务提供者的选择性。

(二)卫生服务筹资的公平性

卫生服务筹资也存在着横向公平和纵向公平。卫生筹资方面的横向公平是指具有同等支付能力的人应对卫生服务给予同等的支付。纵向公平是指支付应当与支付能力呈正相关,即支付能力高的人应当多支付。WHO认为卫生筹资的公平性主要表现在两个层面:一是健康人群与非健康人群之间的风险分担,这样患病的人群可避免疾病和经济困难的双重打击,如强制性社会医疗保险等措施;二是不同经济收入水平人群之间的风险分担,即每个人的贡献不一定相同,贡献的多少应根据经济状况或收入来取得,经济状况越好,前期贡献越大。可以看出,筹资公平性的本质就是避免因病致贫和因病返贫。

对公平性的理解,卫生领域更强调服务供给中的横向公平和卫生筹资中的纵向公平,即一个公平的卫生服务系统应当是在一定的经济水平下,根据人们的支付能力进行卫生筹资,按照人们的需要提供卫生服务,同时应达到理想的满意度。通俗地讲,收入低的个体或群体对卫生事业的贡献可以少些,甚至可以不贡献;但是收入多的个体或群体对卫生事业的贡献应该多些,收入越多,贡献应该越大,这才符合经济效率的原则。

三、医疗保障体系的公平性

医疗保障是人的一项基本权利,这一权利已受到各国法律和一些国际法所认可。我国《宪法》规定:"中华人民共和国公民在年老、疾病或丧失劳动能力的情况下,有从国家和社会获得物质帮助的权利。国家发展为公民享受这些权利所需要的社会保险、社会救济和医疗卫生事业。"《民法典》中也规定:"自然人享有生命权、身体权和健康权。"把享有健康保障确定为社会成员的一项基本权利,确定为政府必须力尽所能为人民提供的一种责任,意义深远。它明确了建立社会医疗保障制度是政府的职责,并为社会医疗保障的建立和发展提供重要的伦理说明和法律保证。《中华人民共和国基本医疗卫生与健康促进法》中提出:国家和社会尊重、保护公民的健康权,国家建立以基本医疗保险为主体,商业健康保险、医疗救助、职工互助医疗和医疗慈善服务等为补充的、多层次的医疗保障体系。健康保障权受社会政治、经济、制度、卫生保健体制等因素的制约和影响。计划经济时代,公费医疗制度、劳保医疗制度与农村合作医疗制度共同构成了一个几乎覆盖全民的医疗保障网络;改革开放后,中国打破了传统的医疗保障体系,1998年建立了城镇职工基本医疗保险制度,2003年提出了发展新型农村合作医疗制度,2007年国务院颁布了《关于开展城镇居民基本医疗保险试点的指导意见》，正式启动城镇居民医疗保险试点工作。到 2021 年，参加全国基本医疗保险达到 13.64 亿人，参保率稳定在 95% 以上，其中，参加职工医疗保险 3.54 亿人，参加城镇居民医疗保险 10.10 亿人。

党的十八大以来，医疗保障制度改革持续推进。2021 年 9 月，《"十四五"全民医疗保障规划》指出，到 2025 年，医疗保障制度更加成熟定型，基本完成待遇保障、筹资运行、医保支付、基金监管等重要机制和医药服务供给、医保管理服务等关键领域的改革任务，医疗保障政策规范化、管理精细化、服务便捷化、改革协同化程度明显提升。到 2035 年，基本医疗保障制度更加规范统一，多层次医疗保障体系更加完善，医疗保障公共服务体系更加健全，医保、医疗、医药协同治理格局总体形成，中国特色医疗保障制度优越性充分显现，全民医疗保障向全民健康保障积极迈进。

第五节　健康高危险性理论

健康高危险性是指对人群健康产生有害影响和不利作用的高可能性。1978 年 WHO 在阿拉木图会议上指出：改善高危人群的健康状况是"人人享有卫生保健"策略的根本目标之一。高危险性观点认为，疾病防治工作应有所侧重，要把有限的卫生资源用于高危人群。因此，研究高危险性就是通过对群体危险性水平的比较分析，发现高危人群，找出卫生服务工作的重点，从而更有效地利用卫生资源制定防治疾病的措施，改善人群的健康水平。高危险性包括高危人群、高危因素和高危环境。

一、高危人群

高危人群是指易受疾病侵扰的人群，包括处于高危环境中的人群，对环境有高危反应的人群，以及有高危行为的人群。如老人、妇女、儿童、残疾人、离婚或丧偶者、流动人口、处于职业危害者、生活环境有污染的人群等都属于高危人群。由于他们比一般人群被侵害的可能性都高，因此，应作为疾病防治工作的重点人群。发现高危人群是高危分析的主要目的。

二、高危因素

高危因素是指对健康构成威胁的各种因素。《2002 年世界卫生报告》"降低危险因素，促进健康生活"中指出，全球三分之一以上的疾病负担是由体重不足、不安全性行为、高血压、吸烟、酗酒、不洁饮水、缺少公共卫生条件、铁缺乏、固体燃料所致的室内污染、高胆固醇及肥胖等十种危险因素所导致。而高危反应是指机体对外界刺激缺乏适应或耐受能力，当身心和社会刺激达到一定的强度、频率和持续时间后，引发的某些相应疾病，如恐高症、接触物过敏反应等。因而，不同的人对同一刺激的反应存在着较大差别。识别与认知高危因素，以及学会判断与评估易发生高危反应的人群对于疾病预防至关重要。

三、高危环境

高危环境是指处于对健康不利的环境，包括存在危险因素的自然环境、心理环境和社会环境。

（一）高危自然环境

高危自然环境包括地震、水灾、环境污染、自然疫源性病原体和自然界中理化因子含量的异常等，这些因素增加了某些疾病发生的危险性。例如，1976 年唐山大地震，高血压患病率从震前的 5.4% 上升到震后的 8.2%，三年后又恢复到原有水平。1990 年华东地区发生水灾，不但没有出现大的疫情，相反一些地方传染病发病率反而降低，这得益于政府高度重视灾后疾病的预防工作。足见社会因素可以减少自然高危因素。

（二）高危心理环境

高危心理环境很多，如离婚、丧偶、失学、失业、人际关系紧张、移居、居住过分拥挤等。高危环境中的自然和社会环境，往往通过心理中介引起机体的生理和病理改变。需要指出的是，处在同一生活事件中的人所产生的心理反应可能会不同，这既取决于先天的遗传素质，更取决于个人后天的生活经历。

（三）高危社会环境

高危社会环境如战争、社会动荡、经济危机、缺乏社会保障、公共卫生事业落后等。处于这类环境中的人患高血压、消化性溃疡、冠状动脉粥样硬化性心脏病（冠心病）等疾病的概率增加。

总之，高危人群、高危因素和高危环境都有其特定的生理和心理作用机制，通过中枢神经、内分泌和免疫系统作用，降低机体的防御能力，引起机体与环境平衡失调，导致相应疾病的发生。用高危险性观点来分析卫生工作的主要问题，采取重点防治措施，确定优先干预的人群以及优先干预的领域和问题，对提高资源的利用效率具有重要的现实意义。

第六节　健康社会决定因素理论

一、健康社会决定因素的概念

近年来健康社会决定因素（social determinants of health，SDH）概念得到了密切关注。WHO 将其定义为：在那些直接导致疾病的因素之外，由人们的社会地位和所拥有资源所决定的生活和工作环境及其他对健康产生影响的因素。健康社会决定因素被认为是决定人们健康和疾病的根本原因，包括了人们从出生、成长、生活到衰老的全部社会环境特征，如收入、教育、饮水和卫生设施、居住条件、社会区隔等，它也反映了人们在社会结构中的阶层、权利和财富的不同地位。

二、健康社会决定因素模型

达尔格伦（Dahlgren）和怀特海德（Whitehead）于 1991 年建立的健康社会影响因素分层模型（图 3-1）是健康社会决定因素最经典的理论模型。该模型由内向外分别代表影响个体健康的主

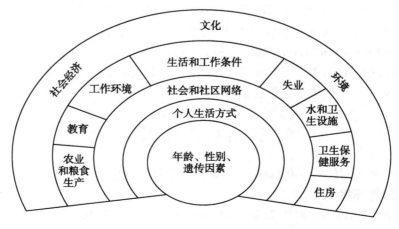

图 3-1　健康社会决定因素模型

要因素，同时每一层的结构又勾画出了健康社会决定因素模型的内容。第一层代表不同的个体；第二层代表个体行为与生活方式；第三层代表社会和社区的影响；第四层代表社会结构性因素；第五层代表宏观社会经济、文化和环境。处于内层的因素都受到外层因素的影响。

三、健康社会决定因素的行动框架

2008 年，WHO 健康社会决定因素委员会在其最终报告中提出了健康社会决定因素的行动框架（图 3-2），对各种健康社会决定因素进行整合，并讨论如何利用健康社会决定因素理论解决全球健康问题。该框架将影响健康的社会决定因素分为日常生活环境（daily living conditions）和社会结构性因素（social structural drivers）。国家和政府所采取的不同社会资源分配制度可以影响社会结构性因素和日常生活环境。为此，WHO 建议各个国家应采取行动，着力改善人们的日常生活环境和社会结构性因素。

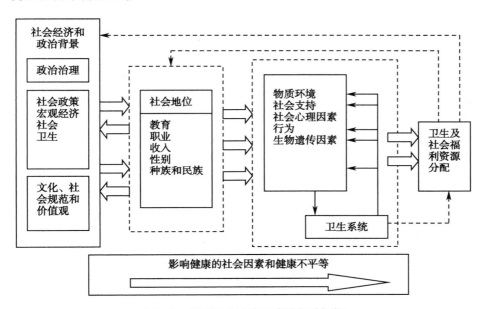

图 3-2　健康社会决定因素的行动框架

四、健康社会决定因素的价值理念

由社会地位和资源分配不公平带来的健康不公平是影响一个社会的健康状况的最根本原因。这是因为：首先，弱势群体的健康状况影响到整个社会的健康水平。只有弱势群体的健康状况得到改善，才能从根本上解决健康问题。国际经验证明，一些经济发达国家在人均预期寿命等健康指标上并没有处于领先位置，与这些国家的社会不公平程度较高有关。其次，社会结构影响了先进医学科学技术在提高国民健康水平中的运用。社会不公平造成弱势群体无法分享科技进步的成果，缺乏卫生资源是造成他们患病率和死亡率高的直接原因。例如，使用蚊帐已经被证明是预防疟疾的有效手段，但在疟疾流行的非洲，贫困家庭的儿童仍然很难得到蚊帐。同样，孕产妇产前保健服务是降低孕产妇死亡率和新生儿死亡率的重要手段之一，但在贫困国家和地区，基本的产前检查等服务的覆盖率仍然比较低。

在 WHO 健康社会决定因素的概念中，其核心价值理念是健康公平，它体现了一直以来所倡导的"健康是一项基本人权，不因种族、宗教、政治信仰、经济或者社会情境不同而有差异"的理念。

第七节　健康社会资本理论

社会资本理论（social capital theory）是近十年来社会学研究的一个新兴理论，现已成为社会学、经济学、政治学和医学等诸多学科观察和分析问题的一个重要角度和工具。根据世界银行的报道，社会资本的研究主题包括犯罪与暴力、教育问题、环境问题、健康 - 营养与人口问题、信息技术、缩小贫穷与经济发展问题、农村发展问题、城市发展问题、水供应与卫生设施等领域。

一、社会资本的概念

社会资本（social capital）是相对于物质资本（主要指资金、生产设备、厂房等）和人力资本（主要指有技能、会创造和使用工具的人）而言的，指的是社会结构的某些特征，主要包括社会信任、社会规范和社会网络等。社会资本被认为是可以获得物质资本和人力资本的机会，是优化物质资本和人力资本的工具。

关于社会资本的定义，目前还没有一个公认的观点。在综合众多研究的基础上，有学者总结了社会资本的三个层次的定义：第一层次是所谓的"传统"的社会资本定义，认为社会资本是在某一社会网络中固有的、基于互惠主义的共有的信念、共享的信息及相互的信任；第二层次的定义有较广的含义，它认为社会资本包括在民众（社区居民）中的横向和纵向的组织机构以及机构之间的关系，除上下之间的纵向关系，其中横向关系更能反映出社区的可识别性；第三层次的定义包含了最广泛的含义，它将社会资本放入一个社会的政治制度中考察，反映的是政府、企业界及民间社会三方合作的程度。

世界银行非常重视社会资本的研究，于 1999 年在因特网上专门设置了网站，鼓励各个领域开展关于社会资本的研究，交流研究成果。世界银行认为，社会资本是能在数量和质量上影响一个社会的社会交往的组织机构、相互关系和信念。越来越多的证据表明，社会凝聚力对社会经济的繁荣和可持续发展是关键性的或必需的。社会资本不仅是各社会机构的总和，还是把各社会机构凝结在一起的"胶水"。

二、社会资本的健康促进功能

社会资本与健康之间关系的研究，起源于社会因素对健康的影响的研究，后来有文献陆续证明高社会资本和社会凝聚力能够改善健康状况。社会资本的健康促进功能主要体现在如下几个方面。

（一）提高健康教育的效果

社会组织网络（社会资本的一种形式），能够提高健康教育的效果。居民与各种正式和非正式组织之间建立的信任关系，即社会资本的一种形式，能够促进居民接触并获取健康教育的知识和信息；在营养卫生和孕妇护理方面，在增加妇女的常规健康教育和改进她们家庭的健康产出之间，通过学校、印刷品和扩大的社会网络，能够给她们提供更多的健康教育信息，从而提高健康教育的效果，因为人们总是习惯从他们所信任的人或机构那里寻找并采纳建议。

（二）促进卫生服务的提供

卫生服务的提供可以通过政府，即公立医疗卫生机构；市场，即私立卫生机构；家庭或社区，即自愿组织；或上述三个方面的联合体来实施，形成政府主导与市场、社会相结合的供给方式。社会资本能促进卫生服务的提供。卫生服务的提供者与其所服务的社区居民之间的社会资本，决定了卫生服务的提供者的工作责任感。比如，在一个偏僻的农村地区，政府的代理机构在监督和管理卫生服务的提供者（如家庭医生和社区护士）是否坚守岗位、是否尽职尽责、能否保障医疗质量时十分困难，因为只要监督和管理人员稍不留神，家庭医生和社区护士就可能做出不负责任的、不合要求的行为。事实上，监督和管理人员也不可能做到时时、处处、事事都盯着这些卫生服务的提供者。在这种情况下，家庭医生和社区护士与社区居民之间建立的信任关系，有可能成为全科医生和社区护士努力工作的基本动力，而这种力量与卫生监督和卫生行政管理有着本质的不同，其作用也是监督和管理人员所不能达到的。因此，社会资本对国家卫生服务的发展具有重要作用，社会资本的研究应该成为卫生服务研究的重要组成部分。

（三）提高疾病预防的效果

对提高社区和国家的卫生标准而言，疾病预防的作用十分重要，但只有得到了正式组织和非正式组织的支持，预防措施才会变得卓有成效，因为通过这类社会组织和社会网络，人们能够获得更多的信息、建议和技术支持，如预防接种、行为干预等。对于弱势群体，如贫困人群，由于经济条件的限制，利用社会资本发挥疾病预防作用的意义更加突出，因为家庭主要劳动力生病或死亡，将对整个家庭带来毁灭性的打击。

此外，社会资本能通过改变和强化社会卫生规范来提高人们的健康。吸烟、环境卫生、性行为等是影响人们健康的行为，同时也是与社会文化和规范密切相关的行为，社会规范和社会网络能促进健康的生活、行为和实践等。

三、利用健康相关社会资本的途径和方法

与健康相关的社会资本的三个基本要素指的是社会规范、社会组织网络和社会凝聚力。在这三个要素中，每一个方面都包括丰富的内容，如社会规范主要包括道德规范、风俗习惯和社团章程等；社会组织网络则包括卫生行政部门、医院、疾病预防控制中心、医药卫生企业以及家庭等；而社会规范和舆论导向又是社会凝聚力的主要影响因素，社会资本的利用需要多部门共同参与。

（一）重视政府的作用

卫生事业作为社会的重要组成部分，在社会的进步与发展中具有重要作用，而与健康相关的社会资本，不仅直接促进了卫生事业的发展，也直接和间接地维护着社会的稳定。因此，政府一方面要致力于采取专门的措施来推动社会资本的建立；另一方面也要在其他的政策范畴内作出配合，创造空间以促进和协助社会资本的发展。

（二）发挥非政府、非营利组织和机构的作用

非政府、非营利组织和机构主要包括志愿者组织、慈善机构、群众自治组织、非正式组织等，有的学者将其统称为"第三部门"。在香港特别行政区，第三部门的机构主要是志愿组织及服务机构，特区政府一向与非政府机构有着紧密的联系和合作，他们也在社会中扮演着非常重要的角色，如在福利服务提供上，目前约有九成的政府支持的社会福利服务是由非政府机构提供的。特区政府通过与第三部门的合作，有力地推动了当地社会资本的发展。

（三）开展义务工作

积极推动社区居民参与义务工作，贡献自己的力量，也是发展社会资本的一个重要途径。如香港特别行政区政府于1999年成立的义工运动督导委员会，有效地推动了义务工作服务，并使之成为社区居民生活的重要部分，目前已有345 000人参与义务工作，并有860个机构注册参与义务工作。

（四）动员人人参与

正如世界银行提出的社会资本不仅是各社会机构的总和，还是把各社会机构凝结在一起的

"胶水"，因此，社区人群的无私奉献与积极参与、对公共卫生和社会事务的关注以及由此而建立的合作信任关系，才是建立社会资本的关键。尽管社会资本是一个抽象概念，但其所代表的行动，如关怀、沟通、信任、互助以及参与，都是非常实在的，而且每个人都有能力去付诸实施。

第八节　将健康融入所有政策

健康是一项基本人权，健康公平是社会公平正义的重要体现。"将健康融入所有政策"（简称"健康融万策"）正是基于健康的权利和义务，在健康社会决定因素理论基础上提出来的，其最终目标也是实现健康和健康公平。人人享有健康和健康公平是政府的主要社会目标，政府有责任和义务保护人民群众的健康。健康社会决定因素论提示，如经济、交通、农业、教育、住房、就业等非卫生部门的政策均会对健康及健康公平产生深刻影响。因此，要解决健康问题，避免对健康的不利影响，需要多部门政策支持与协作，"将健康融入所有政策"，从而实现全民健康的目标。

一、"健康融万策"的概念

WHO 把"健康融万策"（health in all policies，HiAP）定义为一种以改善人群健康和实现健康公平为目标的公共政策制定方法，它系统地考虑这些公共政策可能带来的健康后果，寻求部门间协作，避免政策对健康造成不利影响。它强调公共政策对健康和健康的社会决定因素的影响和后果，旨在加强不同层级的政策制定者的健康责任。

二、"健康融万策"在国际上的发展

"健康融万策"的理念起源可以追溯到公共卫生发展的早期。1978 年，WHO《阿拉木图宣言》提出到 2000 年人人享有卫生保健的目标，并明确要求，为了增进居民健康，除了卫生部门以外，还要有农业、畜牧、食品、工业、教育、住房、交通等部门及社会组织的共同协作。1986 年，第一届全球健康促进大会通过《渥太华宪章》，提出了健康促进的政策由多样而互补的各方面综合而成，它包括政策、法规、财政、税收和组织改变等，制定健康的公共政策和实行健康促进需要超越卫生系统，涉及各个部门和各级领导。这是将健康融入所有政策的雏形。

作为一个概念术语，"健康融万策"在 20 世纪 90 年代末期开始出现在一些政策文件中。直到 2006 年，在芬兰第二次担任欧盟轮值主席国期间，芬兰卫生部门明确提出并发展了"健康融万策"的概念，并将其作为轮值主席国期间主要的公共卫生议题。健康融万策蕴含朴素的公共卫生预防思想：健康受到生活方式和环境的巨大影响，不仅卫生政策直接影响人群健康，而且其他领域相当多的政策也决定着人群健康。芬兰卫生部门借此来推动欧盟及其成员国在制定卫生以外的政策时，主动考虑其对健康的影响。2013 年，第八届全球健康促进大会通过了《赫尔辛基宣言：健康融万策》（以下简称《赫尔辛基宣言》）和《实施"将健康融入所有政策"的国家行动框架》，呼吁各国重视健康社会决定因素，为实施"健康融万策"策略提供组织和技术保障。

三、"健康融万策"在我国的确立及发展

2016 年 8 月，中共中央、国务院召开全国卫生与健康大会，习近平总书记确定新时期卫生与健康工作的基本方针是"以基层为重点，以改革创新为动力，预防为主，中西医并重，将健康融入所有政策，人民共建共享"。至此，"健康融万策"的思想被正式列为我国卫生和健康工作方针，

成为指导我国卫生健康工作发展的主要思想,这也是我国卫生健康发展史上具有里程碑意义的事件。

2016年10月25日,国务院发布《"健康中国2030"规划纲要》,进一步重申了"健康融万策"的重要性和指导地位,并提出了"健康优先"的基本原则。2016年11月,在第九届全球健康促进大会上,"健康融万策"被推荐为实现可持续发展目标的重要方法。随后,原国家卫生和计划生育委员会等九部委发布了《关于加强健康促进与教育的指导意见》,在意见中明确要从以治病为中心向以健康为中心转变。2017年1月,习近平总书记在WHO总部见证了《中华人民共和国政府和世界卫生组织关于"一带一路"卫生领域合作的谅解备忘录》出台,这显示了我国"不仅要把'一带一路'建成共同发展、共同繁荣之路,也要建成共同健康之路"。2017年10月,党的十九大提出了健康中国战略,要为人民群众提供全方位、全周期的健康服务。2019年7月15日,国务院印发《国务院关于实施健康中国行动的意见》,围绕疾病预防和健康促进两大核心,提出建设健康中国的总体要求和主要任务,从加强组织领导、动员各方广泛参与、健全支撑体系、注重宣传引导四个方面研究具体政策措施,推动落实重点任务。2022年10月,党的二十大要求推进健康中国建设,把保障人民健康放在优先发展的战略位置。健康中国战略的推行,有力地促进了"健康融万策"落实。

四、"健康融万策"理念的贯彻

《赫尔辛基宣言》对"健康融万策"作出了界定:一种以改善人群健康和健康公平为目标的公共政策制定方法,它系统地考虑这些公共政策(包括财政、教育、科技、就业、社会保障、环境保护、医药管理等)可能带来的健康后果,寻求部门间协调,避免政策对健康造成不利影响。

"健康融万策"是以健康相关的权利和义务作为基础,重点关注的是公共政策对健康决定因素的后续影响,目的在于提高各级政策制定者对于健康的责任意识。从基本理论层面,"健康融万策"是以健康作为人的基本权利为基础,体现的是社会公平、公正及人格尊严等价值观。因此,"健康融万策"对于人权的强调具有国际法基础,在国际社会和国家层面都获得了合法性。在公共卫生实践层面,随着健康社会决定因素理论日益深入人心,在全球逐步形成基本共识:健康与贫困、教育、环境、就业等多种社会决定因素相关,一个国家的总体健康水平与其医疗、药品管理、社会保障、就业、财政、教育、科技、环境保护和民政等多部门的共同努力密不可分。只有将"健康融万策"理念纳入所有政策中综合考虑,树立维护健康是政府各部门共同责任的观念,才能切实确保居民健康成果的可持续。这是解决全球所面临的非传染性疾病、健康不公平和不平等、气候变化以及不断飙升的医疗费用等严峻卫生挑战的最根本途径。虽然国际上越来越认同"健康融万策"理念,但在各领域全面贯彻"健康融万策"理念还面临诸多困难和挑战。

思考题

1. 如何理解健康与疾病的社会性?
2. 如何看待健康、卫生事业与社会发展的关系?
3. 如何理解社会资本的卫生保健功能?

(孙　龙)

第四章　社会医学研究方法

社会医学是医学与社会科学交叉的一门科学。随着社会医学学科的发展，社会医学将社会学、心理学、经济学、管理学、行为学等多学科的研究方法融入自己的学科领域，为整个医学研究开拓了新的视野，提供了新的方法，有利于促进医疗卫生服务适应新的医学模式。当今，大数据、人工智能等科技的发展给社会带来了深刻的影响，社会医学研究方法的发展也迎来了一个关键的历史时刻。因此，社会医学研究方法的发展，一方面要完善社会医学研究方法的基本程序；另一方面要注意新方法的引进与建立，为整个社会医学及相关医药卫生研究服务。

第一节　概　　述

一、社会医学研究的特点

1. 研究内容的广泛性　社会医学研究以生物医学以及社会学知识为基础，探讨与人类疾病及健康有关的社会因素。其研究内容涉及人及其生活环境的各个方面，宏观上包括社会制度、社会经济、社会文化、卫生保障、卫生政策与策略等因素对社会人群健康的影响；微观上包括生活方式与行为、心理健康、自我保健意识、社会支持网络与个体健康的关系等。

2. 研究因素的复杂性　社会因素对健康的影响常常呈现多因素、多维度的交互作用。社会医学研究要从不同侧面、不同层面、不同角度探讨社会因素与疾病和健康作用的规律，所涉及的因素或变量较为庞杂，其间的相互关系也颇为复杂。在研究设计及资料处理分析时，控制混杂因素非常重要。

3. 研究结果的时效性　社会医学研究有较强的实践性和时效性，其研究内容随着社会的发展而变化，尤其重视对人群身心健康影响广泛的、急需解决的医疗卫生问题。例如，通过对人群健康的动态评价，了解存在的主要问题和潜在的主要威胁、分析危害健康的因素、及时制定与社会发展相适应的卫生策略。

二、社会医学研究的类型

按照不同的分类标准，社会医学研究有不同的类型。一般来说，社会医学研究可以分为定量研究和定性研究。如果按资料获取的途径分类，则可分为如下类型。

1. 文献研究　是根据一定目的，通过搜集和分析文献资料而进行的研究。从期刊、著作、统计报表、档案以及其他历史资料等收集研究所必需的资料，然后对这些资料进行综合整理、分析、归纳和总结。研究文献，可以从前人的研究中获得某种启示，少走弯路，减少盲目性；并且可以以前人的权威的观点为佐证，提高研究的说服力；还可以从别人的研究中发现问题和不足，引出新的研究和讨论，从而提出创新的观点。文献研究有两种情形：其一，某些课题主要就是通过文献研究来完成的，通过研究文献，从文献资料中获得新论据，找到新视角，发现新问题，提出新观点，形成新认识。如《基于 CiteSpace 近 15 年来我国医患关系领域研究热点探讨》就是典型的文献研究。荟萃分析（Meta-analysis）是目前应用较广的一种文献研究方法，是对具有相同研究目的、相互独立的多个研究结果加以汇总综合再进行定量分析，目的是将已经完成的某项研究的多种结果以更为客观、真实、综合的形式反映出来。其二，文献研究在整个课题研究中是辅助性的研究方法之一。文献研究开始之前，要注意界定和细化主题并且设计搜寻文献的计划。

2. 调查研究 是指通过问卷或访谈提纲等工具，收集被调查者的观点、态度和行为等信息并进行分析，来认识社会现象及其规律的研究方式。调查研究是社会医学最常用的研究方法，有不同的类型。根据设计原理不同可划分为横断面（现况）研究、病例对照研究和队列研究；根据研究目的不同可划分为描述性研究、分析性研究及典型调查；根据调查对象的范围不同可划分为普查及抽样调查。

3. 实验研究 又称现场干预研究，是社会医学研究中另外一种实证性的研究方式，它所研究的资料是在实验过程中收集的。在实验过程中，研究者采用观察和记录的方法收集资料，最后通过统计、计算或者理解等方式，对收集的资料进行分析研究。社会医学现场干预研究主要是社区干预试验。在社区设立处理组人群、对照组人群，对处理组人群施加某种卫生措施，并与对照组人群比较，观察卫生措施对人群行为和健康状况的影响。其基本思想是在非试验因素被控制的条件下，就所研究的问题对研究对象（人群）施加一定的干预措施，或研究对象存在某种不同常人的"处置"，然后进行观察、记录、分析，获得结果后讨论，最后得出结论。现场干预试验包括标准试验、自然试验及模拟试验三种形式。实验研究中，主要包括七个部分：处理变量或自变量、因变量、前测、后测、实验组、控制组和随机分配。

三、社会医学研究的基本程序

社会医学研究的基本程序包括从选择课题到研究总结及最后结果发布的五个主要阶段，图 4-1反映的是每一阶段的基本内容或原则。

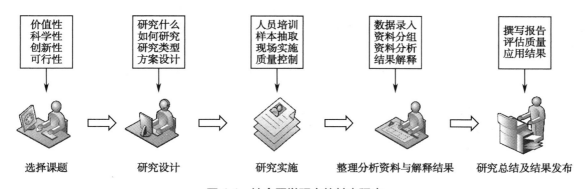

| 价值性
科学性
创新性
可行性 | 研究什么
如何研究
研究类型
方案设计 | 人员培训
样本抽取
现场实施
质量控制 | 数据录入
资料分组
资料分析
结果解释 | 撰写报告
评估质量
应用结果 |

选择课题　　　　研究设计　　　　研究实施　　整理分析资料与解释结果　研究总结及结果发布

图4-1　社会医学研究的基本程序

（一）选择课题

选择并确定研究课题是社会医学研究工作的起点。一个研究者科研能力如何，首先体现在选题水平上，课题选择的好坏直接关系到研究价值的大小及研究工作的成败。因此，应当对选题阶段的工作给予高度的重视。选题阶段的主要任务包括两个方面：一是从现实社会存在的大量现象、问题和焦点中，恰当地选择出一个有价值的、有创新的和可行的研究问题；二是将比较含糊、笼统或宽泛的社会医学问题具体化和精确化，明确研究问题的范围，理清科研工作思路。科研课题选择时应遵循的一般原则如下。

1. 价值性原则 也称需要性原则，即选择具有理论学术价值或应用价值的课题，其中应用价值尤为重要，其要求社会医学研究选题必须要能解决社会医学实践中迫切需要解决的实际问题,满足社会实践的需要。价值性体现了社会医学研究的目的性。

2. 科学性原则 研究课题应当持之有故,选之有理,即选题必须有一定的事实根据和科学依据。社会医学理论对选题起到定向、规范、选择和解释的作用。选题的科学性制约着选题的全过程,影响着选题的方向和水平。没有一定的科学理论依据,选定的课题必然起点低、盲目性大。

3. 创新性原则 选定的问题应是前人未曾解决或者尚未完全解决的问题,通过研究应有所创新,得出的结果比较有新意,时代感强。要做到选题新颖,首先要通过广泛深入地查阅文献资料和调查,获取所要研究的课题在当前国内外已达到的水平和已取得的成果。在此基础上,还应具有科学思维,敢于冲破传统观念的束缚,从而确定自己研究的着眼点,在原有研究成果的基础上有所突破和创新,研究才具有意义。

4. 可行性原则 要求根据实际具备和经过努力可以具备的条件来选择课题,对完成课题的主客观条件尽可能加以周密的准确的估计。选择的研究课题应当与研究者的能力、知识水平、物力、财力、时间以及拥有的仪器设备、图书资料等条件相适应。

(二)研究设计

研究设计是社会科学研究过程中的一个重要环节。如果说选择研究课题是解决了"研究什么"的问题,那么研究设计就是解决"怎样去研究"的问题。研究设计主要包括三个方面的内容:一是确定研究类型和研究方式;二是确定研究课题的具体研究内容;三是制定研究的具体实施方案,即研究方案设计。

1. 确定研究类型 研究设计的前期工作就是在确定了研究课题之后,选择与本课题相适的研究类型。只有明确了课题的研究类型,才能够选择最佳的研究方式和分析手段。在确定了研究类型和研究方式之后,研究者需要明确自己的研究对象(分析单位)和研究内容。分析单位是研究的基本单位,如个人、群体、组织、社区等。社会医学科学研究就是从这些基本的单位中收集信息,然后通过统计汇总反映研究主题的特征和规律。

2. 明确研究内容的可操作化 研究内容是分析单位的属性或某一方面的特征,这些属性和特征正是研究者准备收集的资料。在定量研究中,要首先使问题与概念可操作化,所谓操作化就是依据抽象定义所界定的概念内涵和外延而提出的一些可以测量的研究指标或研究项目来说明如何度量一个问题或概念。操作化使概念转变为变量的形式,把问题的抽象关系转变为具体的关系。然后,设计研究指标,其设计的依据是概念的操作化。不同的研究指标代表概念内涵中的不同方面的内容,概念的可操作化力求使研究指标完整地反映概念内涵。研究指标要形成指标体系,其具有系统的特征,它需要全面地反映概念的本质,只有这样,研究才具有科学性、完备性。

3. 设计实施方案 研究方案设计是指课题研究行动的设计,是行动之前预先拟定的具体内容和步骤。一项完整的研究方案一般包含以下主要内容:研究的目的和价值;研究的内容;确定研究类型和方法;确定研究的分析单位和抽样方案;说明资料的收集方法和分析方法;说明研究人员、组织分工情况、进度计划;确定研究需要的人力物力、配置安排;研究经费核算;预期研究成果等。

设计及实施研究的策略将取决于研究是定量还是定性,或者定量和定性研究相结合的方法。对于定量研究,要创建一个逻辑严密的设计,从而精确地定义和度量所有变量,即变量的界定与测量,然后选择具有代表性的样本,收集数据,并进行统计分析。对于定性研究,研究者要尝试让自己完全沉浸在一系列的资料中,同时在收集资料的过程中对新的见解保持高度的敏锐性。定量和定性研究相结合能够形成互补优势,但也增加了研究的复杂性,而且更耗时。

(三)研究实施

实施阶段也称收集资料阶段或研究方案的执行阶段。这个阶段的主要任务,就是具体贯彻研究设计中所确定的思路和策略,按照调查设计中所确定的方式、方法和技术进行资料的收集工作。

1. 挑选和培训调查员 调查员自身素质的好坏直接影响调查实施能否成功进行,一个调查员应具备以下条件：首先，应具有诚实认真、勤奋负责、谦虚耐心等基本条件；其次，调查员应该具有较高的教育程度；再次，应考虑调查员完成调查工作的有效性和可靠性。此外，调查员的挑选还应根据调查研究的具体情况、被访对象的特点等方面综合考量，调查员和被访者具有的共同特征越多，调查越容易成功进行。如当被访者为青年时，应尽量选择青年调查员。在培训调查员方面，要制定出切实可行的培训方案，其内容包括如何向调查对象解释调查的目的、意义、要求配合的原因以及预调查。要统一调查员认识，统一每个项目的标准，统一询问语气及技巧，特殊项目还需统一语言（方言）等，确保全体调查员按研究设计中确定的调查对象、调查表格、调查方法和时间以及质量要求等进行调查，以保证调查工作的顺利进行。

2. 样本的抽取　抽样的方法一般分为两类，即概率抽样和非概率抽样。所谓概率抽样，即在抽样过程中必须使总体内每一个个体都有已知的或可以计算的、非零的概率被随机抽中，然后根据样本信息来推断总体特征。一般包括单纯随机抽样、系统抽样、分层抽样、整群抽样、多阶段抽样等。社会医学定量调查一般采用概率抽样。

当调查总体不明时，常常采用非概率抽样方法，它不是严格按随机抽样原则来抽取样本，每个个体被抽中的概率是未知且无法计算的，所以失去了大数定律的存在基础，也就无法确定抽样误差，无法正确地说明样本的统计值在多大程度上适合于总体。社会医学定性调查常采用非概率抽样方法，常用的有方便抽样、定额抽样、立意抽样、雪球抽样、空间抽样等。

3. 调查的组织措施　调查研究是一项社会性很强的研究工作，调查的组织措施十分重要，它是调查研究得以顺利实施的重要保证。组织措施包括组织领导、宣传发动、时间进度、分工协调、经费预算、调查表格印制、现场安排、试点调查、全面实施、调查表回收等。

4. 调查的质量控制　设计阶段的质量控制包含：①严密设计总体方案；②正确划分调查范围；③正确选择调查指标，明确定义调查项目和调查问题；④选择恰当的调查方式；⑤广泛听取专家的意见；⑥通过预调查，修订完善设计方案与调查表。

在资料收集、整理、分析阶段的质量控制包括：①加强项目管理者的抽查监督；②调查问卷的登记与编码做到不重不漏，防止差错；③调查员及时相互检查资料的完整性，并且签名；④及时检查填报的正确性；⑤调查初步完成后，由质量控制人员评判调研质量是否合格，若发现有质量问题，应采取适当的补救措施，甚至要推倒重来，以避免有质量问题的问卷进入数据处理阶段。

需要注意的是，由于社会医学问题的复杂性，或者现实条件的变化，事先所考虑的研究方案往往会在某些方面与现实之间存在一定的距离或偏差，这就需要根据实际情况进行修正或弥补，发挥研究者的主动性和灵活性。

（四）整理分析资料与解释结果

这一阶段的主要任务是：对研究所收集到的原始资料进行系统的审核、整理、统计、分析。社会医学研究中所得到的资料，要经过研究者的多种"加工"和"处理"，才能最终变成社会医学研究结论。这里既有对原始资料的清理、转换、录入到计算机中等工作，也有用各种统计方法对资料进行分析的工作。其过程如下。

1. 数据的整理录入　可使用数据库软件 EpiData、Access 等录入调查表数据。为了保证资料的录入质量，同一资料可由两人分别录入，或者一人分两次录入同一资料，然后通过软件比较检查输入是否有差错；也可根据调查项目间的逻辑关系编写程序进行查错，例如男性不可能有宫颈癌，女性不可能出现前列腺癌等。另外，可以通过频数表发现异常值，或散点图发现异常分布点等。

2. 资料的分组　分组的原则是把同质的事物（观察单位）结合在一起，把不同质的事物分离出去，以便显示组内的共性和组间的差异，最后揭露出事物内部的规律性。分组前先区别资料的类型：定量资料按量的大小分组，定性资料按性质或类别分组。如年龄按岁数分组；性别按照男、女分组等。

3．资料的分析　根据研究目的、资料类型、适用条件选用合适的分析方法，再使用公认的统计软件计算分析。社会医学研究的主要目的是了解人群健康状况，寻找影响人群健康的因素，提出社会卫生策略与措施，社会医学研究结果应从这三个方面进行分析。

（五）研究总结及结果发布

总结阶段的主要任务是：撰写研究报告，评估研究质量，应用研究成果，提炼或重构研究设想。研究报告是以文字和图表的形式将整个调查工作所得到的结果系统地、集中地、规范地反映出来。撰写研究报告可以说是对整个社会医学科研工作进行全面的总结。从科研目的、方式，到资料的收集、分析方法，再到研究得出的结论、研究成果的质量，都要在报告中进行总结和反映。同时，还要将社会医学科研成果通过期刊、报纸、互联网、政策报告等形式发布，促进其以不同的形式进行传播，进而影响社会实践，真正发挥社会医学改善人群健康的巨大作用。

四、社会医学研究的思维方法

思维是人类所特有的思想活动，是认识客观事物的主动过程。医学科研思维是探索和验证医学领域客观事物发生机制、演变规律和结局预后的极其复杂的思考过程，是反复的认识和再认识的过程，需要通过科研实践来逐步完善。因此，必须有意识地进行自我培养和训练，方可熟练运用。社会医学科研思维具有更多的理性思维的内涵，具体有以下方法。

1．创造性思维方法　科研的核心是"新"，科研的起步就是发现新问题，提出新概念，重新解释或修正老问题，建立解决问题的新方法等。因此，对社会医学工作中最困难最棘手的问题进行剖析、思考，把已有的材料大胆地进行组合和重构，方能进入创造性新领域。

2．开放性思维方法　科研的思维过程是发现问题、分析问题、寻找解决问题的方法的过程，通过积极主动的思考可锻炼思维能力，积累优势思维，获得较高水平的科研成果。由于社会医学具有多学科的交叉性、应用的广泛性以及社会性、政策性等特点，社会医学科研工作者必须力戒封闭性、惰性和局限性等劣势思维，勤奋学习、博览群书、拓宽思路，培养开放性、多向性思维。从多层次考虑问题，领悟出新概念、新方法。

3．联想性思维方法　社会医学科研工作者必须具备系统的丰富的理论知识，并且勤于思考，能够触类旁通。面对现实社会中出现的大大小小的问题，经常想一想为什么？尽力提取头脑中储存的知识和经验对其做出解释。一个看似无足轻重的问题，很可能成为一个科研命题。某一种现象是如何发生的？如何演变的？可能出现什么样的结局？有无预防或解决的办法？对发现的问题不轻易放过，而要深入思考，力求找出正确或合理的答案。树立科研意识，这是形成科研思维的基本条件或前提。

第二节　社会医学定量研究

定量研究（quantitative research）是指通过调查收集人群发生某种事件的数量指标，或者探讨各种因素与疾病和健康的数量依存关系，并对数据进行量化处理、检验和分析，从而获得有意义的研究结论。其资料收集的过程称为定量调查。

一、定量研究特点及应用

（一）定量研究的特点及局限性

定量研究的特点：①研究的重点在于"验证假设"，注重事物的结果，逻辑推理比较严谨，可检验性强；②标准化和精确化程度较高，能够促进现象之间普遍的因果关系的精确分析；③定量研究结果一般由样本到总体，可用具体统计指标表达；④具有较好的客观性和科学性，有较强的说服力；⑤研究者与调查对象接触时间较短。

定量研究的局限性：①需要花费较多的人力、财力和时间；②调查采用标准化的工具，很难获得深入、广泛的信息，容易忽略事物深层次的问题；③由于社会医学问题的复杂性，使一些社会因素与健康及疾病的关系很难用定量结果加以解释；④一些健康相关的社会因素及医学问题难以用数据指标表达。

（二）定量研究的主要用途

定量研究范式认为在人们的主观世界之外，存在一个客观且唯一的真相，研究者必须采用精确而严格的实验程序控制经验事实的情景，从而获得对事物因果关系的了解。因此，定量研究强调在研究设计、数据收集、结果的处理与解释上具备严格的形式。

定量研究较多地依赖于对事物的测量和计算，或者强调对研究对象进行人为干预，创设实验条件。从认识论角度看，定量研究源于实证主义，接近于科学范式；从研究的逻辑过程看，定量研究与演绎过程更为接近，目标是确定变量之间的因果联系，强调价值中立，常常是对已有理论的检验；在理论与研究的关系上，定量研究则用于理论检验；在研究方式上，定量研究侧重对社会事物的精确测量和计算，强调研究程序的标准化、系统化和操作化，常使用调查、试验、文献研究，获得数量化的资料便于使用统计学方法分析变量的因果关联。

二、定量研究常用的调查方式

（一）访谈法

1. 面对面访谈法 研究者选择和培训调查员，由调查员携带调查问卷分赴各个调查地点，按照调查方案和调查计划的要求，与所选择的被调查者进行访问和交谈，并按照问卷的格式和要求记录被调查者的各种问题回答。在访问中，调查员严格按照调查问卷中问题的顺序提出问题，调查员不能随意改变问题的顺序和提法，也不能随意对问题做出解释。答案的记录也完全按问卷的要求和规定进行。面对面访谈法具有可靠性强、回答率高等优点；但对人力、财力和时间耗费较多，并且对于某些较敏感问题的调查，其效果往往不及自填式问卷调查。

2. 电话访谈 调查员通过电话与被调查者取得联系，并在电话中对被调查者进行调查访问的方法。一般的做法是：首先，根据调查目的设计好电话访问的问卷，并将问卷按照"计算机辅助电话访问系统"的格式录入计算机；其次，在系统中设随机抽取电话号码的计算机程序；第三，挑选和培训一组电话访问调查员；第四，访问员实施电话访问。其优点是简便易行，花费较少。但是，也存在抽样的代表性不强，调查对象因看不见书面问卷有时会对调查项目的理解发生偏差以及问卷完成率低等缺点。另外，电话调查的时间不能太长，通常情况下应控制在10min以内。

（二）自填法

1. 个别发送法 研究者将问卷印制好以后，派调查员依据所抽取的样本，将问卷逐个发送到被调查者手中，同时讲明调查的意义和要求，请他们合作填答，并约定收取的时间、地点和方式。例如，进行一项社区居民的卫生服务利用调查，如果采用个别发送法，就可以派调查员根据所抽样本中被调查户的地址，逐一登门将问卷发送到符合要求的被调查者手中，请被调查者当场填写，并由调查员当场收回，或者让调查员将问卷留下，约定时间后登门收取。个别发送法比较节省时间、经费和人力，回收率较高，具有一定的匿名性，可减少面对面访谈法中调查员因为理解有误所带来的某些偏差；被调查者有比较充分的时间对问卷进行阅读和思考，还可以在方便的时候进行填写。个别发送法的不足之处主要是调查的范围受到一定限制，问卷的填写质量不能完全得到保证等。但个别发送法的优点相对较多，是社会调查中最应该选用和推广的资料收集方法。

2．现场自填法 也称集中填答法。具体做法是：先通过某种形式将被调查者集中起来，每人发放一份问卷；接着由研究者统一讲解调查的主要目的、要求、问卷的填答方法等事项；然后请被调查者当场填答问卷；填答完毕后再统一将问卷收回。收回问卷的方式可以采用投入问卷回收箱的办法，以消除集中填答所带来的某些心理顾虑。这种方法的特点是快捷、费用低，能够保证填答质量和回收率，但只适用于有组织、集中程度高的人群，如学校学生。它对于诸如卫生知识之类的调查测量尤其有效。但运用该方法时有一点值得注意，就是将众多的被调查者集中在一起，有时会形成某种不利于个人表达特定看法的"团体压力"或"相互作用"。

3．信访法 也称函调、邮寄填答法。一般做法是：研究者把印制好的问卷装入信封，通过邮局寄给被调查者，待被调查者填答后再将问卷寄回调查机构或调查者。在寄给被调查者问卷时，一般应该同时附上已写好回邮地址和收信人且贴好足够邮资的信封，以便于被调查者将填答好的问卷顺利寄回。该方法节省人力、物力和财力，调查范围最广，且不受地域的影响限制，并且被调查者可以在方便之时从容不迫地填答问卷。其主要缺点是需要有调查对象的地址和姓名、问卷的回收率难以保证以及调查对象的理解可能会有偏差。

4．网络调查法 指在网络上发布调研信息，并在互联网上收集、记录、整理、分析和公布网民反馈信息的调查方法。它是传统调查方法在网络上的应用和发展。网络调查具有自愿性、定向性、及时性、互动性、经济性与匿名性。其具有组织简单、费用低廉、客观性好、不受时空与地域限制、速度快等优点。目前专业的在线问卷平台发展较快，这些平台均支持各类调查场景，多种问卷调查题型，可以设置跳转、关联和引用逻辑。支持手机即时通信软件、邮件和短信等方式收集数据，数据回收后可以进行分类统计、交叉分析，并且可以导出到 Excel、SPSS 等软件进行分析。但是，网民的代表性不强、网络的安全性无法保障及受访对象难以限制等是网络调查的缺点。要特别注意的是，在网络调查者中，调查问卷一定要设置干扰题目，即设置一些常识性问题（具有正确答案的选项），结合被调查者的填写时间、防重复填写等措施，排除不符合调查要求的调查问卷。

三、调查问卷设计

不同类型的调查方式对问卷设计是有影响的。在面访调查中，被调查者可以看到问题并可以与调查人员面对面地交谈，因此可以询问较长的、复杂的各种类型的问题。在电话访问中，被调查者可以与调查员交谈，但是看不到问卷，这就决定了调查员只能提出比较简短或固定模式的问题。邮寄问卷是自己独自填写的，被调查者与调研者没有直接的交流，因此问题也应简单并要给出详细的指导语。在网络问卷调查中，可以实现较复杂的跳答和随机化安排问题，以减小由于顺序造成的偏差。人员面访和电话访问的问卷要以对话的风格来设计。

（一）问卷设计的原则

1．价值中立原则 提问应该避免价值倾向，即设计者不能将自己主观的价值取向放在问题之中，干扰被调查对象。如：您是否尊敬医生这一令人敬仰的职业？选项：A. 尊敬；B. 不尊敬。该例子中的提问涉及了价值介入，既然问题里已经认为医生这项职业是令人敬仰的，那么就在一定程度上干扰了对象的回答。提问的句式往往也可影响受访者，不同的提问形式暗含不同的感情色彩，例如，"请问您抽烟吗？"和"您抽烟，不是吗？"的发问方式，容易产生不同的调查结果。

2．目的性原则 问卷设计人员必须透彻了解调研项目的主题，询问的问题必须是与调查主题有密切关联的问题。拟出可从被调查者那里得到最多信息的问题，做到既不遗漏一个问句致需要的信息资料残缺不全，也不浪费一个问句去取得不需要的信息资料。这就要求在问卷设计时，从实际出发拟题，问题目的明确，重点突出，避免出现可有可无的问题，并把主题分解为更详细的细目，即把它分别做成具体的询问形式供被调查者回答。

3. 可接受性原则　问题设计要容易让被调查者接受。应在问卷说明词中,将调查目的明确告诉被调查者,让其知道该项调查的意义和自身回答对整个调查结果的重要性。问卷说明词要亲切、温和,提问部分要自然、有礼貌和有趣味,必要时可采用一些物质鼓励,并强调调查的保密性,以消除被调查者某种心理压力,使其自愿参与,认真填好问卷。此外,还应使用适合被调查者身份、水平的用语,尽量避免列入一些会令被调查者难堪或反感的问题。尤其应该尊重所访问对象的隐私,尽量不涉及对方的个人信息、宗教信仰、性生活、家庭信息等私密部分。例如,不宜当面直接发问"请问您是不是同性恋者?"

4. 逻辑性原则　一份设计成功的问卷,问题的排列应有一定的逻辑顺序,条理清楚,符合应答者的思维程序,以提高问题回答的效果。一般是先易后难、先简后繁、先具体后抽象。这样,能够使调查人员顺利发问、记录方便,确保所取得的信息资料正确无误。

5. 简明性原则　主要体现在:①调查内容要简明。没有价值或无关紧要的问题不要列入,避免重复,力求以最少的项目设计获得必要的、完整的信息资料。②调查时间要简短,问题和整个问卷都不宜过长。调查内容过多、时间过长,都会引起被调查者的反感。一般问卷回答时间应控制在 30min 左右。③问卷设计的形式要简明易懂,易读。应尽量通俗化,避免专业化术语。④尽量避免否定性问题,相当多的受访者容易把"不"遗漏,从而理解相反。

6. 匹配性原则　匹配性原则是指要使被调查者的回答便于检查、数据处理和分析。所提问题都应事先考虑到能对问题结果做适当分类和解释,使所得资料便于做交叉分析。尤其要注意的是,检验信度的问题需分隔开,如果排在一起,很容易使回答者察觉这是同一类问题,进而仔细回答,使回答无矛盾,达不到检验的目的。但是,在实践中发现,同一类问题分隔开后,会造成量表的信效度比较差。

(二)问卷的总体框架

问卷的一般结构有标题、说明、主体、编码、致谢语和调查记录 6 项。

1. 标题　每份问卷都有一个研究主题。研究者应开宗明义确定标题,以反映这个研究主题,使人一目了然,增强填答者的兴趣和责任感。例如,"第四次国家卫生服务调查家庭健康询问调查问卷",这个问卷的标题,把国家卫生服务的调查内容和范围反映出来了。又如,"全国城市社区卫生服务发展现状调查表"这个标题,调查对象和调查中心内容十分鲜明。

2. 说明　问卷前面应有一个说明。这个说明可以是一封告调查对象的信,也可以是指导语,说明这个调查的目的意义,填答问卷的要求和注意事项,下面同时填上调查单位名称和年月日。其目的在于引起受访者对填答问卷的重视和兴趣,使其积极配合调查。访问式问卷的开头一般非常简短;自填式问卷的开头可以长一些,但一般不超过 200 字。

3. 主体　问题和答案是问卷的主体,是研究主题的具体化体现,是问卷的核心部分。从形式上看,问题可分为开放式和封闭式两种。从内容上看,可以分为事实性问题、意见性问题、断定性问题、假设性问题和敏感性问题等。

4. 编码　赋予每一个问题及其答案一个数字作为它的代码,包括预编码(指在问卷设计的同时就设计好编码)和后编码(调查资料收集完成后再进行编码)。除编码以外,部分问卷还需在封面上印有问卷编号、调查员编号、审核员编号、被调查者居住地、被调查者合作情况等。

5. 致谢语　为了表达对调查对象真诚合作的谢意,研究者应当在问卷的末端写上感谢的话,如果前面的说明已经有表示感谢的话语,那问卷末端可不再重复。

6. 调查记录　其作用是用以记录调查完成的情况和需要复查、校订的问题,格式和要求都比较灵活,调查或访问员和核查者均在上面签写姓名和日期。

以上是问卷的基本框架,是要求比较完整的问卷所应有的结构内容,但通常使用的如征询意见表及一般调查问卷可以简单些,有一个标题、主题内容和致谢语及调查研究单位就行。图 4-2 所示是全国卫生服务调查问卷的基本结构框架。

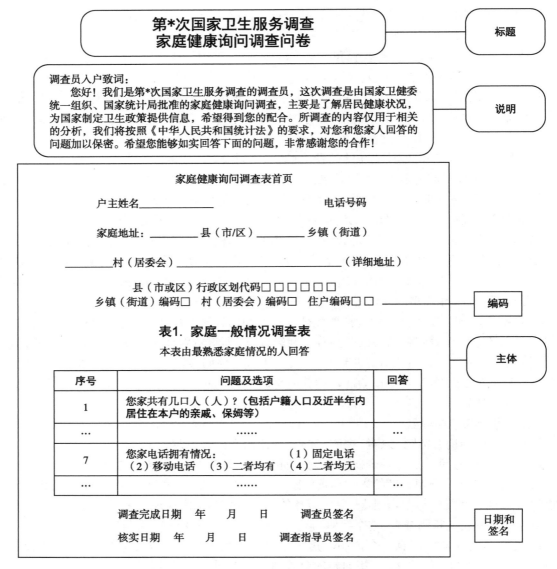

图 4-2 调查问卷总体框架示例

（三）问卷设计的步骤

问卷设计的步骤见图 4-3。其中，对于直接参与调研方案设计的研究者来说，可以跳过把握调研目的和内容这一步，而从第二步开始。但是，对于从未参与方案设计的研究者，在着手进行问卷设计时，需要认真讨论调研目的、主题和理论假设，并细读研究方案，向方案设计者咨询，与他们进行讨论，将问题具体化、条理化和可操作化，即变成一系列可以测量的变量或指标，在这个过程中可以采用头脑风暴法，也可以参考其他课题设计的问卷（必要时检验效度和信度），建立相关的问题库。调查对象的群体差异越大，就越难设计一个适合整个群体的统一问卷。

（四）问题的设计

1. 问题的排列顺序　问卷中的问题一般可按下列顺序排列：①熟悉的（如行为性问题）放在前面；较难回答的问题（如态度性问题）放在中间；敏感性问题（如动机性、涉及隐私等问题）放在后面；关于个人情况的事实性问题放在末尾。②封闭性问题放在前面，开放性问题放在后面。这是由于封闭性问题已由设计者列出备选的全部答案，较易回答，而开放性问题需被调查者花费一些时间考虑，放在前面易使被调查者产生畏难情绪。

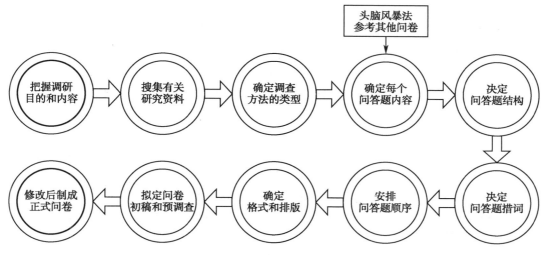

图 4-3 问卷设计步骤

2．问题的类型

（1）开放式问题（open-ended question）：又称无结构的问答题，可分为填空式和回答式。在采用开放式问题时，应答者可以用自己的语言自由地发表意见，在问卷上没有已拟定好的答案。例如：问题"您抽香烟多久了？""您喜欢吃哪一类食物？"显然，对于这一类问题应答者可以自由回答，并不需要按照问卷上已拟定的备选答案加以选择，因此应答者可以充分地表达自己的看法，且思考较为深入，有时研究者还可获得始料未及的答案。开放式问题由被调查者自由答题，这类问题能自然地充分反映调查对象的观点和态度，因而所获得的材料比较丰富、生动。

然而，开放式问题亦有其缺点。首先，由于记录应答者的答案是由调查者执笔，如果调查者按照他自己的理解来记录，极有可能失真，进而出现偏差，但是此不足可运用录音笔来弥补。其次，由于各种应答者的答案可能不同，所用字眼各异，因此在答案分类时难免出现困难，整个过程相当耗时，且免不了夹杂整理者个人的偏见。因此，虽然开放性问题在探索性调研中很有帮助，但在大规模抽样调查中，就弊大于利了。

（2）封闭式问题（close-ended question）：封闭式问题与开放式问题相反，它规定了一组可供选择的答案和固定的回答格式。例如：问题"您认为自己所在社区卫生服务机构的收费合理吗？"后跟答案：a．合理 b．一般 c．不合理。封闭式问题的后面同时提供调查者设计的几种不同的答案，这些答案既可能相互排斥，也可能彼此共存，让调查对象根据自己的实际情况在答案中选择。

封闭式问题的优点：①答案是标准化的，对答案进行编码和分析都比较容易；②回答者易于作答，有利于提高问卷的回收率；③问题的含义比较清楚。因为所提供的答案有助于理解题意，这样就可以避免回答者由于不理解题意而拒绝回答。

封闭式问题的缺点：①回答者对题目理解不正确时，难以觉察出来；②可能产生"顺序偏差"或"位置偏差"，即被调查者选择答案可能与该答案的排列位置有关。研究表明，对陈述性答案，被调查者趋向于选第一个或最后一个答案，特别是第一个答案，而对一组数字（数量或价格）则趋向于取中间位置的。为了减少顺序偏差，可以准备几种形式的问卷，每种形式的问卷答案排列的顺序都不同。

3．问题设计应注意的问题 除遵循问卷设计的一般原则外，以下问题在问题设计时也应该注意。

（1）避免用不确切的词：一些副词和形容词，如"很久""经常""一些"等，各人理解往往不同，在问卷设计中应尽量避免或减少使用。例如：问题"您是否经常生病？"不同的人对"经常"的理解不一样。

（2）避免提断定性问题：例如：问题"您一天抽多少支烟？"这种问题为断定性问题，被调查者如果不抽烟，就会造成无法回答。正确的处理办法是在此问题前加一条"过滤"性问题，如"您抽烟吗？"如果回答"是"，可继续提问，否则就终止提问。

（3）避免引导性提问：引导性提问指所提出的问题暗示出研究者的观点和见解，有使被访者跟着这种倾向回答的可能。例如：问题"有人认为被动吸烟会导致肺癌，您同意吗？"这就容易诱导。

（4）问题要有时间限定：被调查者在不同的时间段，其答案可能不一样。例如：问题"您的婚姻状况是"，答案有：a. 已婚　b. 未婚　c. 离异或分居　d. 丧偶。有些被访者经历比较多，可能有过离异又有过再婚，因此，该问题应该为"您目前的婚姻状况是"。

（5）避免提笼统或不确切的问题：容易误解的概念应明确限定。例如，年龄有虚岁、实岁；收入是仅指工资，还是包括奖金、补贴、其他收入、实物发放折款收入在内；家庭人口有常住人口和生活费开支在一起的人口等。

（6）避免一题多义：一个项目最好只问一个要点，一个项目中如果包含过多询问内容，被访者无法回答，也会给统计处理带来困难。例如，问题"您的父母退休了吗？"包含父亲和母亲两个人，有些被访者无从回答。

（五）答案的设计

1. 答案设计的原则

（1）与问题匹配：由于封闭式问题的答案是事先准备和设计好的，被调查者的回答就在研究者设计好的选项中选择，所以答案的设计首先要考虑与提出的问题意思吻合和匹配。提出什么问题，就要在问题可能的范围内确定答案，否则就可能导致张冠李戴、答非所问的情况，让被调查者无所适从。

（2）答案互斥性：指的是答案与答案之间不能交叉重叠或相互包含。如果一个被调查者可同时选择属于某一个问题的两个或更多的答案，那么这一问题的答案就一定存在交叉重叠或相互包含。

（3）答案穷尽性：指的是答案要包括所有可能的情况而做到无遗漏。例如，问题"您平时主要是在哪类医疗机构看病？"答案有：a. 社区卫生服务机构　b. 综合医院　c. 专科医院　d. 诊所。以上答案未穷尽医疗机构的种类，因为医疗机构还有许多种，如中医医院、妇幼保健院等，解决这类问题的办法是列举主要的类型后，加上"其他"类，这样就使无法在已经罗列的答案中选择的被调查者有了可以选择的选项。

2. 答案的类型
问卷设计中，开放式问题不提供答案，由被调查者自主回答。因此，答案设计主要是针对封闭式问题。常见的答案形式如下。

（1）是否式：也称为两项式，把问题的可能性答案列出两种相矛盾的情况，请被调查者从中选择其一"是"或"否"、"同意"或"不同意"。

（2）选择式：包括单选、多选和多选排序。每个问题后列出多个答案，请被调查者从答案中选择自己认为最合适的一个（单选）、几个（多选）、或选几个并排序（多选排序）。多选排序有两种方式，一种是将所有答案排序，二是把选出的答案排序。前者称全排序，后者称选择排序。

（3）矩阵式：又称排列式，实际上是把等距量表转换成选择形式，后面列有多个答案，请被调查者评判等级，以数字表示排列的顺序。例如，问题"总的来说，您对本社区的社区卫生服务机构满意吗？"答案有：a. 很满意　b. 比较满意　c. 一般　d. 不太满意　e. 很不满意。

（4）量表式：以量表的方式让调查对象对调查问题做出反应。量表有许多类型，最常用的是5点量表、7点量表和百分量表。

（5）表格式：有一些问题要求针对不同情况分别作答，而问题的答案都在共同的范围，为了表达简明，可以采用表格的形式，被试者只需在相应的表格上打钩就行。

（六）问卷的信度及效度

1. 问卷的信度　信度（reliability）即可靠性，是指采用同一方法对同一对象进行调查时，问卷调查结果的稳定性和一致性，即测量工具（问卷或量表）能否稳定地测量所测的事物或变量。大部分信度指标都以相关系数（r）来表示，其基本的类型主要有以下三种。

（1）再测信度（test-retest reliability）：对同一群调查对象采用同一种问卷，在不同的时间点，先后测量两次，根据两次测量的结果计算出相关系数，这种相关系数就叫作再测信度。由于调查对象的特征可能随时间变化及重复调查受前一次的影响，故两次测量间隔的时间不宜太长，以2～4周为宜，在实际应用中有一定困难。

（2）复本信度（alternate form reliability）：设计另外一种在测量内容、应答形式及统计方法等方面高度类似的问卷，同时进行测量，通过计算两者的相关系数来评价两个问卷测量结果的相关性。复本信度法要求两个复本除表述方式不同外，在内容、格式、难度和问题项的提问方向等方面要完全一致，而在实际调查中，很难使调查问卷达到这种要求，因此采用这种方法者较少。

（3）折半信度（split-half reliability）：即将研究对象在一次测量中所得的结果，按测量项目的单双号分为两组，计算这两组分数之间的相关系数，这种相关系数就叫作折半信度。实际可信度需要用斯皮尔曼 - 布朗公式校正后得出，属于等值系数。

（4）α可信度：问卷对每个概念的测量往往都要用一系列的条目，因而根据这些条目之间的相关性评价可信度。目前最为常用的可信度系数为克朗巴哈系数（Cronbach's α），属于内在一致性系数。通常 Cronbach's α 系数的值在 0 和 1 之间。如果 α 系数不超过 0.6，一般认为内部一致信度不足；达到 0.7～0.8 时表示量表具有相当的信度；达到 0.8～0.9 时说明量表信度非常好。在可信度分析中，此种方法运用较为普遍。

（5）评分者信度：部分问卷不是根据客观的记分系统记分，而是由调查者给被测者打分或评定等级，则这种测量的可靠性主要取决于调查者评分的一致性和稳定性。对于这种标准化程度较低的测量，就必须计算评分者可信度，它分为评分者间信度（inter-rater reliability）和评分者内信度（intra-rater reliability）。前者是用于度量不同调查者间的一致性，后者是度量同一调查者在不同的场合下（如不同时间、地点等）的一致性。

2. 问卷的效度　问卷的效度（validity），又称准确度，是指问卷能够准确测出所需测量的事物的程度。效度是指所测量到的结果反映所想要考察内容的程度，测量结果与要考察的内容越吻合，则效度越高；反之，则效度越低。

（1）表面效度（face validity）：称为内容效度或逻辑效度，它指的是问卷测量内容或测量指标与测量目标之间的适合性和逻辑相符性，也可说是指测量所选择的项目是否"看起来"符合测量目的和要求，属专家评价的主观指标。

（2）内容效度（content validity）：该指标评价问卷所涉及的内容能在多大程度上覆盖研究目的所要求达到的多个领域，也是一个主观指标。在实际工作中，只能由专家根据自己的经验来判断问卷表达内容的完整性。

（3）准则效度（criterion validity）：也称效标效度，它指的是用一种不同以往的测量方式或指标对同一事物或变量进行测量时，将原有的一种测量方式或指标作为准则，用新的方式或指标所得到的测量结果与原有准则的测量结果做比较。该指标评价测量结果与标准测量的一致性，即准则测量间的接近程度，用相关分析即相关系数表达效度系数。

（4）结构效度（construct validity）：也称为构想效度，在某理论体系内，某测量与其他变量相关的程度。用两个相关的相互可取代的测量尺度对同一概念交互测量，如果取得同样结果，认为有结构效度，一般用相关分析、因子分析等方法评价结构效度。

3. 信度与效度的关系　问卷的信度与效度间的关系并非对称的，其中信度是效度的前提和基础，效度则是信度的目的和归宿，任何社会测量，只有做到二者的辩证统一，才会具有科学性。

图 4-4 以图解的方式呈现了效度与信度之间的差别和联系,想象测量如同靶心,信度就是一种密集的点状形态,不管它是否射在靶心上,因为信度是一致性的函数;另一方面,效度则是射在靶心周围的点的函数。图中失败的信度可被视为一种随机误差,而失败的效度则是一种系统误差。请注意,缺乏信度或效度的测量都是没有用的。

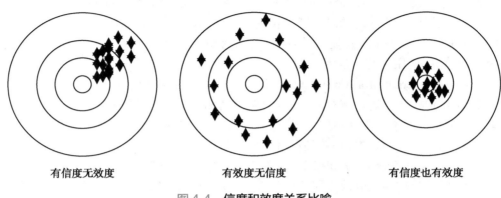

有信度无效度　　　　　　有效度无信度　　　　　　有信度也有效度

图 4-4　信度和效度关系比喻

第三节　社会医学定性研究

定性研究(qualitative research)是一种质性研究,是一种在自然的情境下,通过对少量样本深入、细致的分析,从整体的角度深入探讨和阐述被研究事物的特点及其发生发展的规律,以揭示事物的内在本质的一类研究方法。它主要用于了解目标人群有关态度、信念、动机和行为等问题。收集这类资料的调查称为定性调查。定性研究在完整地把握社会现实、深入了解社会现象和行为等方面,有着定量研究无法替代的作用,其应用范围越来越广泛,不仅在社会科学中得以采用,且在以定量研究为主的其他学科(如医学)也受到重视,为此,越来越多的研究采用定性与定量相结合的研究方法。

一、定性研究的特点及应用

(一)定性研究的特点及局限性

定性研究的特点有:①定性研究注重事物的过程。定性研究关注原因导致结果的中间过程,以了解事情发展过程中的许多细节。②研究对象一般是少数特殊人。定性研究调查对象数量很少,一般用非概率抽样选择研究对象,主要关注研究对象的特殊情况。如调查某城市零售药店的抗生素销售情况等。③研究者与调查对象要有长期密切接触。大多数定性研究要求研究者与调查对象建立相互信任的关系,在轻松自然的环境中收集信息。如调查艾滋病群体性伴侣数量、性行为方式、安全套使用情况、心理状态等,必须与他们建立长期的密切的友好诚信关系,才能得到真实可靠的资料。④定性研究结果不宜做统计分析。定性研究一般是对某一事件进行具体的描述,或用分类的方法对收集的资料进行总结。将人们对某事件的态度分为几类,或将人们的行为方式分为几种,也可用流程图来表示某件事物的发生过程。在定性研究中广泛应用 Nvivo、MAXQDA 等软件进行文本分析(或扎根理论等)。另外,由于定性比较分析方法(qualitative comparative analysis,简称 QCA)能够有效地、系统地处理多案例比较的研究数据,目前已在诸多定性研究中得到了运用。

定性研究的局限性为:定性分析是依据典型的或少量个案的资料得出的结论,这种结论不一定具有普遍性。另外,主观洞察性的分析有可能获得真知灼见,也有可能导致荒谬的结论。由于对这种主观性的分析或结论缺乏客观的评价标准,因此人们也无法对不同的研究结论进行检验。

(二)定性研究的主要用途

在社会医学研究中,强调定量研究作为科学证据的同时,定性方法不能忽略,二者相结合才能提高研究的质量和效果。

1. 辅助问卷设计　研究人员在设计问卷时,有些内容不一定适合研究对象,甚至可能引起调查对象的反感,用定性研究可以及时发现这些问题。定性研究可以了解人们所处的状态,与他人之间的关系以及所具有的想法,一些概念也可以通过定性研究寻找适当通俗的语言描述。例如,在一个相关的应答者样本中进行焦点组访谈,为一项调查问卷的设计或验证拟订一份草稿。

2. 估计非抽样误差　问卷调查收集的多是"言语"资料,即回答者所说的情况,由于多方面的原因,诸如人群文化程度过低、对较高层次的调查人员或权威过于拘谨、受文化习俗和习惯的限制、缺乏积极的动机等,都可能造成言语信息与事实间的出入。对于一些敏感性问题,这一现象尤为突出。定性研究方法可以估计这些调查的非抽样误差。

3. 验证因果关系,探讨发生机制　定量研究确定的因果关系,有时可能掩盖真正的原因,定性研究可以揭露这种虚假联系。例如,许多定量研究均发现"母乳不足"是导致母亲在婴儿前3个月内停止哺乳的最主要原因。但定性研究却发现,哺乳母亲报告的所谓"母乳不足",其实是由乳房正常生理变化或婴儿行为变化引发的误解,或者因多种社会心理原因而找的借口。

4. 分析定量研究出现矛盾结果的原因　定量研究有时会发现人们的行为与其知识和态度不一致。这是由于报告行为与实际行为不一致所致,也是因为人们未具备发生行为的知识和态度,可以用定性研究的方法加以识别。定量研究确定的因果关系,有时可能实际上并不存在这种关系,也可通过定性研究来揭露。

5. 了解危险因素的变化情况　某些危险因素可能随时间发生变化,这对于非纵向追踪性的定量研究,有较大的影响。如病例对照研究,当发现病例组和对照组间某行为有差异时,这种行为是否为疾病的危险因素,危险强度有多大,应对发病前后一段时间的行为进行动态的了解后才能下结论。因为很多人在发病前后的行为会发生一定的变化,这种变化有可能夸大,也可能掩盖可疑危险因素的影响。例如:脑卒中患者患病后的行为变化。

6. 作为快速评价技术,为其他研究提供信息　当时间和财力不足时,小范围内的研究可以在短期内为进一步的研究提供大量深入的信息,此时一般采用多种定性研究手段收集资料。如在秘鲁和尼日利亚进行的一项控制儿童腹泻的干预试验,都仅用两人,在6周时间内,用定性方法收集有关儿童喂养知识、行为、地区文化等资料,为采取可行的干预措施提供依据,两地研究均取得了成功。

二、定性研究常用的调查方式

(一)深入访谈法

1. 定义　深入访谈法(in-depth interview)包括正式和非正式访谈。其并不依据事先设计好的问卷和固定的程序,而是只有一个访谈的主题或范围,由访谈员和被访者围绕这个主题或范围进行自由的交谈。无结构深入访谈的作用在于通过深入细致的访谈,获得丰富生动的定性资料,通过研究者主观、洞察性的分析,从中归纳和概括出某种结论。

2. 实施步骤　首先是设计访谈提纲,访谈提纲有开放型与封闭型、具体型与抽象型、清晰型与含混型之分。其次是访谈时要注意适时、适度的提问和追问,问题在表述上要求简单、清楚、准确,并尽可能地适合受访者。再次是收集资料,其主要形式是"倾听",在态度上,访谈者应该是"积极关注地听";在情感层面上,访谈者要"有感情地听";在认知层面,要随时将受访者所说的话或信息迅速地纳入自己的认知结构中加以理解和同化，必要时还要与对方进行对话，与对方进行平等的交流，共同建构新的认识和意义，"倾听"还需要特别遵循两个原则：不要轻易地打断对方和容忍沉默。最后，访谈者不只是提问和倾听，还需要将自己的态度、意向和想法及时地传递给对方。回应的方式多种多样，可以是诸如"对""是吗?""很好"等言语行为，也可以是点头、微笑等非言语行为，还可以是重复、重组和总结。注意要及时做好访谈记录，一般还要录音或录像。

3. 技术要点

（1）访谈之前的注意事项：①一般事先应对访谈对象的经历、个性、地位、职业、专长、兴趣等有所了解，分析被访者能否提供有价值的材料；②穿着干净整洁，称呼恰如其分；③自我介绍简洁明了，不卑不亢，要取得被访者的信任和合作；④发出邀请时应热情，语气应该肯定和正面；⑤以适当方式消除被访者的紧张、戒备心理，有时应主动出示身份证等文件；⑥事先与访谈对象沟通好访谈时间，以防中途受到打扰而中断思路。

（2）访谈中的技巧：①开场白简明扼要，意图明确，重点突出；②创造访谈的气氛，使受访人有轻松愉快的心情，一般要尽可能自然地结合受访者当时的具体情形开始访谈；③访谈的问题应该是由浅入深、由简入繁，易于回答，而且要自然过渡；提问的方式、用词的选择、问题的范围要适合被访者的知识水平和习惯；访谈时，要保持目光接触，给对方以受尊重和价值感；④不要让受访人感到有压力，无论是提问还是追问，其方式、内容都要适合受访者，为避免谈话跑题，有时需要适当的调节和控制；⑤在回应中要避免随意评论，并且不对受访人进行暗示和诱导；⑥要特别注意在访谈中自己的非言语行为；⑦谈话内容要及时记录，要如实准确地记录访谈资料，可当场或事后记录；⑧要讲究访谈的结束方式。

（3）应对拒绝访谈时的技巧：①应有耐心；②不要轻易放弃；③找出拒绝的原因，做相应对策。

4. 优缺点　访谈法的优点：非常容易和方便可行，引导深入交谈可获得可靠有效的资料；访谈调查是访谈员与被访者直接进行交流，可以通过访谈员的努力，使被访者消除顾虑，放松心情，作周密思考后再回答问题，这样就提高了调查材料的真实性和可靠性。访谈法的缺点：样本小，需要较多的人力、物力和时间，受访谈员影响大，记录及处理结果困难，应用上受到一定限制。另外，无法控制访谈中的影响因素，如角色特点、表情态度、交往方式等。所以访谈法一般在调查对象较少的情况下采用，且常与问卷调查等结合使用。

（二）观察法

1. 定义　观察法（observational method）是通过直接观察研究对象的行为及行为痕迹进行资料收集和结果分析的研究方法。观察法能够掌握第一手资料，把握整个现场的情况，并可借助录音、照相、录像等手段得到翔实的信息和自然条件下真实行为的非语言资料，特别适用于不能够或不愿意进行语言文字沟通的调查对象，如对少数民族、聋哑人的研究，主要用于描述性、解释性、探索性研究。观察法在社会医学研究方面也有广泛的应用，它对于深入研究人的行为与健康和疾病之间的关系有着独到的应用价值。

观察法分为参与观察法（亦称直接观察法）和非参与观察法。参与观察法是指观察者深入观察对象的生活社区，观察后者的行为及变化，记录、积累资料，然后进行分析、得出结论。非参与观察法是指观察者不参与观察对象的组群活动，通过观察对象的行为痕迹，如文字、作品、产品、弃物等进行研究分析。

2. 实施步骤　第一，准备工作需要估计在现场居住的时间及现场工作量，应尽可能地了解社区的基本情况，还需准备足够的研究及生活用品；此外要进行一些技术上的准备工作，如录音摄像、剪接技术、速记知识等。第二，观察者进入现场时应持有足够的工作、身份证明材料，巧妙、合理地向接触者进行自我介绍，以不违反道德标准为原则，减少观察对象反应性行为改变。第三，在现场观察时，对观察对象行为的录像、录音，一般应该是隐蔽的；必要时可与观察对象进行一些非正式面谈，但最好不要当面记录，尽量默记，回住处再回忆记录；记录形式包括日记、工作日志、观察记录、编码记录等，这些记录形式可能繁杂或者有重复，但可以相互补充；编码记录最好在现场完成，以保证编码信息的完善。第四，在离开现场时，应感谢当地有关人员，求得相互信任，以保持良好的关系；不要让观察对象有被欺骗的感觉；一方面这是科研道德所要求的，另一方面在离开现场后可能需要一些补充资料，或是需要进行进一步的观察研究。第五，结果分析可以在现场进行，也可以在离开现场以后；在现场进行结果分析有利于补充观察过程中遗漏的资料，尤其是长途跋涉偏远的观察现场进行的观察研究；如果设计周密，收集资料仔细、完备，也可在离开现场后再进行资料分析工作。

3. 遵循的原则　观察者应尽量避免让观察对象知道自己在被观察、被研究。因为当观察对象知道自己的行为被人观察或研究时，行为动机常常受到影响，以致发生不符常规及本质的行为改变，这种现象称为反应性行为改变。它的发生将使观察者难以观察到真实的行为，以致结果不准确，甚至研究工作难以继续。尽管非参与观察法是间接地了解观察对象的行为，不接触观察对象，仍应注意观察对象发生反应性行为改变等问题。

4. 优缺点　观察法的优点是：①能通过观察直接获得资料，不需要其他中间环节，观察的资料比较真实；②在自然状态下的观察，能获得生动的资料；③观察具有及时性的优点，它能捕捉到正在发生的现象；④观察能搜集到一些无法言表的材料。主要缺点是：①受时间的限制。某些事件的发生是有时限的，过了这段时间就不会再发生。②受观察对象限制。如研究青少年吸毒、同性恋问题，一般是团伙活动，组织秘密，拒绝他人观察。③受观察者本身限制。一方面人的感官都有生理限制，超出这个限度就很难直接观察，观察结果也会受到主观意识的影响。④观察者只能观察外表现象和某些物质结构，难以观察事物的本质和人们的思想意识。⑤观察法不适应于大面积调查。

（三）专题组讨论

1. 定义　专题组讨论（focus group discussion）也称焦点组访谈，是指通过召集背景相似的同类人员组成若干小组，在一位主持人的启发下，围绕确定的主题和讨论提纲进行充分和自由的讨论，自由地交换意见和观点，研究者依此进行归纳、分析、总结。专题组讨论在深入了解调查对象（讨论参加者）的思想、意识、信仰、行为处事态度等方面能获得满意的效果。

2. 实施步骤

（1）设计：准备必备的会场用品（如录音机、电池、笔记本等）外，还应包括：①了解被访者的社区特征。②制订讨论提纲。③确定专题小组讨论的人员和人数。通常为6～8人，最少4人，最多12人。④确定经费和时间。时间以每次1～2h为宜。⑤确定专题小组讨论场次数。⑥选择讨论场所。

（2）讨论与资料收集：主持人、记录员应先到场，以轻松、友好的语气介绍专题讨论目的，介绍每一位出席者，以便被访者消除紧张、顾虑，从而取得他们的信任，积极投入讨论。讨论开始后，主持人欢迎各位参加专题组讨论；解释讨论的目的以及对社区及参加者的利益或贡献；讲明讨论方式及要求；若现场录音或录像，应向参加者解释清楚，以消除紧张及顾虑。在讨论进行中，要注意按计划收集深入、肯定、可靠的信息资料。

（3）结果分析：专题组讨论所获得的资料为定性资料，除可采用常规定性资料分析方法外，还可采用问题解释来进行分析，可根据讨论提纲设计的问题及讨论信息阐述观点、归纳结果。专题组讨论在讨论过程中能校正某些个人偏见，这一特点是以个案调查为主的定量研究所不具备的。这也是专题组讨论法越来越受重视的原因之一。此外，分析树、表格等也是专题组讨论结果分析常用的方法。

3. 技术要点

（1）主持人的提问技巧：①在讨论中，主持人应尽量使用开放型、具体型和清晰型的问题。

②注意要"追问"，即使用被访者自己的语言和概念来询问被访者自己曾经谈到的看法和行为，以便深入了解人们对研究问题的看法，人们是怎样形成这种看法，以及为什么会形成这种看法。③主持人在讨论过程中应始终保持中立的态度，仔细倾听被访者的谈话内容，留心观察他们的非语言交流，并恰当地使用表情、动作等肢体语言鼓励被访者踊跃发言。④控制讨论的主题和节奏，须避免前松后紧，以免造成对某些重要问题讨论得不够深入。⑤讨论即将结束时，主持人须把握结束谈话的时机，对讨论内容做简短但不含判断性的归纳总结，并真诚地向被访者致谢。

（2）主持人的应对技巧：专题小组讨论可能会遇到来自被访者的"突发事件"。如果主持人应对不当，也会影响讨论效果，甚至会阻碍讨论的继续进行。专题小组讨论中常见的主持人应对技巧是：①对垄断式发言，应该减少直接目光接触；②一言不发者，应点名鼓励；③讨论离题时，采用归纳法、提要法转换话题；④被访者向主持人提问，应该不必做详细回答；⑤被访者要主持人做评论，应该巧妙回避，保持中立。

4. 特点及用途　运用专题小组讨论会的方式可以快速、有效地收集定性资料，节省时间和费用；专题小组讨论以座谈为主，不歧视文化程度低的人；在讨论的气氛中，容易鼓励那些不愿一对一访谈及不知道自己该说什么的人大胆发表自己的观点；通过讨论的形式，研究者不仅能知道人们想什么，还能深入了解到人们是怎么想的以及为什么这么想。基于上述特点，专题小组讨论被广泛应用于对某个项目的快速评估，对新的研究领域的探索，以及在大规模定量调查前制订计划和设计问卷等方面。

专题小组讨论在收集资料时的环境不是实际的、自然的，而是人为的。因此，在涉及行为方面的信息尤其是语言上的，有时会偏离实际情况。另外，记录员或观察员进行现场记录和录音，在讨论中也会因为团体压力，产生回答"趋同"的问题。

（四）德尔菲法

1. 定义　德尔菲法（Delphi method）又名专家意见法，是依据系统的程序，采用匿名发表意见的方式，即团队成员之间不得互相讨论，不能发生横向联系，只能与调查人员发生关系，以反复地填写问卷、集结问卷填写人的共识及搜集各方意见，用来构造团队沟通流程，应对复杂任务难题的管理技术。具有以下特征：①吸收专家参与预测，充分利用专家的经验和学识；②采用匿名或背靠背的方式，能使每位专家独立自由地作出自己的判断；③预测过程几轮反馈，使专家的意见逐渐趋同。德尔菲法的这些特点使它成为一种最为有效的判断预测法。

2. 实施步骤　德尔菲法的实施步骤包括：第一步，按照课题所需要的知识范围确定专家，专家人数的多少，可根据预测课题的大小和涉及面的宽窄而定，以15~20人为宜，但对于一些重大问题，专家人数可适当多些（50人以上）；第二步，附上有关这个问题的所有背景材料，提出问题和相关要求，同时请专家提出还需要什么材料；第三步，由专家做书面答复；第四步，汇总各位专家意见，列成图表进行对比；第五步，将上述材料再分发给各位专家，让专家比较自己同他人的不同意见，修改自己的意见和判断。收集意见和信息反馈这一过程重复进行，一般要经过三四轮。最后，直到每一个专家不再改变自己的意见为止。逐轮收集意见并向专家反馈信息是德尔菲法的主要环节。

3. 技术要点

（1）挑选的专家应有一定的代表性、权威性，但不能仅仅局限于一个领域的权威，因为权威人数是有限的。德尔菲法拟选的专家是研究主题的"知情者"。

（2）在进行预测之前，首先应取得参加者的支持，确保他们能认真地进行每一次预测，以提高预测的有效性。

（3）要注意所提的问题应是所有专家都能答复的问题，而且应尽可能保证所有专家都能从同一角度去理解；提供给专家的信息应该尽可能充分，以便其作出判断。

（4）调查单位或领导小组意见不应强加于调查意见之中，要防止出现诱导现象，避免专家意见向领导小组靠拢,以至于得出专家迎合领导小组观点的预测结果。

(5)在向专家进行反馈的时候,只给出各种意见,但并不说明发表各种意见的专家的具体姓名。

(6)进行统计分析时,对于不同专家的权威性应给予不同权重而不是一概而论。

4.优缺点 德尔菲法能充分发挥各位专家的作用,集思广益,准确性高,能充分显示各位专家意见的分歧点,取各家之长,避各家之短。同时,德尔菲法又能避免专家会议法的缺点:权威人士的意见影响他人的意见;有些专家碍于情面,不愿意发表与其他人不同的意见;出于自尊心而不愿意修改自己原来不全面的意见等问题。德尔菲法的主要缺点是过程比较复杂,花费时间较长。

(五)选题组讨论

1.定义 选题组讨论法(nominal group discussion)是一种程序化的小组讨论,其目的是寻找问题,并把所发现的问题按其重要程度排序。参加者6~10个人组成1个小组。在主持人列出问题清单后,每位参加者根据自己的观点按优先顺序对问题进行排列,主持人按讨论参加者的意见(分值)汇总,再反馈给讨论参加者,讨论参加者若有不同意见,即不同意新的问题清单顺序,可提出书面意见或现场讨论,直至达成一致意见。

2.实施步骤 具体步骤见图4-5。其中,登录阶段是指,主持人把与会人员形成的观点,尽量保持原义,同时简洁明了地登录在大白纸或黑板上(以便与会人员讨论和确定讨论顺序),此过程大约需要10min。登录完后,与会人员按次序逐条说明,如果出现含义不明确或有歧义的问题,可以及时提出,主持人请提出该项目的与会者解释,最后根据讨论结果对该项目的语言进行重新组织,使之意义明确,并且获得与会人员一致认同。讨论过程中允许与会人员提出新的项目。完成讨论需15~20min。讨论完毕后,主持人要求与会人员独立地在所有项目中挑选出他认为最重要的几项,按重要程度由高到低排列在纸上,并对各项目打分(打分不允许相互讨论)。每项按1~10给分,最重要的给10分,最不重要的给1分。排序和打分大约需要10min。最后,把与会人员对各项目的打分进行汇总和排序,达成最终结果。

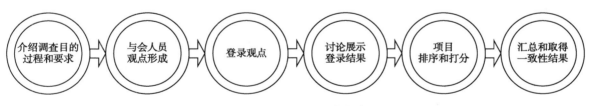

图4-5 选题组讨论的实施步骤

3.技术要点

(1)观点形成阶段中,主持人应该强调与会人员应独立完成,不允许相互讨论,也尽量不要说话。

(2)登录观点时,主持人应把握每一个项目的含义,对之进行剪接重组,舍弃重复项目,或适当合并项目。

(3)讨论过程中如果发现有的项目重复或交叉,主持人应组织大家讨论,使其中一项能包含其他项的意思,并去掉多余项。

4.优缺点 主要的优点是:每位讨论参加者都有平等、独立表达自己意见的机会、受他人的影响较小,并且每次讨论都有一个肯定的结果。缺点是要求讨论参加者具备一定的文化知识,讨论内容受参与者文化水平的制约。

(六)专家会议法

1.定义 专家会议法(subject matter experts)是指根据规定的原则选定一定数量的专家,按照一定的方式组织专家会议,发挥专家集体的智能结构效应,对预测对象未来的发展趋势及状况作出判断的方法。所谓专家,在这里一般指具有专业知识,精通业务,在某些方面经验丰富、富有创造性和分析判断能力的人(无论有无名望)。

2. 具体形式

(1)专家会议调查法:是根据社会医学研究的目的和要求,向一组经过挑选的有关专家提供一定的背景资料,通过会议的形式对预测对象及其前景进行评价,在综合专家分析判断的基础上,对研究问题作出定量的推断。实际上与专题组讨论类似,但是要求讨论者均为相关问题的专家。采用专家会议调查法应注意:①选择的专家要合适。专家要具有代表性、具有丰富的知识和经验、人数要适当(10~15人)。②组织工作要合理。专家会议组织者最好是相关研究方面的专家,有较丰富的组织会议的能力。

(2)头脑风暴法:组织各类专家相互交流。专家们无拘无束地畅谈自己的意见和想法,在头脑中进行智力碰撞,产生新的思想火花,不断集中和深化预测观点,从而提炼出符合实际的预测方案。又可分为直接头脑风暴法(通常简称为头脑风暴法)和质疑头脑风暴法(也称反头脑风暴法)。在专家群体决策时,前者要尽可能激发创造性,产生尽可能多的设想的方法;后者则是对前者提出的设想、方案逐一质疑直至形成一致意见,从而形成一个更科学、更可行的方案。头脑风暴法与普通会议的根本区别在于:①不批评别人的意见;②提倡自由奔放地思考;③提出的方案越多越好;④提倡在别人方案的基础上进行改进或与之结合。

(3)个人判断法:是指依靠专家对政策问题及其所处环境的现状和发展趋势、政策方案及其可能结果等作出自己判断的一种创造性政策研究方法。此方法一般先征求专家个人的意见、看法和建议,然后对这些意见、看法和建议加以归纳、整理而得出一般结论。其最大优点是能够最大限度地发挥出专家的智能效应,充分利用个人的知识能力;同时,能够保证专家在不受外界影响,没有心理压力的条件下,充分发挥个人的判断和创造力。但是,该方法受专家的知识面和知识深度、占有资料的多少、信息来源及其可靠性、对预测对象兴趣的大小乃至偏见等因素所囿,缺乏相互启发的氛围,因此难免有一定的局限性。

(4)集体判断法:这种方法是在个人判断法的基础上,通过会议进行集体的分析判断,将专家个人的见解综合起来,寻求较为一致的结论的预测方法。这种方法参加的人数多,所拥有的信息量远远大于个人拥有的信息量,因而能凝聚众多专家的智慧,避免个人判断法的不足,在一些重大问题的预测方面较为可行可信。但是,集体判断的参与人员也可能受到感情、个性、时间及利益等因素的影响,不能充分或真实地表明自己的判断。

3. 专家入选原则 包括:①参加者的专业应尽量与所研究的问题一致;②如果参加者相互认识,要从同一职位(职称或级别)的人员中选取,领导人员不应参加,否则可能对参加者造成某种压力;③如果参加者互不认识,可以从不同职位(职称或级别)的人员中选取。这时,不论成员的职称或级别的高低,都应同等对待。

4. 注意问题 一是要注意专家代表的选取,尽可能保证代表选取的结构合理,使专家们的意见更具有代表性。二是要注意避免"权威者"左右与会专家的意见,尽可能让大家都有充分发表意见的机会,并不受他人意见的干扰。三是会议时间一般为20~60min效果最佳。

(七)扎根理论

从基本表现形式上来看,扎根理论是一套系统的数据搜集及分析的方法和准则;从基本逻辑上来看,扎根理论强调从经验数据中建构理论;从基本方法上来看,扎根理论采用一种生成性的归纳法从原始数据中不断提炼核心概念,分析内在联系;从基本特点上来看,扎根理论强调理论扎根于经验数据,但最终建构的理论不应局限于其经验性。简而言之,扎根理论(grounded theory)是对质性研究证据进行比较、分析,进而形成理论。

在扎根理论研究中,研究问题是在研究过程中不断聚焦的,并不是在研究之前就事先确定好的，它是对研究现象的行动与过程的一种探索与提炼。在扎根理论研究中数据的收集与分析是一个交互的过程，每次收集的数据经过分析后会产生新的研究问题，这些新的研究问题会引导研究者形成新的数据收集方法。因而，在扎根理论研究中，数据收集的方法会随着研究的过程的变化而不断变化。

扎根理论的操作程序一般包括：①从资料中产生概念，对资料进行逐级登录；②不断地对资料和概念进行比较，系统地询问与概念有关的生成性理论问题；③发展理论性概念，建立概念和概念之间的联系；④理论性抽样，系统地对资料进行编码；⑤建构理论，力求获得理论概念的密度、变异度和高度的整合性。对资料进行逐级编码是扎根理论中最重要的一环。编码可以分为实质性编码与理论编码，其中实质性编码又分为开放性编码与选择性编码。亦有将编码分为开放性编码、主轴性编码与选择性编码。将 Nvivo、微词云、WordStat、MAXQDA、Leximancer 等软件运用到扎根理论的资料分析与管理中，能有效进行编码，节省时间和精力。

扎根理论的本质是建构新理论，理论编码的过程就是一个建构新理论的过程，这个过程大致可分为两个步骤：一是建构实质性理论的过程，即通过理论编码分析实质性编码中产生的概念与范畴之间的逻辑关系，找出一个能够统领所有范畴与概念的核心范畴，绘制范畴及概念间的逻辑关系图，最后利用图形、表格、假设或描述等方法呈现研究结论。二是建构形式理论过程，好的扎根理论不应仅仅停留在实质性理论阶段，还需要进行大量文献比较研究，一方面，可以进一步丰富与完善实质理论，使其超越时空限制；另一方面，可以将扎根理论研究成果融入现有理论体系中，使研究具有继承性。

目前，系统动力学以及决策仿真系统等方法也逐渐应用于社会医学的研究当中。随着人类疾病谱的改变以及新研究方法的引进与建立，社会医学必将迎来高速发展的时期。

思考题

1. 定量研究和定性研究的区别有哪些？
2. 调查表的设计包括哪些步骤？
3. 深入访谈法在访谈中的技巧有哪些？
4. 专题组讨论和选题组讨论的异同点有哪些？

（汪文新）

第五章　社会卫生状况

　　开展社会卫生状况评价，系统分析社会卫生状况的现状、特征、变化和发展趋势及其影响因素，是社会医学的基本任务，为制定卫生政策、策略、方针和措施提供了依据，对于促进人群健康和提高生命质量具有十分重要的意义。

第一节　概　　述

一、社会卫生状况的含义

　　社会卫生状况（social health status）是指人群健康状况，以及影响人群健康状况的各种因素，特别是社会因素。无论是行为生活方式，还是医疗卫生服务，都受到社会因素的影响，因此社会因素对人群健康状况的影响尤为重要。

二、社会卫生状况的内容

（一）人群健康状况
　　依据 WHO 关于健康的定义，健康状况包括生理状况、心理状况和社会适应能力状况，其中生理和心理健康状况评价已经有较为成熟的方法和指标，社会适应能力状况的评价方法和指标与人群所处的特定社会环境密切相关。

（二）人群健康状况的影响因素
　　依据健康社会决定因素模型和生物 - 心理 - 社会医学模式，人群健康状况的影响因素包括社会经济、社会发展、人口、环境（自然和社会、水和卫生设施等）、卫生政策、卫生资源、卫生保健服务及行为生活方式等。

三、研究社会卫生状况的意义

　　研究社会卫生状况多采用比较分析的方法，通过连续不断地对社会卫生的现状、特征、变化和发展趋势进行研究与评价，明确已取得的成绩和找出存在的社会卫生问题，从而提出改善社会卫生状况的有效措施。研究社会卫生状况的意义包括：作为科学管理卫生事业的基础，发现人群主要的健康问题及其影响因素，以及为制定卫生政策与措施、优化卫生资源提供科学依据。

（一）科学管理卫生事业的基础
　　各个国家社会制度不同，经济发展极不平衡，卫生资源水平和分布、医疗体制、人口发展、文化风俗各不相同，卫生事业管理亦各有不同。无论是发达国家，还是发展中国家，卫生资源不足是普遍存在的，如何有效发挥资源的最大效率，科学开展卫生管理，离不开对医疗卫生服务领域开展的社会卫生状况评价研究。同时，在影响健康的因素中，行为生活方式的作用越来越大，如何有针对性地开展行为干预，也需要社会卫生状况评价研究，从而明确干预拟解决的健康问题、有效的干预手段、针对的重点人群和预期的效果、效率和效用，进而开展科学卫生管理。

（二）发现人群主要的健康问题及其影响因素

社会卫生状况的研究目的是通过评价个体或群体的健康水平发现存在的主要社会卫生问题及其影响因素，特别是社会因素，找出重点保护人群及重点防治对象，从而提出改善社会健康状况的策略和措施，进一步提高人群的健康水平。

通过对人群健康状况的持续评价，能及时发现人群疾病谱和死因谱的变化。运用社会学、统计学、行为科学等一系列方法开展健康影响因素评价，有利于从错综复杂的原因中找出问题的症结所在。

（三）为制定卫生政策与措施、优化卫生资源提供科学依据

社会卫生状况是卫生事业宏观管理的基础，也是评价卫生事业发展不可缺少的信息。对于卫生决策者和管理者来说，只有充分认识人群的健康状况和社会因素对人群健康的影响，找出存在的主要卫生问题和差距，了解社会经济环境的现状以及卫生服务和卫生资源的提供状况，才能科学地制定改善社会卫生的措施，使有限的卫生资源得到充分、有效的利用，获得最大的卫生效果，进一步改善人群的健康状况。

四、研究社会卫生状况的资料来源

（一）世界卫生状况资料

1.《世界卫生统计》（*World Health Statistics*）　该报告是 WHO 对其 194 个会员国的卫生和卫生相关指标最新数据的年度汇编。2000—2019 年报告介绍了各国、各区域和各收入组的卫生趋势，并提供最新数据介绍可持续发展目标和 WHO《第十三个工作总规划》的 50 多项卫生相关指标。

2.《世界卫生报告》（*The World Health Report*）　是 WHO 的定期出版物，围绕一定的主题展开，例如 2019 年的主题为"卫生系统筹资，实现全面覆盖的道路"，分为"现状""增加对卫生的投入""统筹就是力量""卫生资源物有所值""行动纲领"五个部分。

3.《世界儿童状况》（*The State of the World's Children*，SOWC）　是联合国儿童基金会的定期出版物，1980 年第一次公布，通常情况下每年发布 1 次。主要针对全球影响儿童发展的关键问题包括残疾儿童、冲突与战争、童工、城市化、儿童早期发展等方面展开全面分析。SOWC 中提出的主题和建议也指导了儿童基金会的优先事项，帮助有效地设计、调整和执行国家方案，并关注世界儿童的需求。

4.《人口统计年鉴》（*Demographic Yearbook*）　为联合国定期出版物，自 1948 年以来，通过每年发给 230 多个国家统计局的一套问卷收集数据，并在《人口统计年鉴》中发表。《人口统计年鉴》每年发布关于人口规模和构成、出生、死亡、婚姻和离婚以及相关比率的统计数据。《人口统计年鉴》人口普查数据集亦涵盖了其他主题，包括经济活动、教育程度、家庭特征、住房特征、种族、语言、外国出生和外国人口。

5.《世界人口状况》（*The State of World Population*）　为联合国人口基金会（United Nations Population Fund，UNFPA）年度出版物，涵盖和分析了世界人口和人口统计的发展和趋势，并阐明了特定区域、国家和人口群体及其面临的独特挑战。

6.《世界发展报告》（*World Development Report*）　为世界银行出版物，自 1978 年以来每年出版一份，内容不一，每份报告都就发展的一个具体和重要方面，从农业、国家的作用、转型经济体和劳动力到基础设施、卫生、环境和贫困等进行分析，并提出政策建议。

7.《亚太地区人口数据表》（*ESCAP Population Data Sheet*）　由亚太经济社会委员会社会人

口处每年出版,该数据表载有一系列关于人口与发展的关键指标,重点是提供分区域和分国家的人口规模、结构和增长率,以及生育率、死亡率和移民情况。

(二)中国健康状况资料

1.《中国卫生健康统计年鉴》 由国家卫生健康委员会编制,收编内容截至上一年年底。收录全国除香港特别行政区、澳门特别行政区和台湾省以外的 31 个省、自治区、直辖市卫生健康事业发展情况和居民健康水平的统计数据以及历史重要年份的全国统计数据。附录包括主要社会经济指标和世界各国卫生状况。

2.《中国统计年鉴》 由国家统计局编写,系统收录了全国和各省、自治区、直辖市经济、社会各方面的统计数据,以及多个重要历史年份和近年全国主要统计数据。正文内容分为 28 个篇章,包括综合、人口、国民经济核算、就业和工资、价格、人民生活、财政、资源和环境、教育、卫生和社会服务、文化和体育、公共管理、社会保障和社会组织等;另外,在附录部分,还收录国际主要社会经济指标。

3.《中国人口和就业统计年鉴》 由国家统计局人口和就业统计司负责编辑整理,主要内容包括综合数据、人口变动情况抽样调查数据、劳动力抽样调查数据、城镇单位就业人员统计数据、全国户籍统计人口数据、全国生育统计人口数据、世界部分国家及地区人口和就业统计数据。

4.《中国环境统计年鉴》 是国家统计局和生态环境部及其他有关部委共同编辑完成的一本反映我国环境各领域基本情况的年度综合统计资料。

5. 地方统计年鉴、地方卫生健康统计年鉴等 主要由地方相关部门编制,内容与国家相关年鉴相似,反映了地方的现状与发展趋势。

6. 有关专题报告 由专业杂志、学报发表。

世界和中国卫生状况的部分资料来源详见表 5-1。

表 5-1　世界和中国卫生状况的部分资料来源

资料名称	编写机构
The World Health Report	世界卫生组织
The State of the World's Children	联合国儿童基金会
Demographic Yearbook	联合国
World Health Statistics	世界卫生组织
The State of World Population	联合国人口基金会
World Development Report	世界银行
ESCAP Population Data Sheet	亚太经合组织社会人口处
中国统计年鉴	国家统计局
中国卫生健康统计年鉴	国家卫生健康委员会
中国环境统计年鉴	国家统计局和生态环境部及其他有关部委

(三)其他资料

1. 文献资料 包括:①生命统计资料,包括出生、死亡、结婚等;②人口普查资料,是社会、经济和人口统计情报的重要来源;③卫生服务常规登记,如疾病别的发病率、患病率、死亡率、儿童生长发育指标和卫生服务提供指标,可以通过查阅卫生服务常规登记资料(如传染病报告资料等)获得;④疾病登记,如肿瘤登记等可以提供相关疾病的发病、死亡、治疗等情况;⑤卫生相关部门的资料,指的是卫生部门以外相关部门的资料,或者是非卫生专业人员协助搜集的资料。

2．调查和监测资料　包括：①调查资料：有些资料无法从常规登记资料当中获得，需要组织专题现场调查。常用的现场调查方法有 3 种，包括家庭调查、机构调查和典型调查。②监测资料：有一些传染病和慢性非传染性疾病（简称慢性病），如结核、高血压、肿瘤等疾病的控制是一个社会或者一个社区防治工作的重点，要获得这些疾病的发病和患病的资料，就必须建立疾病监测点，及时获得有关这些疾病的发生、流行情况，为制定有效的措施防治疾病的发生和发展提供依据。

第二节　社会卫生状况评价指标

一、人群健康状况评价指标

（一）单一健康指标

通常用生长、发育统计指标，疾病、伤残统计指标，死亡指标来评价人群健康状况。

1．生长、发育统计指标　生长是指体格的增长，发育是指功能的成熟，两者合称为体格指标。虽然生长发育指标主要反映儿童及青少年的健康状况，但常常用作反映整个人群体格纵向变化的重要评价指标。身高、体重、体质指数 / 身体质量指数（body mass index，BMI）等是衡量生长发育的重要指标。

（1）新生儿低体重百分比：新生儿低体重是指出生时体重低于 2 500g。新生儿低体重可能危及婴儿的存活、生长与发育。新生儿低体重百分比是反映居民营养状况和妇幼保健工作水平的重要指标之一。新生儿低体重百分比高，表明母亲健康状况不良、生育过密、产前保健利用不够。

（2）低身高百分比：低身高系指低于同年龄同性别健康儿童身高均值减去 2 个标准差的数值。判定低身高，可利用本地区、国家或国际所制定的年龄别、性别身高标准。该指标反映出生后或出生前的营养不足和感染的累积作用，以及环境状况差、早期营养不良。亦可反映社区居民的营养状况。

（3）低体重百分比：低体重系指低于同年龄同性别健康儿童体重均值减去 2 个标准差的数值。判定低体重，可利用本地区、国家和国际所指定的年龄别、性别体重标准。该指标可反映自出生以来营养不足或慢性营养不良的累积作用，同时反映目前营养不良的情况。还可反映社区营养状况及食物供应情况。体重不足指儿童相对年龄体重不足，可能会有发育迟缓、消瘦或两者兼有。

（4）5 岁以下儿童发育迟缓患病率：指 5 岁以下儿童中发育迟缓的比例，发育迟缓指相对年龄身高不足，按照 WHO 儿童生长发育标准进行测量，体重低于同龄儿童正常水平 5 个百分点，对照标准的生长图表，从出生到当前的体重增长速度减缓至少 2 个标准差。

（5）5 岁以下儿童消瘦患病率：指 5 岁以下儿童中消瘦的比例，消瘦指体重低于身高对应体重。

（6）5 岁以下儿童超重患病率：指 5 岁以下儿童中超重的比例，超重指身高别体重大于 WHO 儿童生长标准中位数的 2 个标准差。超重的根本原因是摄入卡路里与消耗卡路里之间的能量不平衡。

（7）超重和肥胖患病率：指人群中超重和肥胖的比例。BMI 是评价 18 岁以上成人群体营养状况的常用指标，BMI ＝ 体重（kg）/ 身高 ^{2}（m^2）。WHO 公布 BMI≥25.0kg/m^2 为超重，≥30.0kg/m^2 为肥胖；中国标准为 24.0kg/m^2≤BMI＜28.0kg/m^2 为超重，BMI≥28.0kg/m^2 为肥胖。

2．疾病、伤残统计指标　疾病与伤残是反映居民健康状况的一个重要方面。使用不同的疾病统计指标，可从不同的侧面说明疾病在人群中发生、发展分布的特征，以及对人群健康的危害程度。

（1）疾病发生与频度的指标：①发病率（incidence rate）：指在一定时期内（年、月或周）可能发生疾病的某一人群中新发生疾病的频率。发病率高的疾病，常用百分率（%）或千分率（‰）表示（如某些传染病）；对发病率低的疾病常用 1/万或 1/10 万表示（如恶性肿瘤等）。发病率资料可从疾病登记报告制度获得。②患病率（prevalence rate）：是指一定时期内，人群中患有某病（包括新旧病例）所占的比例。患病率资料只有通过居民健康调查或社区卫生状况监测的方式收集。

（2）疾病构成与顺位：①疾病构成，指在观察期间内，人群中某种疾病在总病例数中所占的比例。通常按年龄、性别分组计算疾病构成，以分析不同特征人群的患病或发病特点。②疾病顺位，按疾病种类或系统，依据构成比的大小排出顺序。

（3）疾病严重程度评价指标：评价疾病严重程度的指标主要有病死率、因病休工（学）日数、因病卧床日数、治愈率、生存率等。病死率指某病患者中因该病而死亡的比例，常用百分率表示。因某病休工或休学或卧床日数反映了疾病的严重程度及对机体活动能力的影响程度。治愈率及生存率反映疾病的疗效及对生命的威胁程度。

3. 死亡统计指标

（1）死亡率（mortality rate）：亦称粗死亡率（crude death rate），是指一定时期内（通常为一年）每千人口中的死亡人数，表示一个国家或地区在一定时期内人口的死亡频度。其计算公式为：某年死亡人数 / 年平均人口数 ×1 000‰，死亡率可以按照年龄、性别和地区进行分组。

人口死亡水平的高低与社会生活条件、医疗卫生服务质量及人口年龄结构等因素有密切关系。20 世纪 50 年代发达国家死亡率普遍低于发展中国家。到 21 世纪初，发展中国家由于社会经济的发展及医疗卫生条件的改善，死亡率明显下降；发达国家由于人口老龄化，死亡率下降不明显，有的国家甚至死亡率略微升高，以致出现发达国家死亡率高于某些发展中国家的现象。

（2）标化死亡率（standardized mortality rate）：即年龄标化死亡率，是指按照某一标准人口年龄结构计算的死亡率。其计算公式为：∑年龄别人口死亡率 × 标准化年龄别构成。

死亡率的高低受人口年龄构成的影响甚大。老人、婴儿死亡率高，幼儿、少年和青年死亡率低。若老人和婴儿占总人口比重大时，死亡率就会相对增高。在分析不同地区死亡率时，须特别注意这个问题。为此，可按标准人口构成计算标准化死亡率。

（3）死因别死亡率（cause-specific death rate）：指某年每 10 万人口中因某种疾病或损伤死亡的人数。其计算公式是：某年因某种疾病或损伤死亡的人数 / 同年平均人口数 ×100 000/10 万。

死亡率分析的重点是死因分析。死因别死亡率是死因分析的重要指标，它能较准确地反映各类疾病对人群健康的危害程度。为排除年龄、性别构成对死因别死亡率的影响，必要时可计算年龄、性别的死因别死亡率，或计算标准化死因别死亡率。

（4）超额死亡率（excess mortality）：指特定地点、特定时间段的估计总死亡人数与没有疾病大流行情况下的预期死亡人数之间的差额，用于量化疾病大流行的直接和间接影响。这一差额假定包括直接归因于疾病（如新型冠状病毒感染）的死亡以及疾病通过对卫生系统和社会的影响而间接导致的死亡，减去正常情况下会发生但由于疾病大流行相关社会条件和个人行为的改变而避免的任何死亡。为应对疾病大流行而采取的措施避免了在没有大流行情况下本会发生的死亡，例如一些公共卫生措施（如保持社交距离、戴口罩、居家工作等）使得新型冠状病毒感染以外的原因导致的死亡人数有所减少，有可能观察到超额死亡人数为负值的情况。

（5）居民死亡原因构成（distribution of causes of death）：指某年因某类疾病或损伤死亡的人数占全部死亡人口的比例。其计算公式是：某年因某类疾病或损伤死亡的人数 / 同年总死亡人数 ×100%。

该指标能反映某人群的主要死亡原因。根据不同顺位的死因，明确不同时期需重点防治的疾病。

（6）婴儿死亡率（infant mortality rate）：指某年婴儿死亡数与活产数之比。其计算公式是：某年婴儿死亡数/同年活产数×1 000‰，其中婴儿死亡数是指出生至不满1周岁的活产婴儿死亡数（不含满1周岁的幼儿死亡），活产指妊娠满28周及以上（如孕周不清楚，可参考出生体重达1 000g及以上），娩出后有心跳、呼吸、脐带搏动、随意肌收缩4项生命体征之一的新生儿。

这是个敏感、综合的指标，不仅反映了影响婴儿健康的卫生问题，而且也反映了母亲的健康状况、产前和产后的保健水平、婴儿保健水平和环境卫生状况等。生活水平的提高、环境卫生条件改善、良好的医疗卫生保健服务等可以稳步地降低婴儿死亡率。婴儿死亡率的下降与众多的社会、经济因素有关，很少是单一社会措施作用的结果。婴儿死亡率是评价人群健康状况常用的指标，也是评价社会、经济发展和人口生活质量的一个重要指标。

（7）新生儿死亡率（neonatal mortality rate）：指某年新生儿死亡数与活产数之比。其计算公式是：某年新生儿死亡数/同年活产数×1 000‰，其中新生儿死亡数是指出生至28天内死亡的新生儿数（不含满28天死亡的新生儿）。

婴儿越是幼小，死亡率越高。20世纪60年代，新生儿死亡占婴儿死亡总数的30%～50%，而死于出生后不满7天者（早期新生儿）占新生儿死亡总数的50%。随着社会、经济和卫生事业的迅速发展，新生儿死亡率大幅度下降。从全球来看，目前新生儿死亡占婴儿死亡总数的38%，而早期新生儿死亡占婴儿死亡的70%～80%。新生儿死亡率高低与围生期保健密切相关。

（8）围生期死亡率（perinatal mortality rate）：指某年围产儿死亡数与活产数之比。其计算公式是：某年围产儿死亡数/同年（活产数+死胎数+死产数）×1 000‰。

围产儿死亡数包括死胎死产数、早期新生儿死亡数之和。死胎死产数是指妊娠满28周及以上（或出生体重达1 000g及以上）的胎儿在宫内死亡（死胎）以及在分娩过程中死亡（死产）的例数。早期新生儿死亡数是指妊娠满28周及以上（或出生体重达1 000g及以上）的新生儿在产后7天内死亡的人数。这是妇幼保健尤其是围生期保健的重要评价指标。

（9）5岁以下儿童死亡率（under-five mortality rate）：指某年5岁以下儿童死亡数与活产数之比。其计算公式是：某年5岁以下儿童死亡数/同年活产数×1 000‰。

这是近几年来WHO和儿童基金会用来评价儿童健康状况的常用指标。联合国有关机构认为5岁以下儿童死亡率是衡量整个社会发展的最佳单一指标。5岁以下儿童死亡率高，反映了母亲在围生期所处的不良卫生条件以及有害环境因素对婴幼儿健康的影响。

（10）孕产妇死亡率（maternal mortality rate，MMR）：指某年孕产妇死亡数与活产数之比。其计算公式是：某年孕产妇死亡数/同年活产数×100 000/10万，其中孕产妇死亡数是指妇女在妊娠期至妊娠结束后42天以内，由于任何与妊娠或妊娠处理有关的原因导致的死亡人数，但不包括意外事故死亡。

孕产妇死亡率反映妇女怀孕和分娩期的危险性的程度。孕产妇死亡率的高低，受到社会经济状况、妇女怀孕前的健康状况、怀孕期和分娩期的各种并发症、有无卫生保健设施及围生期保健利用等因素的影响。

（11）人均预期寿命（life expectancy，LE）：指0岁时的预期寿命，具体来说是指在某一死亡水平下新出生的婴儿预期存活的年数。是寿命表中的重要指标之一，寿命表中各项指标均依据年龄别死亡率计算而得，不受人口年龄构成的影响，各地区人均预期寿命可直接比较。人均预期寿命是评价人群健康状况，社会、经济发展和人民生活质量的一个重要指标。其中60岁人均预期寿命被用于评估老年人健康状况。

（二）复合型健康指标

随着疾病谱和死因谱的转变，单纯应用单一型评价指标来评价人群健康状况的敏感性和全面性有所降低，同时反映生命数量和生命质量的复合型评价指标应运而生。

1. 潜在减寿年数（potential years of life lost，PYLL）　亦称死亡损失健康生命年，是指某一人群在一定时间内（通常为 1 年），在目标生存年龄（通常为 70 岁或人均预期寿命）内因死亡而使寿命损失的总人年数。该指标主要用于比较特定人群中的不同死因，反映某死因对一定年龄的某人群寿命的损失和危害程度；它对死者的年龄给予相应的权重，通过定量计算得出，死亡时间越早，PYLL 值就越大，突出了过早死亡的危害。

2. 无残疾期望寿命（life expectancy free of disability，LEFD）　期望寿命是以死亡作为观察终点，而无残疾期望寿命则以残疾作为观察终点。该指标是运用寿命表的计算原理，扣除处于残疾状态下所耗的人均预期寿命，从而可得出无残疾状态的期望寿命。计算时需要简略寿命表的生存人数、生存人年数、总平均寿命、残疾和活动受限率 4 个指标，以便把残疾和活动受限（包括住入疗养机构和在家中生活的残疾和活动受限）所导致的寿命损失扣除。LEFD 是质量较高的生命过程，能更好地反映一个国家或地区社会、经济发展和人民生活质量的综合水平。

3. 健康预期寿命（active life expectancy，ALE；healthy life expectancy，HLE）　是指"完全健康的预期寿命"，是扣除了死亡和伤残影响之后的人均预期寿命，通过对不同健康状态人均预期寿命的权重调整，计算等价于完全健康状态的理论生存年数的一类指标。1964—2020 年间提出的这类指标约有 20 个，该类指标将人群的生存质量和死亡状况结合起来进行寿命测量，能更加准确地衡量人群健康水平，亦有助于卫生政策与卫生规划制定，还可用于评价卫生体系的运行效果。较早开发的 ALE，也称为活动预期寿命，是以生活自理能力丧失为基础计算得到的健康预期寿命。生活自理能力是指正常人生存所必须具备的、日常生活所必须完成的活动，如吃饭、穿衣、上下床、上厕所、洗澡等活动。ALE 是针对失能设计的，主要用于老年人健康预期寿命的测量。ALE 属于评价人群健康状况的正向指标，ALE 的开发，使在充分考虑失能的基础上进行人群间的比较成为可能。在健康预期寿命测量中，其中最有名的是 WHO 在《2000 年世界卫生报告》中首次首次应用的伤残调整预期寿命（disability-adjusted life expectancy，DALE），并作为卫生系统绩效评价指标之一，2001 年 WHO 又改进了 DALE 的计算方法，应用更细的权重分类，将其更名为健康调整预期寿命（healthy-adjusted life expectancy，HALE）。所有这些健康预期寿命指标的开发，为完善健康预期寿命测量提供了科学手段。

4. 伤残调整生命年（disability-adjusted life year，DALY）　又称失能调整生命年，指疾病死亡损失健康生命年与疾病伤残（残疾）损失健康生命年相结合的综合性指标。某一人群的 DALY 将该人群的死亡损失健康生命年（years of life lost，YLLs）和伤残损失健康生命年（years lived with disability，YLDs）进行综合计算，再以生命年的年龄相对值（年龄权数）和时间相对值（贴现率）作加权调整。

DALY 是生命数量和质量以时间为单位的综合指标，该指标可较好地评价疾病负担；也可评价卫生规划及其实施效果等，而且 DALY 对不同社区、不同国家和不同种族均有可比性。一些学者认为，DALY 是一种合理的人群健康状况评价指标，适用于评价疾病负担。

5. 物质生活质量指数（physical quality of life index，PQLI）　物质生活质量指数主要用于评价人口的综合素质，是衡量社会、个人福利和社会发展的一个比较理想的综合指标。它也是一个综合的健康评价指标，由婴儿死亡率、1 岁人均预期寿命和 15 岁及以上人口识字率等指标计算而成。计算公式如下：

$$PQLI = \frac{（婴儿死亡率指数 + 1 岁的人均预期寿命指数 + 识字率指数）}{3} \qquad 式（5-1）$$

式（5-1）中婴儿死亡率指数 = 229 − 每个新生儿的死亡数 /2.22，1 岁的人均预期寿命指数 = 1 岁的人均预期寿命 − 38/0.39，识字率指数直接以 15 岁及以上人口中识字者的百分比数来表示，不需换算。

PQLI 数值范围在 0～100 间，PQLI 值越大表明人口素质越好。PQLI 对评价发展中国家的人口素质较为敏感，而对发达国家不同地区进行比较时难以取得相同的效果。

二、影响人群健康的因素指标

（一）卫生政策指标

卫生政策是影响人群健康十分重要的制度性因素。卫生政策影响卫生体制、医疗保健制度、卫生资源的分配、社会对卫生的参与程度等多个方面。国家的卫生政策及有关法律、条例是发展卫生事业，提高社会卫生水平的指导性文件，也是反映一个国家和地区是否重视社会卫生的依据。评价卫生政策的主要指标有以下几方面。

1. 政治承诺　如改善社会卫生状况的法律、法规、条例等。

2. 资源分配　如卫生经费占国内生产总值的百分比、与卫生有关的社会发展（文化教育、安全饮用水、环境卫生、住房、食物供应和营养等）费用及其占国内生产总值的百分比、卫生资源用于初级卫生保健的比例。

3. 卫生资源分配的公平性、合理性　如人均卫生费用、卫生资源用于初级卫生保健的百分比、每千人口拥有医院床位数和医师数以及其他卫生人员数。

4. 社区参与　如社区人口中参与卫生事业决策者的百分比、社区人口中与专业人员共同承担社区卫生活动项目者的百分比。

5. 卫生组织机构和管理完善程度　根据卫生事业发展的需要，需组建的相应机构是否建立与完善、卫生部门内部的各机构以及卫生部门与其他部门之间是否已建立有效的协调机制。

（二）与健康有关的社会、经济、人口、环境指标

1. 社会经济和社会发展指标　主要是反映居民生活条件的指标：国民总收入（GNI），原称国民生产总值（GNP），指一个国家所有常住单位在一定时期内收入初次分配的最终结果。人均国内生产总值（per capita GDP）、人均可支配收入、劳动人口失业率、居民消费价格比等。

（1）人类发展指数（human development index，HDI）：HDI 是联合国开发计划署提出的衡量联合国各成员国经济社会发展水平的指标，由三个指标构成：预期寿命、成人识字率和人均 GDP 的对数，分别反映了人的健康水平、知识水平和经济水平，对人类发展状况进行了反映，揭示了一个国家的优先发展项，为世界各国尤其是发展中国家制定发展政策提供了一定依据，从而有助于挖掘一国经济发展的潜力。通过分解人类发展指数，可以发现社会发展中的薄弱环节，为经济与社会发展提供预警。

（2）社会人口指数（socio-demographic index，SDI）：SDI 是华盛顿大学健康测量与评价研究中心（Institute for Health Metrics and Evaluation，IHME）在全球疾病负担研究 2015（Global Burden of Disease Study 2015，GBD 2015）提出的新的发展分类指标，综合了关于人均国内生产总值、25 岁以上个人平均受教育年限和 25 岁以下妇女总生育率的资料（作为广泛可用的女孩和妇女在社会中的地位的反向指标）。取值范围为 0～100。

2. 人口学指标　包括性别比、出生率、生育率、人口自然增长率、人口负担系数等。

（1）人口数量和结构：①人口数量指人口的绝对数和相对数。人口数是指一定人群中所有个体的总和，它是通过反映群体规模来描述群体健康状况的。人口密度是指单位面积的人口数，它描述人口拥挤程度和人口与资源的比例，并与绝对人口数共同反映群体的基本健康状况。人口数量是群体健康的反应，与人口相对资源有关，在人口相对资源充足的情况下，人口越多越好，反之则不利于人群健康。②人口结构指不同特征的人口占总人口的百分构成。人口结构包括人口、性别、年龄、职业与文化等结构。从卫生服务的角度，人口的性别、年龄结构有重要的意义。不同的性别、不同年龄人群健康状况及医疗卫生工作的侧重点都不同。从生育角度看，婚姻状况有重要意义。人口职业、文化等结构具有社会经济学意义。

性别比例是评价人口性别结构是否平衡的指标，指当女性人口为 1 或者 100 时男性的人口

数。一般国家的人口性别比例是 103～107。性别比例平衡是社会安定的基础因素之一，性别比例失调是滋生社会问题的根源之一。

年龄结构是一定地区、一定时点的各年龄人数占总人口数的比例。按照年龄序列进行每岁或每五岁分组计算各组人口构成，以人口金字塔反映人口的年龄结构。

联合国规定，0～14 岁为少年儿童人口，15～64 岁（发展中国家为 15～59 岁）为劳动人口，65 岁及以上（发展中国家为 60 岁及以上）为老年人口。老年人口系数指老年人口占人口总数的比例，一个国家或地区 60 岁以上人口数达到总人口数的 10% 或 65 岁以上老年人达到人口总数的 7% 表示进入人口老龄化。各类特征的人口比例是社会总人口特征的标志，欧洲及北美洲早已步入老龄化社会，发展中国家多为年轻型，我国于 2000 年已进入老龄化社会。

（2）出生率：亦称粗出生率。指一定地区一定时期（通常 1 年）内平均每千人所出生的活产数。出生率 =（年出生活产婴儿数 / 年平均人口数）×1 000‰。出生率是反映人口生育水平的综合指标。高出生率表明妇女的分娩率高，分娩间隔短，因而母子健康较差。了解出生率的动态有助于生育支持、妇幼卫生工作。

（3）生育率：生育率是一组人口生产和再生产指标，反映了妇女的生育强度水平。常用的指标有育龄妇女生育率（一般生育率）、年龄别生育率、总和生育率、终生生育率、粗再生育率、净再生产率等。育龄妇女生育率指一定地区（人群）中活产婴儿数与 15～49 岁育龄妇女数的比值。总和生育率是指各年龄育龄妇女生育率的合计数。育龄妇女生育率与总和生育率是最常用的反映妇女生育强度的指标。其计算公式为：

$$育龄妇女生育率 =（某年活产数 / 同年平均育龄妇女数）×1 000‰$$
$$总和生育率 = 年龄别生育率之和 × 年龄组组距$$

（4）人口增长指标：人口自然增长率也称为人口净增率，一般用千分率表示，它反映人口再生产的规模和速度，对社会经济的发展起促进或延缓的作用。人口自然增长率 = 人口出生率 − 人口死亡率。一般情况下，出生率高于死亡率，导致人口不断增长，是健康水平良好的标志，而过高的人口自然增长率则又是健康水平低下的表现，往往会出现失业、贫穷、营养不良、文盲人数增加、住房拥挤、能源短缺以及人群健康状况下降等问题。社会发展到一定的时期，人口增长率就会趋向一个低的稳定水平。

（5）人口负担系数，亦称抚养比，指非劳动年龄（0～14 岁和 65 岁及以上）人口与劳动年龄（15～64 岁）人口的比例，是反映劳动人口负担程度的指标，该系数越大，表明被赡养人口的比重越大，社会负担越重，对社会卫生状况的影响越明显。

3. 自然环境指标　包括农村自来水普及率、卫生厕所普及率和人均公园绿地面积等。

（1）农村自来水普及率：指农村饮用自来水人口数占当地农村人口总数的百分比。

（2）卫生厕所普及率：指符合农村户厕卫生标准的累计卫生厕所数占当地农村总户数的百分比。

（3）人均公园绿地面积：指城区内平均每人拥有的公园绿地面积。

4. 社会环境指标　包括成人识字率、贫困率、恩格尔系数、基尼系数等。

（1）成人识字率：指 15 岁以上人口能读、能写人数占全人口的百分比，对社会卫生状况来说，妇女识字率具有特别重要的意义。

（2）恩格尔系数（Engel's coefficient）：是食品支出总额占个人消费支出总额的比例。19 世纪德国统计学家恩格尔根据统计资料，对消费结构的变化得出一个规律：一个家庭收入越少，家庭收入中（或总支出中）用来购买食物的支出所占的比例就越大，随着家庭收入的增加，家庭收入中（或总支出中）用来购买食物的支出比例则会下降。推而广之，一个国家越穷，每个国民的平均收入中（或平均支出中）用于购买食物的支出所占的比例就越大，随着国家的富裕程度增加，这个比例呈下降趋势。

（3）基尼系数（Gini coefficient）：是 20 世纪初意大利经济学家基尼根据洛伦兹曲线所定义的判断收入分配公平程度的指标。其取值在 0 到 1 之间，越接近 0 就表明收入分配越是趋向平等，反之，收入分配越是趋向不平等。基尼系数是国际上用来综合考察居民内部收入分配差异状况的一个重要分析指标，按照国际一般标准，0.4 以上的基尼系数表示收入差距较大，当基尼系数达到 0.6 时，则表示收入悬殊。

（三）卫生保健服务指标

1. UHC 服务覆盖指数　全民健康覆盖（universal health coverage，UHC）意味着人人均可获得所需的医疗服务而无须蒙受财务困境。可持续发展目标旨在 2030 年实现全民健康覆盖，用于监测进展的两个指标分别为 UHC 服务覆盖指数（service cover index，SCI），以及家庭自付医疗费用占家庭支出或收入比例较大的人口百分比。

2. 妇幼保健指标　包括易感儿童主要传染病的免疫接种覆盖率、新法接生率、孕妇产前检查率、孕产妇住院分娩率、产后访视率、新生儿访视率、儿童定期体检率、已婚妇女婚前体检率和已婚妇女节育率等。

3. 医疗服务需要量　主要有两周每千人患病人数和次数及两周每千人患病天数、两周每千人因病卧床天数、两周每千人休工天数和休学天数等指标。

4. 医疗卫生保健质量　常用的有误诊率、漏诊率、医疗差错率及医疗事故发生率，近年来新出现且使用较多的指标有负性事件发生率。医疗负性事件是指在医疗服务过程中因管理、沟通、诊断、药物治疗、手术或操作等导致的有害的或不期望出现的结果。

5. 预防保健指标　包括 1 岁儿童免疫接种率、计划免疫接种率、接种人乳头瘤病毒疫苗的比例等。

（四）卫生资源指标

1. 人力资源指标　包括每千人口拥有医师、护士、药剂师和其他卫生人员数等。

2. 物质资源指标　包括每千人口医疗机构数、病床数、大型设备数等。

3. 财政投入指标　包括医疗卫生经费占国内生产总值的百分比、人均医疗卫生经费，在卫生保健方面有大量自付费用的人口比例。

4. 信息系统资源　医院临床信息系统（CIS）、医院信息系统（HIS）、影像存储与传输系统（PACS）、医院临床支持系统、医院人力资源管理系统、医院实验室信息系统（LIS）等。

（五）行为生活方式

健康相关行为指标有烟草使用流行率、饮酒率、酒精消费量、经常参加体育锻炼的人数占比等。

第三节　世界卫生状况

一、全球总体健康状况

（一）人均预期寿命和健康预期寿命

依据《世界卫生统计 2021》数据显示：全球人群健康状况正在持续改善，全球人均预期寿命从 2000 年的 66.8 岁增加到 2019 年的 73.3 岁，健康预期寿命从 2000 年的 58.3 岁增加到 2019 年的 63.7 岁。2019 年，男性和女性的人均预期寿命达到 70.9 岁和 75.9 岁，健康预期寿命分别为62.5 岁和 64.9 岁。

世界各国和各地区之间健康状况存在较大差异。尽管非洲地区在过去 20 年的人均预期寿命和健康预期寿命增幅最大，但在 WHO 地区中仍然最低，2019 年分别只有 64.5 岁和 56.0 岁。

2000 年全美洲地区的人均预期寿命最高（74.1 岁），但欧洲区域和西太平洋区域加速增长，2019 年分别达到 78.2 岁和 77.7 岁，全美洲地区下降到第三位（77.2 岁）。2019 年欧洲区域和西太平洋区域的健康预期寿命分别为 68.3 岁和 68.6 岁（表 5-2）。

表 5-2　全球不同地区和不同收入水平下人均预期寿命、健康预期寿命和孕产妇死亡率情况

	2019 年人均预期寿命 / 岁			2019 年健康预期寿命 / 岁			2017 年孕产妇死亡率 /（1/10 万）
	男	女	总体	男	女	总体	
全球	70.8	75.9	73.3	62.5	64.9	63.7	211
非洲地区	62.4	66.6	64.5	55.0	57.1	56.0	525
美洲地区	74.5	79.8	77.2	64.8	67.5	66.2	57
东南亚地区	69.9	73.1	71.4	61.1	61.9	61.5	152
欧洲地区	75.1	81.3	78.2	66.6	70.0	68.3	13
地中海东部	68.3	71.3	69.7	60.2	60.7	60.4	164
西太平洋地区	74.8	80.8	77.7	67.0	70.2	68.6	41

60 岁的人均预期寿命也在全球范围内得到了改善，从 2000 年的 18.8 岁提高到 2019 年的 21.1 岁。60 岁的健康预期寿命仅从同期的 14.1 岁上升到 15.8 岁。

（二）儿童健康状况

儿童死亡率显著下降，但差距仍然存在。过去 30 年，5 岁以下儿童和新生儿死亡率大幅下降。2019 年，5 岁以下儿童死亡率为 38‰，比 1990 年的 93‰ 减少了 59%；新生儿死亡率达到 17‰，比 1990 年的 37‰ 减少了 54%。2019 年，估计有 520 万儿童在 5 岁之前死亡，其中 240 万儿童（47%）在生命最初 28 天（新生儿期）内死亡。

5 岁以下儿童死亡率普遍下降，中高收入国家为 13‰，高收入国家低至 5‰。122 个国家和地区已经实现了 5 岁以下儿童死亡率的可持续发展目标（25‰），预计到 2030 年将有 20 个国家实现这一目标。53 个国家需要加紧努力，其中四分之三位于撒哈拉以南非洲。5 岁以下儿童的死亡大多集中在撒哈拉以南非洲和中亚、南亚，占 80% 以上，而且这些地区 5 岁以下人口占到这些地区的 52%。

儿童营养不足和营养过剩同时存在。2020 年，估计有 1.49 亿 5 岁以下儿童发育迟缓（即低年龄别身高），4 540 万人消瘦，3 890 万人超重或肥胖。发育迟缓和消瘦主要发生在低收入和中低收入国家，而超重主要发生在中高收入和高收入国家。

（三）孕产妇健康状况

孕产妇死亡率表现出不均衡的负担和进展。2017 年全球估计有 29.5 万名妇女的死亡与妊娠和分娩相关，孕产妇死亡率为 211/10 万，比 2000 年的 342/10 万减少了 38%。2017 年低收入和中低收入国家孕产妇死亡占全球孕产妇死亡的 94%，孕产妇死亡率分别为 462/10 万和 254/10 万。撒哈拉以南非洲的负担最高，孕产妇死亡 196 000 人，孕产妇死亡率为 542 人 /10 万，其次是中亚和南亚，孕产妇死亡 58 000 人，孕产妇死亡率为 151 人 /10 万。

女性尤其是孕妇贫血问题突出。2019 年，全球育龄妇女贫血患病率为 29.9%，但孕妇贫血患病率为 36.5%，非孕妇为 29.6%。不同国家和地区的发病率差异很大。中亚和南亚可持续发展地区和撒哈拉以南非洲育龄妇女贫血患病率最高，为 47.5% 和 40.7%，北美和欧洲最低，为 14.6%。

二、全球主要健康问题

（一）慢性非传染性疾病对人类健康带来致命威胁

从全球范围来看，2000—2019 年间，所有三大类死亡原因（包括传染性疾病、孕产妇、围产期和营养状况，非传染性疾病，伤害）的年龄标准化死亡率和伤残调整生命年（DALY）都有所下降，这一下降趋势主要得益于传染性疾病的发病率和死亡率大幅下降，其中以低收入国家和中低收入国家下降最为显著，传染性疾病的年龄标准化死亡率下降了 50% 以上，至少是同期非传染性疾病和伤害死亡率下降幅度的两倍。

传染病和可归因死亡人数的迅速下降，导致了更多的人活到非传染性疾病成为主要健康风险的老年，全球总体人口老龄化。2000 年非传染性疾病占全部死亡人数的 60.8%，2019 年上升到 73.6%，高收入国家高达 85% 以上。2019 年 10 个主要死亡原因中有 7 个是非传染性疾病。

（二）全球疾病负担相对稳定，对老年人影响加大

传染病导致过早死亡的人数急剧减少，疾病负担转向非传染性疾病。残疾已经成为全球疾病负担中越来越大的部分，从 1990 年占全部负担的 21%，提高到 2019 年的 34%。根据 2019 年 WHO《全球疾病负担报告》，以年龄标准化的 DALY 率衡量，过去 30 年全球健康稳步改善。在考虑到人口增长和老龄化后，DALYs 的绝对数量保持稳定。与 1990—2010 年期间相比，2010 年以来，全球 50 岁以下年龄组的 DALY 标准年化率持续下降速度加快，其中 0～9 岁下降幅度最大。1990 年以来，非传染性疾病和伤害导致的 YLDs 更大。2019 年，有 11 个国家非传染性疾病和伤害 YLDs 构成了全部疾病负担的一半以上。2010 年以来，处于低 SDI 的国家，按年龄标准计算的 DALY 率下降速度加快，而在较高 SDI 国家改善开始停滞甚至逆转。1990 年至 2019 年间 DALYs 绝对增加值最多的 10 个原因中 6 个主要影响老年人，包括缺血性心脏病、糖尿病、脑卒中、慢性肾脏病、肺癌和与年龄有关的听力损失，而其他 4 个原因包括人类免疫缺陷病毒感染 / 艾滋病、其他肌肉骨骼疾病、腰痛和抑郁障碍，则影响青少年到老年各阶段人群。糖尿病由 1990 年的排名 20 名上升为 2019 年的第 8 位，年龄 - 标准化 DALY 率的百分比变化为 24.4%（表 5-3）。

表 5-3　1990 年和 2019 年全球疾病负担变化　　　　　　单位：%

	1990 年		2019 年		年龄 - 标准化 DALY 率的百分比变化
	疾病	DALY 占比	疾病	DALY 占比	
1	新生儿疾病	10.6（9.9～11.4）	新生儿疾病	7.3（6.4～8.4）	−32.6（−42.1～−21.2）
2	下呼吸道感染	8.7（7.6～10.0）	缺血性心脏病	7.2（6.5～7.9）	−28.6（−33.3～−24.2）
3	腹泻性疾病	7.3（5.9～8.8）	卒中	5.7（5.1～6.2）	−35.2（−40.5～−30.5）
4	缺血性心脏病	4.7（4.4～5.0）	下呼吸道感染	3.8（3.3～4.3）	−62.5（−69.0～−54.9）
5	卒中	4.2（3.9～4.5）	腹泻性疾病	3.2（2.6～4.0）	−64.6（−71.7～−54.2）
6	先天性出生缺陷	3.2（2.3～4.8）	慢性阻塞性肺疾病	2.9（2.6～3.2）	−39.8（−44.9～−30.2）
7	结核病	3.1（2.8～3.4）	道路损伤	2.9（2.6～3.0）	−31.0（−37.1～−25.4）
8	道路损伤	2.7（2.6～3.0）	糖尿病	2.8（2.5～3.1）	24.4（18.5～29.7）
9	麻疹	2.7（0.9～5.6）	腰痛	2.5（1.9～3.1）	−16.3（−17.1～−15.5）
10	疟疾	2.5（1.4～4.1）	先天出生缺陷	2.1（1.7～2.6）	−40.0（−52.7～−17.1）

续表

	1990 年		2019 年		年龄 - 标准化 DALY 率的百分比变化
	疾病	DALY 占比	疾病	DALY 占比	
11	慢性阻塞性肺疾病	2.3（1.9～2.5）	艾滋病	1.9（1.6～2.2）	58.5（37.1～89.2）
12	蛋白质 - 能量营养不良	2.0（1.6～2.7）	结核病	1.9（1.7～2.0）	−62.8（−66.6～−58.0）
13	腰痛	1.7（1.2～2.1）	抑郁障碍	1.8（1.4～2.4）	−1.8（−2.9～−0.8）
14	自我伤害	1.4（1.2～1.5）	疟疾	1.8（0.9～3.1）	−37.8（−61.9～−6.2）
15	肝硬化	1.3（1.2～1.5）	头痛障碍	1.8（0.4～3.8）	1.1（−4.2～2.9）
16	脑膜炎	1.3（1.1～1.5）	肝硬化	1.8（1.6～2.0）	−26.8（−32.5～−19.0）
17	溺水	1.3（1.1～1.4）	肺癌	1.8（1.6～2.0）	−16.2（−24.0～−8.2）
18	头痛障碍	1.1（0.2～2.4）	慢性肾脏病	1.6（1.5～1.8）	6.3（0.2～12.4）
19	抑郁障碍	1.1（0.8～1.5）	其他肌肉骨骼疾病	1.6（1.2～2.1）	30.7（27.6～34.3）
20	糖尿病	1.1（1.0～1.2）	老年性听力损失	1.6（1.2～2.1）	−1.8（−3.70～−0.1）

（三）多重疾病负担带来严峻挑战

与健康有关的可持续发展目标和 WHO 的"三个十亿"目标（2019—2023 年总体规划：全民健康福利覆盖人口新增 10 亿人，在发生突发卫生事件时受到更好保护的人口新增 10 亿人，健康得到改善的人口新增 10 亿人）总体上有所达成，但进展速度未达预期，部分 2030 年可持续发展目标难以实现，包括慢性病的过早死亡、结核病和疟疾的发病率以及艾滋病的新发感染。全球主要健康问题包括：传染病（例如艾滋病、结核病、疟疾、肝炎和被忽视的热带病等），非传染性疾病（例如心血管疾病、癌症、肺部疾病、肥胖症和糖尿病等），妊娠和分娩并发症，精神卫生障碍，物质滥用的后果以及损伤等。尽管年龄标准化率急剧下降，传染病仍占所有死亡数的近一半。伤害保持在 10% 左右，较为恒定，伤害导致死亡的比例在高收入国家有所下降，但在低收入国家和中低收入国家中却有所增加。2019 年，传染病占非洲地区全部死亡人数的 52.9%，东地中海地区占 24.3%，东南亚地区占 22.6%。在欧洲区域、西太平洋区域和美洲区域，非传染性疾病死亡人数最高，分别为 89.6%、86.8% 和 81.3%。

2000 年以来，全球范围内，对儿童和孕产妇疾病的诊断、治疗和控制以及对人类免疫缺陷病毒感染 / 艾滋病、疟疾和结核病等主要传染病的健康投资产生了积极的影响，这些疾病的患病率、发病率和死亡率都有所下降。然而，2019 年这些疾病在低收入国家中仍居死因前 10 位。低收入和中低收入国家承担了绝大多数传染病的负担，包括结核病、艾滋病、疟疾、被忽视的热带病和乙型肝炎等。

三、危害健康的社会因素治理情况

自 20 世纪中叶以来，全球健康状况得到极大改善，尤其是随着社会和经济的快速发展，SDI 最低的五分之一人群的健康水平得到快速提升。但危害健康的社会因素有增无减，如高 BMI、高空腹血糖、环境颗粒物污染等，以及始终未改善的包括饮食质量和体力活动在内的许多行为风险暴露，都可能削弱健康状况改善的态势。过去半个世纪心血管疾病的死亡率下降，在一些高 SDI 的国家，心血管疾病死亡率已经大幅度减缓甚至逆转。与此同时，全球变暖以及伴随的贫困问题增加，多个国家低生育率等问题，很可能会给人类社会和经济发展带来严峻的挑战，进而影响全球人群健康状况。全球一半以上人口无力支付卫生服务费用。2019 年全球十大健康危险包括：空气污染和气候变化、非传染性疾病、全球流感大流行、疲软和脆弱的环境、抗微生物药物耐药性、埃博拉病毒和其他高危病原体、薄弱的初级卫生保健、疫苗犹豫、登革热、艾滋病。全球需要进一步加速处理危险因素包括：扩大全民健康覆盖范围，加强监测、评估、报告和应对突发公共卫生事件的能力。

全球范围内，儿童营养不良（发育障碍、消瘦和超重）、贫血、亲密伴侣暴力（intimate partner violence, IPV）、烟草使用、饮酒、肥胖、身体不活动、反式脂肪酸、安全饮水和卫生设施的可及性、室外空气污染和家庭（室内）空气污染以及高血压（血压升高）等都会造成相当一部分的疾病负担，导致过早和可预防的死亡。

（一）亲密伴侣暴力

亲密伴侣暴力威胁育龄妇女身心健康。2018 年全球约有 1/3 的育龄妇女在 15 岁后一生至少经历过一次亲密伴侣躯体和 / 或性暴力，终身 IPV 的流行率因国家和地区而异，在最不发达国家，终身 IPV 的流行率为 37%。

（二）不良的行为生活方式

1. 成人肥胖和体力活动不足　成人肥胖发生率持续上升。肥胖患病率已从 2000 年的 8.7% 上升到 2016 年的 13.1%，增长了 50%，其中男性为 11.1%，女性为 15.1%。

成年人体力活动不足，尤其是高收入国家。2016 年 18 岁及以上成年人体力活动不足的标化患病率比 2001 年下降了 1 个百分点，为 27.5%，其中男性为 23.4%，女性为 31.7%。

2. 酗酒　酗酒是全球造成死亡、疾病或伤害的主要影响因素之一，地区之间存在较大差异，男性高于女性。自 2000 年以来，全球酒类消费量一直在增加，2010 年至 2015 年出现了一个高峰期，随后下降。2019 年，全球 15 岁及以上人口每年的酒精消费量相当于人均纯酒精 5.8L，男性人均消费 9.2L，约为女性消费量的 3.7 倍。2019 年男女酒精消费量最高的是欧洲区域（男性人均 15.2L，女性人均 4.3L）、美洲区域（男性 11.9L，女性 3.5L）和西太平洋区域（男性 10.1L，女性 2.9L），而消费量最低的是东地中海区域（男性 0.8L，女性 0.1L）。

3. 烟草使用　烟草使用仍然是全球过早死亡的主要危险因素之一。吸烟会导致多种疾病死亡风险的增加，包括肺癌和其他癌症，心脏病、脑卒中、慢性呼吸道疾病，女性宫外孕、男性勃起功能障碍等。2018 年，全球成年人口（15 岁及以上）中有 23.6% 使用烟草，低于 2000 年的 33.3%，预计到 2025 年将进一步下降到 20.9%。尽管男性使用烟草的比例有所下降，但性别差异显著增加，2000 年男性使用烟草的比例是女性的 3 倍，2015 年是女性的 4.5 倍，预计 2025 年将是女性的 5.2 倍。男女比例因地区而异，2018 年欧洲区域为 1.8，西太平洋区域为 13.2。

（三）空气污染

室外和室内空气污染是与心血管疾病、脑卒中、呼吸系统疾病和癌症等多种健康状况有关的环境危险因素，2016 年导致全球约 700 万人死亡，其中 400 万人在撒哈拉以南非洲、亚洲和大洋洲大部分地区（不包括澳大利亚和新西兰）。2019 年，全球大约三分之二的人口（84% 的城市和 42% 的农村）主要依靠清洁燃料和技术来满足生活需求，比 2000 年的 50%（76% 的城市和 25% 的农村）增加了约 30%。尽管如此，仍有超过 26 亿主要来自中低收入国家的人群因低效、污染的烹饪系统而继续暴露于家庭空气污染之中。

（四）清洁的水和环境卫生

清洁的水和环境卫生对人类健康和福祉至关重要，在传染病暴发的背景下尤其重要。饮用水不安全、环境卫生不安全和缺乏卫生条件也是重要的死亡原因，2016 年导致 87 万人死亡。非洲地区归因死亡率是全球平均水平的 4 倍。来自 98 个国家的数据表明，2017 年全球仅有 71% 的人口（53 亿人）享有安全管理的饮用水服务（即有固定场所、需要时可获得、无污染）。卫生厕所仅覆盖全球 45% 的人口（约 34 亿人）。

第四节　中国卫生状况

一、中国人群总体健康状况

（一）人均预期寿命

新中国成立以来，我国健康水平显著提高。人均预期寿命已由新中国成立前的 35 岁、1957 年的 57 岁提高到 2010 年的 73.5 岁、2019 年的 77.3 岁（表 5-4），仅用 70 年就将人口寿命延长了 42.3 岁，这在世界上是罕见的。不同时期我国人均预期寿命的增速不尽一致。20 世纪 80 年代以前，各年龄别死亡率，尤其是婴幼儿死亡率下降明显，寿命增幅较大；80 年代以后寿命增速逐渐减缓。

不同区域间人均预期寿命存在差异。总体而言，城市高于农村地区。以省为单位考察人均预期寿命，可以看出我国东部城市和经济社会发展较快的省（直辖市）人均预期寿命达到世界发达国家水平，早在 2010 年北京和上海的人均预期寿命就分别达到 80.18 岁和 80.26 岁，而同期西部一些经济相对落后的省份（如西藏、云南等）居民预期寿命还不足 70 岁，2010 年至 2019 年之间，中部和西部人均预期寿命增幅高于东部，东中西部的差距逐步缩小。

表 5-4　婴儿死亡率与人均预期寿命

年份 / 年	婴儿死亡率 /‰	人均预期寿命 / 岁		
		合计	男	女
新中国成立前	200 左右	35.0	—	—
1973—1975	47.0	—	63.6	66.3
1981	34.7	67.9	66.4	69.3
1990	—	68.6	66.9	70.5
2000	32.2	71.4	69.6	73.3
2005	19.0	73.0	71.0	74.0
2010	13.1	74.8	72.4	77.4
2015	8.1	76.3	73.6	79.4
2016	7.5	76.5	—	—
2017	6.8	76.7	—	—
2018	6.1	77.0	—	—
2019	5.6	77.3	—	—

（二）儿童健康状况

我国儿童状况得到极大改善，城市地区尤其是东部沿海城市已经接近发达国家水平。婴儿死亡率从新中国成立前的 200‰ 下降到 2020 年的 5.4‰。目前我国婴儿死亡率和 5 岁以下儿童死亡率已明显低于世界平均水平。

2020 年我国城市婴儿死亡率为 3.6‰，农村为 6.2‰，城乡差距仍然存在，农村是城市的 1.72 倍。与 2000 年相比，城乡婴儿死亡率的差距减少了 45.1%，但是还存在一定差异。新生儿死亡率、5 岁以下儿童死亡率的差异也出现相同趋势，2020 年城市和农村 5 岁以下儿童死亡率分别为 4.4‰ 和 8.9‰，农村是城市的 2.0 倍（表 5-5）。

表 5-5　2000—2020 年我国儿童死亡率情况

年份 / 年	新生儿死亡率 /‰			婴儿死亡率 /‰			5 岁以下儿童死亡率 /‰		
	合计	城市	农村	合计	城市	农村	合计	城市	农村
2000	22.8	9.5	25.8	32.2	11.8	37.0	39.7	13.8	45.7
2005	13.2	7.5	14.7	19.0	9.1	21.6	22.5	10.7	25.7
2010	8.3	4.1	10.0	13.1	5.8	16.1	16.4	7.3	20.1
2015	5.4	3.3	6.4	8.1	4.7	9.6	10.7	5.8	12.9
2016	4.9	2.9	5.7	7.5	4.2	9.0	10.2	5.2	12.4
2017	4.5	2.6	5.3	6.8	4.1	7.9	9.1	4.8	10.9
2018	3.9	2.2	4.7	6.1	3.6	7.3	8.4	4.4	10.2
2019	3.5	2.0	4.1	5.6	3.4	6.6	7.8	4.1	9.4
2020	3.4	2.1	3.9	5.4	3.6	6.2	7.5	4.4	8.9

（三）孕产妇健康状况

孕产妇死亡率持续下降，2000 年为 53.0/10 万，2010 年为 30.0/10 万，2020 年为 16.9/10 万。2020 年我国城市孕产妇死亡率为 14.1/10 万，农村为 18.5/10 万，均远低于全球水平。（表 5-6）

表 5-6　2000—2020 年我国孕产妇死亡率情况　　　　　　　　　　　单位：1/10 万

年份 / 年	合计	城市	农村
2000	53.0	29.3	69.6
2010	30.0	29.7	30.1
2015	20.1	19.8	20.2
2016	19.9	19.5	20.0
2017	19.6	16.6	21.1
2018	18.3	15.5	19.9
2019	17.8	16.5	18.6
2020	16.9	14.1	18.5

孕产妇主要死因得以控制。2010 年我国孕产妇死亡的前三位死因构成为：产科出血（27.8%），妊娠高血压疾病（12.3%），妊娠合并心脏病（10.9%）。2020 年前三位死因构成为：产科出血（25.3%），妊娠合并心脏病（12.7%），妊娠高血压疾病（10.8%）。产科出血、妊娠合并心脏病和妊娠高血压疾病的死亡率从 2010 年的 8.3/10 万、3.3/10 万和 3.7/10 万降为 4.3/10 万、2.1/10 万和 1.8/10 万，分别降低了 48.19%、36.36% 和 51.35%（表 5-7）。随着妇女病检查率的逐年提高，2010 年为 61.2%，2015 年为 61.6%，2016 年为 64.4%，2020 年达到了 86.6%，查出妇女病率从 2010 年的 28.8% 下降到 2020 年的 19.5%，无论是滴虫性阴道炎患病率、宫颈糜烂患病率还是尖锐湿疣患病率均下降。2016 年宫颈癌患病率和乳腺癌患病率均突然上升，宫颈癌患病率从 2010 年 15.1/10 万上升到 2016 年的 46.1/10 万，之后处于比较稳定水平，2020 年为 38.5/10 万；乳腺癌患病率从 2010 年 10.1/10 万上升到 2016 年的 46.8/10 万，2020 年为 41.9/10 万。卵巢癌患病率一直处于比较低的水平，2010 年为 3.4/10 万，2020 年降为 2.1/10 万（表 5-8）。

表 5-7　检测地区孕产妇主要疾病死亡率及死因构成

年份/年	主要疾病死亡率/（1/10万）						占死亡总数的百分比/%					
	产科出血	妊娠高血压疾病	心脏病	羊水栓塞	产褥感染	肝病	产科出血	妊娠高血压疾病	心脏病	羊水栓塞	产褥感染	肝病
2010	8.3	3.7	3.3	2.8	0.4	0.9	27.8	12.3	10.9	9.2	1.2	3.1
2013	6.6	2.6	1.8	3.1	0.2	0.6	28.2	11.4	7.8	13.3	0.6	2.6
2014	5.7	2.0	2.5	3.2	0.2	1.0	26.3	9.1	11.4	14.9	1.1	4.6
2015	4.2	2.3	3.3	1.9	0.1	1.0	21.1	11.6	16.4	9.5	0.7	4.7
2016	4.7	1.6	2.0	2.2	0.2	0.7	23.5	7.8	10.2	10.9	1.0	3.8
2017	5.7	2.0	1.5	2.7	0.1	0.4	29.0	10.4	7.9	13.9	0.6	2.2
2018	4.2	1.7	1.8	2.3	0.2	0.7	23.2	9.5	10.0	12.3	0.9	3.8
2019	3.0	2.0	2.6	1.5	0.3	0.4	16.9	11.1	14.5	8.7	1.9	2.4
2020	4.3	1.8	2.1	1.2	0.5	0.2	25.3	10.8	12.7	7.0	3.2	1.3

表 5-8　2010—2020年我国妇女病查出情况

年份/年	查出妇女病率/%	滴虫性阴道炎患病率/%	宫颈糜烂患病率/%	尖锐湿疣患病率/（1/10万）	宫颈癌患病率/（1/10万）	乳腺癌患病率/（1/10万）	卵巢癌患病率/（1/10万）
2010	28.8	13.2	12.1	33.8	15.1	10.1	3.4
2015	26.3	12.9	10	28.5	15.8	13.2	3.5
2016	25.6	12.6	9.5	35.6	46.1	46.8	3.1
2017	24.2	12.3	7.5	28.1	45.6	51.2	3.2
2018	22.2	11.6	5.8	27.0	45.2	44.3	2.5
2019	20.6	11.0	4.8	19.2	43.3	43.4	2.3
2020	19.5	10.6	4.1	17.8	38.5	41.9	2.1

（四）营养与生长发育

居民体格发育与营养不足问题持续改善，城乡差异逐步缩小。居民膳食能量和宏量营养素摄入充足，优质蛋白摄入不断增加。家庭减盐取得成效，2020年人均每日烹调用盐9.3g，与2015年相比下降了1.2g。成人平均身高继续增长，儿童青少年生长发育水平持续改善，2020年我国18~44岁的男性和女性平均身高分别为169.7cm和158cm，与2015年相比分别增加1.2cm和0.8cm，6~17岁的男孩和女孩各年龄组身高平均分别增加了1.6cm和1cm。

我国儿童营养状况明显改善，6岁以下儿童生长迟缓率和低体重率显著降低，农村儿童的生长迟缓问题得到了根本改善。6岁以下儿童生长迟缓率降至了7%以下，低体重率降至5%以下，均已实现2020年国家规划目标。2013年0~5岁儿童生长迟缓率为8.1%，农村（11.3%）高于城市（4.2%），贫困农村更高（19.0%）。2015年6岁以下儿童生长迟缓率为11.3%，2020年降至5.8%；6~17岁儿童青少年生长迟缓率从4.7%降到了2.2%。值得注意的是，2010年以来，出生体重<2 500g婴儿比例持续上升，2020年是2010年的1.39倍（表5-9）。

表 5-9　2010—2020 年我国儿童低体重及围产儿死亡率情况

年份/年	出生体重<2 500g 婴儿比例/%	围产儿死亡率/‰	5 岁以下儿童低体重患病率/%
2010	2.34	7.02	1.55
2015	2.64	4.99	1.49
2016	2.73	5.05	1.44
2017	2.88	4.58	1.40
2018	3.13	4.26	1.43
2019	3.24	4.02	1.37
2020	3.25	4.14	1.19

居民贫血问题持续改善，2002 年中国居民营养与健康状况调查结果显示，我国居民贫血患病率为 20.1%，男性为 15.8%，女性为 23.3%。2012 年我国城乡居民总贫血患病率为 9.7%，其中男性为 7.0%，女性为 12.6%，成人、6～17 岁儿童青少年、孕妇的贫血患病率均有不同程度的下降。2020 年我国 18 岁及以上居民贫血患病率为 8.7%，6～17 岁儿童青少年为 6.1%，孕妇为 13.6%。

二、中国人群主要健康问题

自 20 世纪 60 年代，我国大城市首先出现慢性病取代传染病成为主要死亡原因以来，我国绝大部分地区已经经历了疾病发病、死亡模式的转变。进入 21 世纪，我国健康模式发生了实质性的转变，短短几十年间经历了西方国家一两百年才完成的流行病学转变。

重大慢性病过早死亡率逐年下降，因慢性病导致的劳动力损失明显减少。2019 年，我国居民因心脑血管疾病、癌症、慢性呼吸系统疾病和糖尿病等四类重大慢性病导致的过早死亡率为 16.5%，与 2015 年的 18.5% 相比，下降了 2 个百分点，降幅达 10.8%，提前实现 2020 年国家规划目标。与此同时，还面临主要的健康问题。

（一）慢性非传染性疾病对人群健康带来致命威胁加大

慢性病患病率和死亡率逐年上升。卫生服务调查显示，调查地区居民慢性病患病率逐年上升（表 5-10）。

慢性病死亡率逐年上升，占全死亡构成超过 70%。2005 年、2010 年、2015 年和 2020 年恶性肿瘤、脑血管病和心脏病始终位居城市居民前三位的死因，这四年三者合计死亡率为 334.1/10 万、417.21/10 万、429.19/10 万和 452.44/10 万，三者合计占比分别为 60.85%、67.44%、69.05% 和 71.29%，其中恶性肿瘤始终位列第一；同期农村地区前三位的死因与城市相同，这四年三者合计死亡率为 334.1/10 万、401.16/10 万、452.36/10 万和 497.98/10 万，占比分别为 60.85%、64.34%、58.23% 和 71%，值得注意的是 2020 年农村居民第一位的死因为心脏病，死亡率为 171.36/10 万，占全死因的 24.47%。

中国恶性肿瘤患病率最高的是肺癌，死亡率也位列恶性肿瘤的第一位。胃、肝和食管癌的发病率逐渐下降，但全人群中结直肠癌、男性前列腺癌和女性乳腺癌、甲状腺癌和肺癌等 7 种癌症的发病率都有所上升。

（二）卫生服务需求不断扩大

2008—2018 年卫生服务调查显示，居民两周患病率不断上升，女性高于男性，城市高于农村（表 5-11）。第六次国家卫生服务调查显示，2018 年全国两周患病率为 32.2%，女性高于男性，城市和农村一致，东中西地区差距不大（表 5-12）。

表5-10 调查地区居民慢性病患病率（按人数计算） 单位：‰

慢性病患病率	合计			城市			农村		
	2008	2013	2018	2008	2013	2018	2008	2013	2018
	157.4	245.2	342.9	205.3	263.2	334.9	140.4	227.2	352.1
分性别									
男性	142.1	234.5	336.1	196.0	260.1	336.0	123.7	209.6	336.3
女性	172.7	255.5	349.3	214.2	266.1	333.8	157.4	244.5	367.5
年龄别									
0～4 岁	6.4			7.9			6.1		
5～14 岁	8.6			7.0			9.0		
15～24 岁	19.5	14.4	36.6	14.3	17.0	34.5	21.0	12.2	38.7
25～34 岁	47.0	38.3	70.7	33.0	38.4	62.0	52.6	38.2	82.9
35～44 岁	105.6	115.0	150.6	89.0	111.6	128.5	111.2	118.4	180.0
45～54 岁	214.1	235.4	312.6	220.0	241.6	291.5	211.6	230.0	332.9
55～64 岁	328.8	389.0	483.9	389.6	410.5	481.5	305.0	367.8	486.5
65 岁及以上	467.8	539.9	623.3	562.4	589.8	642.9	412.0	481.7	600.0

表5-11 2008—2018 年调查地区居民两周患病率

指标名称		调查人数	患病人次数	两周患病率 /‰	分性别两周患病率 /‰	
					男性	女性
合计	2008	177 501	33 473	18.9	17.0	20.7
	2013	273 688	66 067	24.1	22.4	25.9
	2018	256 304	82 563	32.2	30.8	33.6
城市	2008	46 510	10 326	22.2	20.3	24.0
	2013	133 393	37 660	28.2	26.8	29.6
	2018	134 080	43 226	32.2	31.4	33.0
农村	2008	130 991	23 147	17.7	15.9	19.4
	2013	140 295	28 407	20.2	18.3	22.2
	2018	122 224	39 337	32.2	30.1	34.2

　　无论城市还是农村，高血压已经成为严重威胁居民健康的主要疾病（表5-13）。2012 年高血压患病率为 25.2%，其中城市为 26.8%，农村为 23.5%；2018 年为 27.5%，其中城市为 25.7%，农村为 29.4%，农村高血压患病率已经超过城市。与此同时，2012 年高血压治疗率仅 32.8%，其中城市为 36.0%，农村为 29.0%；2018 年高血压治疗率略有上升，为 34.9%，其中城市为 37.5%，农村为 32.4%。

表5-12　2018年调查地区居民两周患病率

指标名称		调查人数	患病人次数	两周患病率/%	分性别两周患病率/%	
					男性	女性
合计		256 304	82 563	32.2	30.8	33.6
城市	小计	134 080	43 226	32.2	31.4	33.0
	东	52 826	17 063	32.3	31.6	33.0
	中	40 099	12 770	31.8	31.6	32.1
	西	41 155	13 393	32.5	31.0	34.0
农村	小计	122 224	39 337	32.2	30.1	34.2
	东	34 675	11 381	32.8	31.1	34.6
	中	41 492	13 157	31.7	29.9	33.5
	西	46 057	14 799	32.1	29.7	34.7

表5-13　2018年调查地区居民疾病别两周患病率　　　　　　　　　　　单位：‰

指标名称	合计	城市				农村			
		小计	东	中	西	小计	东	中	西
循环系统疾病	154.3	168.0	191.3	183.5	123.0	139.3	159.1	156.3	109.0
其中：心脏病	19.2	20.6	20.8	25.8	15.4	17.7	17.6	22.1	13.8
高血压	117.7	131.6	155.6	139.1	93.4	102.4	124.0	110.2	79.2
呼吸系统疾病	74.6	68.8	57.0	59.4	93.2	80.9	76.0	73.1	91.6
其中：急性上呼吸道感染	61.6	56.0	46.5	47.8	76.2	67.7	64.7	60.2	76.7
内分泌、营养和代谢疾病	41.7	53.6	60.9	55.0	42.8	28.7	37.5	31.0	19.9
其中：糖尿病	36.5	47.1	53.7	49.3	36.5	24.9	33.0	27.5	16.5
肌肉、骨骼结缔组织病	36.8	30.3	25.5	29.5	37.1	44.0	36.3	37.8	55.4
其中：类风湿关节炎	6.3	4.9	3.2	4.4	7.4	7.9	5.8	7.0	10.4
消化系统疾病	35.8	31.4	27.1	27.4	40.7	40.8	36.5	37.1	47.2
其中：急性胃炎	17.4	14.8	12.9	11.0	20.9	20.3	19.4	17.9	23.0
胆囊疾病	2.7	2.2	1.3	2.5	3.1	3.3	1.6	2.4	5.4
肝硬化	1.1	1.1	1.3	1.0	1.1	1.1	0.8	1.6	1.0
脑血管病	13.0	11.4	10.5	14.8	9.1	14.8	13.2	20.3	11.0
泌尿生殖系统疾病	10.3	9.6	8.8	9.6	10.7	11.1	9.3	11.0	12.5
皮肤皮下组织病	6.5	6.6	6.1	6.5	7.4	6.5	6.6	6.2	6.6
损伤和中毒	4.1	3.4	3.0	3.2	4.1	4.8	5.0	4.7	4.8

（三）人口持续老龄化

人口老龄化和人口规模增长是导致中国恶性肿瘤死亡率持续上升的主要原因。1975年以来，我国出生率持续下降，进入2010年后，稳定在一个比较低的水平，2020年人口自然增长率仅为1.45‰。我国于2000年已进入老龄化社会，老龄化程度持续加深（图5-1），第七次人口普查显示我国 60 岁及以上人口的比例达到 18.7%，其中 65 岁及以上人口比例达到 13.5%，较 2000 年增长了 94.0%，较 2010 年增长了 52.2%。2020 年，除西藏外，全国其余省、自治区、直辖市 65 岁及以上人口比例均超过 7%，老龄化程度最高的为辽宁省、重庆市和四川省。

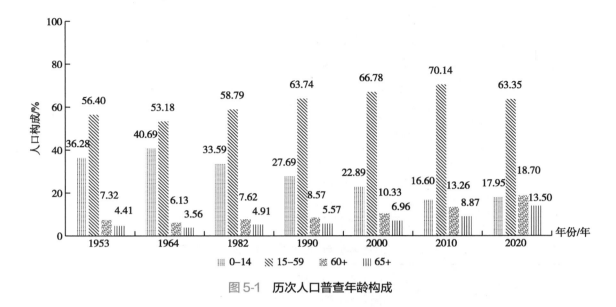

图 5-1　历次人口普查年龄构成

三、危害健康的社会因素治理情况

1. 社会经济状况　社会经济发展有利于健康状况的改善，我国社会经济状况不断改善。从 1978 年到 2010 年，城镇居民人均可支配收入由 343.3 元增加到 1.91 万元，农村居民人均纯收入由 133.6 元增加到 5 919 元；2021 年城镇居民人均可支配收入增长到 4.74 万元，农村居民人均可支配收入增长到 1.89 万元；2021 年脱贫县农村居民人均可支配收入 14 051 元，比上年增长 11.6%，扣除价格因素，实际增长 10.8%。2020 年文盲率仅为 2.67%。

2. 生活环境　生活环境与个人生活息息相关，包括气候和地理环境，环境污染、交通、食品、住房等。环境污染问题尚未彻底解决，机动车辆交通事故在损伤和中毒死亡率中位列第二。住房条件极大改善，食品安全得到保障。随着社会经济的发展，城镇化进程不断加快，2020 年城镇人口比例为 63.89%（图 5-2）。与此同时流动人口持续增多，2010 年为 2.21 亿人，2020 年为 3.76 亿人。城镇化进程和流动人口带来新的健康问题。城乡之间，东中西部之间生活环境条件还存在一定的差距。

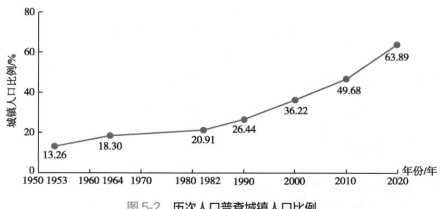

图 5-2　历次人口普查城镇人口比例

3. 医疗卫生服务　新中国成立以来，我国的卫生机构、床位卫生人力数量增加很快，但是城市和农村差距仍然较大。2020 年我国每千人口拥有医疗卫生机构病床为 6.46 张，其中城市 8.81 张，农村 4.95 张；每千人口卫生技术人员 7.57 人，其中城市 11.46 人，农村 5.18 人，每千人口医师 2.90 人，其中城市 4.25 人，农村 2.06 人。全国基本医疗保险参保人数持续增加，参保率稳定在 95% 以上。2020 年我国卫生总费用为 721 757 亿元，人均卫生费用为 5 112.3 万元。2020 年全国卫生总费用中，政府卫生支出占 30.40%，社会卫生支出为 41.94%，个人卫生支出为 27.65%。卫生总费用占 GDP 的比例从 2000 年的 4.57%，上升到 2020 年的 7.10%。我国国家基本公共卫生服务项目实施以来，均等化水平不断提高，政府投入不断增加，2022 年达到人均 79 元。

4. 行为与生活方式　行为生活方式是目前威胁全球健康最主要的死因。吸烟是中国居民全人群死亡的第二位危险因素，DALY 的第一位危险因素。成人 30 天内饮酒率超过四分之一，身体活动不足问题普遍存在。营养方面一是膳食结构不合理的问题突出，膳食脂肪供能比持续上升，食用油、食用盐摄入量远高于推荐值，而水果、豆及豆制品、奶类消费量不足。二是我国居民超重肥胖的形势严峻，城乡各年龄段居民超重肥胖率持续上升。三是部分重点地区、重点人群，如婴幼儿、育龄妇女和高龄老年人面临的重要微量营养素缺乏等问题仍需要引起关注。

我国居民健康意识逐步增强，部分慢性病行为危险因素流行水平呈现下降趋势。近年来，居民吸烟率、二手烟暴露率、经常饮酒率均有所下降，如中国 15 岁及以上人群吸烟率从 1984 年的 33.9% 下降至 2018 年的 26.6%。其中，男性吸烟率从 61.0% 降至 50.5%，女性由 7.0% 降至 2.1%。但不良行为生活方式仍然持续存在，2018 年中国一半以上的男性吸烟，不吸烟者的二手烟暴露率为 68.1%。

思考题

1. 简述婴儿死亡率及其应用。
2. 常用的复合型健康指标有哪些？分别应用于哪些领域？

（杨　义）

第六章　社会因素与健康

伴随着生物-心理-社会医学模式的提出，人们越来越认识到社会因素在疾病的发生、发展和转归以及疾病的预防控制和健康促进中均发挥着关键的作用。当前，威胁人群健康的疾病及社会卫生问题是多种社会因素共同作用的结果。从个体和群体的不同层次探讨社会因素与健康的关系，有助于人们全面认识疾病的病因，为制定有效的疾病防控策略、促进人类健康提供重要依据。

第一节　概　　述

一、社会因素的概念和分类

（一）社会因素的概念

社会因素（social factor）是指人类社会环境的各项构成要素，包括一系列与生产力和生产关系有密切联系的因素，即以生产力发展水平为基础的经济状况、社会保障、教育、人口、科学技术等，以及以生产关系为基础的社会制度、法律体系、社会关系、医疗卫生以及社会文明等。

（二）社会因素的分类

社会因素所涵盖的内容非常广泛，依据社会的各构成要素分类，社会因素主要包括环境、人口和文明程度三大类别，每一类别均涉及人类社会生活的各个方面，且各因素相互联系、相互作用，交织影响着人类健康（图6-1）。其中，社会制度和经济因素不但直接决定着人类的生存条件，而且还能通过影响政策、法律、科学、教育、家庭、交通、卫生服务、生活方式和行为、风俗习惯、心理因素等间接影响人类健康。

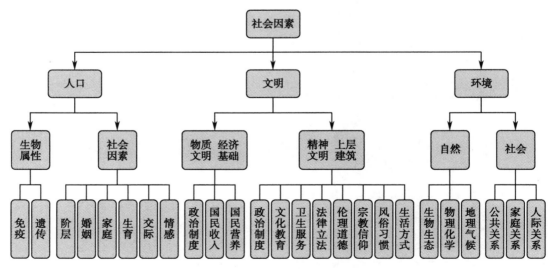

图6-1　社会因素的分类

二、社会因素影响健康的基本规律和特点

（一）社会因素影响健康的基本规律

社会因素本身的广泛性和复杂性，决定了它对健康影响具有因果联系的多元性。社会因素和健康的关系错综复杂，人们在分析特定社会因素所致健康效应时常有难以理顺之感，社会因素和健康之间的关系虽然不像生物因素那么直接明了，但仍有其规律可循（图 6-2）。A 表示各种社会因素，B 表示社会因素作用于健康所产生的结果。单因多果表示一种社会因素作用于健康可产生多种疾病或多种症状。多因单果表示多种社会因素共同作用于人体，产生某一种疾病。如高血压是由遗传因素、肥胖、缺乏运动等多种社会因素共同作用于人体所产生的疾病。多因多果表示多种社会因素共同作用于人体，产生多种疾病或多种症状。

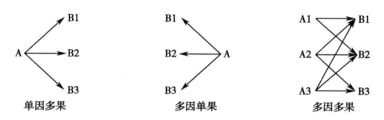

图 6-2　社会因素与健康之间的因果关系

（二）社会因素影响健康的特点

1. 非特异性　现代社会是"M 型社会"（multi-form society），即多因素、多度量、多层次、多学科、多维的社会。多因多果的因果关系模式使社会因素与健康效应之间的联系表现出明显的非特异性，即疾病作为一种社会现象，往往是多种因素综合作用的结果，一种疾病的发生很难找出某种特定的社会病因来完全解释它。

2. 交互作用　社会因素与健康效应之间的因果联系不仅呈现出多元性，且在影响健康的过程中，社会因素通常总是相互交织共同产生效应，表现为一种社会因素可以直接影响人群健康，也可以作为其他社会因素的中介，或以其他社会因素为中介作用于健康。因此，通常各种社会因素对健康的影响是互为条件，以交互作用的方式形成社会因素与健康效应之间的因果链或因果网络。例如，发展中国家腹泻和呼吸道疾病夺走了千百万儿童的生命，健康水平差的根本原因是营养不良，而营养不良的根本原因是贫穷。同时，贫穷与社会动荡、生态环境恶化互为因果，也是文化落后和愚昧的根源，而这些又是制约经济发展的根源。

3. 广泛性　社会因素的普遍性决定了其对人类健康作用的广泛性。人的本质是一切社会关系的总和，人类所处环境中的社会因素无处不在，涉及生产生活的方方面面，直接或间接地影响着每个人的健康。因此，社会因素对人类健康的作用覆盖极其广泛。

4. 持久性和累积性　社会因素在一定时期内总是相对稳定的，在人类的社会参与过程作为一种慢性应激源对健康产生缓慢持久的作用。同时，伴随着个体的社会化进程，社会因素以一定的时间顺序作用于人体，从而形成应激反应、功能损害或健康损害效应累加（accumulation effect）。

随着统计分析技术的不断发展以及多因素多层次统计分析软件的开发与推广，使人们探寻包括社会因素与健康关系在内的一些特殊机制成为可能。多因素模型和多层次模型近年来在社会因素与健康效应关系的研究中得到广泛应用，无论是基于微观个体层面的风险因素，还是从宏观群体（如社区）层面的风险因素，社会因素对健康的作用都得到相关研究的印证，其作用大小（健康风险）也可得到具体量化。因此，以个体结合群体、横向结合纵向的方式，把健康状况数据与社会因素数据联系起来进行多层次、多维度的分析，有利于加深人们对两者之间因果联系的理解。

三、社会因素影响健康的机制

在生物 - 心理 - 社会医学模式下，探究健康的影响因素及其作用机制，理顺宏观、微观社会因素对其的作用机制，从而有针对性地开展干预研究，对满足人民群众对美好生活的向往、实现健康中国的战略目标具有积极意义。一般来说，社会因素影响健康的机制可以分为两种：一是生理机制，二是社会机制。

（一）生理机制

社会因素影响人类健康主要是作为一种外界刺激因素，通过引起心理情绪反应这个中心环节发生作用的。其机制是社会因素被人的感知觉系统纳入，经过神经 - 内分泌 - 免疫调节网络，产生"中介物质"，引起心理应激及行为、社会适应和躯体功能的变化（图6-3）。

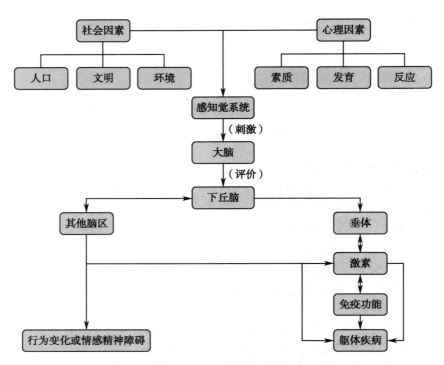

图6-3　社会 - 心理因素影响健康的生理机制

1. 感知觉系统——社会因素作用的门户　人的感知觉系统主要由眼、耳、鼻、舌、触、运动等感觉器官及相应的神经系统组成。任何外来刺激，包括来自社会环境的刺激，首先必须被感知觉系统所接受和知觉，才能进一步作用于人体，引起相应的变化。由于感知觉系统对社会因素的屏障作用不如对生物、理化等因素明显，其重要性往往被人们所忽视。实际上，利用感知觉系统的功能特点，避免或缓冲社会因素的有害刺激，利用或创造有益于健康的刺激，具有重要的实用价值。

2. 神经 - 内分泌 - 免疫调节网络——社会因素作用的中介　社会因素作用的中介是指对社会因素的"察觉"或"认知评价"。

（1）神经系统的中介机制：社会因素的刺激引起大脑反应，影响大脑支配自主神经系统释放神经递质，从而引起神经系统的兴奋或抑制作用，产生心跳加快、血管收缩、血压升高、呼吸急促等一系列机体的保护性反应。如果这种应激状态持续时间过久，就会使机体能量逐渐耗竭，导致严重的自主神经功能紊乱，产生相应的器质性病变。

（2）内分泌系统的中介机制：社会因素的刺激也可以引起垂体-肾上腺系统分泌的激素量显著增加，血浆皮质醇和促肾上腺皮质激素水平升高，糖原异生、肝糖原增多，糖原分解增加，导致血糖升高。较长的社会应激可导致血容量增加、血压升高，乃至出血和溃疡等病变。因此，可以通过调控体内激素水平来抵御应激所致的健康损害。

（3）免疫系统的中介机制：长期的社会应激可导致免疫系统的抑制，引起胸腺和淋巴组织水平的下降甚至退化萎缩，巨噬细胞活动能力下降，自然杀伤细胞活动减低，抗体反应抑制等变化，增加机体感染的机会和癌症等疾病发生的可能性。亦有研究表明短时间轻微应激对免疫功能不会产生抑制性影响，甚至能增强免疫功能。

3. 中枢神经系统——社会因素作用的调控器　社会因素从被人感知直到产生效应的整个过程都受中枢神经系统（大脑）的控制。社会应激通过大脑引起神经、内分泌、免疫三大系统的反应，从而影响健康。这三大系统也向大脑反馈信息，促使大脑产生调节功能，以保护机体。只有在持久、强烈的社会因素刺激下，机体才会出现各种疾病问题。大脑的调控作用主要是通过调节个体的内分泌功能和社会化程度来实现的。个体社会化程度的差异决定着人们对来自社会生活的刺激或挑战的承受能力及应对方式的不同，因此同样的社会因素对不同的个体可能产生不同的健康效应。

（二）社会机制

自 WHO 成立"健康社会决定因素委员会"以来，关于健康社会决定因素的研究得到广泛关注。越来越多的研究者认识到社会因素影响健康存在一个多水平的路径，应该从社会、心理、生理等多领域综合分析其内在的机制。基于达尔格伦（Dahlgren）和怀特海德（Whitehead）在 1991 年建立的健康社会决定因素分层模型，研究者们构建了由远及近的综合社会因素影响机制，包括终端的宏观社会因素，远端的社区、家庭和工作环境，中端个体心理和行为因素，以及近端的生物遗传因素，从而系统地阐述了社会因素影响健康的内在机制（图 6-4）。

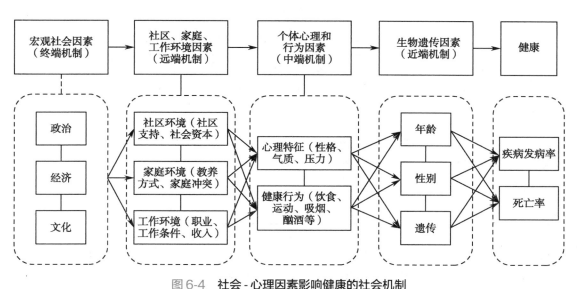

图 6-4　**社会-心理因素影响健康的社会机制**

第二节　社会经济因素与健康

社会经济因素既包括一个国家或地区的经济发展水平，也包括人们的衣、食、住、行等方面。社会经济发展与人群健康改善是辩证统一的关系，两者相辅相成。一方面，经济发展可以为人类的生存提供必备的物质基础和环境条件,进而对人群健康产生根本性、决定性的影响;另一方面,人类的健康改善又是社会经济繁荣与发展的先决条件,两者表现出相互促进的双向作用。

一、衡量经济发展对健康影响的指标

在研究经济因素对健康的影响时,普遍的做法是采用反映经济发展水平的指标和衡量国民健康状况的指标进行综合评价。

经济发展水平指标是通过某些社会经济发展状态或效果来显示社会的整体发展状况,进而最终评价一个国家或地区经济发展所达到的程度。国民生产总值(GNP)与人均国民生产总值、国内生产总值(gross domestic product,GDP)与人均国内生产总值、人均国民收入是主要的经济发展水平衡量指标。由于人类社会发展的终极目标并不仅是物质利益,仅用 GDP、人均 GDP 等指标反映经济发展难免会带有片面性,衡量经济发展水平的指标也应包括国民健康状况指标。常用的反映国民健康状况指标主要有:出生率、死亡率、人均预期寿命、婴儿死亡率、伤残调整生命年等。其中,人均预期寿命是评价社会经济发展水平的最高综合指标。

二、经济发展与健康

(一)经济发展对健康的积极效应

有关经济发展与健康关系的研究普遍认为,经济发展必然会导致健康水平的提高,经济发展水平在某种程度上决定着健康水平。来自 WHO《2021 年世界卫生统计报告》的数据显示,不同经济水平的国家之间健康水平存在显著的差异(表 6-1),这充分说明了经济的发展、国民收入的增加,生活条件、卫生设施的改善以及卫生服务利用的增加,必然伴随着婴儿死亡率、儿童死亡率、孕产妇死亡率的明显降低,人均预期寿命明显延长。

表 6-1　2000 年和 2019 年不同国民收入水平国家的国民健康水平

国家类别	人均预期寿命 / 岁		新生儿死亡率 /‰		5 岁以下死亡率 /‰		孕产妇死亡率 /(1/10 万)	
	2000	2019	2000	2019	2000	2019	2000	2019
低收入国家	53	65	42	48	142	68	833	462
中低收入国家	62	69	32	50	77	49	428	254
中高收入国家	70	76	16	28	34	13	69	43
高收入国家	77	80	4	7	8	5	12	11
全球	66	73	29	17	77	38	340	211

随着经济社会的不断发展,我国国民的健康状况明显改善,婴儿死亡率从中华人民共和国成立前的 200‰ 降至 2019 年的 5.6‰,2019 年居民人均预期寿命达到 77.3 岁,主要健康指标总体上居于中高收入国家前列。然而须正视的是,在共享改革开放发展成果带来整体健康水平逐步提升的同时,由于地区间经济发展不平衡,区域健康差异问题依然存在:我国平均收入最高的大城市人均预期寿命达 80.26 岁,而最低的地区仅 72.23 岁,这表明经济发展滞后对人群健康改善的制约。因此要缩小健康差异,必须要创造更加公平的经济环境,促进社会经济与国民健康状况的协调与发展。

经济发展促进国民健康的改善是多渠道综合作用的结果:①经济的发展是提高人群物质生活水平的基础,而物质生活水平是人群健康的必要前提和保证;②经济的发展有利于社会加大对卫生保健的投入，促进医疗卫生事业的发展，从而改善人群健康服务的条件和水平；③经济的发展更有利于社会福祉的增长，促进社会保障和法律体系更加完善；④经济发展可以推动改革教育水平的全面提升，帮助人们掌握健康的知识和技能，有利于人们选择健康的生活方式。

（二）经济发展对健康的消极效应

社会经济发展促进了健康的发展，同时也带来了一系列社会问题，对人类健康有着潜在的危害。主要表现在以下方面。

1. 环境污染与破坏　在经济发展过程中，由于片面地追求经济效益而忽视社会效益，导致经济活动缺乏科学规划，对资源实施不合理的开采和利用，使生态环境遭到严重的污染和破坏，如产生土地沙漠化、盐碱化、水土流失、植被破坏和资源枯竭；二氧化碳排放过多，导致全球变暖；工业"三废"污染大气、水系和土壤，对人类健康产生直接或潜在的危害，同时影响了经济发展的可持续性。另外，人类生活的改善对现代化学工业的过度依赖，衣食住行中合成化学物质的无孔不入，也是严重的健康隐患。

2. 不良行为生活方式　随着社会经济的发展，人类的生活方式发生了变化，吸烟、酗酒、吸毒、性乱、不合理膳食、缺乏运动等不良生活方式和行为带来的健康问题日益突出，成为引起人类疾病和死亡的主要原因。据 WHO 2019 年的估计，全球不良行为生活方式占死因的比例为70%，其中超过85%的过早死亡发生在低收入和中等收入国家。

3. 社会负性事件增多　经济的发展和城市化的加快，造成交通拥堵，交通事故猛增。经济发展不平衡、贫富差距大等加剧社会矛盾，引发暴力犯罪事件增多。家庭关系紧张、教育功能失调增加了家庭暴力和青少年暴力事件的发生率。生活节奏的加快，竞争意识的增强，增大了工作和生活的压力，导致心理问题、精神疾病和自杀率大幅上升。

4. 现代社会病的产生　高度现代化的社会为人们提供了优越的生活条件和舒适的生活环境，也带来了诸多现代社会病。如高血压、糖尿病、冠心病、肥胖症、恶性肿瘤等"富裕病"已经成为人类健康的第一杀手；物质生活的日渐丰裕、电子和电气产品的广泛应用，导致空调综合征、电脑综合征、网络成瘾等"文明病"的增加。

5. 人口流动的增加　经济发展必然伴随着人口的流动，大批农村人口流向城市。城镇化进程的推进加重了城市生活设施、卫生保健、治安管理、资源环境等的负担，同时也带来许多健康问题，如增加传染病传播风险，不利于卫生保健政策与措施的落地等。

（三）健康水平提高对经济发展的促进作用

经济发展从根本上说是生产力发展的结果，而人的健康与智慧是生产力发展水平的决定要素。人群健康的改善对经济发展也起积极推动作用，具体体现在以下几个方面。

1. 劳动力水平提高　人群健康水平的提高有利于保障社会劳动力，使病伤减少、出勤增加，死亡率下降，平均寿命延长，从而使人们的劳动时间延长、创造财富增加，进而促进经济的发展。哈佛大学著名经济学家罗伯特·巴罗（Robert Barro）的研究表明，如果把国民平均寿命延长 20 年，国家每年的经济增长率将提高 1.4%。

2. 智力水平提高　在科技发达的今天，人类的智力水平对生产力水平的提高、社会经济发展的作用比历史上任何时期都显得突出。现代社会机械化和自动化的实现，彻底改变了人们落后的生产方式，显著提高了劳动生产效率。

3. 资源耗费减少　疾病、失能和过早死亡等，不仅给患者家庭和社会带来直接经济损失，也会消耗因治疗疾病而投入的社会卫生资源。人群健康水平的提高有利于减轻卫生事业的负担，进而促进社会经济的快速稳定发展。罗伯特·巴罗的研究表明，疾病带来的耗损会使经济增长率减少 1/4。世界银行对美洲的一项研究表明，根除脊髓灰质炎（小儿麻痹症）可以节省 3.2 亿到 13 亿美元的年度治疗费，其经济收益在 1 800 万到 4.8 亿美元之间。而且据世界银行测算，世界经济增长的 8%～10% 是源于健康的人群，而亚洲的经济腾飞则高达 30%～40% 源于健康的人群。

可见，经济与国民健康必须协调发展，国民健康水平提高可以节约直接卫生费用，同时也降低对其他资源的耗费，因此，国民健康应该成为政府优先投资的领域。

<h1 style="text-align:center">三、社会阶层与健康</h1>

（一）阶层的概念及划分

社会阶层（social class）是指一个人在社会中相对于他人的位置，反映人们所处的社会环境。通常采用社会经济地位（socioeconomic status，SES）进行阶层的划分，在社会经济地位的众多指标中，最常使用教育、收入和职业这三个指标进行社会的衡量和分层，因为这三个指标能独立地反映出社会阶层不同的特点。首先，教育反映一个人积极获取社会、心理和经济资源的能力，受教育程度高者融入社会、提高生活质量的机会更多。其次，职业反映一个人的社会声望、权利责任感和工作环境中所面临的健康风险。社会声望较高的职业能够匹配更多的社会资源和优越的工作环境，更会得到社会保障制度的庇护。再次，收入水平反映一个人的消费能力、住房条件、营养状况及医疗保健资源的获取能力。因此教育、收入和职业会影响到不同阶层利用医疗保健服务的能力，进而影响其健康状况。因此对不同社会阶层人群的健康状况进行研究，探讨社会阶层中各种因素对健康和疾病的影响，其重要意义在于发现高危人群和社会影响因素，从社会阶层的角度采取相关措施来改善人群健康的公平性。

（二）社会阶层对健康的影响

由于收入、教育和职业构成的社会阶层不同，人们的健康状况不同（表 6-2）。就群体而言，毋庸置疑，富裕国家国民的健康水平比贫穷国家（平均收入低）国民的健康水平要高。但平均收入水平和收入差距是两个概念，前者与贫穷相联，后者则与不平等相关。研究表明，在收入差距较小的社会中，人们的死亡率更低。因收入差距大带来的社会相对职位及社会压力的心理影响、权利丧失以及缺乏信任和关怀对人群健康产生着很大影响，其中对最低收入人群影响尤为明显。因此，一旦一个国家或地区达到了一定的社会经济发展水平，在决定国民健康的因素中，收入差距将比平均收入更加重要。在发达国家，收入差距（不是平均收入）已经是决定国民健康的最重要因素。

表 6-2　2016 年美国 25～64 岁不同社会阶层人群的健康指标

阶层	现患比		死亡风险比	
	男	女	男	女
低技能的工人（参考标准为 1）	1.00	1.00	1.00	1.00
更熟练的工人	0.56	0.54	0.79	0.79
基层管理人员	0.71	0.60	0.85	0.88
高层管理人员	0.50	0.55	0.86	1.01
小资产阶级	0.67	0.68	1.00	1.00
小资本家	0.45	0.57	0.71	0.84
大资本家	0.48	0.58	0.83	0.97

资料来源：Eisenberg-Guyot J，Prins SJ. Relational social class, self-rated health, and mortality in the United States. International Journal of Health Services，2020，50（1）：7-20.

有大量学者探讨社会阶层与健康之间的关系，形成了健康影响阶层分布的健康选择论和阶层影响健康的社会因果论。健康选择论的观点认为，个体的健康状态决定了个体所处的社会阶层，只有健康状况较好的人才能获得较高的社会经济地位，从而产生了健康不平等。社会因果论的观点认为，个体的健康水平受社会结构因素限制，个体的在社会结构中的位置即其收入水平、受教育程度、职业地位决定了个体的健康水平。经济地位越低的人，其健康状况越差。有研究利用欧盟 10 个成员国"欧洲健康、老龄化和退休情况调查"(SHARE)，采用结构方程模型考察上述两个理论在健康不平等中哪个解释力更强，发现二者在健康不平等中都起作用，但主要路径是社会阶层影响健康。

WHO 研究表明：人群健康状况呈现出社会阶层的梯度趋势，即健康水平随着社会阶层从顶部到底部而由最好变为最差。无论是用收入还是教育来衡量，具有优势地位的个体或群体在健康水平方面（包括客观上的疾病发生以及主观上的健康自评状况）都比那些不占优势地位的个人或群体要好。不仅如此，这种效应还具有累积性，即长期处于优势地位的人拥有更好的健康水平。随着年龄的增加，不同社会经济地位群体之间的健康不平等将逐渐扩大。一个经典的研究是英国政府对不同级别的政府公务员 10 年发病率情况的考察。研究发现，最高级别和最低级别的公务员在健康状况和发病率上存在显著差异，而且对于所有公务员来说，职务每升高一个级别，其健康状况就相应地提升，发病率也相应地下降。最新一项发表在 *Lancet* 上的来自 7 个国家超过 170 万人的数据研究也发现，低阶层者在 85 岁之前死亡的可能性几乎是高阶层者的 1.5 倍。这些数据都展示了社会阶层与健康之间的梯度关系。

不同阶层之间的健康差距反映了健康不平等问题，这是全球各个国家面临的重要社会问题，在我国随着社会转型的不断加剧，社会结构发生了前所未有的重大调整，不同社会群体之间在收入和生活方式上的差别逐渐扩大，阶层之间的健康差距更是日益加剧的社会问题。研究不同社会阶层人群的健康差异，旨在以社会阶层作为一项综合指标，探讨社会经济发展对不同人群健康的影响，进而发现高危人群并制定针对性的策略与措施，维护和促进人群健康。不同阶层的健康差异是影响公民幸福和社会和谐的重要问题。因此，加强社会阶层与健康关系的研究，区分不同社会阶层中各因素与疾病的关系，建立一个从社会和经济到个人行为的多层次政策框架，对于改善卫生服务、缩小健康差异，提高人群整体健康水平均具有重要意义。

四、社会营养与健康

食物与营养是反映一个国家社会经济发展水平和国民生活质量的重要指标，是人类生存的基本条件。从社会医学的角度研究食品、营养与健康的关系，主要是从客观上分析社会提供食物的数量和质量对人群健康的影响，探讨社会营养政策及措施，为维护和提高人群健康提供科学依据。

（一）营养状况评价指标

人群营养状况评价主要针对摄入食物的热量和膳食结构两方面。前者是从量的角度衡量人群摄入的食物是否能够提供维持人体基本生命功能和日常活动所需热能；而后者则主要分析摄入食物中各种营养素成分的结构合理性。营养状况评价指标分为单一食物营养素摄入状况评价指标和多个食物营养素摄入状况评价指标。单一食物营养素摄入状况评价多采用居民膳食摄入量和各类食物营养成分计算居民各类营养元素摄入量，并参考推荐膳食营养素供给量、膳食营养素参考摄入量等针对日常推荐的食物组及人体必需营养素的指标进行评价。多营养元素评价指标主要包括膳食质量指数(dietary quality index，DQI)、综合营养质量指数(overall nutritional quality index，ONQI)、健康饮食指数(healthy eating index，HEI)、食物营养丰富指数(nutrient-rich foods index，NRF)和营养平衡分数(nutrient balance score，NBS)等指标。

（二）居民营养状况与健康

人类健康目前还面临着营养缺乏和营养过剩双重营养不良的威胁。前者多见于低收入国家，由于经济落后带来粮食供应不足，且膳食中蛋白质和脂肪比例低下，造成饥饿和营养缺乏现象普遍，严重损害着儿童的体格和智力发育，贫困人群尤为如此；而后者则常见于高收入国家和中低收入国家较高社会经济阶层的富有人群，由于摄入过多热能和营养素，且膳食结构中动物蛋白和脂肪的含量偏高，导致肥胖症、心血管疾病、糖尿病、肿瘤等患病率上升。同时，微量元素缺乏导致的隐性饥饿问题越来越突出。2019 年，全世界有近 7.5 亿人面临重度粮食不安全，超过 20 亿人患有至少一种形式的微量营养素缺乏，高热量加工食品的高摄入和新鲜蔬菜水果的低摄入造成 14 个收入最低的国家出现双重营养不良健康负担。

食物类别及摄入量显著影响人体健康。就食物对人体健康的正效应而言，相关研究显示摄入最少加工的全谷物、足量坚果、水果、蔬菜、豆类、鱼类等对人体健康有正效应。因此，富含全谷物、果蔬、鱼肉、蛋奶、豆类坚果的膳食模式更为理想。相关研究显示摄入过量含糖饮料、未加工红肉和加工红肉等与疾病风险增加相关。同时，经济发达程度、性别、年龄、收入差异、食品系统的恶化及其营养干预措施的不合理导致不同收入国家膳食模式的差异，进而导致不同国家受膳食模式影响的人体健康效应不同。

在我国，随着国民经济的迅速发展，食品生产及国民整体营养状况得到显著改善。《中国居民营养与慢性病状况报告（2020 年）》显示，我国居民膳食能量和宏量营养素摄入充足，优质蛋白摄入不断增加。居民平均身高继续增长，6～17 岁的男孩和女孩各年龄组身高平均分别增加了1.6cm 和 1.0cm，生长迟缓率从 4.7% 降到了 2.2%。营养不足的问题得到持续改善，6 岁以下儿童生长迟缓率降至 7% 以下，低体重率降至 5% 以下。人群微量营养素缺乏症也得到了持续改善，以贫血为例，我国 18 岁及以上居民贫血率为 8.7%，6～17 岁儿童青少年贫血率为 6.1%，孕妇贫血率为 13.6%，与 2015 年发布的结果相比均有显著下降。与此同时，居民超重肥胖问题不断凸显，城乡各年龄组居民超重肥胖率继续上升，有超过一半的成年居民超重或肥胖，农村居民超重和肥胖率上升幅度较大。6～17 岁儿童青少年、6 岁以下儿童超重肥胖率分别达到 19.0%、10.4%（表 6-3～表 6-5）。

表 6-3　中国 18 岁及以上居民超重率和肥胖率　　　　单位：%

年龄 / 岁	2018 年				2012 年			
	城市		农村		城市		农村	
	超重率	肥胖率	超重率	肥胖率	超重率	肥胖率	超重率	肥胖率
合计	34.4	17.5	34.2	15.3	32.4	13.2	27.8	10.5
18～44	30.4	17.4	30.8	15.2	27.5	12.1	25.4	10.0
45～59	41.6	18.6	41.3	18.0	39.1	15.1	34.3	12.5
≥60	36.6	16.3	33.5	11.6	36.6	13.6	26.9	9.4

表 6-4　中国 6～17 岁儿童青少年超重率和肥胖率变化　　　　单位：%

		全国	城市	农村
超重率	2015—2017 年	11.1	12.9	9.5
	2015 年发布结果调整后值	10.7	12.4	9.0
	2015 年发布结果（2010—2013 年）	9.6	11.0	8.4
肥胖率	2015—2017 年	7.9	10.3	5.9
	2015 年发布结果调整后值	7.6	9.3	6.0
	2015 年发布结果（2010—2013 年）	6.4	7.7	5.2

表6-5　中国6岁以下儿童超重率和肥胖率变化　　　　　单位：%

	超重率			肥胖率		
	2015—2017年	2010—2013年	2002年	2015—2017年	2010—2013年	2002年
全国	6.8	8.4	6.5	3.6	3.1	2.7
城市	6.9	8.4	7.7	3.4	3.3	2.7
农村	6.7	8.4	5.5	3.7	2.9	2.7

（三）社会营养政策与健康

不当的热能摄入量和膳食结构引起的健康损害，需要通过综合干预方能解决。健康营养干预的实施需要多方面、多部门的合作，而其中政府部门的作用最为重要，包括政策与立法、相关的农业政策扶持、营养监测、食品卫生监督等。

1. 营养改善支持政策　无论是发展中国家还是发达国家，农产品和农业的发展都是影响国民营养的主要因素，其中粮食生产是重中之重，目前全球粮食能完全自给的国家只占少数，耕地面积在不断减少，人口却在不断增长，使得发展粮食生产成为全球性战略措施。为确保粮食的足量供应，从内部环境看，各国政府多大力支持农业发展，包括加强制定各种扶持粮食生产优惠政策；依靠科技进步提高农业劳动生产率；努力稳定和扩大粮食播种面积，建立良田保护区制度；加强食品市场体系建设，推广各种先进适用的食品生产、加工技术。从外部环境看，为克服自身粮食产量和粮食优势品种的限制，各国均应积极发展进出口贸易。我国近年粮食生产和农业投入都稳步增长，合理的粮食储备对稳定国际粮食市场发挥重要作用。

我国政府十分关注全民的膳食和营养，1997年国务院颁布并启动了《中国营养改善行动计划》，以促进消除饥饿和营养缺乏。为引导食品发展和国民食品消费结构调整，2001年国务院颁布《中国食物与营养发展纲要（2001—2010年）》，提出我国城乡居民食物与营养的阶段性发展目标，强调应优先发展奶类、大豆产品和食品加工业。并要求在2010年以后要继续规范和实施"大豆行动计划""学生饮用奶计划"和"中国营养改善行动计划"。该纲要的实施对促进我国食品生产和经济持续稳定增长，提高国民营养水平和整体健康素质产生了深远的影响。2014年国务院又颁布了《中国食物与营养发展纲要（2014—2020年）》，作为我国食物与营养发展的纲领性文件，该文件把保障食物有效供给、促进营养均衡发展、统筹协调生产与消费作为主要任务，把重点产品、重点区域、重点人群作为突破口，着力推动食物与营养发展方式转变，着力提升人民健康水平，为全面建成小康社会提供重要支撑。为了引起人们对公共营养的重视，2017年国务院办公厅发布了《国民营养计划（2017—2030年）》，目标是到2020年基本实现国民营养法规标准体系的建设和完善。到2030年，营养工作体系和法规标准体系更加健全和完善，居民营养健康知识水平普遍提高。

2. 膳食营养推荐标准　大多数国家都根据本国人口及粮食生产的特点，制定了膳食营养素推荐供给量（recommended dietary allowance）。1990年WHO号召人们接受"地中海式饮食"，即含高碳水化合物和低脂肪的食品及丰富的蔬菜和水果，再配上开胃的草药调料。中国营养学会于1989年制定出适合于我国国民特点的膳食营养推荐标准——《中国居民膳食指南》，并于1997年到2022年间四次对其进行了修订和完善。同时，根据膳食指南结合我国国民的膳食结构特点，设计了平衡膳食宝塔，即把平衡膳食的原则转化成各类食物的重量，并以宝塔的形式直观地展现出来。新的推荐标准和理念中不仅列有不同年龄、性别、体重和体力活动人口所需各种营养素及微量元素的标准量，而且附有常见的各种食物的营养成分和合理摄入范围。一方面可以引导人们合理消费食物，保护自己的健康，另一方面可以成为政府改善国民营养行动的科学依据。

3. 食品消费观念引导　随着经济的发展和国民生活水平的提高，人们在食品方面的选择范围越来越大。能否根据自己的生理及健康特点来选择有利于健康的食品，主要受到个人营养学知识的影响。因此，依靠广泛的健康教育和社会参与，普及与人们健康密切相关的营养知识，帮助人们树立合理营养和平衡膳食观念，积极引导食品的健康消费，对于提高国民营养水平非常关键，也是促进个人健康的重要社会卫生措施。由卫生部疾病预防控制局等启动的"全民健康生活方式行动"始于 2007 年，旨在传播健康知识和促进居民健康。2017 年 4 月，由国家卫生计生委等五部门共同制定了《全民健康生活方式行动方案（2017—2025 年）》，提出深入开展"三减三健"（减盐、减油、减糖，健康口腔、健康体重、健康骨骼）、适量运动、控烟限酒和心理健康等 4 个专项活动，积极营造健康支持性环境，科学传播健康知识，广泛传授健康技能，为提高全民健康意识，普及健康生活方式技能，促进健康生活方式的养成提供指导。

第三节　社会发展因素与健康

社会发展以人为中心，人是社会发展的最终目标，在现代社会，社会制度、社会关系、社会支持等社会发展因素无一不对人类健康产生深刻影响，尤其是社会资本这一社会发展的重要推动因素，其构成要素备受关注。本节主要探讨和健康关系密切的社会发展因素对健康的作用。

一、衡量社会发展的指标

社会发展指标是主要描述和反映社会发展状况，比较和评价社会进步与否及进步程度的重要尺度，是监测、预报和揭示社会发展过程中存在的各种问题的有效手段。

（一）国内生产总值

国内生产总值（GDP）一直被作为衡量社会经济发展的核心指标，是指一个国家或地区的经济在一定时期内（通常是 1 年），所生产出的全部最终产品和劳务以货币形式表现的价值总量，人均 GDP 作为相应的人均量指标更多地应用于不同国家或地区的对比。然而 GDP 仅是从经济角度看待社会发展，而忽视了资源、环境、分配与公平等问题，因此仅用 GDP 衡量社会发展具有一定局限性。

（二）社会和人口统计指标体系

社会和人口统计指标体系（system of society and demographic statistics，SSDS）是以社会、经济、生态为基点，以人的生命周期为主线，将人们从出生到死亡的整个生命过程的主要活动联系起来，通过对生命周期各个阶段具体情况的描述和分析来评价整个社会发展水平的变化趋势的系列指标。

（三）人类发展指数

人类发展指数（human development index，HDI）是由联合国开发计划署提出，由人均预期寿命、教育和收入三个维度构成的综合分析指标，主要衡量经济发展水平以及经济政策对生活质量的影响。

$$HDI = \sqrt[3]{人均预期寿命指数 \times 教育指数 \times 收入指数}$$

HDI 指数范围为 0～1，越接近 1 说明经济和社会发展程度越高，我国在 2020 年 HDI 指数为0.761，排在全世界第 85 位，相较于 1990 年的 HDI 指数提高了 2.73%。

（四）物质生活质量指数

物质生活质量指数（physical quality of life index，PQLI）是衡量一个国家或地区居民的营养、卫生保健和教育水平的综合指标，突出强调了卫生与教育的质量在经济、社会发展中的作用，弥补了仅用 GDP 指标的不足,能较好地反映社会人口的福利状况。

$$PQLI = \frac{婴儿死亡率指数 + 1\ 岁的人均预期寿命指数 + 识字率指数}{3}$$

如 1970—1975 年间,阿联酋人均 GDP 位居世界第一,但 PQLI 值却居全球第 70 位,说明了该国卫生和教育的发展与经济发展脱节,社会整体发展策略不当。

(五)美国社会健康协会指标

美国社会健康协会指标(American social health association,ASHA)是由美国社会健康协会提出的指标,可以综合衡量社会发展的水平,也是评价人口健康状况的重要指标。

$$ASHA = \frac{成人识字率 \times 就业率 \times 人均国民生产总值增长率 \times 人均预期寿命}{出生率 \times 婴儿死亡率}$$

二、社会制度与健康

(一)社会制度的含义

社会制度是指在一定历史条件下形成的社会关系和社会活动的规范体系,有三层含义:第一,指社会形态,如封建主义制度、社会主义制度等,反映了人类社会的不同发展阶段和不同性质,是广义上的社会制度。第二,指各种具体的社会制度,如政治制度、经济制度、法律制度等,这是社会制度最基本的内容,是一般意义上的社会制度。第三,指各种社会组织的管理制度,如财务制度、考勤制度等,这是由部门制订的社会事务的行动规范和办事程序,是狭义上的社会制度。各个国家或地区间的健康差异往往与其政治、经济等宏观社会制度(广义及一般意义上)有着不同程度的联系,宏观社会制度可以对人群健康产生深远的影响。

(二)社会制度对人群健康影响的特性

1. 普遍性和稳定性 每个国家、民族或地区均各有其社会制度,这些制度直接或间接地影响着其中生存的每一个人的健康。社会制度一经建立就具有一定的稳定性,其对人群健康的影响是缓慢而持久的。

2. 变迁性 一种社会制度建立后虽会延续一定时间,但随着社会的发展,又处于不断的动态变化过程中,从而带来不同时期卫生工作的重点、策略方针和政策等方面的不同,进而影响到人们的健康。

3. 强制性 社会制度会不同程度地对社会成员产生约束,要求社会成员共同遵守,社会制度的强制性对健康的影响体现在如国家的传染病防治法、禁止酒后驾车、强制性戒毒等。

(三)社会制度影响健康的主要途径

社会制度主要通过以下几方面影响人类健康。

1. 社会分配制度对健康的影响 人们所创造的社会财富能否得到合理分配取决于社会制度,如果没有建立起与社会发展相适应的公平公正的分配制度,造成社会贫富分化,那么健康不平等的问题就在所难免。在分配制度比较公平、收入差距较小的社会中,人群的死亡率更低,人均预期寿命则更高。

2. 社会制度对卫生政策的决定作用 社会制度决定着社会卫生方针和政策,其中政治制度作为实施、发展和巩固经济、法律、卫生等一切制度和政策的根本保证,其影响最广泛和深远。中华人民共和国成立后,我国政府制定了正确的卫生方针,使国民医药卫生条件大为改善。改革开放以来,我国不断完善国家基本公共卫生制度、强化医疗服务制度、创新医疗保障制度、健全药品保障供应制度,有效地提高了国民的健康水平。

3. 社会制度对行为的影响 社会制度作为一种社会规范体系对人们的行为具有广泛的导向和调适作用。社会成员间价值观、理想、利益和性格特征的差异使人们在行为上难免会发生冲突。但是,社会生活的正常运转需要人们有一定的生活秩序,而这种秩序要基于一定的社会规范才能形成,社会规范通过提倡文明健康的行为和禁止、减少不良行为,保持和促进着社会的和谐稳定。

三、社会关系与健康

社会关系是指人们在共同的社会生产和生活实践中所形成的一切关系的总称。每个个体总是生活在由一定社会关系连接而成的社会群体之中,其中包括家庭亲属、社区邻里、学校同学以及工作或生活中形成的同事或朋友关系等群体,这些基本社会群体共同构成社会网络,人们在其中的相互关系是否和谐,不仅是重要的健康影响因素,也是人们维持健康的基础和前提。

(一)社会支持与健康

社会支持(social support)是指一个人从社会网络中获得的情感、物质和生活上的帮助。关于社会支持与健康及寿命关系的研究,最初是美国学者伯克于1979年对4 700人进行的长达9年的追踪调查,他通过比较分析人们社会关系的广度和质量及其与寿命的联系后发现:不论性别和年龄,社会关系越广泛则死亡率越低。社会支持系统主要由人际关系、社会网络和社会凝聚力等要素构成。

1. 人际关系　指在人际交往基础上结成的人与人之间的相互关系,主要表现为心理上的关系和距离,如亲近、友好,或疏远、敌对等。WHO倡导"良好的个人,良好的处事能力和良好的人际关系"。人际关系是一个人心理素质水平的集中体现,也是衡量心理健康水平的重要标志之一。不同的人际关系使人获得的情感体验不同,处于融洽的关系中人会感到轻松愉快,并为获得其他社会支持奠定了基础;而关系消极紧张则会让人心境不佳,进而引起应激反应,长此以往终将导致健康受损和疾病的产生。因此,一个人的人际关系如何,不仅事关其工作成败,还关乎其身心健康。Stafford和McCarthy研究发现,生活在具有良好邻里关系社区环境的个体,会更有安全感、归属感、自豪感,并能获得更多的社会帮助。

2. 社会网络　指通过各种社会关系联系起来的一群人或者指将界定的一些人连接起来的特定的关系。社会网络的内涵十分广泛,涵盖了个体、群体、国家三者之间的相互关系。人们在相互交往中形成各自的社会网络,并且成为获得社会支持的主要途径和来源。处于网络中的个体受社会网络影响的大小主要取决于网络的规模、网络的紧密程度和同质性、个体在社会网络中的地位等。研究表明,社会成员如能从社会网络中获得情感、物质和生活上的帮助,在一定程度上对身心健康尤其是对心理健康非常有利。特别是紧密度高、异质性低、好关系多的"核心网络"对人群身心健康有着积极影响。

3. 社会凝聚力　是指社会共同体及其成员在观念、行动方面显示出来的一致性和协同性。它既是社会公众趋同的精神心理过程,又是社会建制进行社会动员与社会整合的一项基本功能。社会凝聚力虽然比较抽象,但在社会生活中,它是社会支持的决定力量。社会凝聚力的测量与评价,常用一定人口中拥有社会志愿者的数量作为评价指标。

研究表明,社会支持系统对不安、忧郁、孤独感、无力感和工作紧张感及各种精神疾病、慢性疾病、癌症等的患病率和死亡率有直接或间接的影响,与幸福感、生存价值、生活质量等有密切关系,尤其对重病患者或严重精神忧郁的患者,社会支持系统本身就是治疗手段,对临床治疗效果有显著促进作用。

(二)家庭状况与健康

家庭是社会的细胞,是以婚姻和血缘关系为基础建立起来的一种社会生活的基本单位。家庭的结构、功能及家庭关系对其成员的身心健康均有着重要影响。

1. 家庭结构与健康　家庭结构主要是指家庭的人口构成。在我国,随着都市化和工业化的发展,扩大家庭日趋稀少,以父母和未成年子女所组成的核心家庭成为城乡家庭的主要形式,但由于离婚、丧偶及丧失亲人造成家庭结构的破坏以及代际分离和家庭观念的变化,现代社会还出现了诸如单亲家庭、空巢家庭、同居或丁克家庭、独居家庭等多种家庭形式。家庭规模的缩小和家庭结构的缺陷都给健康带来不利影响,主要是造成资源缺乏使得家庭为其成员提供躯体和精神照顾的能力下降,削弱了家庭成员应对紧张事件的能力,尤其是儿童和老年人。

2. 家庭功能与健康　健康的家庭具备生育与教育、生产与消费、赡养、休息和娱乐等社会功能。尤其是对子代的孕育和社会化是家庭最显著的功能,任何机构都无法取代。家庭功能健全对其成员健康有着广泛的益处:如履行优生优育,提高人口质量;奠定经济基础、合理安排闲暇和物质消费,减少病患等;悉心关怀与照料老幼等脆弱人群,维护其身心健康。家庭功能失调通过破坏提供物质及文化生活的微环境对人们健康产生不良影响。例如,在我国的城市化进程中,由于来自双亲原有照护功能的减弱或消失,农村留守儿童的生存与发展引起社会广泛关注;而伴随着老龄化,由于传统大家庭所特有的某些重要功能的丧失,使一些依靠家庭养老的老年人由于缺乏物质和精神支持,出现诸多健康问题。

3. 家庭关系与健康　每个人都隶属于其家庭,家庭成员之间的关系是一个人最基本的社会关系,如夫妻关系、亲子关系、兄弟姐妹关系等。家庭关系对其中每一个成员都有重大影响。家庭关系良好、家庭氛围和谐,有利于其成员生理、心理调节控制处于稳定状态,成为保障人们身心健康的强大动力。家庭关系的失调常与争吵、谩骂、家庭暴力、虐待老人等恶劣的家庭生活环境相伴,主要表现为夫妻失和、亲子紧张等,其中夫妻关系是支撑婚姻和一切家庭关系的基础,夫妻关系一旦失调,将会对自身及其他家庭成员特别是子女的身心健康造成严重后果,甚至形成人格障碍。

(三)职业状态与健康

1. 职业与健康　职业倦怠(burnout)最早由 Freudenberger 于 1974 年提出,他认为职业倦怠是一种最容易在助人行业中出现的情绪性耗竭的症状。一般认为,这是个体不能顺利应对工作压力时的一种极端反应,是个体伴随于长期压力体验下而产生的情感、态度和行为的衰竭状态。现代职场中,由于激烈的竞争和复杂的人际关系,职业倦怠现象相当普遍,长期体验者容易出现疲劳、头痛、失眠、记忆力减退、食欲下降、注意力不集中、烦躁易怒、抵抗力下降、易患病等状况。常伴随焦虑、抑郁、自卑等消极情绪。这些都对个体的身心健康危害很大,甚至影响工作状态乃至家庭关系,降低他们的自我评价以及幸福感。为维护和促进职业人群的健康,应及早地识别这种体验,进行适当调整。

2. 失业与健康　失业(或下岗)可以作为反映人们物质生活条件的指标。失业在西方社会是一种常态,也是我国工业化进程中的一个突出社会问题。失业不仅意味着人们的物质条件恶化,而且伴随着长期或短期的社会角色和功能的丧失,更带来人们在环境与心理上的不适应。研究证实,失业经历对人们精神和躯体健康均有消极影响,且这种影响与收入及财富无关。与从业者相比,失业者慢性病患病率及负性事件发生率更高;失业不仅会影响即期收入,还会通过健康的恶化影响劳动者及其家庭的人力资本,从而对家庭的长期收入造成影响,使贫困出现恶性循环。汪宏和大卫·A. 金迪格(David A. Kindig)等人研究发现在人口统计学和社会经济地位指标中,就业状况是健康相关生活质量最重要的潜在决定因素。

3. 退休与健康　退休有利于保持工作人员的效率和缓解失业率高的社会矛盾。退休是人生的重要里程碑,从此人们卸去工作重任,开始自由享受生活,理论上讲健康应该得到改善;但退休意味着重大角色变换,伴随着自我价值感的降低和权力地位的丧失,还有可能通过心理的不适应进而影响到躯体健康。研究表明:提早退休相对按法定年龄退休人群而言,对健康的潜在影响更大,晚退休不仅有助于推迟阿尔茨海默病的发病,且寿命更长;而身体健康、精力充沛的退休者在重返工作后也更有愉悦和满足感,尤其是高阶层人群,其职业有着超越谋生以外的意义,如实现人生价值、获得精神满足等。为了实现健康老龄化的目标,提高人群整体健康水平,退休人群的需求应该得到社会的更多关注。

四、社会人口与健康

在一定的生产力发展水平下,人口的数量、质量、结构、流动和发展速度等决定着人们的生活条件和保健状况,从而构成影响健康的一个重要因素。

(一)人口规模与健康

人口和经济的协调发展是社会发展的重要前提,否则会给双方都带来不利影响。目前,“人口过剩”已成为全球性的重大社会问题,根据世界银行数据,2020 年全球总人口已突破 77 亿。过快的人口增长以及“人口过剩”,将耗尽经济赖以增长的资源,并最终通过制约社会经济和卫生事业的可持续发展对人群健康产生重要影响。主要体现在以下几个方面。

1. 影响生活质量 在世界上一些地区,由于人口增长速度过快,导致人们平均消费水平下降,加上失业人员增加,大批居民营养缺乏,“房荒”和不合标准住房率上升,社会卫生条件恶化,生活质量下降,患病率和死亡率增高。

2. 影响人口质量 人口经济学家估计,社会人口每增长 1%,资产投资必须增加 3% 才能使整个人群生活及卫生教育标准与原有水平持平。人口增长过快,使社会财富主要用于解决人们的温饱问题,而对教育和医疗保健则很难有更多的投入,人们的身心健康及人口质量都将难有保障。

3. 影响环境质量 过多人口的生产和消费活动,对自然界的干预将形成空前的规模,导致自然环境发生巨大变化,如地表结构的变化,生物圈的变化等;同时,其中产生的大量的各种废弃物不断地进入环境,已经超越了生态系统的自解能力。由此引致环境质量的下降,不仅影响人类的健康,而且严重阻碍社会生产的可持续发展。

(二)人口结构与健康

人口结构主要是指人口的年龄、性别、婚姻、职业等特征分布,其中与健康较为密切的是年龄和性别结构。

1. 年龄结构 年龄结构是指不同年龄组人口在总人口中所占的比例。衡量人口年龄结构的指标主要有老年人口系数(老年人口数 / 总人口数 ×100%)和儿童少年人口系数(15 岁以下儿童少年人口数 / 总人口数 ×100%)。儿童少年与老年人是非劳动人口,这两部分人口所占比例大,其结果是使劳动人口的平均赡养负担加重,消费人口的增加大于经济增长的发展速度,造成人口的相对生活水平下降,不利于人们维护健康。

联合国规定发展中国家和地区 60 岁及以上人口或者发达国家和地区 65 岁及以上人口为老年人口,60 岁及以上人口超过 10% 或者 65 岁及以上人口超过 7% 为老年型社会。目前,在人口方面,人类在面临数量增长过快压力的同时,人口老龄化及其应对是另一个全球性的话题,西方发达国家已经步入成熟的老龄社会,但在发展中国家,老龄化进程正在加速。据第七次全国人口普查结果显示,我国 60 岁及以上人口达 2.6 亿,占总人口的 18.70%,65 岁及以上人口占总人口的 13.50%,我国已基本步入深度老龄化社会。老年人口患病率高,卫生资源消耗量大,对社会经济和医疗卫生事业的发展都是严峻的挑战,因此有效解决人口老龄化背景下老年人口的医疗保健需求和医疗保障等问题已刻不容缓。

2. 性别结构 人口的性别结构是指男、女性人口在总人口中所占的比例。通常用性别比来评价人口性别结构是否平衡,即女性人口数为 100 时所对应的男性人口数(男性人口数 / 女性人口数 ×100)。

其中出生人口性别比最为重要,是其他年龄人口性别比的基础,对总人口性别构成起着根本性影响。由于女性人均预期寿命略高于男性,出生性别比一般略大于100,国际上公认的正常范围为103~107,从人类生物学特点分析,出生性别比能保持自然平衡。性别比失调是传统价值观念、战争、社会生产及不适当医疗保健措施等因素综合作用的结果。性别比平衡直接影响到婚配率和妇女生育率,进而影响到人口再生产,是社会安定的基础因素之一。因此,保持合理的人口性别结构是维持人类健康的重要基础。我国第七次全国人口普查中男女性别比为105。

除年龄结构和性别结构外,人口金字塔是研究人口结构非常有用的工具,它综合反映人口的年龄和性别分布,可以有效展现当前、过去以及未来的人口结构。人口金字塔不仅能够显示一个社会人口结构是偏年轻还是偏老龄,且可以很好地展示出一个社会的经济发展、医疗技术发展以及社会资源分布。

(三)人口素质与健康

人口素质的提高对健康促进的正效应是不容忽视的,尤其是在现代社会,公民素质正日益成为综合国力和国际竞争力的核心组成部分。

1. 身体素质 是指人的身体状况与健康水平,在人口学上常用健康状况、体力和精力状况、生命力和寿命来反映。身体素质是人口素质的自然条件和基础。

2. 文化素质 是指人们在文化方面具有的较为稳定的、内在的基本品质。不仅包括人们的科技和人文知识水平,更包括与这些知识相适应的能力、行为和情感等综合发展的质量、水平和个性特点。具有良好文化素质的人群生存能力强,从而享有更高的健康水平。

3. 思想道德素质 是指人们的道德认识和道德行为水平。提高公民思想道德素质有利于社会成员间建立良好的互助合作网络和信任关系,提高社会凝聚力,彼此享有更多的社会资源,有利于提高全人群整体健康水平。

(四)人口流动与健康

人口流动(population flow)是指人口在地理空间位置上的变动和社会阶层上的变动,是社会发展过程中经常发生和普遍存在的一种现象。改革开放以来,伴随着全球化、市场化、工业化和城镇化进程的加快以及人口流动政策的转变,我国流动人口规模快速增长。2000年,全国流动人口规模为1.21亿人,占全国人口的比重为9.6%;2010年流动人口为2.21亿人,占全国人口的比重为16.5%;2020年流动人口为3.76亿人,占全国人口的比重为26.6%。人口流动为促进我国经济繁荣作出了巨大的贡献,但当人口流动打破原有人口分布与资源和环境的动态平衡时,则会产生一系列特殊的社会卫生问题,给医疗卫生工作提出新的要求。我国流动人口以育龄青壮年的农民工为主体,其处于弱势地位的教育水平、劳动技能、生活条件、保健状态和维权意识等,导致该群体产生诸多新的健康问题,同时其庞大规模明显加大了文化教育和公共卫生工作的难度,尤其不利于传染病的控制与管理以及妇幼保健工作的开展;对户籍管理、劳动就业及社会保障等也造成巨大冲击,进而对整个社会人口的健康带来严重的负面影响。此外,旅游业的发展加速了人口流动,而旅游者中始终存在着传染病病原的携带者和急慢性传染病患者,可能成为多种新老传染病的传染源和导致疫区扩大的重要原因。

五、社会保障与健康

社会保障(social security),也称社会安全网(social safety net)。社会安全网在我国正式文件中首次出现是在"九五"计划中,泛指由政府主导形成的社会保障体系,旨在保护贫困人口、妇女、儿童、失业人口、残疾人和老年人等弱势群体。因此,社会保障是影响人群健康的重要因素。

(一)社会保障的概念

社会保障一词最早出现于美国1935年颁布的《社会保障法》,后得到世界各国的认同。但迄今为止,尚无完整统一的定义。遵照美国1999年出版的《社会工作词典》和国际劳工局的界定,对社会保障的含义可作如下概括：它是政府和社会为确保其成员的最基本生活需求，通过公民收入分配和再分配，为那些因各种原因而面临生活困难的人提供物质帮助和社会服务。

（二）社会保障的基本内容

根据1952年国际劳工组织大会通过的《社会保障最低标准公约》规定，现代社会保障主要包括九项内容，即医疗津贴、疾病津贴、失业津贴、老龄津贴、工伤津贴、家庭津贴、生育津贴、残疾津贴和遗属津贴等。实践中因各国国情和历史条件各异，对社会保障内容的规定及其具体范围的宽窄不尽相同。

从理论上来看，人们通常将以上九项内容归纳为以下四个方面。

1. 社会保险　社会保险是社会保障的核心内容。是以立法的形式，由国家、集体和个人三方共同筹集基金，确保公民在遇到生、老、病、死、伤、残、失业等风险时能获得基本生活需要和健康保障的一种社会保障制度。按照我国法律规定，社会保险项目分为社会养老保险、社会失业保险、社会医疗保险、工伤保险、女工生育保险等。社会保险与其他社会保障的根本区别在于筹资机制不同，即社会保险基金由国家、集体和个人三方共同筹集，而其他社会保障的资金来源主要是国家财政拨款。

2. 社会福利　广义的社会福利，是指国家为改善和提高全体社会成员的物质生活和精神生活所提供的福利津贴、福利设施和社会服务的总称，既包括社会保障制度，又包括政府举办的文化教育和医疗卫生事业、城市建筑（特别是住房）事业，以及各种服务事业等。狭义的社会福利，是指国家向老人、儿童、残疾人等社会中需要特殊照顾的人群提供必要的物质帮助或服务的一种社会制度，主要包括国家、企业和集体兴办的老人院、幼儿园、福利企业等。

3. 社会救济　是指国家和社会对收入在贫困线以下的公民或者因遭受灾害而致暂时生活困难的公民提供无偿物质帮助的一种社会保障制度。从其性质来说，包括救济和救灾；从其形式来说，包括现金救济和实物救济。其资金主要来源于国家财政拨款和社会捐赠，维持最低水平的基本生活是社会救济制度的基本特征。从历史发展来看，社会救济先于社会保险。

4. 社会优抚和安置　是国家和社会对从事特殊工作者及其家属，如军人及其亲属予以优待、抚恤、安置的一项社会保障制度。在我国优抚安置的对象主要是烈军属、复员退伍军人、残疾军人及其家属；优抚安置的内容主要包括提供抚恤金、优待金、补助金，举办军人疗养院、光荣院，安置复员退伍军人等。其资金来源主要是国家预算拨款。

另外，社会服务，即社区内的各种公益性服务，也是整个社会保障制度中不可分割的组成部分。还有劳动保障，在社会弱势群体面临生活困境所招致的巨大压力时，为他们提供了一个有效的减压器，其建立客观上有利于维护人们的健康。

（三）医疗保障与健康

医疗保障制度（health care system）指一个国家或地区为解决居民的防病、治病问题，筹集、分配和支付医疗卫生费用及提供卫生服务的综合性制度，是现代社会保障制度的重要组成部分。它关系到人群是否能得到足够的医疗卫生服务，是决定"人人享有基本卫生保健"目标能否实现的关键。

1. 医疗保障制度的基本类型　作为社会保障系统的子系统，医疗保障制度的功能是解决公众面临的疾病和意外伤害等带来的风险。国际上大致有三种基本模式，即以英国为代表的国家医疗保险模式、以德国为代表的社会医疗保险模式和以美国为代表的商业医疗保险模式。而针对医疗保障制度的具体分类比较经典的做法是依据医疗保健费用负担形式的不同而分为自费医疗、公费医疗和集资医疗三种类型，这也是我国常用的分类方法。医疗保障制度由于受到社会、经济、文化、卫生保健发展以及传统价值观等因素的影响，世界各国各具特色且往往呈现以某一种为主体、多种并存的状态。不同的医疗保障制度由于卫生经费负担或筹集、分配和使用方式不同，对医疗卫生服务组织、管理和实施的影响及保护人群健康的效果也存在明显的差别。

2．我国的医疗保障制度　中华人民共和国成立后我国卫生事业取得举世瞩目的成绩，医疗保障制度曾得到世界各国高度评价。但随着国家经济体制改革的深入，医疗保障方面也出现了一些亟待解决的问题，如国家财政负担居高不下、个人和企业支付的医疗费用持续增长、制度设计缺乏公平性、效率停滞不前等，以致在 2000 年 WHO 对各国医疗保障制度筹资的公平性、民众健康水平和满意度等进行评价时，中国的综合排名位居第 144 位。为与社会经济发展和国民日益增长的健康需求相适应，我国政府对医疗保障制度进行了深入改革，经过重新设计，正在逐步建立和完善基本卫生保健制度与多层次的医疗保险制度相衔接的、覆盖城乡居民的、符合我国国情的医疗保障体系。目前该体系是以基本医疗保险和城乡医疗救助为主体，还包括其他多种形式的补充医疗保险和商业健康保险。基本医疗保险由城镇职工基本医疗保险、城镇居民基本医疗保险构成，分别从制度上实现了职工、非职工的全面覆盖，同时对于无收入、低收入的群体也给予了相应的医疗救助。截至 2020 年年底，超过 13.6 亿的城乡居民参加基本医疗保险，覆盖率稳定在 97% 以上。我国已形成世界上最大的医疗保障网，将对切实解决因病致贫、因病返贫问题，维护和提高国民整体健康水平发挥巨大作用。

六、科技与健康

（一）科技进步影响健康的途径

科学技术对健康的影响，一方面是通过促进社会发展，优化人类的生存环境和提高人们的生存质量；另一方面是为医学发展提供理论基础和先进技术手段。近百年来，自然科学技术成就在医学领域的广泛应用，特别是现代高新科技在生育支持及生殖健康、公共卫生与医疗网络、医学研究与健康促进等领域的应用，使得医学得到迅猛发展，基因工程、干细胞移植、介入手术、试管婴儿等技术的应用，解决了很多以往无法解决的健康难题。但也要看到科技是把双刃剑，它在促进健康发展的同时，也存在着许多负面影响。因此，只有合理运用科学技术才能使其为促进健康服务。

（二）科技进步对健康的正面影响

1．提高临床诊疗水平　自然科学技术成就应用于医学领域，常会引起医学革命，尤其是现代科技的应用。高科技医疗仪器设备的出现为诊疗疾病提供了有效的手段，如 B 超、CT、磁共振等带来了医学影像革命，伴随着激光、光导纤维、新能源、新材料的出现，使人们能更清晰地观察人体生理的动态变化，使许多疾病的早发现、早诊断成为可能，疑难疾病的诊疗水平大为提高。正处于发展中的生命科学技术（如基因工程、生殖工程技术）和纳米技术等在医学中的应用，也势必对疾病的早预防、早诊治和早康复以及提高生命质量起到不可估量的作用。

2．提高医学技术整体水平　现代计算机技术在医学中的广泛应用及其与各种医学技术的结合，推动了医学技术各方面的飞跃，也为智能化医疗服务提供了技术支持。包括自动检测分析处理系统、医学图像处理系统、计算机辅助诊疗系统、医学情报检索系统和医院信息系统等的形成与完善，为提高医学技术整体水平和医药卫生工作效率提供了有力手段。

3．发展卫生信息高速公路　借助现代网络通信技术和信息科学的发展成果建立起来的信息高速公路在卫生领域的应用，推进了卫生信息化进程，有助于提高卫生服务的质量和效率，节省卫生资源。美国等发达国家都把医疗卫生现代化作为信息高速公路领域的重要组成部分。基于互联网，医务人员可以了解最新的医药发展动态，患者可以了解有关疾病信息，购买非处方药，基层医院可以通过互联网邀请上级医院的专家对患者进行会诊；医疗机构实时的数据图像交互，使患者在住所附近的医院就能得到应有的治疗，减少因延迟诊治而导致病情恶化的危险；借助智能可穿戴设备，患者在家就能得到实时健康监测和预警。网上预约分诊、检查检验结果共享互认、全国联网和异地就医实时结算等，以人为本地满足了人民群众的健康需求。医疗大数据为打造健康中国、全面建成小康社会和实现中华民族伟大复兴的中国梦提供了有力支撑。

（三）科技进步对健康的负面影响

生产和生活过程中，科学技术的应用使人们过多地干预自然，造成生存环境失调，带来新的有害因素，如农药的使用提高了农作物的产量，但其分解对人类形成了慢性毒害；核能源的利用在解决能源危机的同时，核污染又成为威胁人类健康的祸根。在医疗卫生领域，高科技应用于诊疗活动，提高诊断和治疗疾病准确性的同时，在某种程度上阻隔了医患之间的交流，物化了医患关系。高科技在医疗领域的应用使医疗成本也随之提高，导致检查和治疗费用的上涨，加重了患者的经济负担，也提升了患者对疾病治愈的期望值。但临床诊疗中存在许多不确定因素，高科技的使用并不能完全与疗效成正比，患者和家属的失望和心理落差容易引起医患矛盾。

七、城市化与健康

WHO 将 2010 年世界卫生日的主题定为"城市化与健康"，旨在引起人们对两者关系的密切关注。城市化（urbanization），又称城镇化、都市化，指人口由农村向城市转移，农村逐步演变成城市，城市数量增加或城市规模扩大的过程，是反映一个国家或地区文明与发展水平的重要标志。城市化是社会发展的必然趋势，表现为城市人口在社会总人口中的比例逐渐上升。目前发达国家城市化率已超过 80.0%，预计到 2050 年全球城市化率将达到 68.0%。我国城市化进程不断加速，2020 年城市化率达到 63.9%，逐步逼近中等收入国家平均水平。一方面，城市化使得城市人群的预期寿命延长，婴儿死亡率、孕产妇死亡率等降低；但另一方面，伴随着城市化而产生的水危机、环境污染、暴力与伤害、生活方式改变等，无时无刻不对城市人群的身心健康产生危害。

（一）城市化对健康的积极影响

城市化可以为居民提供更多的就业机会和较好的生活工作环境，提高收入水平，为接受良好的卫生服务提供了可能。我国的医疗水平和医保制度，在城市化进程中得到了较好的发展与完善；国家卫生城市创建、卫生环境整治等都为人民健康提供了有力的保障。城市化促使人们采取健康的生活方式，注重膳食营养均衡，注重通过运动强身健体。城市化促进健康教育的发展，人们接受教育的机会越来越多，受教育程度越高，越有利于获取更多的健康知识，采取更加健康的生活方式，消除或减少影响健康的危险因素。

（二）城市化对健康的消极影响

城市化为人们提供了现代科技、现代文明等种种好处，但人口高度密集、生活节奏紧张、交通拥堵、生活空间狭小及不良生活方式等，不仅使城市管理和规划面临新的挑战，同时也严重威胁人们的身心健康，主要表现在环境污染的加重、心理精神负荷加重以及城市特有的"现代病"的出现、交通意外伤害增加、人口老龄化进程加速和流动人口数量的显著增加等。

第四节　社会文化因素与健康

文化的影响力渗透社会生活的方方面面，不同的文化群体对生活目标和医疗保健有不同的理解，因而文化和健康的关系很密切。WHO 曾经指出，"一旦人们的生活水平达到或超过起码的需求，有条件决定生活资料的使用方式，文化因素对健康的作用就越来越重要了"。

一、文化的含义

（一）文化的概念

文化是人类社会与人类才智发达程度的重要标志，也是推动社会向前发展的重要动力。广义的文化,是指人类在社会历史发展过程中所创造的物质财富和精神财富的总和。狭义的文化即精神文化,指人类一切精神财富的总和,包括思想意识、观念形态、文学艺术、科学技术、风俗习惯、制度规范等。狭义文化的界定较为确切,社会医学主要从狭义的文化概念出发,研究文化对人群健康的影响。

（二）文化的类型

由于文化的多样性和复杂性,很难给出一个准确清晰的分类标准,大致可分为智能文化、规范文化和思想文化三种类型(图 6-5)。各类文化影响人群健康的路径不尽相同,且互有交叉。智能文化包括科学技术、生产生活知识与技能等,主要通过改变人们的生活环境和劳动条件作用于人群健康;规范文化包括社会制度、法律规范、风俗习惯、伦理道德、教育等,主要通过支配人们的行为生活方式来影响人群健康;思想文化包括思想意识、观念形态、文学艺术等,主要通过影响人们的心理过程和精神生活作用于人群健康。此外,根据研究视角不同,还可以从亚文化、反文化和跨文化层面观察文化现象与健康的关系。

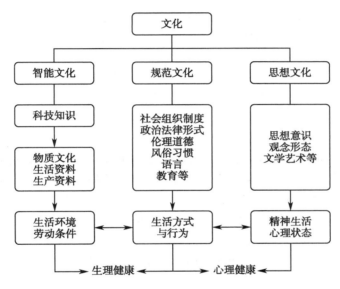

图 6-5　不同文化类型对人群健康的作用模式

（三）文化的特征

1. 历史继承性　文化是人类智慧的结晶,其产生和发展是人们世代努力和传承的结果。处于不同时代文化背景下的人们总是承前启后,基于总结和借鉴前人的经验和智慧,不断成就和创造出新的文化,从而推动社会向前迈进。

2. 规范性　文化是人们生活楷模和特征的体现。人们总是生活在一定文化模式之中,并深受其制约。尽管文化在地区间、民族间、国家间存有差别,但身处其中的个体或群体都必须面对现存文化环境。

3. 渗透性　不同文化间会相互影响和传播,文化渗透主要通过人们相互学习和交往实现,其中传播媒介影响着文化传播与渗透的速度及广度。

4. 趋同性　处在相同的自然环境和生产力水平之下的人们,因长期共同生活,其体质、性格、习惯、思想等会趋于一致,从而形成共同的民族素质,产生共同的民族文化,并因此而与其他社会、民族和群体存在明显的不同。

5. 多元性　不同国家和地区存在着较大的文化差异,同一国家或地区也会存在不同的亚文化群体,并表现出在价值取向、行为规范等方面的差异。

二、文化影响健康的特点

文化因素作为社会因素的重要组成,除具备社会因素作用于健康的一般特点外,同时还表现出其自身特性。认识文化影响健康的特点有利于从不同视角和层面了解文化对健康的影响。

(一)无形性

文化所包含的价值观念、理想信念、行为准则、思维习惯是以群体心理定势及氛围存在的,对人们行为产生着无形的潜移默化的影响,进而影响健康。

(二)本源性

任何健康问题都有其文化根源,尤其是人们的价值取向和健康取向在影响人们的健康观、行为生活方式的过程中,对健康产生巨大的本源性影响。

(三)软约束性

文化对健康的影响不是通过强制性的条文或规定来实现,而是利用人们约定俗成的价值观念、行为规范统一人们的行为,用一种强大的、无形的群体意识教化人们。文化对健康的软约束表现在文化不是通过硬性的、强制性的条文或规定实现对健康的影响,而是促使人们形成思维定式,自发地通过行动加以实现。

(四)稳定性

即文化保守性(惰性),是每种文化在发展过程中的惯性作用。文化积淀越深,稳定性越强。文化对人们健康观念的影响一经产生并世代相沿,就相对稳定下来,不容易改变。

(五)民族性

不同的民族具有不同的文化环境,当个体跨越不同的文化环境时,如对文化差异不适应会引致文化休克,从而对健康产生不良影响。评估文化因素对健康的影响必须要充分考虑文化的地区或民族差异。同时各民族对健康和疾病的认识以及获得健康的方式手段取决于他们各自的文化背景和由文化决定的价值观,因此强调对文化的理解和尊重对改善各地医疗保健也十分关键。

三、各种文化现象对健康的影响

文化的特征决定了它对健康的影响具有广泛性和持久性。文化诸现象对健康的影响涵盖的是整个人群,其广泛程度远远大于生物和自然因素,而且文化作为精神物质影响人的思想意识、行为、观念,这种影响及作用一旦发生,将持续于人类整个生命过程中,甚至几代人或更长时间。文化影响人们对健康的认识,文化营造人们健康生活与工作的环境,文化决定人们健康行为的选择。

(一)教育对健康的影响

教育本身作为一种社会文化现象,同时又是文化传播的重要方式,是人类社会生产生活经验得以继承发扬的关键环节。在现代社会,人的生命过程中教育的作用时时处处都在发生。教育属于一种规范文化,具有两种职能:一是按社会需要传授知识,即对人的智能规范;二是传播社会准则,即对人的行为规范。成功的教育使人能承诺一定的社会角色并有能力执行角色功能;而失败的教育将导致人的角色承诺障碍及角色功能障碍,即人的社会功能不全,而这正是不健康生存的重要表现。

1. 教育与人的社会化　社会化是指人从一个自然人转化为一个能够适应一定社会环境、履行一定社会角色的功能的社会人的过程。教育是实现人的社会化的主要手段。社会化的内容非常广泛,凡是社会生活所必需的知识、技能、行为模式、思想观念等都包含在内,其中与健康关系最直接的就是生活技能的掌握,而后者主要是通过消费结构和闲暇时间的安排来体现的。随着社会的进步和发展,生产技术、生活方式、行为规范乃至社会生活的每个细节都处于不断变化之中,这就要求即便是完成了初始社会化的人们,面对当今飞速发展的社会,也要不断调适自己的行为模式,学习掌握新的生产和生活技能,只有这样才能成为拥有健康生活的现代社会人。因此,人的社会化贯穿于生命的全过程,并且社会发展越快,人的社会化范围越广、程度越深,教育对人的生存影响就愈加明显。

2. 受教育程度与健康   文化的内涵远大于教育,但受教育程度时常作为文化的代名词,这表明教育因素的重要性。许多研究证明,在经济水平比较一致的情况下,受教育程度不同,人们所呈现的健康效果也不同。《2018 年全国第六次卫生服务统计调查报告》显示,受教育时间越长的个体越有可能接触到更多的健康相关知识,从而有助于他们采取促进健康的行为(表 6-6)。美国持续长达 26 年的研究显示:受教育程度和死亡率或发病率之间存在等级关系,死亡率水平在接受过大学教育的人群中显著低于接受过高中以下教育人群。美国居民的死亡率呈现逐年下降的趋势,在受教育更高的人群中其下降幅度最大。

表 6-6   2018 年我国居民受教育程度与部分卫生指标   单位: %

卫生指标	未上过学	小学	初中	高中/中技	中专	大专	大学以上
两周患病率	52.9(48.4)	48.0(42.0)	37.3(30.2)	30.9(26.6)	29.7(22.5)	21.6(17.9)	19.3(16.5)
两周就诊率	42.8(37.6)	36.0(31.7)	24.6(22.1)	20.2(18.4)	19.1(15.4)	13.9(12.4)	12.6(11.6)
住院率	21.8(22.7)	18.8(19.2)	13.7(13.1)	11.1(11.2)	14.0(14.7)	10.4(10.7)	10.5(7.3)
慢性病患病率	54.7(50.8)	47.2(42.5)	35.6(28.2)	29.2(24.4)	27.8(19.0)	18.4(13.6)	14.6(11.3)

注: 括号外数值代表城市居民,括号内数值代表农村居民。

教育影响健康的途径主要有:首先,教育影响人们对生活方式的选择;其次,教育影响人们对疾病的感知、对卫生服务的利用和对健康的投资;再次,教育影响人们养育子代的方式;最后,教育可以通过影响收入、获取物质资源与舒适工作以及社会凝聚力等其他社会因素影响人群健康。

(二)风俗习惯对健康的影响

风俗习惯是指人们在长期的共同生活中,逐步形成的约定与规则。作为规范文化的风俗习惯与人们日常生活密切相连,贯穿于衣、食、住、行、娱乐等各个生活环节,强烈制约着人们的行为,对人群健康有着潜在的影响。

一般来说,风俗习惯对人群健康影响比较复杂,有些风俗习惯会对健康带来积极影响,但也有些风俗习惯会对健康带来不利影响。如中国人饮开水的习惯,可能避免了由于饮水不卫生带来的健康危害;日本人素有食河豚的习俗,致使每年有成百上千的人死于河豚中毒。沿海居民有食生鱼或半生鱼的习惯,因而华支睾吸虫病发病率高;如有生食鲜嫩毛蚶习惯的地区容易导致甲型肝炎暴发流行;某些地区食管癌高发与当地居民喜吃含较高亚硝胺的腌渍酸菜的习惯有关。

探讨风俗习惯与健康的关系,旨在帮助人们认清风俗习惯对健康的不良影响,进而采取法律、行政和教育等综合措施,有的放矢地开展健康教育,促使人们自觉移风易俗,以维护和促进人群健康。

(三)非主流文化对健康的影响

非主流文化是与主流文化相对而言的文化。所谓主流文化是指在一定时期、在一定的族群范围内,人们共同奉行的占据统治地位的文化,是被大多数人认同的价值观和采取的行为方式;所谓非主流文化,是泛指主流文化之外的各种文化价值观和行为方式。非主流文化往往具有个性化、边缘化倾向,因而具有一定的"民间"色彩。非主流文化主要有亚文化和反文化等形式。

1. 亚文化（subculture） 是指某一文化群体所属次级群体的成员共有的独特信念、价值观和生活习惯，是非全社会性的思想文化的泛称。每一亚文化都会坚持其所在的更大社会群体中大多数主要的文化信念、价值观和行为模式。同时，每一文化都包含着能为其成员提供更为具体的认同感和社会化的较小的亚文化。一些亚文化，如文身等，不仅使人承受身体痛苦，且为疾病的传播和流行提供了途径；影视、杂志等传播亚文化对青少年的人生观、价值观、心理和生理卫生产生着十分重要的影响。先进文明的亚文化可以促进人们的身心健康，落后腐朽的亚文化则使人堕落，严重损害身心健康。

2. 反文化（counter culture） 是指人们对现存社会思想文化持敌对态度的某些思想行为，常常是某些对现实不满的人的心理爆发，因此会对社会产生强烈的影响。反文化往往以批判、否定，甚至以打倒、摧毁为取向来切入文化本体。但高品位的反文化不同于一般的反文化概念，它是对文化在演进过程中所产生的腐质、所显示的负价值进行清除和匡正，往往比正文化具有更高的理性、悟性，能产生出比正文化更高的文明效应和文明价值。

伴随着改革开放和市场经济的发展，我国社会文化有多元化发展的趋势。社会主义文化的演进、各类亚文化的兴起以及各类新文化的出现，易使社会成员产生一系列的文化冲突，导致价值判断的困惑。面对社会文化多元化的选择困境，我们更需要坚定社会主义文化自信，主动用先进科学文化武装头脑，自觉抵制消极腐朽文化的侵蚀，为社会的整体健康保驾护航。

思考题

1. 为什么说社会制度是影响健康的重要制度？
2. 试述社会经济与健康之间的相互作用和影响。
3. 文化的内涵是什么？社会文化对健康的影响体现在哪些方面？
4. 围绕本章内容，谈谈如何理解社会因素与健康的关系。

（杨　佳）

第七章　心理、行为生活方式与健康

人的生物属性、社会属性与心理属性是相互联系、相互依存的。作为社会属性的行为生活方式不仅受生物属性的影响，也受心理属性的指引。同时，人的心理属性，又会受到生物属性和社会属性的影响和制约。心理是人们对客观物质世界的主观反映，其内在表现形式是心理现象，行为是心理的外在表现，而生活方式则是连续性的行为。其中心理、行为的研究更侧重于人的心理属性，而生活方式的研究则更侧重于人的社会属性。因此，将心理学知识、生物医学知识与社会医学知识结合起来，才能从整体上理解人的健康。

第一节　心理因素与健康

一、概　　述

心理健康是健康的重要组成部分，关系到广大人民群众的福祉及社会的和谐发展。随着现代化进程的加快，人们的生活、工作压力不断加剧，个体心理问题及其引发的社会问题日益凸显。2018年中国疾病预防控制中心数据显示，我国各类精神障碍患者人数已达1亿人以上，其中严重精神障碍患者超过1 600万人。心理健康问题不仅影响心理状态，也与心身疾病的发生密切相关。加强心理健康促进，有助于改善人们的心理健康水平、提高人们的幸福感、促进人际和谐和社会稳定。国务院印发《关于实施健康中国行动的意见》、健康中国行动推进委员会发布《健康中国行动（2019—2030年）》，明确要求各机关、企事业单位、高校和其他用人单位把心理健康教育融入员工（学生）思想政治工作中，鼓励依托本单位党团、工会、人力资源部门、卫生室等设立心理健康辅导室并建立心理健康服务团队，或通过购买服务的形式，为员工（学生）提供健康宣传、心理评估、教育培训、咨询辅导等服务，传授情绪管理、压力管理等自我心理调适方法以及抑郁、焦虑等常见心理行为问题的识别方法，为其主动寻求心理健康服务创造条件。对处于特定时期、特定岗位，或经历特殊突发事件的人员及时提供援助。

（一）心理健康的概念

心理（psychology）是心理现象的简称，心理现象包括心理过程和人格，心理过程又可分为认知过程（cognitive process），情感过程（feeling process）和意志过程（will process），简称知、情、意。人格（personality）包括个性倾向性和个性心理特征。个性倾向性具有一定的稳定性和动力性的成分，包括需要、动机、信念、兴趣、人生理想与价值观等。个性心理特征是个体经常表现出来的本质的、稳定的心理特征，主要包括能力、气质和性格。能力是保证个体顺利完成行动方面的特征，气质体现了心理活动动力方面的特征。性格是核心，表现为人对客观事物的态度及与之相适应的行为方式方面的心理特征。知、情、意是否协调一致，人格是否相对稳定，是判断一个人心理是否正常的重要标准。

一般认为，心理健康是以积极的、有效的心理活动，平稳的、正常的心理状态，对当前和发展着的社会、自然环境以及自我内部环境的变化保持良好的适应能力，并由此不断地发展健全的人格，提高生活质量，保持旺盛的精力和愉快的情绪。

（二）心理健康的基本标准

心理健康对生理健康会产生重要影响，当心理长期处于不平衡状态时，正常的生理变化就会演变成病理变化，从而导致心身疾病。心理健康目前尚缺乏确切的衡量标准，常以"正常"和"异常"等方式表达。心理健康的"正常"和"异常"之间没有明确界限，是一个连续的过程。WHO提出心理健康的七条建议可作为心理健康的基本标准。

1. 智力正常 智力正常是人正常生活的基本心理条件，是心理健康的首要标准，是人对于外界事物、知识和技能的认识、领悟所作出反应的水平。

2. 情绪控制能力 人体健康与情绪关联密切，开朗乐观和心情舒畅可以使内脏器官健康地运转，增加对不良侵害的抵抗力。反之，忧郁、焦虑、烦躁不安等会造成内脏器官活动紊乱，导致疾病的发生。善于控制和协调情绪，保持良好心境有利于维持心理健康。

3. 人际关系和谐 和谐的人际关系是获得心理健康的重要途径。和谐的人际关系助力人们发展友谊，获得鼓励和支持，体现自身价值。紧张的人际关系，导致情绪的恶化，对身心产生不良的影响。

4. 良好的适应和改造客观环境的能力 有正确的社会认知，使心理行为与客观社会环境相适应。

5. 意志坚强 意志是自觉地确定目标，根据目标要求确定、调整自己的行为，从而实现目标的心理过程。坚强的意志具有自觉性、果断性、坚韧性、自制性四个特征。

6. 完整和健康的人格 人格是一个人的能力、兴趣、习惯、气质、性格等心理特征的总和。完整健康的人格具有如下特征：自我意识延伸、自我与他人关系融洽、有情绪安全感、知觉客观、掌握各种技能、专注工作等。

7. 心理行为符合年龄特征 在生命发展的不同年龄阶段，都会有对应的心理反应，形成不同年龄阶段独特的行为模式。处在同一年龄阶段的人，心理行为一般具有共同的特征。心理健康者具有与其同龄人相一致的心理行为特征。

2011年，我国学者也总结了中国人群心理健康的六条标准：一是情绪稳定，有安全感；二是认识自我，接纳自我；三是自我学习，独立生活；四是人际关系和谐良好；五是角色功能协调统一；六是适应环境，应对挫折。

二、个性心理特征与健康

个性是人社会化的结果，在一定的社会关系中形成、发展，又在一定的社会活动中表现。个性心理特征是人与人之间的差异在心理方面的表现，是人的先天素质通过不同的实践过程与环境条件相互作用而形成。个性心理特征是心理活动过程中经常表现出来的稳定特点，主要包括气质、性格等。

（一）气质与健康

1. 气质的概念 气质（temperament）是心理活动表现在强度、速度、稳定性和灵活性等动力方面的心理特征。气质相当于我们日常生活中所说的脾气、秉性或性情。

2. 气质的分类 气质最早由古希腊医生希波克拉底和罗马医生盖伦提出，并把人的气质分为4大类，即多血质、黏液质、胆汁质、抑郁质。不同气质类型的人在行为方式和对事物的反应方面有所差别。多血质的人神经过程特点是强、平衡且灵活，其情感丰富外露、活泼、反应迅速但不强烈，兴趣易受环境影响，具有外向性；胆汁质的人神经过程的特点是强但不平衡，其情绪体验强烈、反应迅速且强烈，易冲动、暴躁，鲁莽行事；黏液质的人神经过程的特点是强、平衡但不灵活，其行动迟缓、沉默寡言、情绪稳定不易转移，具有内向性；抑郁质的人神经过程特点是弱，而且兴奋过程更弱，其思维敏锐、想象力丰富、孤僻、善于感知且抑制力强，优柔寡断。

3. 气质对健康的影响　在现实生活中，绝大多数人的气质类型属于中间型或混合型，而非单一气质类型。任何一种气质都有积极和消极的两个方面，不能简单地评价其好与坏。多血质的人机智、灵敏，容易用很巧妙的办法应对环境的变化，但其注意力不稳定，兴趣容易转移。黏液质的人常用克己忍耐的方法应对环境的变化。胆汁质的人脾气暴躁，在不顺心的时候容易产生攻击行为并造成不良后果。抑郁质的人过于敏感，在工作中耐受性较差，容易感到疲劳以及挫折、容易受到伤害，但感情比较细腻，做事审慎。相比胆汁质和多血质的人，黏液质和抑郁质的人适应环境的能力较弱。从神经类型的角度，神经系统弱型的人，对外界刺激的承受能力较低，容易在不良因素的刺激下产生心理障碍或心身疾病，如神经衰弱、抑郁症或胃溃疡。而神经系统强而不均衡的人，经常处于兴奋、紧张和压力之下，容易患心血管疾病。因此，属于不同气质的人，应扬长避短，积极改善个性，促进自我心身健康。

（二）性格与健康

1. 性格的概念　性格（character）是表现在个人对现实的态度和行为方式中较稳定的、独特的心理特征总和，是人的个性心理特征的重要组成部分，是具有核心意义的个性特征，既在心理过程中得以形成和表现，又对以后的心理过程产生明显影响。性格具有四个主要特征：①态度特征：包括对社会、集体、他人、自己以及学习、工作、劳动的态度；②意志特征：包括对行为的自我调节、控制等特征；③情感特征：是指一个人在情绪情感活动中经常表现出来的强度、稳定性、持久性以及主导心境方面的特征；④理智特征：主要表现为人在认识过程中的个别差异，主要涉及人在感知、记忆、想象和思维等认识过程中表现出来的认知特点和风格的个体差异。

性格和气质的区别在于：气质是先天的，可塑性小；而性格是遗传与后天环境相互作用的结果，可塑性大。气质是个体心理活动和行为中的动力特征，与心理活动和行为的内容没有太大关系，因此气质没有好坏之分；而性格则有善恶之别，符合某些社会规范的性格特征被认为是善的，反之则是恶的。气质与性格的联系在于：气质可以使性格带有一种独特的色彩，如同样是对人友善的性格，胆汁质的人热情豪爽，而黏液质的人则诚恳谦和。气质也可以影响性格形成和发展的速度，就自制力的培养而言，胆汁质的人往往需要自身极大的努力和克制；而抑郁质的人则很容易。与此同时，性格可以制约气质的表现，也可以影响气质的改变。如坚强的性格品质可以克制个体气质的某些消极方面，使积极方面得到充分发展。

2. A—B—C—D 型性格　20 世纪 50 年代，弗里德曼（Friedman）和罗森曼（Rosenman）根据人们在时间匆忙感、紧迫感及好胜心等特点上的差异区分不同性格。

A 型性格的特征是：有雄心壮志，喜欢竞争，希望出人头地，性情急躁，缺乏耐心，容易激动，有时间紧迫感，总想一心二用，行动匆忙，工作投入，对人有敌意。A 型性格的人常处于紧张、急躁、忙乱的状态，情绪反应强烈，易患失眠、头痛、心脑血管疾病以及消化系统疾病。A 型性格被认为是与高胆固醇血症、吸烟及高血压并列的四项冠心病危险因子之一。A 型行为与脑卒中、高脂血症等疾病密切相关，A 型行为者的冠心病复发率和病死率均比非 A 型行为者高 2～4 倍。

B 型性格与 A 型性格相反，主要特征是：安于现状，性情温和，不好与人竞争；主动性、进取心不强；悠闲自在，对工作和生活的满足感强，无时间紧迫感，做事不慌不忙，喜欢慢节奏的生活，遇事从容不迫，耐心沉着。

C 型性格的特征是强烈的自我克制，情绪上持续处于压抑状态，即不善于表达或发泄，诸如焦虑、抑郁、绝望等情绪，尤其是经常竭力压制原本应该发泄的愤怒情绪。同时行为由于负性情绪不能及时宣泄，进而导致一系列退缩表现，出现忍让、自我克制，依赖、顺从、回避矛盾、怒而不发，由于迁就他人或怕得罪人而放弃自己的爱好、需要，易出现无助、无望的心理状态，经常无力应对生活的压力，而感到绝望和孤立无援，谨小慎微、没有信心等。C 型性格者，宫颈癌发病率比其他人高 3 倍，患胃癌、肝癌等消化系统肿瘤的危险性更高。2020 年国内有研究表明，C 型性格的行为模式对乳腺癌患者的术后恢复有负面影响。

D型性格的特征是孤僻、沉默、消极、固执、不合群,并容易焦虑和冲动。具有D型性格的心血管病患者发生心血管不良事件的风险较非D型性格的心血管病患者增加了2～4倍。1998年,荷兰学者德诺雷(Denollet)首先报道D型性格易患心脏病。2018年的一项研究显示,D型性格已被纳入欧洲心血管疾病预防指南,作为筛查居民心血管疾病的危险因素。

三、情绪与健康

人们在社会实践活动中,有喜悦、悲伤、愤怒、同情等情绪,这些情绪是人们的一种心理体验与反应。

(一)情绪的定义与特征

一般认为,情绪(emotion)是人对客观事物是否符合其需要而产生的态度体验,是对一系列主观认知经验的统称。

情绪具有以下四个特征:一是情绪具有独特的主观体验形式。它不是个体对客观现实本身的反映,而是由客观现实与人的需要之间的关系所引起的喜、怒、悲、恐惧等感受。二是情绪是以人的需要为中介的。客观世界的刺激并不全都能引发人的情绪,而与人的需要有直接或间接联系的客观事物,才能使人产生情绪体验。三是情绪活动有极其复杂、独特的神经生理、生化机制。四是情绪具有较强的社会特性。情绪体验与人的行为活动密切联系,是个体在社会环境中,特别是在人际交往中发展起来的,可协调人的社会交往和人际关系。

(二)情绪的功能

1.情绪具有适应功能　情绪是人们适应生存和发展的一种重要方式,通过引起的生理反应来调动身体能量以适应环境。情绪也能通过表情表现出来,以获得他人的同情和帮助。人通过情绪了解自身或他人的处境,维系人际关系,适应社会环境,获得更好的生存和发展条件。

2.情绪具有组织功能　主要表现在积极情绪对活动产生协调和促进作用;消极情绪对活动起到消解乃至破坏作用。情绪的强度影响着其组织功能的大小,中等强度愉快的情绪有利于认识和操作效果的提高,而负性情绪则不利于认识和操作效果。情绪与情感还会影响个体的行为,当一个人具有积极情绪时,往往注意事物积极美好的一面,人也会变得友善。当一个人具有消极情绪时,往往关注事物消极不好的一面,态度也会变得消极,容易发怒,甚至出现冲动行为。

3.情绪具有社会功能　情绪在人际交往中具有传递信息、沟通思想的功能。这种功能是通过情绪的外部表现,即表情来实现的。表情是思想的信号,如用微笑表示赞赏,用点头表示默认等。情绪在人与人之间的社交活动中具有广泛的功能,它可以作为社会的黏合剂,使人们接近某些人,也可以作为一种社会的阻隔剂,使人们远离某些人。例如,某人暴怒时,你可能会后退或碍于他的身份而压抑自己的消极情绪。

(三)情绪对健康的影响

情绪是以主体的愿望和需要为中介的一种心理活动,积极的情绪可以提高人的活动能力,充实人的体力和精力,发挥人的潜在能力,有利于人体健康水平及工作效率的提高。消极的情绪可使人心理失衡,当消极情绪反复出现、强度过高或持续时间过长时,会导致神经系统功能紊乱,机体发生病变。情绪致病主要表现在两个方面,一是作为疾病发作或复发的诱发因素,如急剧的情绪变化被认为是心肌梗死、脑卒中、精神病发作等的重要诱发因素;二是直接作为致病因素或疾病的促发因素,如临床上常见的高血压、冠心病、恶性肿瘤、糖尿病、消化性溃疡、哮喘和偏头痛等多种疾病,都与消极情绪有关。

四、心理压力与健康

压力（stress）是个体应对威胁后产生的心理体验。在人和环境交互作用的过程中，每个人都会逐渐形成有自己特征的处世原则，一旦个人原有的行为模式被破坏，个体就会产生焦虑、恐惧、愤怒、紧张等反应。构成压力状态的因素：一是威胁，即紧张刺激物；二是由冲突或挫折等在个体身上引起的各种情感及行为反应。

（一）心理压力相关理论

1. 社会事件刺激理论　著名生理学家坎农（Cannon）将压力定义为外部压力事件的刺激作用。按照这一理论，个人关系、工作和经济状况等生活变化都会对个体造成压力，这些变化需要机体作出心理适应。1967年，美国学者霍尔姆斯（Holmes）和雷赫（Rahe）提出了应用生活事件来评估压力的思路和方法。

2. 心理认知理论　20世纪80年代中期美国心理学家拉扎勒斯（Lazarus）和福尔克曼（Folkman）指出压力不单指外部刺激事件，也不单指机体对其的反应，而是二者之间的相互转化过程，不同认知构成的心理感受不同，对同一事件感受的压力程度不同，所采取的应对行为也不同。

3. 现代压力理论　由压力源、压力反应和压力管理三方面要素构成。压力源是指内外刺激事件与情境，包括生物性压力源、心理性压力源和社会性压力源等。压力反应是指机体对刺激的反应，表现为生理、行为、情绪、认知等方面的体征和症状。压力管理是指对压力源和压力反应的控制和改变。

4. 压力适应理论　面对压力事件，个体将作出一定的反应。加拿大著名生理学家塞里（Selye）将适应压力的过程分为三个阶段：警觉阶段、搏斗阶段、衰竭阶段。在警觉阶段，机体发生一系列的生理变化，交感神经兴奋，肾上腺素与去甲肾上腺素分泌增加，促进新陈代谢，释放大量能量，出现心跳呼吸加快，血压升高、体温升高等。在搏斗阶段，警觉阶段的生理、生化指标表面上恢复正常，外在行为平复，这种表象的背后是生理与心理资源的大量消耗，个体变得敏感、脆弱，即使个体面对日常生活中的琐事，也会发怒。当压力持续存在时，能量几乎耗尽，机体已经无力抵抗压力，个体进入衰竭阶段。进入这个阶段，如果压力消除，机体就可能恢复；如果压力仍然存在而能量已经耗尽，个体可能会出现疾病或死亡。

（二）压力源

压力源（stressor）是现实生活要求人们去适应的各种事件。英国心理学家布朗斯坦（Braunstein）在《行为科学的医学应用》一书中，把人类常见的应激源分为四类：躯体性应激源、心理性应激源、社会性应激源和文化性应激源，其中社会性应激源主要包括生活事件压力源、工作压力源、环境压力源等。

1. 生活事件压力源　生活事件是指生活中遭遇的重大变故，可以扰乱人们的心理和生理稳态。社会生活中发生的一切变化都可以引起压力反应，如升学或就业、考试、接受检查、结婚或离婚、儿女离家、退休、经济状况的变化、家庭成员的死亡等。对健康影响较大的通常是负面生活事件的发生。霍尔姆斯（Holmes）和雷赫（Rahe）根据日常的生活事件编制了社会再适应评定量表（Social Readjustment Rating Scale, SRRS）（表7-1），此量表共列出43项生活事件，以生活变化单位（life change unit, LCU）逐项定量评价，通过将过去一年遭遇生活事件的累计LCU值来反映个体的生活事件变化总分值，预测未来一年的患病风险。生活变化单位的定量数值所代表的意义如下：0～149：无意义；150～199：轻度生活变故（患病风险33%）；200～299：中等生活变故（患病风险50%）；300以上：重大生活变故（患病风险80%）。

2. 工作压力源　职业人群是社会资源的重要组成部分，工作压力已成为WHO关注的重要问题之一。工作场所中除了生物性、化学性和物理性等可致职业性危害的因素外，还存在着导致

表7-1　社会再适应评定量表

变化事件	LCU	变化事件	LCU
1. 配偶死亡	100	23. 子女离家	29
2. 离婚	73	24. 姻亲纠纷	29
3. 夫妇分居	65	25. 个人取得显著成就	28
4. 坐牢	63	26. 配偶参加或停止工作	26
5. 亲密家庭成员丧亡	63	27. 入学或毕业	26
6. 个人受伤或患病	53	28. 生活条件变化	25
7. 结婚	50	29. 个人习惯的改变（如衣着、交际习惯等）	24
8. 被解雇	47	30. 与上级矛盾	23
9. 复婚	45	31. 工作时间或条件的变化	20
10. 退休	45	32. 迁居	20
11. 家庭成员健康变化	44	33. 转学	20
12. 妊娠	40	34. 消遣娱乐的变化	19
13. 性功能障碍	39	35. 宗教活动的变化	19
14. 增加新的家庭成员（如出生、过继、老人迁入）	39	36. 社会活动的变化	18
15. 业务上的再调整	39	37. 少量负债	17
16. 经济状态的变化	38	38. 睡眠习惯的变化	16
17. 好友丧亡	37	39. 生活在一起的家庭人数变化	15
18. 改行	36	40. 饮食习惯变化	15
19. 夫妻多次吵架	35	41. 休假	13
20. 中等负债	31	42. 圣诞节	12
21. 取消抵押品赎回	30	43. 轻微的违法行为（如违章过马路）	11
22. 所担负工作责任方面的变化	29		

职业紧张（occupational stress）的诸多因素，统称为工作压力源。职业紧张可以是心身疾病的病因，也可以是诱因或促成因素。

工作场所中工作压力源包括：①工作特征因素：工作环境条件、轮班作业、工作时间长、新技术的引用、工作超负荷、情感需求、付出 - 回报失衡等；②个体在组织中的角色：角色模糊、角色冲突、个人目标与组织目标的冲突、责任等；③工作中的人际关系：与上级的关系、与同事的关系、与下属的关系等；④职业生涯发展：工作缺乏安全性、担心失业、退休、过度的赞誉及过快的提升等；⑤组织的结构和气氛：组织命令链是否完善、控制跨度、集权与分权、组织公平、领导风格、职工的归属感等。

3. 环境压力源　自然和社会中的一些重大或突然的变故会破坏个体的心理、生理稳态，这类变故称为环境压力源。自然灾害过后，会出现许多心理和生理上的综合症状，心理方面包括恐慌、焦虑、脆弱、孤独、愤怒和挫折感，以及人际关系问题，这种影响的强度和持续的时间取决于损失的多少。生理不适则表现为疲劳感增加、头痛、感冒及其他病症。噪声、空气污染、拥挤等称为背景性压力源，其对健康的影响常常是无形的。

（三）压力的后果

个体对压力的反应取决于个体本身的个性以及生理和心理上对意外事件的异常敏感性。压力在心理上的作用是保持心理机能的紧张状态，适当的压力能促进个体的工作效率，保持活力和增加成就感，长期承受过度的压力不仅会降低工作绩效，还会威胁个体的健康。

1. 健康问题　适当的压力对于健康是必要的，人在适当的压力下保持一定张力才会使生命具有活力，才能体会到生命存在的意义和人生的乐趣，并且通过锻炼，会使个体应对压力的能力和心理素质得到不断的提高。但是，如果长期承受过大的压力则会导致不良的健康后果。研究显示，发达国家有 65%～80% 的人承受着较大的压力；60%～80% 的健康问题与压力有关，如高血压、心血管疾病、癌症、溃疡等疾病。过度的压力还会引起心理和行为问题，如心理障碍、酗酒、吸烟、自杀和反社会行为等。

2. 工作问题　2020 年我国就业人口规模为 7.51 亿人，多数劳动者的职业生涯超过其生命周期的二分之一。工作场所接触各类危险因素引发的职业健康问题依然严重，职业病防治形势依然严峻复杂，工作压力导致的生理、心理问题已成为威胁职业健康的新挑战。压力影响着工作参与度、工作满意度、忠诚度、工作绩效表现、人员流动及身体健康等方面。一定的压力对于提高工作绩效是必要的，而过度的压力则会导致旷工、消极怠工、缺乏责任心，使差错和事故出现的可能性增加。

3. 管理和决策问题　在压力过大的情况下做出的决策往往会出现失误。压力情境下，危险性抉择和非理性行为增加，人们会关注短期目标，从而忽略长远目标，导致做出不成熟甚至错误决策的可能性增大。

五、积极心理因素与健康

积极心理学（positive psychology）是由美国心理学家塞利格曼（Martin E. P. Seligman）于 1998 年提出，倡导心理学的积极取向，研究人类的积极心理品质，关注人类的健康幸福与和谐发展。积极心理学是致力于研究人的发展潜力和美德的科学。第二次世界大战以前，心理学承担着三项重要的使命：治疗精神疾病，帮助健康的人变得更幸福和更具创造力，发挥人的潜能。在经历了第二次世界大战之后，为了治疗和缓解战争创伤，以医生治疗躯体疾病的模式对待人的心理问题的消极心理学取得了巨大成就，心理学的另外两个使命几乎没有得到发展，甚至停滞不前。20 世纪末期，在心理学界兴起了一个新的研究领域——积极心理学。积极的心理和情绪状态对保持生理健康意义重大；积极的情绪状态可以增加人的心理资源，在面对压力事件时，处于积极情绪状态的人更不容易生病；而对患者而言，那些处于积极情绪的患者更愿意接受医生的建议、配合治疗及康复。目前，心理学更应该关注人类积极的特质，帮助人激发潜能，发挥人的优势，提升幸福感。

积极心理学的研究主要包括积极的体验、积极的个人特质和积极的社会环境，本节着重介绍积极的个人特质中的自我效能和心理弹性与健康的关系。

（一）自我效能与健康

1. 自我效能　基于班杜拉（Bandura）的社会认知理论，自我效能（self-efficacy）即"个体对自己在特定的情境里能够激发动机、调动认知资源并采取必需的行动成功完成某项特定工作的信念（或信心）"。自我效能感是个体在行动前对自身完成该活动有效性的一种主观评估。自我效能感对行动活动具有五个方面的作用：第一，决定人对活动的选择，自我效能感高的人倾向选择富有挑战性的任务；第二，影响对活动的坚持性，自我效能感高的人倾向于坚持自己的行为，直至成功；第三，影响人在困难面前的态度，自我效能感高的人敢于面对困难，坚信只要不懈努力，困难就会被克服；第四，影响行为的获得和习得行为的表现，自我效能感高的人能高效地获得新行为，并自如地表现所习得的行为；第五，影响活动时的情绪，自我效能感高的人活动时信心十足，情绪饱满。

2．影响自我效能的因素　班杜拉认为影响个体自我效能感的主要因素包括：①既往经验。个人经历过相同或相似任务，成功实践的经验较多，自我评价会提高，自我效能感会随之增强。②他人对自身能力的判断评估。个体对自身能力的感知与评价会受到他人的言语或行为影响，如教师的言语鼓励和劝说。③生理情绪唤醒。适度的紧张状态有利于提高个体的自我效能感；过度紧张的状态，则会导致自我效能感下降。④替代经验。个体通过观察相同或类似的任务情境下他人完成任务的情况，对自己的努力评价比较。⑤情境条件。不同情境下个体的自我效能可能不一致，当个体进入陌生且易引起焦虑的情境时，其自我效能感就会降低。此外，任务难易程度、个体努力程度以及是否接受外部帮助等也会影响自我效能感。

3．自我效能对健康的影响　研究显示，自我效能感作为制订健康生活目标的意向阶段、具体行为改变阶段、防止复发阶段中的重要调节因素，能够调节各种外部因素及自身的经历等内部因素对行为的作用；改善自我效能感可以提高健康水平，对恐惧和焦虑的控制、抑郁的缓解、饮食失调、酒精和药物的滥用等具有重要作用；自我效能感是一种与疾病治疗和康复过程相互制约、相互影响的积极心理因素，是患者生活质量、情绪调节、心理社会适应等方面的重要指标，如在癌症的护理恢复过程中，高水平的自我效能感可以提高患者的生活质量和对疾病的适应性，改善心理状态，促进健康行为。

（二）心理弹性与健康

1．心理弹性　心理弹性（psychological resilience）是个体面对困难和逆境时的一种良好适应，是个体的一种品质和技能，也是个体普遍具有的一种潜能。个体面对压力、困难挑战或重大生活改变等问题时，是出现适应障碍、负性情绪或无力应付感，还是能够积极应对、成功复原，可以通过心理弹性调节。

2．心理弹性与健康的关系　针对心理弹性，人们提出了三种不同的模型：①补偿模型：认为个体既会受到积极因素也会受到消极因素的影响，这两种因素虽然作用不同，但共同作用于个体时，对人的影响是可以叠加的。当积极因素的作用大于消极因素时，人们会表现出乐观积极的生活态度；反之，个体就会出现一些负面的心理问题。②挑战模型：认为个体所处环境的危险因子水平较强或较弱的情况下，都会对个体的成长产生不利影响；而当面临一些中等强度的危险因子时，个体反而能够容易表现出积极的结果。有研究显示，危险因素水平过高或过低都不利于儿童心理弹性水平的发展。在儿童的生长环境中面对中等强度的危险因素能够帮助儿童锻炼社会技能，并挖掘一切可利用资源帮助其成长。过高的危险因素会将儿童尚未发展的心理弹性压垮，使儿童心理遭受毁灭性的损害；而过低的危险因素会使儿童缺少发展自我技能的意识。③调节模型：认为存在一些保护因素可以减少危险因素对个体造成的消极影响。即个体本身的资源及积极因素可以帮助个体尽快从挫折及困境中走出来。通过培养个体的积极资源能够提高个体的心理弹性水平。

心理弹性是影响个体心理健康的重要因素，能够降低个体患抑郁、焦虑等心理问题的风险，高心理弹性使个体在面对压力时能够及时调用丰富的心理资源，如个人的情绪控制能力、乐观主义等，积极应对压力事件，降低心身疾病的风险，且高心理弹性个体对今后消极经历的敏感性也会降低，使心理发展处于良性循环中。

第二节　行为生活方式与健康

不良的行为和生活方式，如吸烟、酗酒、摄入过多的热量、缺乏运动、生活不规律等已经成为慢性非传染性疾病、性传播疾病、艾滋病和意外伤害等的重要影响因素，而改变这些行为和生活方式则是预防疾病、促进健康的主要途径。

一、行为与健康

（一）行为及健康相关行为概念

行为（behavior）是个体或群体对环境刺激作出的能动反应。广义的行为可分为内在行为和外显行为。内在行为是人的心理活动过程。外显行为是可以直接观察到的行为。外显行为常常受动机、意识、思想、决定等心理活动所支配，换言之，外显行为是由内在行为转化而来，行为实际上是心理活动过程的延续及外化。人类的行为从产生的基础来看可以划分为两大类：第一类是先天性的定型行为（stereotyped behavior），包括反射行为（reflex behavior）和本能行为（instinctive behavior）；第二类是后天的习得行为（learned behavior），是人类在所处的社会文化环境中通过社会化过程逐渐学习获得的。人类的行为主要通过后天习得，先天性行为只占整个人类行为的小部分，而且在很大程度上受到社会文化因素的修饰和调节。

健康相关行为（health-related behavior）是指个体或群体与健康和疾病相关的行为，已成为影响现代人健康最直接、最密切的因素。按照行为对自身和他人健康状况的影响性质，可分为促进健康行为（health-promoted behavior）和危害健康行为（health-risky behavior）。前者指有利于自己和他人的健康行为，后者指偏离个人和他人的社会健康期望、不利于健康的行为，包括有意识、无意识以及与健康目的无关却带来危害健康后果和危险的行为。

（二）促进健康行为

促进健康行为是指个体为了预防疾病、维持自身健康所采取的各种活动。在实际生活中，促进健康行为有两种表现形式，一是形成有利于健康的行为，如养成良好的生活习惯；二是放弃或减少危害健康的行为，如戒烟、戒酒等。促进健康行为必须满足以下五个条件中的两个或两个以上，且第一个条件是必备的：①有利性：个体行为有益于自身、他人和整个社会的健康，即行为必须具备有利性；②规律性：生活活动和劳动活动具有规律性，如定期定量运动；③和谐性：表现出自己的个性，又能根据环境调整自身行为，如根据自己的个性和环境条件选择运动项目，即行为必须具有与环境的和谐性；④一致性：行为必须与内在心理状态一致，不强迫自己做自己认为没有价值或者不重要的事情，即行为必须具有一致性；⑤适宜性：行为强度有理性的控制，健康行为符合机体的正常生理、心理需要，有益于延年益寿，能保持旺盛的工作精力和强健的体魄等。

1992 年 WHO 总结了当前预防医学的最新成果，提出"维多利亚宣言"，即健康的"四大基石"，包括合理膳食、适量运动、戒烟限酒、心理平衡。

1. 合理膳食　合理膳食是指一日三餐所提供的营养须满足人体的生长、发育和各种生理、体力活动的需要，促进身体健康。中国营养学会建议的均衡膳食宝塔提出了成年人每日的一般食谱应包括奶类、肉类、蔬菜水果和五谷等四大类。奶类含钙、蛋白质等，能强健骨骼和牙齿。肉类、家禽、水产类、蛋类、豆及豆制品等，含丰富的蛋白质，能促进人体新陈代谢，增强抵抗力。蔬菜、水果类含丰富的矿物质、维生素和纤维素，有助于增强人体抵抗力，畅通胃肠道。米、面等谷物主要含淀粉，即糖类物质，主要为人体提供热能，满足日常活动所需。合理膳食应遵循的主要原则包括：①合理膳食应注意饮食的量：如控制食盐、油脂和糖类的摄入。②合理膳食应注意饮食的质：建议优质蛋白质的摄入，饮食宜清淡，选择的食物要新鲜、清洁、无污染等。③合理膳食应注意饮食结构：营养素合理搭配，如粗细粮搭配，荤素搭配等。④合理膳食应注意特殊人群的需求：对儿童、孕产妇、老年人、患者等特殊人群，应根据实际需要制定食谱，可根据情况适当增加营养成分，如孕产妇适时适量服用叶酸制剂，儿童适时适量服用钙片、锌制剂、鱼肝油等。

2. 适量运动　适量运动，能预防心血管系统、呼吸及代谢系统疾病；降低癌症的发生风险；保持精力充沛、头脑清醒。适量运动的原则包括：①运动做到有恒、有度、有序：有恒即持之以恒；有度即适度；有序即循序渐进。②因人而异：适应运动的一般规律，针对患者或特殊人群，运动量应适当减少,如有些患者在疾病的特定时期,是不宜运动的。③各种运动交替进行:为避免长期进行一种运动可能产生的肌肉和骨骼损伤,应交替进行不同类型的运动,如游泳、散步、乒乓球、羽毛球、排球、跳绳等运动适当交替进行。

3. 戒烟限酒 吸烟对健康的危害是公认的,吸烟者应戒烟,不吸烟者应当避免二手烟的危害。限酒是指成年人每天可少量饮酒,但不可酗酒,一般每日不超过 15ml 的酒精量,相当于葡萄酒 100ml,白酒 25ml,啤酒 300ml。

4. 心理平衡 在健康四大基石中,心理平衡最重要。保持心理平衡要有乐观的心态,正确对待自我,正确对待他人,正确对待社会。既要努力奉献社会,又要尽情享受美好人生;既要在事业上积极进取,又要在生活中有颗平常心;既要精益求精于本职工作,又要有多姿多彩的生活。

(三)危害健康的行为

危害健康的行为是指不利于自身和他人健康的一组行为。危害健康行为的主要特点有:①危害性:行为对人、对己、对社会健康有直接或间接、明显或潜在的危害作用;②明显性和稳定性:行为非偶然发生,有一定的作用强度和持续时间;③习得性:危害健康的行为是个体在后天的生活经历中习得的,又称自创性危险因素。

1. 不健康的饮食行为 获得营养是人类进食的主要目的,但对于现代人而言,饮食行为的意义远不止于此。在现代社会中,纯粹为满足自己对美味的追求而进食者有之;为猎奇而进食者有之(追求新奇、少见的食品);为显示自己的经济实力和社会地位而进食者有之;为解闷和消磨时间而进食者亦有之。世界上有些人因缺乏足够的食物而营养不良,有些人因进食过多患肥胖症、消化不良、高血压、冠心病、糖尿病、恶性肿瘤等慢性非传染性疾病。不健康的饮食行为主要有如下几个方面。

(1)过量进食:摄入食物过多,导致机体能量过剩,多余的能量转化成脂肪并堆积,成为高脂血症、冠心病、高血压、糖尿病、消化系统疾病、代谢系统疾病、某些恶性肿瘤发病的重要危险因素。

(2)过度节食:进食量无法满足身体的代谢需要,导致营养不良相关健康问题,如慢性疲劳、内分泌紊乱、低血糖等,女性出现闭经、不孕等健康问题。神经性厌食症患者对食物产生厌恶感,甚至进食时出现条件反射式的呕吐,严重的可导致患者衰竭而死亡。

(3)偏食:偏食是一种行为习惯,对某些种类食物的偏爱,导致这些食物的进食过剩和其他必需食物成分进食过少。高盐饮食已被证明与心脑血管疾病,特别是与高血压密切相关;追求味道,进食某些特殊加工后的食品(如腊制品、腌制品等)是导致某些恶性肿瘤发生的重要原因。饮食过于精细则容易导致纤维素进食过少,成为糖尿病、结直肠癌、肥胖症、冠心病、胆结石等疾病的危险因素。

(4)进食不规律:进食不规律是进食的时间与进食量无固定规律,易导致胃肠道疾病,也是肥胖症产生的重要原因。为减少进食时间而过多地依赖快餐食品,容易导致营养不良或营养不平衡。研究显示,饮食不规律的人,骨骼密度远远低于规律饮食的人,对已发生骨质疏松的人来说,进食不规律是主要影响因素之一。

2. 吸烟 吸烟已经成为影响人类健康最重要的行为之一。吸烟是造成人类多种疾病和过早死亡的危险因素,据 2020 年 WHO 报告,目前,全世界 15 岁及以上的 13.26 亿吸烟者中,男性约有 10.91 亿,女性约有 2.35 亿。我国吸烟人数超过 3 亿,15 岁及以上人群吸烟者为 26.6%,其中成年男性吸烟率高达 50.5%。全球每年有超过 800 万人死于烟草相关的疾病,其中大部分在中低收入国家。我国每年有超过 100 万人死于烟草相关疾病,若不采取有效行动,预计到 2030 年将增至每年 200 万人,到 2050 年将增至每年 300 万人。因此,戒烟已成为我国积极倡导的公共卫生策略之一,促进吸烟者戒烟可以减少呼吸系统疾病、恶性肿瘤、心脑血管疾病、糖尿病等疾病的患病率与死亡的发生率,同时也将减少不吸烟者二手烟暴露造成的相关疾病发病风险。

香烟中所含的化学物质达 4 000 多种，在吸烟时产生的烟雾有近 20 种有害物质，其中部分成分具有致癌或促癌作用，吸烟可导致肺癌、食管癌、膀胱癌、胰腺癌等发病率升高。据对 5 个国家 1 750 万人 8 次的前瞻性研究发现，患肺癌的危险性与每天的吸烟量和吸烟的持续时间成正比。吸烟者较不吸烟者的肺癌发病率高 15～30 倍。吸烟还可导致呼吸系统、消化系统、神经系统、血液系统、生殖系统的功能紊乱以及多种疾病的发生。对青少年而言，吸烟可导致青少年认知功能下降，引发哮喘或哮喘样症状。另外，大量证据显示，电子烟是影响健康的危险因素，也会对青少年的身心健康和成长造成不良后果（表 7-2）。

表 7-2 吸烟对健康的影响

人群类型	对吸烟者本身的影响		对被动吸烟者的影响
	急性影响	慢性影响	
胎儿			流产、早产、死产、低出生体重
新生儿、婴幼儿			新生儿死亡、肺炎、喘息样支气管炎
学龄儿童	呼吸系统症状、呼吸功能障碍		
成人	呼吸系统症状、呼吸功能障碍	慢性支气管炎、肺气肿	慢性支气管炎、呼吸功能障碍
	血压上升、心率加快、末梢血管收缩、循环障碍	缺血性心脏病	缺血性心脏病
	食欲减退	胃、十二指肠溃疡	
		各种肿瘤，如肺癌、口腔癌、喉癌、食管癌等	肺癌、副鼻窦癌、鼻窦癌

3. 问题饮酒行为 问题饮酒行为（problem drinking behavior）是指对个人和社会产生不良影响的饮酒行为。问题饮酒者一般包括两种情况：一是对自己的饮酒行为失去控制，一次性地摄入大量的酒精导致急性酒精中毒。二是由于经常饮酒，逐渐发展为酒精依赖，称为酗酒或慢性酒精中毒、酒精成瘾。长期过量饮酒，会逐渐产生对乙醇的耐受性，饮酒量增加。如果停止饮酒，会发生戒断症状，出现恶心、出汗、幻觉、焦虑、谵妄，甚至癫痫样发作等个人健康（包括躯体和精神健康）问题，并导致一系列的社会、法律和经济问题（表 7-3）。

表 7-3 问题饮酒行为对健康的危害

系统	急性损害	慢性损害
中枢神经系统	共济失调、认知功能损害，包括片断性遗忘、情绪失控、行为失控，出现冲动性行为	认知功能全面受损（酒精性痴呆）、人格改变和人格障碍、情绪抑郁
外周神经系统		多发性神经病、交感神经功能障碍、迷走神经变性
消化系统	应激性溃疡、急性胃炎、急性胰腺炎	慢性胃炎、反流性食管病、慢性胰腺炎、脂肪肝、酒精性肝病、酒精性肝硬化、肝癌、消化性溃疡
心脑血管系统	血压升高	高血压、心肌炎、心律失常、冠心病、脑卒中
其他系统	吸入性肺炎、性功能障碍	免疫缺陷、出血倾向、营养不良、性功能障碍

（1）急性酒精中毒：是指短时间内患者摄入过多的乙醇，而乙醇具有脂溶性，易被小肠吸收，当超过机体代偿范围，蓄积于体内无法代谢，机体就会出现多功能失调，甚至出现呼吸系统、中

枢神经系统损伤等。轻者会出现兴奋、话多、逻辑思维稍受影响；严重者可能出现知觉障碍、谵妄，甚至出现呼吸衰竭、心功能不全而死亡。

（2）慢性酒精中毒：包括：①对生理的损害：长期酗酒可引起酒精性肝硬化、高血压、心脑血管疾病等。②神经精神损害：慢性酒精中毒者常发生精神病和脑病。如近记忆障碍、震颤、谵妄等。③行为障碍：如饮烈性酒、聚饮、晨饮和过量饮酒，生活方式总是以饮酒为中心，往往会导致行为异常，不能完成正常交往。④心理障碍：主要表现为学习、思维灵活性、注意力、视觉运动协调性等方面的能力下降，还会夸大主观评价和缺乏自知之明，并常伴有焦虑、愤怒、沮丧等情绪。

据美国临床肿瘤学会估算，全球有 5%～6% 的新发癌症和癌症死亡直接归因于饮酒，如口腔癌、鼻咽癌、肝癌等。长期大量饮酒也可引起肝硬化、免疫系统疾病以及脑损害，特别是孕妇在怀孕期间饮酒将会对胎儿造成伤害，造成胎儿的早产、发育迟缓等问题。

4. 睡眠问题　睡眠问题如熬夜、睡眠不足、失眠等，是影响健康的重要危险因素。有研究结果显示，睡眠问题可以导致记忆力下降、精神紧张、抑郁焦虑、早衰、免疫功能低下、慢性非传染性疾病等健康问题。

5. 其他不良行为　其他不良行为有很多，如长时间静坐、缺乏体育锻炼、过度依赖电子产品等行为是高血压、心脑血管疾病、骨关节疾病的主要危险因素；不安全性行为是性传播疾病的高危因素等。

二、生活方式与健康

生活方式（lifestyle），广义上是指人们在物质生活和精神生活领域所从事的一切活动方式，包括物质生活、精神生活中资料的生产和消费方式。狭义的生活方式包括物质和精神生活中资料的消费方式。社会医学研究的是狭义的生活方式，即由社会、经济、文化等因素决定的日常行为模式。可从如下两个方面进行研究。

1. 物质生活资料的消费方式　物质生活资料的主要意义在于满足人类生存的基本需要，在基本生活需要能够得到充分满足的现代社会中，物质生活资料的消费方式就成为现代生活方式的一个主要方面，又可分为消费水平、消费结构和消费观念三个方面。消费水平是反映物质生活资料消费数量的标志，其衡量指标主要是人均收入水平和人均支出水平。消费结构是指在生活性消费中，各种消费支出所占的比例，其衡量指标中最重要的是由德国统计学家恩格尔（Engel）提出来的恩格尔系数，即一个家庭中食品支出占总支出的比例。在一般情况下，家庭收入越高，恩格尔系数就越小；相反，家庭收入越低，恩格尔系数就越高。消费水平和消费结构主要受社会经济发展水平的影响。消费观念是人们对待物质消费的认识和态度，是消费方式中的一个有机组成部分，消费水平和消费结构的形成包含了消费观念所产生的影响。消费观念主要取决于社会经济发展水平，同时还受到人们的价值观念以及社会参照的影响。

2. 精神生活资料的消费方式　人的本性决定了人具有其他动物所没有的高级精神生活需求。精神生活方式主要是受社会经济发展水平和社会文化观念影响，个人价值观念对精神生活方式的评价也具有重要影响。随着现代化进程的加快，人们生活水平提高，劳动强度降低，用于工作的时间逐渐减少，闲暇时间增多。精神生活方式的主要内容包括：①通过看报纸、电视、杂志、书籍，听广播，聊天等途径获取信息，了解自己所处的社会。②家庭成员之间的交往。家庭是社会的细胞，是个人接触的最初级的社会单位，家庭成员之间的交往可以满足人们对爱和归属的需要，并使人获得理解、支持和关爱。③建立和保持社会关系网络。④从事业余爱好和创作。⑤参与或观看文艺、体育、旅游活动等。

三、行为生活方式与疾病

随着社会经济的发展和医学科技水平的提高，人类已经能够控制或治愈许多过去严重危害健康和生命的疾病，大部分传染性疾病也得到了有效控制。随着影响人类健康的疾病谱、死亡谱发生改变，慢性非传染性疾病已成为危害人类健康的主要疾病。社会流行病学、行为流行病学的研究表明，人类面临的主要健康问题是生物学因素、社会因素、心理因素和行为、生活方式等因素综合作用的结果，行为生活方式对健康的影响得到学术界的广泛关注和重视。近年来，一些新的传染性疾病（如艾滋病等）尚未得到有效控制，不良的行为生活方式已经成为新型传染性疾病、慢性非传染性疾病的重要影响因素之一。

（一）传染性疾病

虽然当今传染性疾病已不再是引起死亡的首要疾病，其依旧对人类健康构成巨大威胁，同时对全球公共卫生提出新的挑战。研究表明，不良的行为生活方式影响传染性疾病的流行过程，同时也可能是影响某些新传染疾病的主要原因之一。相关研究显示，良好的行为生活方式能够有效应对呼吸道传染病的传播和流行。

1. 合理佩戴口罩　尽量少去人群密集的场所，如果一定要出门，佩戴好口罩。在工作场所、学校、商场、医院等公共场所，以及乘坐公共汽车、地铁、飞机等人流量大的公共交通工具时，注意保持一定的安全距离。

2. 注意勤洗手　建议使用流动的清水配合肥皂洗手，洗手时间至少20s。外出回家后的第一件事就是洗手，饭前便后要洗手，接触过动物也要洗手。

3. 注意个人身体状况　如出现发热、咳嗽、感冒等症状时，及时去规定的医院就诊，前往医院的途中，全程戴好口罩。

4. 保持良好的行为生活方式　饮食方面：不食用野生动物（即野味），禽、肉、蛋要充分煮熟后食用；注意营养均衡，避免偏食，保证摄入食物的多样化，尤其是新鲜蔬菜、水果等；养成良好的饮食习惯，按时按量用餐，避免暴饮暴食；可错峰分桌就餐，避免人员密集。生活方式方面：积极锻炼，控制体重。适度运动有助于提高免疫力；戒烟戒酒，保持充足的睡眠等。

5. 关注心理健康　消除紧张情绪、缓解心理压力，提高自身的心理素质。必要时，前往专业心理门诊咨询，积极寻求心理疏导。

（二）慢性非传染性疾病

目前慢性非传染性疾病已经成为危害人类健康最主要的疾病。就全球范围而言，WHO发布的《2018世界卫生统计报告》显示，2016年有4100万人死于非传染性疾病，占据总死亡人数（5700万）的71.9%。我国首部《健康管理蓝皮书：中国健康管理与健康产业发展报告（2018）》指出，我国慢性病发病人数在3亿左右，其中65岁以下人群慢性病负担占50%。慢性病发病呈快速上升趋势，心脑血管疾病、恶性肿瘤等慢性非传染性疾病已成为主要死因，慢性病导致的死亡人数已占全国总死亡人数的86.6%。大量研究表明，吸烟、饮酒、不健康饮食、缺乏锻炼、睡眠障碍等不良的行为、生活方式是慢性非传染性疾病的主要危险因素。

1. 恶性肿瘤　恶性肿瘤是位居人类慢性非传染性疾病前三位的主要死亡原因。大量证据表明，不良的行为生活方式是导致恶性肿瘤发病率升高、影响恶性肿瘤结局的重要因素。表7-4列出了与恶性肿瘤密切相关的一些不良行为与生活方式。

2. 心脑血管疾病　心脑血管疾病包括高血压、冠心病、脑卒中等疾病，是处于前三位的死亡原因，根据《中国心血管病报告2018》显示，中国的心血管病患病人数高达2.9亿，心血管病死亡率仍居首位，占居民疾病死亡构成的40%以上。心脑血管疾病的发生和发展与很多因素密切相关，其中行为、生活方式起着重要作用，主要包括吸烟、进食高胆固醇食物、摄入过多的钠盐、缺

表 7-4　不良行为、生活方式与恶性肿瘤的关系

行为、生活方式	可能与之相关的恶性肿瘤	可能的机制
吸烟	肺癌、膀胱癌、口腔癌、胰腺癌、肾癌、胃癌、喉癌、食管癌、结肠癌	烟草中含有多种致突变剂和致癌物,烟雾的慢性刺激
饮酒	口腔癌、鼻咽癌、喉癌、直肠癌、肝癌	酒中的潜在致癌物
进食过多动物脂肪和肉类	乳腺癌、结肠癌、前列腺癌	动物脂肪影响体内激素水平
缺乏微量元素和维生素 C	胃癌、食管癌	缺乏抗氧化剂
食用霉变食品	肝癌、食管癌	霉变食品中的黄曲霉毒素是强致癌物
进食过多烟熏、腌制食品	胃癌	多种致癌物质
食物中缺乏纤维素	结肠癌	肠中菌群的代谢产物直接作用于肠壁等
过度紧张与应激	各种恶性肿瘤	免疫力下降等
性行为紊乱	生殖系统恶性肿瘤	感染等

乏运动和心理紧张等。许多疾病如肥胖症、糖尿病、慢性酒精中毒等与心脑血管疾病的发生密切相关,而这些疾病本身也与行为、生活方式关联密切。

(1)高血压:高血压(hypertension)是指动脉收缩压和 / 或舒张压持续升高的一组临床症候群,严重威胁人群健康,是人群的主要健康及公共卫生问题。高血压是多因性疾病,其危险因素包括遗传因素、个体因素、行为因素和环境因素等,且与人群的行为、生活方式密切相关,如肥胖、缺乏运动、长期饮酒、钠盐摄入过多等。

《中国高血压防治指南(2018 年修订版)》指出,除了药物治疗以外,生活方式的改善是控制高血压患者血压的重要方法。研究表明,在高血压患者积极接受有效药物治疗的同时,配合生活方式的改变,可以增强降压效果。生活方式干预包括合理膳食、控制体重、适度运动、不吸烟、限制饮酒、减少钠盐摄入、减轻精神压力等,纠正高血压患者的不良生活方式,去除疾病诱因,可以预防或减少高血压的发生。

(2)冠心病:冠心病是冠状动脉粥样硬化性心脏病(coronary atherosclerotic heart disease)的简称,是冠状动脉循环发生功能性或器质性改变,导致心肌缺血性损害的疾病。冠心病是一种多危险因素单一作用或联合作用所致的慢性疾病,是遗传因素与环境因素相互作用的结果,常见的危险因素包括疾病因素、不良生活方式、社会心理因素、遗传因素等。目前冠心病的不良行为生活方式因素主要包括:①吸烟:吸烟是冠心病的独立危险因素。大量研究证明,吸烟的年龄越早、每日吸烟量越大、吸烟年数越长,患冠心病的危险越大,冠状动脉病变越严重。②缺乏运动:适量运动有助于促进新陈代谢,减少肥胖。瑞典的一项研究对 7 142 名 47～55 岁之间的无冠心病症状参与者进行了 20 年的随访跟踪,发现中等强度的体力活动可产生明显的健康效应,能降低冠心病的发生。另外一项对 11 882 名 40～60 岁男性的调查表明,有规律进行定期锻炼的人,患冠心病的危险为不参加锻炼者的 1/3。③水果蔬菜摄入量低:摄入足够量的水果蔬菜能预防冠心病的发生。一项覆盖欧洲 8 个国家超过 30 万人的历时 8 年的跟踪调查显示,每天吃蔬菜水果数量在 8 份以上的人,与每天摄入蔬菜水果量不到 3 份的人相比,冠心病死亡的风险降低了 22%。④过量饮酒:研究表明,大量饮酒导致冠心病死亡率升高。

冠心病的危险因素具有多样性,健康教育、干预等措施可以提高患者对冠心病危险因素的认知,有助于提升危险因素的控制效果,降低冠心病复发率。

(3)脑卒中:脑卒中(stroke)又称为脑血管意外或中风,是脑血管阻塞或破裂导致的脑血流循环障碍和脑组织功能或结构损害为表现的急性脑血管疾病。美国弗雷明汉(Framingham)心脏

研究报道，吸烟是各类脑卒中的独立危险因素，尤其是缺血性脑卒中。脑卒中发生的危险随着吸烟量的增加而增加，每天吸烟超过 40 支者发生脑卒中的危险是每天低于 10 支者的 2 倍。长期被动吸烟者比不暴露于吸烟环境者发生脑卒中的危险增加 1.82 倍。我国 10 组人群前瞻性研究表明，吸烟者发生缺血性脑卒中的危险为不吸烟者的 2 倍（但对出血性脑卒中无显著差异）。2019 年北京大学、中国医学科学院与牛津大学的一项合作研究显示，随着酒精摄入量的增加，血压升高和脑卒中的风险也逐步增加。中国男性人群中，8% 的缺血性脑卒中和 16% 的出血性脑卒中是由饮酒诱发的。

脑卒中是我国成年人肢体残疾和死亡的重要原因，不良的行为及生活方式是脑卒中疾病负担增长的重要原因之一。健康的生活方式可降低脑卒中患者的复发风险，改善脑卒中患者的预后。

第三节　心理、行为生活方式干预

心理、行为生活方式对健康的影响，需要运用个体和群体的方法进行干预，本节对常用的心理、行为生活方式的干预方法进行介绍。

一、个 体 干 预

（一）心理干预

1. 自我放松训练　通过放松训练（relaxation training）可以对抗压力，缓解人们的紧张情绪，对心理疾病、躯体疾病或心身疾病具有治疗作用。不论是印度的瑜伽，还是中国的推拿技术，都运用了放松训练，心理干预更是离不开放松训练。放松训练在操作过程中应符合以下要求：①注意环境的准备，要求环境幽雅、光线柔和、气温适宜。②做好必要的准备工作，如身体保持舒适、自然的姿势。③调节呼吸，对肌肉进行放松，放松时可以播放引导语或音乐。

2. 合理情绪疗法　合理情绪疗法（rational-emotive therapy，RET）是美国心理学家阿尔伯特·埃利斯（Albert Ellis）在 20 世纪 50 年代创立的，其核心是通过理性分析和逻辑思辨，改变不合理信念，建立正确的、合理的信念，从而改变、控制情绪及行为结果。埃利斯认为，情绪是某种刺激的反应，在刺激和情绪反应之间有一个重要的中间过程，即认知。认知在这一过程中的作用几乎是决定性的。因此，合理情绪疗法首先发掘和了解认知。他将这一技术称为 ABC 理论：A. 诱发事件，B. 不合理信念，C. 情绪行为反应。这种理论重点在于寻找、发现不合理的信念，与不合理信念进行辩论，帮助求助者建立新观念，常用于为求助者减轻心理压力，解决心理、行为问题。

3. 厌恶疗法　厌恶疗法是通过附加某种刺激的方法，使求助者在进行不适行为时，同时产生令人厌恶的心理或生理反应，如此反复实施，使不适行为与厌恶反应建立条件联系。若以后取消了附加刺激，只要求助者进行这种不适行为，依然会有厌恶反应。为了避免厌恶体验，求助者不得不中止或放弃原有的不适行为，其原理是经典的条件反射。厌恶疗法针对一定的靶行为，选用的厌恶刺激必须是强烈而及时的。常用的有药物刺激、电刺激、想象刺激等，可以用来治疗烟瘾、酒瘾等行为生活方式问题。

（二）行为干预

1. 健康信念模式　健康信念模式（health belief model）是以人们对健康和疾病有关的信念为研究核心，解释和预测健康行为的心理模型。从本质上看，健康信念是一种行为感知信念，是在主观感知的基础上实现行为改变可能性的过程。其强调感知（主观判断）在健康行为形成和维护中的决定作用，认为信念是人们采取与执行某种目标行为的心理基础，如人们形成了与某种疾病和健康相关的健康信念，就会采纳健康行为，改变不健康行为。目前，健康信念模式被广泛应用于个体行为改变，如基于健康信念模式对阿尔茨海默病患者实施健康宣教和心理干预等护理措施，可有效帮助患者建立治疗的信心，增强患者治疗、护理过程中的依从性，促进患者生理及心理功能的恢复与提升。

2. 理性行动理论与计划行为理论

（1）理性行动理论（theory of reasoned action）：是由美国学者菲斯比恩（Fishbein）于1967年提出，该理论的前提是在各种行为发生前要进行信息的加工、分析和思考，有一系列的理由决定人们实施行为的动机，强调人的认知系统对行为的决定过程和作用，而不是根据原则从事的"理性"选择行为。基于理性行动理论的健康教育可增加如痛风性肾病患者的疾病知识，提高行为改变的态度及依从性，帮助患者改变自身的行为，控制尿酸水平、预防痛风性肾病急性发作。

（2）计划行为理论（theory of planned behavior）：是理性行动理论的扩展，它从信息加工的角度、以期望价值理论为出发点解释个体行为的一般决策过程。如基于计划行为理论的干预可有效减少人们对含糖饮料的摄取进而控制体重。

3. 跨理论阶段变化模型　跨理论模型（transtheoretical model，TTM），又称行为分阶段转化理论模型，主要由美国心理学教授普洛查斯卡（Prochaska）在20世纪70年代整合相关心理与行为理论发展而来。TTM理论模型认为个体的行为变化是一个连续的过程而非单一的事件，人们在真正做到行为改变之前，是朝向一系列动态循环变化阶段的变化过程而发展。对所处不同阶段的个体应采取不同的行为转换策略，促使其向行动阶段和保持阶段转换。

TTM内容架构分为：①变化阶段；②变化过程；③自我效能；④决策平衡。其四个组成部分结合了三个维度进行解释，即变化阶段、变化过程和变化水平。通过变化阶段反映人们在何时产生行为改变；通过变化过程体现人们的行为改变过程；通过贯穿于变化阶段和变化过程中的自我效能和决策平衡反映影响人们行为改变的因素，这些因素体现了不同的变化水平。TTM变化阶段包括：前意向阶段、意向阶段、准备阶段、行动阶段和保持阶段，对于成瘾行为还有第六个阶段，即终止阶段。TTM可以用于改变人的不健康行为，如戒烟、戒酒、戒毒、控制体重等；也可以用于帮助人们培养有益健康的行为，如锻炼、合理膳食、安全性行为、合理消费行为等。

4. 慢性病患者自我管理模型　慢性病自我管理（chronic disease self-management，CDSM）是指采用自我管理方法控制慢性病，即在卫生保健专业人员的协助下，个人承担一些预防性或治疗性的卫生保健活动。患者自我管理能力形成，需要系统地获得来自医疗机构的健康教育和管理支持，增强处理自身健康问题的技能和自信，从而体现依靠自己完成慢性病管理的效能。患者自我管理支持包括以下方面：①为患者提供相关健康知识；②教授患者保健康复技能；③鼓励患者选择健康生活方式；④训练患者解决问题的技能；⑤给予患者必要的情感支持；⑥提供规律而持续的跟踪随访；⑦鼓励患者积极参与疾病的控制。

二、群 体 干 预

不良行为生活方式具有一定的社会性、播散性，使得针对群体的干预成为可能，而针对群体的干预成本低，效益高，值得大力推广。例如，在企业或医院中，可能员工都面临着心理压力大、缺乏有效的缓解压力的方法，而针对这一个群体共性的问题进行干预效果较好。

（一）健康教育

实践证明，健康教育是改变群体不良的心理、行为生活方式的最好方法之一。

1. 运用恰当的健康教育理论作指导　运用健康教育，首先要注意理论的运用，健康教育理论很多，最基本的理论是知—信—行的理论，即通过改变健康教育对象的认知，来改变其健康信念，进而改变其不良行为生活方式。健康信念模型认为，一个人的行为是他的期望所决定的，一个人的价值判断影响行为的发生，这与个人的价值期望有关。运用健康信念模型解决问题分两个阶段，第一阶段是认识到问题的严重性，开始有改变的打算。第二阶段是觉察到行为方式改变带来的好处及面临的困难。如果好处是明显的，困难是可以克服的，在适当的时机就会启动健康行为生活方式。如果这种行为生活方式需要维持很长时间，则必须依赖自我效能才能维持。

2．健康教育内容的科学性、针对性与效用　健康教育首先必须符合科学理论，有循证医学的研究为基础。其次是具有明确的针对性，针对特殊人群的健康教育，如慢性病患者、孕产妇等。最后，实事求是、务求实效，既是健康教育追求的目标，也是健康教育追求的结果。

3．增强健康教育方式的亲和性　改变健康教育是单纯说教的陈旧观点，将健康教育的内容、形式进一步更新，内容要具有权威性、科学性、大众性；形式具有吸引性、生动性和动态性。随着互联网技术的发展，充分利用动画、影视技术传播等，能够迅速有效地提高公众的健康知识认知水平。

（二）团体心理咨询

团体心理咨询是在团体情境中提供心理帮助与指导的一种心理咨询与治疗形式。这是一种旨在通过团体内人际交互作用，促进个体在交往中通过观察、学习、体验、认识自我、接纳自我，调整改善与他人关系，学习新态度与行为方式，以发展良好生活的适应过程。

主要形式是由1～2名领导者作为主持，依据团体成员问题的相似性特点，组成课题小组，小组少则3～5人，多则十几人到几十人。通过共同的探讨，训练、引导，解决成员的心理问题，达到改善人际关系，增强成员社会适应能力的目标。

（三）社会工程干预

1．社会设施干预　通过某些社会设施干预可以取得很好的效果。如在小区设置健身场地和器材，人们锻炼身体的热情会大增。在马路中间设置隔离栏，交通事故的发生率会大大降低。

2．公共政策干预　狭义的公共政策是指政府等决策部门对公众利益和公众行为的规制和分配的措施。广义的公共政策是指政府及立法机构制定的对公众利益和公众行为的规制和分配，包括法律在内。在此我们讨论的是广义的公共政策。公共政策干预的效益最高，研究发现，美国实行"安全带法"以后，车祸的死亡率大幅度降低。政策能否取得实效，政策方案是第一步，关键还要保证执行是否到位，包括监督及评估是否及时有效，政策主体是否以身作则等。

3．组织干预　是通过对不合理的组织结构和行为进行改变以达到干预目标。在现代社会，人们所面临的工作压力，在一定程度上与组织管理结构和行为密切相关。通过对组织机构进行合理设计，能有效地缓解人们的压力，如组织工人做工间操，可以有效缓解职工压力。组织策略也常用于行为干预中，组织分阶段改变理论是组织变化要经历的一系列阶段，在不同的变化阶段匹配不同的改变策略，实施过程可分为4个阶段：问题知觉、行动启动（采纳）、实施和定型化。

三、不同场所的干预

（一）家庭干预

家庭是社会的细胞，人们不良的心理、行为生活方式的产生大部分来自家庭。现代医学开始关注家庭，并发展成为家庭医学，为不良的心理、行为生活方式的调查、研究、干预、管理等提供了丰富的理论及实践基础。如对高脂、高盐饮食的干预，以社区为范围，以家庭为单位进行干预，通过改变不良的行为生活方式，在降低慢性病的发病率等方面取得了良好效果。

（二）社区干预

社区是对不良的心理、行为生活方式干预的重要场所。我国的卫生服务基层组织是在社区，大力发展社区卫生服务和社区干预是我国目前的重要任务，包括医疗、预防、保健、康复、健康教育与健康促进等服务，其中大量涉及心理、行为生活方式干预内容。目前的社区干预，重点在于提高全科医生和护士的理论水平和干预技能,提升干预的效果;通过预防、保健、康复、健康教育等领域的干预计划的制订、实施、评估等一系列活动,改善居民个体以及群体的健康状况,提高其健康认知和解决自身健康问题的能力。

(三)学校干预

学校是进行干预、健康教育效果最好、时机最佳的理想场所,是让学生获得身心健康发展的重要阵地。针对发展的不同阶段,可以采取有针对性的措施进行干预,如对大、中、小学生进行交通安全行为、消防逃生行为、防盗防暴行为、日常健康行为等方面的教育,培养学生自我保健能力,降低常见疾病的发病率,提高学生健康科学知识水平及健康素养。

(四)工作场所干预

工作场所是职业人群从事生产活动的一切环境的结合,是职业人群干预的重要场所,运用适当的干预方法,改变职工的饮食行为、运动行为、工作行为,缓解、疏导他们的心理压力。对企业事业单位,分析其工作的性质特点及压力的主要来源,有针对性地进行个体及团体干预,能有效维护职业人群的身心健康,具有良好的社会、经济效益,保证企业和社会的可持续发展。

(五)医院干预

医院是诊治疾病的专业机构,也是医院干预的重要场所。充分发挥医院健康知识与技能资源的优势,向患者、患者家属及社区广大群众提供健康教育及医院干预,是提高医疗质量和控制疾病的重要措施。要开展医护人员健康技能培训教育、建立医院干预的管理机制及工作网络、工作制度。进一步推广开设"患者之家""健康教育小屋"等,为改变患者不良的心理、行为生活方式提供成熟的经验。

思考题

1. 谈谈个性心理特征对健康的影响。
2. 举例说明积极心理因素对健康的影响。
3. 试述心理、行为生活方式与健康的关系。
4. 试述心理、行为生活方式的干预方法有哪些。

(吴 辉)

第八章　生命质量评价

健康是人类发展的根基，但很长时间以来人们对健康的认识仅限于不生病，对疾病疗效也仅限于疾病的客观指标，即症状、体征的消失或好转，评价人群的健康也仅是用死亡率、发病率、患病率、生存率等反映负性健康的指标。健康不仅仅是没有疾病或虚弱，作为具有各种心理和社会活动的人，不仅要存活，希望不生病，而且更希望活得好、活得愉快。随着疾病谱的改变及医学模式的转变，以及人们对健康认识的逐步提高，医学界引入了生命质量的概念，从个体主观感受的角度综合评价人群的健康状况。

第一节　概　　述

一、生命质量研究的起源与发展

生命质量（quality of life，QOL），社会学一般称为生活质量，临床医学也会称之为生存质量，由美国经济学家约翰·肯尼思·加尔布雷斯（John·Kenneth·Galbraith）在 20 世纪 50 年代末于《丰裕社会》（*The Affluent Society*）一书中提出。但由于 20 世纪 50 年代、60 年代生命质量研究还不甚成熟，生命质量的概念往往和生活水平、生活标准、福利水平等概念一起被混同使用。因此有学者认为真正将生命质量作为研究对象，并将这一概念纳入其理论框架应该首推美国经济学家罗斯托（Rostow）。他在 1971 年发表的《政治和成长阶段》（*Politics and Stages of Growth*）一书中深入地探讨了生命质量问题并形成了自己的理论体系。20 世纪 60 年代末和 70 年代初，西方社会兴起了一股系统研究生命质量的热潮，吸引了包括社会学、经济学、心理学、政治学、管理学、市场学等诸多学科学者的积极参与。20 世纪 70 年代末，医学领域广泛开展了生命质量的研究，探索疾病及其治疗对生命质量的影响，形成健康相关生命质量（health-related quality of life，HRQOL）的范畴。

随着人们对健康评价的认识不断深入，健康评价不断呈现出从测量生存时间转向强调患者治疗后恢复活动的能力，从生物治疗转向生物-心理-社会（家庭）治疗，从关注客观生物指标转向关注患者自我感受，从只关注负向指标转向正、负向指标兼顾，从由卫生技术人员或相关人员评价转向自我评价，关注的重点从治愈或好转转向改善患者各维度的适应能力，评价的对象从群体转向个体的趋势。在此健康评价新趋势的背景下，生命质量评价这一概念应运而生。

生命质量评价可追溯到 20 世纪 40 年代末。1948 年，卡诺夫斯基（Karnofsky）和布亨纳（Burchenal）用功能状况量表测量癌症化疗患者的身体功能状况。1976 年，普利斯特曼（Priestman）等人用线性模型模拟自我评估量表对乳腺癌患者化疗前后的健康感觉、情绪、活动水平、疼痛、恶心、食欲、家庭事务能力、社会活动和焦虑水平进行测定。1977 年，美国《医学索引》（*Index Medicus*，IM）第一次用"quality of life"取代"philosophy"收入医学主题词表（Medical Subject Headings，MeSH）。1985 年，美国食品药品监督管理局（Food and Drug Administration，FDA）开始在接受新药时，要求同时递交药物对患者生存质量和生存时间影响的资料。1992 年，一些国际学者创办了专门的生命质量研究杂志（*Quality of Life Research*）。目前，国际上以生命质量研究为主题的期刊还包括生活质量应用研究（*Applied Research in Quality of Life*）、健康和生活质量结果（*Health and Quality of Life Outcomes*）和社会指标研究（*Social Indicators Research*）等。1994 年，国际生活质量研究协会（International Society for Quality of Life Research，ISOQOL）成立，并每年召开一次国际学术会议对有关问题进行探讨。从 2003 年起，欧洲改善生活和工作条件基金会在成员国和候选国中每 4 年组织开展一次欧洲生命质量调查，这一调查的内容现已发展成补充传统经济增长和生活水平的指标。目前，生命质量评价研究逐渐走向成熟，在理论构建、测量工具研制和使用等方面已形成了相对完整的研究体系；跨国家、跨地区和跨文化的生命质量评价研究正在不断丰富和完善；纵向深入的人群队列研究也逐渐增多。

二、生命质量的相关概念

（一）生命质量

多年来，不少学者对生命质量的概念进行了探讨，但往往从各自专业的角度出发进行理解，从而导致了生命质量的多义性和复杂化。如社会学方面强调人们的社会功能，在心理学上着重于个人的精神状态，临床医学上则注重如何减轻患者的症状和痛苦。迄今为止，学术界对生命质量的内涵尚存许多争议，定义表述尚不一致。主要表现在：①生命质量的本质是什么，是否可测。②生命质量包括哪些方面。不同的学者从各自的专业提出了不同的观点。如：福尔摩斯（Holmes）在 1960 年最早提出生命质量的概念，他认为"生命质量意味着一种幸福，是生活中体现真正自我、摆脱虚伪、泰然处世的情形"。卡茨（Katz）等将生命质量定义为"完成日常工作、参与社会活动和追求个人爱好的能力，是患者对生活环境的满意程度和对生活的全面评级，包括认知、情感和行为等方面"。如塔（Ruta）认为"生命质量是某一特定时点个体期望与其现时体验的差别或距离，这种差别可随时间而改变，并可为个人成长所修正"。福原（Fukuhara）将健康相关的生命质量评价（HRQOL）定义为"疾病和治疗如何影响患者的主观健康感觉（心理健康、活力、疼痛等）和日常活动（如工作、家务和社会活动）的量化"。

目前被普遍接受的定义来自 WHO 生命质量测定组（WHOQOL Group）。通过多年多地区的研究，该研究组将生命质量定义为"不同文化和价值体系中的个体对于他们的生活目标期望、标准，以及所关心的事情有关的生存状态的体验"。该定义强调生命质量中的文化背景、价值观念和个人的主观体验。该定义与现代健康观念相呼应，反映了生命质量是一种根植于文化、社会和环境背景之中的观点，其强调以下几点：①生命质量主要是个体的主观体验，用来测评个体自身对其躯体、心理和社会适应状态的满意度。②生命质量与被测对象的目标、期望、标准，以及所关心的事情有关，是一个随个体变异的相对标准。③生命质量与被测对象所处的文化价值体系和社会标准密切相关。从上述生命质量构成的各种观点看，该定义结构较全面，层次也比较清楚，但包括的问题过多，在临床上不一定适用。在实际应用过程中，生命质量的测定逐渐形成两种方法：一是界定生命质量的各个方面，开发一个代表不同人群共性的多维量表，根据需要附加一个较短的特异问卷来评定特定人群的生命质量，使得研究结果既有可比性又有针对性，就是所谓"共性"与"特异性"结合的研究模式。另一种方法是限定只测量某一层次的生命质量，这样可在较少的工作量下解决实际问题，而且相同限定条件下，不同群体间研究也具有可比性。

综上所述，尽管对生命质量的概念与构成尚未达成共识。但以下几点是比较公认的：生命质量是一个多维的概念，包括身体功能、心理功能、社会功能等；生命质量是主观的评价指标，应由被测者自己报告；生命质量具有文化依赖性（culture dependence），与一定的文化价值体系相联系。总的来说，生命质量（QOL）是指以社会经济、文化背景和价值取向为基础，人们对自己身体状态、心理功能、社会能力以及个人综合状况的感觉体验。生命质量反映了个人期望与实际生活状况之间的差距，差距越大生命质量就越差。因此，生命质量实际上测量的是两个方面的内容：

一是个人期望值，个人期望值越高，生命质量相对就越低；二是实际生活状态，实际生活状态越差，生命质量也就越差。

（二）生命数量

生命数量（quantity of life）是指个体生存时间的长度。这是一个客观性较强的健康评价指标。生存分析和人均预期寿命研究都属于生命数量研究的范畴。生命数量和生命质量相互联系、相互制约，是人类生存的两个方面。生命数量是生命质量的基础，只有具备一定的生命数量，才能谈及生命质量。因此，生命质量评价要应用于患慢性病或其他有一定生命数量基础的人群。

追求最长的生存时间和最高的生命质量是人类的最终目标，生命质量与生命数量是统一的。但有时生命数量与生命质量亦形成对立，人们可能不得不牺牲一定生命数量来换取更好的生命质量，反之亦然。

（三）健康相关生命质量

尽管生命质量涵盖的内容非常广泛，但在医疗卫生领域，健康是其核心。健康状态的好与坏直接决定了生命质量的水平。为此，引入了健康相关生命质量的概念。健康相关生命质量（HRQOL）是指人们在病伤、医疗干预、老龄化和社会环境改变的影响下的健康状态，以及与其经济、文化背景和价值取向等相联系的主观体验。HRQOL 的研究对象主要是患者，也包括健康者。健康状态和主观体验构成了 HRQOL 的主要内容。健康状态是从身体、心理和社会等三方面来描述人们的功能状态，是生命质量中相对较为客观的成分。主观体验是指人们的需求和愿望得到满足时所产生的主观反应，属于生命质量的主观成分。

第二节 生命质量评价的特征及内容

一、生命质量评价的特征

尽管不同学科对生命质量的定义和内容有所不同，且研究对象和方法丰富多样，但总体说来，生命质量评价具有一些共同特征。

1. 评价内容的综合性 虽然不同研究选择的指标各有不同，但不能仅用一个方面的内容代表生命质量，须涵盖多个方面的内容。生命质量以及 HRQOL 的定义都包含了具有一定生命数量的个体的生理状态、心理状态、社会适应能力和主观体验四个方面，这决定了对生命质量的评价具有综合性。有的研究还将死亡作为参考状态，同其他待评价状态相比以确定生命质量的分值。

2. 评价指标的主观性 各学科对生命质量的定义表明，生命质量是个体对自身生存状态的主观体验（满意度、幸福感与满足感）。因此，生命质量评价是一种个体主观的评价，是通过了解被评价对象的功能状态和自我感受进行评价，一般是被评价对象根据自己的状态进行自我判断，很少采用他评的方法，也非针对临床或实验室研究的结果。

3. 生命质量的动态性 HRQOL 是被个体的主观概念过滤的健康状态。随着生命数量的增加和健康状态的改变，人们对自身功能状态的期望会因生理功能或社会功能的变化而做相应的调整，个体在不同的年龄阶段对生命质量的主观感受会有所不同，继而改变对自身功能状态的评价标准。如新发截瘫患者，客观的健康状态和主观的生命质量评价都很低，而患病多年的截瘫患者，虽然客观健康状态可能更差，但主观生命质量的评价却更佳。生命质量自我评价的变化，或称为生命质量测评的"反应转移"（response shift）现象。

4. 自我评价的文化依赖性 个体对生命质量的主观体验（自我评价）是由深深根植于自身文化的价值影响所形成的，个体自身的价值观、信念和判断力会影响个体对总体健康和生活状况的态度和感受。社会支持、家庭生活对生命质量的各个维度均有不同程度的影响。如与西方人不同，在中国，饮食能力被认为是良好生产力和长寿的指标。

二、生命质量评价的内容

根据 HRQOL 的基本概念和构成，生命质量评价是指具有一定生命数量的人在一定时点上的生命质量表现。通常包括生理状态、心理状态、社会功能状态、自评健康和满意度四个维度，但其评价的表现形式可能有所差异（表 8-1）。此外，针对具体疾病的量表还包括疾病症状等内容。生理、心理和社会功能状态是生命质量的重要内容，反映疾病或健康水平。任何一种疾病或损伤，都会导致这三方面功能的改变；反之，这三方面功能的改变，也能够综合反映个体的生命质量状况。而自评健康和满意度，反映了评价者的主观认可程度。

表 8-1　生命质量评价的基本内容

概念 / 分类	定义 / 指征
满意度与幸福感	健康需求满足程度的判断及综合感觉
对健康总的感受	自我判定健康、感到健康或担忧健康
生理状态	
活动受限	在躯体活动、移动和自我照顾方面受限
体力适度	进行一般的体力活动无疲劳感和虚弱感
角色功能受限	如工作、学习和家务等通常角色活动受限
心理状态	
情绪反应	对事物的体验，包括压抑、忧虑痛苦和恐惧
认知功能	意识、机智、定向、推理及记忆力
社会状态	
社会交往	与人们、亲人和朋友交往的频率
社会融合	以成员身份参与社会组织活动
社会接触	与亲友交往、参加集体活动
亲密关系	获得亲密感和支持感
机会	因健康而达成机会平等
社会资源	社会关系、网络的数量和质量
疾病	
主诉	患者自述生理和心理症状、感觉、疼痛或其他不能直接观察的感受
体征	体检发现的缺陷与异常表现
自我报告疾病	患者自述有病或损伤
生理测定	生理测定读数及临床解释，如脉搏、血压等
组织改变	病理学证据
诊断	临床判断的证据
失能	因健康问题带来的工作能力丧失
死亡	死亡率、生存率

（一）生理状态

生理状态反映个人体能和活动能力的状态，是生命质量最基本的组成部分，主要包括以下三个方面。

1. 活动受限　指日常生活活动能力由于健康问题而受到限制，包括三个层次：一是躯体活动受限，如屈膝、弯腰、行走困难等；二是迁移受限，如卧床、室内活动受限、不能利用交通工具等；三是自我照料能力下降，如不能自行梳洗、穿衣和进食等。

2. 角色功能受限　角色（role）是由经济、职业、文化背景等因素决定的个人在社会关系的位置，以及与其位置相应的社会义务、责任和社会功能。健康问题常引起角色功能受限，包括主要角色活动的种类和数量受限、角色紧张和角色冲突等。

3. 体力适度　主要指个人在日常活动中所表现出的疲劳感、无力和虚弱感。许多疾病并不导致躯体活动受限，却通过降低患者的体力而使其角色功能下降。体力适度是一个相对概念，不同的社会角色在日常活动中所支付的体力是不同的，因此，病中或病后所表现出的体力适度也是不同的。

（二）心理状态

所有的疾病都会给患者带来不同程度的心理变化，主要是情绪和意识变化。情绪反应和认知功能的测定是生命质量评价又一个重要的组成部分。

1. 情绪反应　情绪是指个体感知外界事物后所产生的一种体验，包括正向体验如愉快、兴奋、满足和自豪等，以及负向体验如恐惧、抑郁、焦虑和紧张等。情绪反应是生命质量测量中最敏感的部分，直接受疾病和治疗措施的影响，患者的生理状态和社会功能状态的变化，也会间接地从情绪反应中表现出来。

2. 认知功能　认知功能包括时间与地点的定位、方向识别能力、思维、注意力和记忆力等，它们是个人完成各种活动所需要的基本能力，是生命质量评价的重要内容之一。几乎所有疾病的晚期阶段和达到一定年龄段的老年人都伴有认知功能障碍，包括机智、思维、注意力和记忆力的损失。但是，由于认知功能的改变是渐进的，因此认知功能在生命质量测量中不是一个敏感指标，是否纳入生命质量测量内容要依据研究目的和对象而定。

（三）社会功能状态

社会功能状态表现为个人的社会交往状况和从所拥有的社会资源中获得的社会支持程度。

1. 社会交往　除了社会角色功能外，社会交往是人的一种基本需要。有无能力满足社交需要是衡量一个人能否正常生活的标准之一。根据社会交往的深度，可分为三个层次：一是社会融合，指个人属于一个或几个高度紧密的社会组织，并以成员身份参与活动；二是社会接触，指人际交往和社区参与，如亲友交往和参加集体活动等；三是亲密关系，指个人关系网中最具亲密感和信任感的关系，如夫妻关系。许多疾病和治疗都会给患者造成主观或客观上的社交困难。这些社会交往功能的下降，最终导致社会支持力下降、心理上的孤独感和无助感，以及个人机会的丧失。

2. 社会资源　社会资源不能被直接观察，生命质量中的社会资源（social resources）是指个人的社会网络与社会联系，包括网络的数量与质量。网络数量指可能与评价对象交往的朋友、亲属、邻居、同事等的数目。质量则指各种人际关系的紧密程度，即评价对象可能得到社会支持的强度。社会网络通过社会接触给予个人情感性或工具性支持，如激励、同情、经济援助等。

（四）自评健康与满意度

1. 健康自评和生活评价　指个人对其健康状态、生活状况的自我判断，是生命质量的综合性指标。健康自评可以是对个体目前综合健康状态的自我评价，也可以是对自己将来健康发展趋势的自我评价，反映了个体对当前健康的认识及未来健康的期望。自我生活评价是个人对其生活的某个领域的自我评价，如经济状况、婚姻家庭生活、职业、闲暇活动、社会生活等，或对生活诸方面综合状况的自我评价。

2. 满意度与幸福感 二者同属于当个人需求得到满足时的良好情绪反应。满意度是对待事件的满意程度,是人的有意识的判断。而幸福感是对全部生活的综合感觉状态,产生自发的精神愉快和活力感。在生命质量评价中,满意度用来测定患者的需求满足程度,幸福感用来测定患者整个生命质量水平。

(五)针对特殊人群的评价内容

一些针对特殊人群或特定疾病的生命质量评价量表,常常包括反映特殊人群特征或症状等疾病特异的内容。评价内容应针对研究问题所涉及的目标,体现被评价对象的特征及其所关注的问题。如对麻风患者来说,社会歧视和自卑心理应纳入心理状态的测定。此外,评价内容应敏感、可操作性强。

第三节　生命质量评价量表

一、生命质量评价量表的分类

根据评价目的和评价对象不同,可以将量表分为不同的类型。

(一)根据评价目的分类

1. 鉴别量表(discriminative scale)　某些测量的主要目的是将评价对象按生命质量特征区分开,如在 0 分至 1 分或 100 分之间形成一定的分布,或将人群划分为优、良、中、差等不同的类型,用于此种目的的量表称为鉴别量表。

2. 预测量表(predictive scale)　主要用于根据生命质量预测某些现象(疾病复发、治疗反应)的发生。

3. 评估量表(evaluative scale)　大多数情况下,生命质量评价的主要目的是评价各种状况和干预措施对评价对象生命质量所产生的影响。

(二)根据评价对象分类

1. 普适性量表(generic scale)　也称通用型量表,此类量表可以用于所有人群,但是主要适用于一般人群的生命质量测定,反映人们生命质量中的共同特性,如健康调查量表 36。这类量表除了反映基本生活功能的内容外,往往还有许多反映精力、活力、运动等功能的内容,能够比较各种不同疾病或状况的人群生命质量差异。

2. 特异性量表(special scale)　普适性量表虽然也可以用于特殊人群或特定疾病,但针对性不强。针对特殊人群或特定疾病的生命质量测量工具应包括与人群特征或疾病密切相关的内容,如疾病症状等。这类量表一般属于专用量表,只能用于特定人群或疾病,能够将特定人群的生命质量差异或特定疾病对生命质量的影响反映出来,如癌症患者生活功能指标量表等。

二、常用生命质量评价量表

HRQOL 评价多数采用量表的方式进行。目前世界范围内生命质量评价量表多达数百种,尽管各种问卷的适用对象、范围和特点各异,但都是从 HRQOL 的基本概念和内容出发,提出问题、构建问卷。代表性的量表有 Karnofsky 功能状态评分量表(Karnofsky Performance Status,KPS)、诺丁汉健康量表(Nottingham Health Profile,NHP)、疾病影响程度量表(Sickness Impact Profile,SIP)、良好适应状态指数(Quality of Well-Being Index,QWB)、癌症患者生活功能指标量表(Functional Living Index-Cancer Scale,FLIC)、健康调查量表 36(36-Item Short Form Health

Survey，SF-36)、WHO 生命质量测定量表(WHO Quality of Life，WHOQOL)等。HRQOL 的研究已深入到医学的各个领域，对其量表开发越来越规范化和专业化。

（一）国际常用生命质量评价量表

1. 良好适应状态指数　生命质量评价中，死亡的生命质量为"0"，功能与感觉良好的状态为"1"，生命质量客观地反映为 1~0 频谱时点状态。据此，卡普兰(Kaplan RM)于 1976 年提出良好适应状态指数(QWB)。Kaplan 研究发现：QWB 得分与人群总的良好的自我评价水平呈预期的正相关，与年龄、慢性疾病患者数、有健康问题主诉的人数、就诊人数及有不良功能症状的人数呈预期的负相关。他认为，QWB 能概括各种功能或症状水平，能对濒死状态或其他难以诊断的复杂疾病患者健康状况进行测量，是一个比较理想的、从正向角度来评价健康状况的指标。QWB 评价量表包括以下两个部分。

第一部分是有关患者日常生活活动方面的内容，包括移动(mobility，MOB)、生理活动能力(physiological activity capability，PAC)和社会活动能力(social activity capability，SAC)三个方面，每个方面下设 3~5 个等级描述。

第二部分包括 21 个症状及健康问题综合描述(complex，CPX)，这些症状和问题几乎包括了所有疾病可能出现的问题。最后，按公式综合所有评价指标得出对生命质量的评价(W)。计算公式为 W = 1 + (CPX) + (MOB) + (PAC) + (SAC)。

2. 健康调查量表 36(SF-36)　SF-36 是由美国波士顿健康研究所在医疗结果研究调查表(medical outcomes study，MOS)的基础上开发出来的通用性简明健康调查问卷，它适用于普通人群的生命质量测量、临床试验研究和卫生政策评价等。

SF-36 包括 36 个条目，评价 HRQOL 的 8 个维度(表 8-2)，前 4 个维度属于"生理健康"，后 4 个维度属于"精神健康"。此外，SF-36 还包括另一项健康变化(health transition，HT)，用于评价过去一年内健康状况的变化。每个维度的最终评分值均以 0 分为最低值，100 分为最高值，分数越高，表明生命质量越好。

表 8-2　健康调查量表 36 各维度的解释

维度	英文名称	相关性		含义
		生理健康	心理健康	
生理功能	physical functioning，PF	强	弱	因健康原因生理活动受限
社会功能	social functioning，SF	中	强	因生理或情感原因社会活动受限
生理职能	role-physical，RP	强	弱	因生理健康原因角色活动受限
躯体疼痛	bodily pain，BP	强	弱	疼痛程度及其对日常活动的影响
精神健康	mental health，MH	弱	强	心理压抑和良好适应
情感职能	role-emotional，RE	弱	强	因情感原因角色活动受限
活力	vitality，VT	中	中	个体对自身精力和疲劳程度的主观感受
总体健康	general health，GH	中	中	个体对自身健康及发展趋势的评价

1991 年，由国际生命质量评价项目(international quality of life assessment，IQOLA)发起，制定标准程序，包括翻译、性能测试、常模制定三个阶段，研究 SF-36 在其他国家的适用情况，以利于多国临床试验和国际比较研究，同时使 SF-36 在各国的应用达到统一的程序化管理。目前，SF-36 在 40 多个国家发展了各自的语言版本，是一个被普遍认可的生命质量测评量表。1991 年浙江大学医学院社会医学教研室对 SF-36 量表进行了汉化，近年来该量表被国内医疗科研机构广泛应用。

1996 年，SF-36 V2 被研发。SF-36 V2 是 SF-36 的改良版，该版本条目更易于理解和回答，结果更易于解释，同时提高了测量的精确性和敏感性，完善了量表的翻译和跨文化调适能力。SF-12 是 WARE 等人于 1996 年开发出来的 SF-36 的简化版本，他们从 SF-36 中选出 12 个条目，结构上与 SF-36 相同，保留原来的 8 个维度。与 SF-36 相比，SF-12 具有条目简单、短小、易懂、操作用时少等优点，并经过了大量的信度、效度方面的验证。

3. WHO 生命质量测定量表　WHO 生命质量测定量表（WHOQOL）是 WHO 在 20 余个处于不同文化背景、不同经济发展水平的国家和地区的研究中心共同研制的，用于测量个体与健康有关的生命质量。WHO 生命质量报告最初的试点版本包括 236 项与生命质量有关的项目。WHO 15 个研究中心对至少 300 名有各种健康问题的人进行了试点评估。从这些数据中挑选了 100 个项目列入订正的评估报告。目前，已经研制成的量表有 WHOQOL-100 和 WHOQOL-BREF。WHOQOL-100 包含 100 个条目，覆盖了 6 个领域的 24 个方面，每个方面由 4 个条目构成，分别从强度、频度、能力和评价四方面反映同一物质。此外，还包括 4 个关于总体健康和生命质量的问题。WHOQOL-BREF 是在 WHOQOL-100 基础上发展起来的，保留了量表的全面性，仅包含 26 个问题条目，各个领域的得分与 WHOQOL-100 量表相应领域的得分具有较高的相关性。中山大学卫生统计学教研室已经主持研制了中文版 WHOQOL-100 和 WHOQOL-BREF。

4. 欧洲生存质量测定量表　欧洲生命质量组织成立于 1987 年，包括芬兰、荷兰、瑞典、挪威和英国的 7 个研究中心，是一个多学科的国际研究网络，现在该组织的研究人员已扩展到美国、加拿大、德国、日本、新西兰等国家。欧洲五维生存质量量表（EQ-5D）是欧洲生命质量组织发展起来的一个简易通用型生命质量自评量表，已有 51 个正式的语言版本。该量表由两部分组成：第一部分，应答者回答在 5 个方面存在问题的程度：移动性、自我照顾、日常活动、疼痛或不适、焦虑或压抑；第二部分，应答者在视觉模拟评分法（visual analogue scale，VAS）上标记他们总体健康感觉。EQ-5D 可补充疾病专门化问卷或其他通用性问卷使用，适合于信访调查或临床环境中。另外，欧洲生命质量组织在 EQ-5D 基础上开发了 EQ-5D-3L、EQ-5D-5L、EQ-5D-Y 三个新版本的生命质量评价量表。

5. 疾病影响程度量表　疾病影响程度量表（Sickness Impact Profile，SIP）是由 Marilyn Bergner 建立的一个包括 12 类问题 136 个条目的量表。其中有 3 类归于生理方面，4 类归于心理方面，其余类各自代表独立的内容。该量表主要用于测量在疾病和治疗影响下的行为改变和角色功能表现。它假定在任何疾病状态下，患者都会有相应的行为变化，可表现在生理、心理和社会等方面。因此，它适宜于测定任何疾病患者的健康状态。

6. 癌症患者生活功能指标量表　癌症患者生活功能指标量表（Functional Living Index Scale，FLIC）是由加拿大学者 Schipper 等人建立，用于癌症患者生命质量自我测试的 22 条目量表。该量表从癌症患者在日常生活中可能面临的问题入手，比较全面地描述了患者的活动能力、执行角色功能的能力、社会交往能力、情绪状态和主观感受等。

FLIC 是疾病特异性量表，适用对象是癌症患者，尤其适用于预后较好的癌症患者，如乳腺癌、宫颈癌等患者。内容的描述充分体现了癌症的疾病特征性，着重表现癌症患者常有的对死亡的恐惧和对健康的忧虑等。对疾病和治疗的描述，着重围绕癌症患者常有的如眩晕、疼痛等症状。

（二）中国自主研制的生命质量测定量表

20 世纪 80 年代中期，中国逐渐开始了生命质量的研究工作，起初主要是翻译和综述国外有关生命质量的文献和研究进展。20 世纪 80 年代末至 90 年代，生命质量研究主要集中在临床治疗评价和一般或特定人群生命质量评估。在该时期中国开始探讨和评价引进的生命质量测量和分析方法，对生命质量量表进行翻译和跨文化调适，并开始自行研制本土化的生命质量测量工具。进入 21 世纪后，生命质量量表的应用范围逐步拓宽，在中华文化背景下研制了针对不同人群和疾病的特异性生命质量测量量表，并在大规模的人群健康调查中引入了生命质量研究（如国家卫生服务调查和中国慢性病及其危险因素监测数据）。近年来，关于生命质量在国内形成了研究热潮，针对特定人群、特定疾病、特定功能的生命质量研究逐步细化和深入。大多数常用的与健康相关的生命质量指标都是西方制定的，并已引入其他国家，供全世界使用。可以说，这种适应过程假定健康作为一个概念，具有普遍的文化等同性，但生命质量测定深深扎根于民族文化土壤之中，带有明显的文化烙印。因此，鉴于中外文化的显著差异，研制和应用具有中国文化特色的生命质量测定量表是十分必要的。

1. 中国人生命质量普适量表　中国人生命质量普适量表（the 35-Item QOL Questionnaire，QOL-35）是由中国医学科学院北京协和医学院阜外心血管病医院流行病学研究室研制，包括 35个条目，分别由属于总体健康和生命质量、生理功能、独立生活能力、心理功能、社会功能、生活条件 6 个领域和 1 个反映生命质量变化的条目组成。适用于中国一般人群生命质量测评。

2. 癌症患者生命质量测定量表系列　癌症患者生命质量测定量表体系（Quality of Life Instruments for Cancer Patients，QLICP）是由昆明医学院公共卫生学院研制，该系列包括中国常见癌症的生命质量测定量表，已完成的有肺癌（OLCP），乳腺癌（QLCP-BR）、直肠癌（QLICP-CR）、头颈癌（QLCP-HN）等生命质量测定量表。

3. 2 型糖尿病患者生命质量量表　2 型糖尿病患者生命质量量表（Quality of Life Scale for Patients with Type 2 Diabetes Mellitus，DMQLS）是由中南大学流行病与卫生统计学系研制，包括 5 个维度，共 87 个条目。其中，生理、社会、心理、满意度 4 个维度形成正常成年人群共性条目子量表，疾病维度形成 2 型糖尿病患者特异条件子量表。

（三）生命质量评价量表的量化技术

评价对象在回答了生命质量评价量表中的问题后，评价者需要给他们评分，还要将许多问题的评分结果合计为一个总分，那么每个问题是不是都一样重要？是否需要给每个问题都赋予一个权重值，以表示各个问题的相对重要性？这就是生命质量评价的量化问题。常用的量化技术有直接估计、对比评分和效用法等。

1. 直接估计　直接估计法可分为两种情况：一是由研究者直接根据评价对象的回答结果赋值；二是请评价对象对其结果评一个分值。

（1）研究者直接赋值：生命质量评价量表中采用的问题绝大多数是封闭式问题，如果被选答案只有"是"或"否"两种，那么评分值就分别为"100"或"0"。这是最简单的一种赋值方法。但大多数问题并非简单的二元化问题，往往具有很多连续性的不同回答，如以下问题。

总的来说，您觉得自己的健康状况如何？

①极差　②差　③一般　④好　⑤极好

最常用的评分方法是给上述 5 个答案分别赋予 0、25、50、75、100 等 5 个分值，这种赋值方法虽然简单，但有个前提，各答案之间的距离相等。但事实上，有些答案往往不符合等距离的假设，这就需要采用评价对象评分的方法。

（2）评价对象评分：有些生命质量评价量表采用线性尺度作为答案，要求评价对象直接在尺度上估计自己所处的位置，研究者只需测量评价对象标示的位置至端点的距离，就可以得出答案的分值。这种方法还可以用于确定封闭式问题答案的评分标准及问题的权重值。例如在上述问题中，假如要确定答案"好"的评分标准，需要将一定数量的回答结果为"好"的应答者选择出来，请他们再次回答此问题，而答案则采用线性尺度。

总的来说，您觉得自己的健康状况如何？

0（极差）　　　　　　　　　　　　　　　　　100（极好）

这些应答者测量结果的平均值就是答案"好"的评分标准。其余答案的评分标准均可采用相同的方法得出。以后在应用过程中，就不再设线性尺度，只需要求应答者回答封闭式问题，然后用相应的评分答案赋值即可。

同样，量表中每一个问题的重要性也可以要求评价对象用类似的方法表示在线性尺度上，研究者再将其转换为权重值。

2．对比评分 有时生命质量评价量表中采用的问题或问题的答案没有明确一致的顺序关系，例如疼痛的性质"刺痛""绞痛""胀痛"等。对此直接估计评分比较困难，可用对比评分的方法确定权重值或评分标准。常用的技术有排序法和配对比较法等。

（1）排序法：选择一定数量的代表性人群，请他们对待评的答案按照对生命质量影响的严重程度排列出一个先后顺序。全部参评者对每个答案所处顺位评价结果的中位数，就是该答案的评分评价标准。这种方法实际假设各答案间的距离相等。

（2）配对比较：如果要量化的答案数量不多，可以要求参加量化的代表性人群对答案进行两两比较，评价答案对生命质量影响的相对大小。这样，就可以计算出有百分之多少的对比结果认为某个答案比其余的答案影响大。百分比经过适当数据处理就可成为该答案的评分标准。

3．效用法 效用（utility）是指人们对某种状况的偏好和满意程度。卫生经济学家常用标准概率、时间转换、等量值、意愿支付等技术确定生命质量的效用值。

（1）标准博弈法：标准博弈法（standard gamble，SG）的基本原理是要求测量对象在一个肯定结果和一个概率结果之间进行选择。概率结果是指概率为 P 的期望结果与概率为 $(1-P)$ 的非期望性结果，肯定结果是位于二者间的中间性结果。测量时，询问测量对象概率 P 为多大时，对肯定结果和概率结果均无倾向性。

图 8-1 表示标准博弈法测量优于死亡的慢性状态形式。给测量对象提供两种选择，一种是采取医学措施，可能有两种结果：恢复到正常状态并生存到 t 年，其概率为 P；或是立即死亡，概率为 $1-P$。另一种选择是慢性状态 i 下生存 t 年。概率 P 在 $0\sim1$ 之间变化，直到测量对象在两种选择之间保持平衡后得以确定，此时慢性状态 i 的效应值 $h_i=P$。

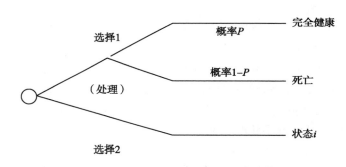

图 8-1　标准博弈法测量优于死亡的慢性状态形式

（2）时间权衡法：时间权衡法（time trade-off，TTO）要求测量对象在两个肯定结果间作出选择，而不用概率的概念，以避免测量对象的理解困难。其基本思想是要求测量对象确定他愿意牺牲多少生存时间来换取更好的健康状态或生命质量，反之亦然。如图 8-2，给测量对象提供两种选择，一种是在状态 i 下生存 t 年，另一种是在完全健康状态下生存 x 年。t 是不变的，x 在 $0\sim t$ 之间变化，直到测量对象在两种选择之间保持平衡后 x 得以确定，此时状态 i 的效用值为 $h_i=x/t$。

（3）等量值技术：等量值（equivalence）技术也可以用于生命质量的量化。它要求测量对象确定处于状态 B 下有多少人等于处于状态 A 下的一定人群。假定有两组人群，第一组人群处于最好的状态 A（量化值 100），第二组人群处于比 A 状态要差的 B 状态。假定某人认为处于 A 状态的 30 人等于处于 B 状态的 100 人，那么 B 状态的量化值为 30。

（4）支付意愿技术：支付意愿（willingness to pay）技术要求测量对象回答下列问题：愿意支付家庭收入的多大比例来治疗某种疾病，这个比例即为该疾病状态的权重值。

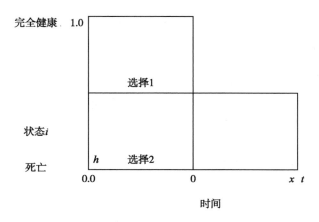

图 8-2 时间权衡法测量优于死亡的慢性状态形式

第四节 生命质量评价量表的构建

随着医学模式和健康观念的转变,生命质量研究在国际范围内迅速发展。自 1947 年第一个生命质量评价量表问世以来,目前世界上已有数百种不同的生命质量评价量表,并且新的量表还在不断涌现。量表过多就很难保证质量。因此,应对生命质量评价量表进行评价和筛选,从而选出高质量的测量工具。

一、选 择 量 表

一般来说,针对某一研究需要,如果存在适宜的外文量表,应将外文量表的规范引进作为首选,这样研究成果便能和国际同类工作进行比较。量表的选择应考虑以下 5 个因素。

1.设计者的测量主题和测量目的 对生命质量的定义并未完全统一,尽管生命质量评价量表很多,但每一种量表都建立在设计者自身对生命质量定义的基础上,所包含的内容不尽相同。因此,在选择量表时,首先要考虑该工具设计者对测量概念所下定义是否科学,是否符合应用者的要求。另外,因为每一种量表都是按照一定目的设计和完善的,同样一个主题可能因目的差异而产生完全不同的量表。因此应用者应核实或检验相应的测量目的,以明确其能否满足应用要求。

2.评价的层次 绝大多数生命质量评价量表针对生命质量的各个构成内容,如生理状态、心理状态和社会功能状态等分别给予评价,以便了解服务对象生命质量各个层面的变化情况,从而采取针对性措施改进生命质量。有的生命质量评价量表测量的是生命质量的综合值,如良好适应状态指数(Quality of Well-Being Index, QWB),主要用于经济学评价,可以计算出单位成本所产生的生命质量变化值。还有一些生命质量评价量表仅仅测量生命质量的一个方面,如日常生活自理能力、疼痛等。

3.普适性量表与特异性量表 普适性量表主要反映人们生命质量中共同的特性,测定对象是一般人群和不同疾病或不同状况的人群,用于比较一般人群的生命质量状况和不同人群的生命质量差异。特异性量表测定对象是特殊人群或特定疾病患者,用于测量特定人群的生命质量状况。对于不同的评价对象应选用不同类型的量表。

4.量表的特性 信度和效度是评价测量工具质量的基本指标。信度是指测量结果反映出系统中的偶然误差引起的变异程度。效度是指量表测定其所要测定的特质或功能以及测定的程度。信度和效度的种类很多,在选择量表时,要根据使用目的检验量表相应的信度和效度。例如评估患者在治疗前后生命质量变化情况，要求量表具有较好的重测信度，如果量表本身就很不稳定，就很难解释测量结果变化值的意义，但是一旦测量对象的实际情况发生了变化，量表就应该能够反映这种变化。

生命质量评价量表的信度和效度评价结果往往不是绝对的，随人群、时间、地区等因素的变化而变化。一旦应用人群和状况发生变化，就需要重新评价信度和效度。

5.内容的文化适应性　目前大部分的生命质量测定工具都是从国外引进的，将西方的量表应用于中国不失为一条捷径，但是由于文化差异，不能将量表直接翻译过来就使用，而要进行适当的改造，使之成为适合中国文化背景的新量表，并经过预试和性能测试后才能使用。即便是自行开发的量表，如果应用于不同的亚文化人群，也要考虑文化适应性的问题。

二、建立新量表

生命质量评价量表的制定是一个复杂的系统工程，包括测定概念的确立及操作化定义、条目的形成及筛选、量表的考评及修订等一系列过程。

1.明确研究对象及目的　确定所测的人群，从而决定制定普适性量表还是特异性量表以及量表的使用目的。

2.建立研究工作组　通常选取一定数量的与生命质量主题有关的人，如医学专家、医生、护士、患者和社区人群等组成议题小组和核心工作组负责量表制定与考评。其中，议题小组的成员来源较广泛，主要负责条目的提出。核心小组一般由专业人员组成，负责具体的研究工作。

3.测定概念的定义及分解　由核心小组给出所测概念的可操作化定义及构成。如所测生命质量指什么，包含哪些领域和维度及其含义。

4.提出量表条目形成条目池　由核心小组阐释概念的定义和结构，然后由议题小组成员根据知识和经验等分别独立地写出所测概念的相关条目。将各人提出的条目进行整理，包括归类、筛除和合并等，构成条目池。

5.确定条目的形式及回答选项　确定条目的形式多半采用线性和等级记分法。线性记分法一般给出一定长度的线段（通常是 1~10cm），并定出两端的选项，适用于一些反映心理感受和社会功能状态的条目。等级记分法主要根据状态强度赋予一定的分值。回答选项原则上通过反应尺度分析来确定，适用于测量客观功能状态和行为。反应尺度分析通过对可作回答选项的各种程度副词进行定位，选出适合的措辞使选项间等距，从而方便条目的量分及统计分析。如果作定位分析，各选项间不一定等距，应用时需要再作定位试验以便调整各选项的得分。

6.条目分析及筛选　对条目池中的各条目进行考察及必要的预试验，并根据结果的统计分析来进行条目的选择和改良，制定出初始量表，包括考察条目的困难度、反应分析、辨别力、代表性和独立性等。条目筛选方法有多种，分别从不同的角度和目的来进行筛选。如用"主观评价法"考察条目的重要性，"逐步判别分析"考察条目的辨别力，"相关系数法"考察条目的独立性等。

7.量表的量分方法　一般生命质量测定量表条目很多，若对每个条目直接进行分析，工作量大而且难以揭示规律性。通常，先进行适当降维处理，把多变量综合为少数几个主要的指标，即维度、领域和总量表。常用两种综合方法：一是直接累加，将条目得分按照所属构成层次进行累加，得到各维度、各领域甚至总量表的得分。采用相加法量化的问卷，在设计时要特别注意问卷中每个维度组成条目的数量，重要维度的条目数应该多些，以突出该维度对整个问卷得分的贡献；二是加权累加，每个条目赋一个权重值，进行加权累加。加权累加虽然考虑了各条目的重要性，但不容易实施，权重的确定方法也很难统一。上述计算所得的分值为初评分，有时需要计算转化分，以消除条目多少的影响，并且使得分在相同范围内的取值便于比较。

8.预实验与修改　初始量表可在小样本调查对象中试用，考察量表内容是否与调查对象密切相关、描述是否清晰、理解有无困难、问题和答案的排列是否合适等,根据预实验的结果进一步修改调整。

9. 量表性能评价　量表的质量需要通过实践来检验,主要的评价指标有信度、效度和反应度等。常用的信度评分方法有重测信度、复本信度、折半信度和内部一致性信度;常用的效度评价方法有内容效度、结构效度和准则效度;反应性评价一般采用与某种外部标准相比较的方法,比如从专业知识上讲,某病在治疗前后各功能状态会发生较大的变化,如果量表没有反映出这种变化,说明反应度不佳。

第五节　生命质量评价的应用

随着生物-心理-社会医学模式的发展,生命质量备受关注,形成国际性研究热点。近20年来,HRQOL已广泛应用于临床医学、预防医学、药学、卫生事业管理等领域,用于考察临床试验效果、卫生政策的制定、卫生资源的效益评价等。对于患者而言,它反映了患者对医疗卫生服务效果的期望;对医务工作者而言则可以评价医疗技术的效果和卫生服务的效益,确定适用于患者的防治方案;医药公司则可以将生命质量指标作为评价和筛选有效药物的指针;而社区和国家可以利用该指标指导和改善卫生资源的配置。综合国内外HRQOL的应用情况大体包括以下六个方面。

一、人群健康状况的评定

HRQOL评价在一定程度上就是健康评价。一些普适性量表如SF-36、WHOQOL等的作用就是了解一般人群的健康状况,测评目的在于了解一般人群的综合健康状况,或者作为一种综合的社会经济和医疗卫生指标,比较不同国家、不同地区、不同民族人群的生命质量和发展水平以及对其影响因素的研究。生命质量资料既可以用于比较同一组人群不同时点的生命质量,也可以比较某个时点不同特征组人群的生命质量,或比较两组或多组人群的生命质量在时间上的变化规律是否相同。因此,生命质量评价还能够识别健康不平等,以及弱势群体对健康和医疗服务的需求。自20世纪80年代初期以来,发达国家就已广泛应用生命质量评价方法来评价人群健康状况,如美国、英国、澳大利亚、德国等分别应用SF-36对不同年龄、性别的人群健康状况进行了测评。中国从80年代中期开始,应用生命质量评价方法对不同的人群进行了健康状况评价。另外,有时生命质量的评价对象为某些特殊人群,用以了解其健康状况及影响因素,从而解决相关问题。研究发现,在亚健康人群中,有酗酒行为的妇女HRQOL(生理职能、情感职能、社会功能、躯体疼痛和精神健康等维度)下降,自感健康较差,更容易感到压抑。此外,很多研究采用SF-36测量肥胖患者的生命质量,作为体重管理和治疗的一个重要方面。

二、疾病负担的评估

疾病负担(burden of disease,BOD)是指疾病、失能(伤残)和过早死亡对健康和社会造成的总损失,包括疾病的流行病学负担和经济负担两个方面。传统对于疾病负担的衡量指标多用的是发病率、患病率、死亡率、门诊和住院率等,这些指标基本上只考虑了人口的生存数量,而忽略了生存质量。对于一些慢性非传染性疾病,如糖尿病、高血压、慢性阻塞性肺疾病等,医疗卫生服务的目的主要是延缓疾病对健康的损害,防止疾病造成的残疾或功能丧失,让患者维持正常的生活和社会活动。传统的治疗效果指标无法评价疾病防治效果是否达到这种目的,而生命质量评价则能全面反映患者综合健康状况。HRQOL 能够确定患者的卫生服务需求量，被广泛应用于疾病负担的评估。

当今，慢性病肆虐全球，慢性病也已成为中国最大的疾病负担。慢性病由于病程长、较难治愈，难以用延长生存时间、提高治愈率评价治疗效果，因此，慢性病患者的生命质量评价是医学领域 HRQOL 研究的主流。一些生命质量评价量表如 SF-36 能用一种标准化方法（标准化问题、答案和记分）获得功能和良好适应状态的信息，因此可以进行多种疾病卫生服务需要量的评估。应用不同的疾病专用量表可以反映慢性病患者的全身状况、心理感受和社会适应能力，也可以帮助医务人员选择适当的治疗措施。

三、卫生方案的选择

长期以来，有关药物或治疗方法的选择都以医生的专业知识和经验判断为基础，很少顾及患者的态度与想法，对临床治疗效果的评价也是通过一些病理生化指标等，没有定量的方法反映患者的全身症状、心理感觉和社会生活状态。HRQOL 可以帮助医生判断具体治疗方案或预防康复措施的实施与否会对患者今后的生活产生多大影响。通过测定与评价患者在不同疗法或措施中的生命质量，为治疗和预防康复措施的比较与选择提供新的参考依据。例如肢体肉瘤的治疗方法通常有两种：一是截肢；二是保留疗法并辅以大剂量的放射治疗。传统的观点认为尽量不截肢。但苏格贝克（Sugarbaker）等人通过对 9 名截肢和 17 名不截肢采取保守疗法的肢体肉瘤患者进行生命质量分析，发现两组患者的生命质量虽然在总体上没有差异，但在情绪行为、自我照顾和活动、性功能等方面，保守疗法对患者的损伤较截肢疗法更严重。据此认为，从生命质量的观点出发，保守疗法并不优于截肢疗法；从减少复发的愿望出发应考虑截肢。

四、卫生服务效果的评价

传统的健康状况指标，如死亡率、人均预期寿命等是过去评价卫生服务效果的主要指标。但随着医学模式的转变，医疗卫生服务的目标已不仅仅是治疗和处理疾病。对于老龄化和慢性病等问题，人们越来越重视生命质量的提高。因此，生命质量成为卫生服务效果评价的一个必不可少的指标，例如对医疗干预的效果评价，可以通过对接受某治疗和未接受该治疗的患者作配对研究，比较相同生存时间内生命质量的差异。

五、卫生资源配置与利用的决策

随着科学技术的进步与医疗卫生事业的发展，新技术和新方法不断涌现，医疗卫生措施的种类和选择余地越来越大，但可投入的卫生资源往往有限。因此卫生决策者必须确定重点投入领域以期最大限度地提高人群的生命质量。成本效益分析（cost-benefit analysis，CBA）是配置卫生资源的基本依据。成本效益分析是指采取某项医疗卫生措施后，取得一个单位的效益平均需要花费多少费用，即总费用与总效益的比值。评价效益的指标很多，以经济收入表示经济效益是最简单的评价指标，但医疗卫生措施的许多效益往往很难用经济收入来表示，如消除疾病、提高健康状态和生命质量等。因此也可以用生存年数、死亡率、患病率等指标表示效益值，称为成本效果分析（cost-effectiveness analysis，CEA）。传统的成本效果分析指标往往比较单一，有局限性，不能综合反映医疗卫生措施对人群健康各方面的影响。生命质量评价为完善成本效果分析提供了有效的途径。近年来，许多研究采用生命质量效用值和质量调整生命年等作为效果指标，将成本效果分析又推进了一步称为成本效用分析（cost-utility analysis，CUA）。

（一）质量调整生命年

在传统寿命计算方法中，有一个不合理的地方，就是把健康人的生存时间和患者的生存时间等同看待。质量调整生命年（quality-adjusted life year，QALY）是用生命质量来调整人均预期寿命或生存年数而得到的一个指标，通过生命质量评价把不正常功能状态下或疾病及伤残状态下的生存年数换算成等同于健康人的生存年数。它综合考虑了生命的数量和质量，克服了过去将健康生存时间和患病生存时间同等看待的不足。计算质量调整生命年，通常用生命质量得分充当一种权重值，计算公式如下：

$$E = \sum W_k \times Y_k$$

其中，E 为质量调整生命年，W 为处于 k 状态的生命质量权重值，Y 为处于 k 状态下的年数。

例如某养老院全体老人的平均寿命是 71.6 岁，其中：健康生活了 65.2 年，非卧床活动受限生活了 4.5 年（生命质量权重值为 0.59），卧床功能丧失又活了 1.9 年（生命质量权重值为 0.34）。根据上述计算公式计算出质量调整生命年为 68.5 年，即养老院老人因功能丧失使人均健康寿命损失 3.1 年（表 8-3）。

表 8-3　质量调整生命年计算表

状态	Y_k	W_k	$W_k \times Y_k$
健康	65.2	1.00	65.2
非卧床功能丧失	4.5	0.59	2.7
卧床功能丧失	1.9	0.34	0.6
总计	71.6		68.5

（二）成本效用分析

成本效用分析重点考虑的是单位成本所带来的效果。目前西方医学界用每拯救一个质量调整生命年所需的费用（成本）作为成本效应指标（即 COST/QALY）。相同成本产生最大的 QALYS 或同 QALY 对应的最小成本就是医疗卫生决策的原则，如从对尿毒症治疗的成本效用分析（表 8-4）可以看出肾移植的成本效用远比血液透析和腹膜透析要好。

表 8-4　尿毒症治疗技术成本效用分析

治疗技术	QALY/人	COST/人年（美元）	COST（美元）	COST/QALY（美元）
持续门诊腹膜透析（4 年）	3.4	12 866	45 676	13 433
血液透析（8 年）	6.1	8 569	55 354	9 075
肾移植（近 10 年）	7.4	10 452	10 452	1 413

六、健康影响因素与防治重点的选择

作为一个健康综合指标，生命质量正成为医学或社会发展所追求的目标。对生命质量影响因素的研究有利于找出防治重点，从而促进整体健康水平的提高。如对于终末期的肾脏疾病患者而言，其生命质量与血红蛋白浓度呈强相关，与社会经济地位、教育水平中度相关，与年龄、糖尿病史、女性和失业呈负相关；非透析患者中，生命质量随着肾小球滤过率的下降而恶化。据此认为，生命质量是终末期肾脏疾病患者的预后指标，早期、有效的贫血治疗在透析前后对维持生命质量都是同等重要的。

思考题

1. 健康相关生命质量的评价内容是什么？
2. 选择生命质量评价量表需考虑的因素有哪些？
3. 结合课堂学生实际情况，引导学生开展生命质量的自我评价。

（王培刚）

第九章　健康管理与健康危险因素评价

健康是一个不断变化的动态过程，在这个过程中，健康危险因素的分布从无到有，从弱到强，最终导致疾病的发生。随着生产力的发展和生活水平的提高，人们对影响健康的各种危险因素进行全程化的管理理念也早已被接受，同时，医学实践也由单纯地关注疾病治疗发展到主动地对健康危险因素进行管理，这种观念的变化和医学模式的转变都成为健康管理理念与实践产生和发展的重要基础。

第一节　健康管理及其工作模式

一、健康管理的含义与特点

（一）健康管理的含义

目前，对健康管理的概念没有统一的标准，我国对健康管理（health management）的定义是：以不同健康状态下人们的健康需要为导向，通过对个人和人群健康状况以及各种影响健康的危险因素进行全面的监测、分析、评估及预测，以实现向人们提供有针对性的健康咨询和指导服务，并制定健康管理计划，协调社会、组织和个人的行为，针对所有健康危险因素进行系统的干预和管理的全过程。可以从以下角度对健康管理进行理解。

（1）医学角度：随着疾病谱的变化与人们生活方式的改变，健康管理与传统的以疾病为中心的诊疗模式不同，它是以个体和群体的健康为中心，针对健康危险因素进行健康风险评估，并提供干预与指导的具有前瞻性、全面的健康保障服务。

（2）管理科学角度：健康管理属于一种流程式的管理范畴，是医生运用医学知识、信息技术等科学手段，对健康危险因素、人体健康信息进行监测、分析、评估、指导的服务流程，从而达到对人体健康有效管理与社会健康资源优化配置的目的。

（3）信息技术角度：健康管理的实现离不开现代的信息科学技术，通过计算机对健康信息数据的收集、存储、分析和应用网络进行健康动态管理，能够提高健康管理的准确性与医生的工作效率，并为健康管理手段的改进提供科学的数据资源，是实现规模化健康管理的基础平台。

（二）健康管理的特点

1. 标准化　标准化是健康管理的基础。因为健康管理的主要内容就是要为管理对象提供良好的健康信息。而要保证信息的科学、准确和可靠，就必须注重标准化。

2. 定量化　定量化是健康管理的关键。这主要是因为对个体和群体健康状况以及各种健康危险因素进行全面监测、分析、评估及预测，向人们提供有针对性的健康咨询和指导服务，并制定相应的健康管理计划，而这些服务提供都需要有客观、准确、可靠的量化指标作为依据。

3. 个体化　要想调动个体和群体参与健康管理的积极性，就必须使健康管理个体化。因为不同的人具有不同的健康状况，为了获得较好的健康效果，就必须有针对性地创造改善健康的条件和提供有针对性的健康信息。

4. 信息化　完善的健康管理信息支持系统是保证所提供健康信息客观、准确、可靠、可行、及时和实现健康管理服务标准化、定量化和个体化的重要基础。所以健康管理需要系统的评估和干预信息。

5.整体化 只有强调多平台合作,由它们共同提供服务,才能满足不同健康状态下管理对象的健康需求。而多平台的合作需要有相关各方的通力配合,包括政府、卫生行政机构、保险公司以及服务的提供者。

二、健康管理的产生背景与发展

(一)健康管理的产生背景

1.多元化健康需求的涌现 长期以来,人类为保护和促进健康而建立起来的医疗服务提供系统主要集中于对疾病的诊断和治疗工作方面。尽管医学先哲都强调疾病预防的重要性,但医学目前还是主要集中在疾病病因、发病机制、诊疗方案以及诊疗技术手段的探索等方面,始终没有有效地解决好疾病预防和治疗相脱节的问题。过度偏重治疗的结果必然导致卫生资源大量被占用,从而忽视了大多数健康和亚健康人群的需要。面对人们日益增长的预防、保健、治疗、康复、健康促进等多元化健康需求的压力,迫切需要建立一个同时为疾病人群和健康人群服务的健康服务模式,以有效满足人们日益增长的多元化健康需求和缓解医疗费用过快上涨的压力。

2.人口老龄化与疾病谱的转变 全球人口老龄化速度逐步加快,我国也早已步入老龄化社会,而且老龄化程度也在逐渐加深。2020年第七次全国人口普查发现,我国65岁及以上人口约为1.9亿,占总人口的13.50%,同2010年第六次全国人口普查相比,65岁及以上人口的比重上升4.63个百分点。老年人口的增多,势必会导致慢性非传染性疾病患病率的上升,因此,需要有新的理论和方法有效地预防和控制慢性非传染性疾病的发生,减少其造成的伤残和死亡。与此同时,随着经济的发展和人们生活方式的转变,疾病谱已经转变为以慢性非传染性疾病为主导的疾病模式,必须对其危险因素进行干预。

3.生物-心理-社会医学模式的要求 现代医学模式要求医学在重视生物因素的前提下,把人的健康与疾病问题置于社会系统中去理解。这一模式的提出,要求医学的着眼点前移。必须从关注疾病本身前移到关注疾病亚临床、亚健康、高风险人群和健康人群,从关注疾病的致病原因到关注导致疾病产生的综合社会环境因素以及各种健康危险因素。

4.相关健康科学技术发展的推动 疾病三级预防策略、慢性非传染性疾病自然史和危险因素的研究、疾病和健康的动态平衡观点、公共卫生实践与干预研究、管理学科和行为医学的发展为健康管理理论奠定了坚实的基础并提供了强有力的技术支持。这些相关科学技术的发展是健康管理产生和发展的科学基础。特别是信息化技术的发展更进一步加速了健康管理的应用和普及。

5.医疗服务系统可持续发展面临的挑战 在现代医学模式下,疾病的对症治疗策略已收效甚微,昂贵的医疗投资对人群健康的回报率已经呈现出逐步下滑的趋势。一方面,影响健康的危险因素在人群中呈现出流行和蔓延的趋势,如果还是只注重诊疗系统的投资,忽视健康危险因素对健康和亚健康人群造成的损害,结果必然导致患病人群的继续扩大;另一方面,对新药、新技术和其他新技术的投入成本越来越大,导致疾病的诊断和治疗的成本越来越高。所以,为了实现医疗服务系统的可持续发展,就必须注重对健康进行管理。

(二)健康管理的发展

1.国外健康管理的发展 20世纪70年代,随着美国医疗保险业与医疗模式的发展,健康管理作为一门学科和产业在西方国家迅速发展,其中美国职业和环境医学学会、杜克大学、梅奥医疗集团等对健康管理的模型开发、效果评价进行了一定的研究。在欧洲,有约70%的雇主为公司员工购买健康管理计划。芬兰的基层社区卫生服务组织比较成熟,从20世纪70年代开始,探索通过改变人群生活习惯，从源头上控制疾病危险因素的新型健康管理模式。欧洲的健康管理机构比较成熟，如英国医疗保险服务公司（BUPA）在全球190个国家和地区为820万人提供服务，并且还经营疗养院、医院、诊所和健康评估中心。在日本不到两亿人口就有60多万营养师为人们提供专业的健康管理服务。由政府和民间健康管理组织合作，对全体国民进行健康管理，并对登录的外国人提供健康管理服务。

2. 我国健康管理的发展　我国健康管理的理论研究与技术应用起步较晚，但发展较快。2001年国内第一家健康管理公司注册。2003年经历了严重急性呼吸综合征（SARS）危机后，健康管理、健康体检相关服务机构明显增多，2005年后，中华预防医学会健康风险评估与控制专业委员会、中华医学会健康管理学分会等健康管理相关学术机构成立；2005年劳动和社会保障部发布"健康管理师"这一新型职业；2007年《健康管理师国家职业标准》发布；2009年《健康管理概念与学科体系的中国专家初步共识》发布；2009年10月，卫生部印发的《国家基本公共卫生服务规范（2009年版）》分为10个类别，其中有7个类别是有关健康管理的内容。2011年和2017年，专家对规范内容进行两次修订和完善，形成了《国家基本公共卫生服务规范（第三版）》。2016年到2019年，我国连续发布医疗卫生健康相关战略、纲要、行动，从不同层面和角度对健康管理的发展方向和服务能力提出了要求。至2011年，我国健康管理机构已达到8 000余家，其中超过70%为健康体检机构。2013年全国抽样调查显示，健康体检机构数量已过万家，提供包括保健、健身与康复等在内的健康管理服务的非医学机构已超过60万家。2013年我国健康管理服务市场规模仅有896亿元，截至2018年年底，已达到1 764亿元，规模增长迅速。在我国，基于临床医疗服务的监测与评价手段和公共卫生服务的评估与干预理念所建立的健康管理服务还处于形成之中，它是应对慢性非传染性疾病快速增长的一种新型卫生服务模式，把每一个居民的健康都管理起来，这是今后医疗发展的一个趋势。随着物联网、人工智能、云计算、大数据和移动医疗等数字技术在健康管理服务体系以及医疗服务体系的大规模运用，健康管理服务的边界将拓展，健康管理、健康保险与医疗的融合方式将日益多元化，为满足人民群众日益增长的健康需要提供更多可行方案。

三、健康管理的组织形式及其工作模式

（一）健康管理的组织形式

健康管理的组织形式是指完成健康管理过程的各种组织结构、组织制度、组织场所等构建的系统。其构建者包括政府、事业单位、企业及公益机构等。有以下几种形式存在。

1. 社区健康管理　以社区全体居民为服务对象，对居民的生命过程进行监控、指导、维护全生命周期、全方位的健康服务。针对社区内健康、亚健康、慢性病患者等不同健康状态的人群，将预防保健、健康教育和疾病治疗相结合，落实"小病在社区、大病进医院、康复回社区"的协调性的服务模式，实现"治未病"目标。

2. 医院健康管理　主要针对慢性病患者，通过倡导科学文明的生活方式，改善社会致病因素，控制并发症发生，减少慢性病的患病率和死亡率。通过健康管理使疾病防治的效果实现最大化，从而降低社会疾病负担和减少医疗费用。如高血压的健康管理、糖尿病的健康管理等。

3. 体检中心健康管理　以体检中心为基础的健康管理，可为参加体检的个体或单位提供全面的健康资料，对其健康状况作出评估，评价其危险因素，建立完整的健康档案，而不是传统意义上的为单位或个人提供招生、招工、年检、个人体检和婚检的服务。

4. 工作场所健康管理　是指促使工作场所提高对影响健康的因素的控制能力，以及改善工作组织所有成员健康的过程。面向工作场所的特定人群，以医疗卫生服务机构及其外部技术支持单位为依托，以专业电子信息档案为信息载体，开展健康管理和服务信息操作、管理和服务的平台。

5. 学校健康管理　通过"医教结合"有效对接,建立政府为主导,部门合作、学校负责、家庭配合的学生健康管理联动机制,借助信息技术手段,逐步实现家庭、学校、社区医疗卫生机构及管理部门的信息资源互换、互通、互享,对学生进行教育,对学生健康危险因素实现校内外全程健康管理,不断提升学生的健康素养和健康水平。

（二）健康管理的工作模式

1. 医院健康管理的工作模式　近年来,许多医院相继开展健康管理服务。但不同医院开展健康管理的模式有所不同,比较典型的模式是通过健康体检、评估、干预、追踪随访这几个步骤进行健康管理。

（1）健康体检:医生询问患者的既往病史、家族史,日常生活习惯、预防接种史及近期做过的各项检查等,从中发现可能危害其健康的不良因素等。

（2）健康评估:通过分析获取的资料,以及各项实验室检查结果,为客户提供详尽的个体健康分析报告,包括体质评估、心理分析评估、营养状况评估,以及影响健康的不利因素分析、已有疾病的治疗和随访、应警惕的身体信号、定期检查计划等,并给出详细的健康知识、健康建议以及饮食和运动指导。

（3）健康干预:通常包括两个环节,分别是检后分流和健康教育,检后分流主要针对不同的情况采取不同措施。对于发现重大疾病者开放绿色通道,以方便重症客户的治疗。针对慢性病患者,制定针对个体控制和降低危险因素的健康促进计划,调动患者的积极性,教会患者自我监测,并实行追踪服务与干预等。健康教育可以通过不同的形式,如建立宣传网站、设立宣传板报、体检报告和健康讲座等。

（4）追踪随访:向每位客户发放健康卡,同时建立由计算机进行管理的健康档案,每次体检情况都可进行动态比较,并提供检后跟踪服务。

2. 社区健康管理的工作模式　居民健康是城市社区卫生服务的目标,居民慢性病预防与控制质量的提高是城市社区卫生服务的追求,作为健康管理实现的主要服务载体,社区健康管理的工作模式是各社区研究的重点。但不同地区社区健康管理的工作模式有所不同,目前主要有社区综合健康管理模式、自助式健康管理模式等。

（三）健康管理的基本策略

1. 生活方式管理　生活方式管理（lifestyle management）是指以个人或自我为核心的卫生保健活动。其是健康管理的重要手段和策略,目的在于对人们不良行为和生活方式进行干预,运用科学的方法来指导人们改掉不利健康的不良习惯,培养和建立健康的行为和生活方式,最大限度地降低其健康风险暴露的水平。生活方式管理的效果取决于如何使用行为干预技术来激励个体和群体的健康行为。常用的促进健康行为改变的健康促进干预技术措施包括教育、激励、训练和市场营销。预防为主是生活方式管理的核心,贯穿于整个疾病的三级预防中,适用于任何健康状态的个体或群体,所以在实际运用中,生活方式管理经常和其他策略共同使用,是其他健康管理策略的基础。

2. 需求管理　需求管理（requirement management）是通过向人们提供决策支持和自我管理支持来激励其合理利用医疗服务。主要目标是通过帮助健康消费者在维护自身健康的过程中合理利用医疗卫生服务以及寻求适当的医疗保健来控制健康消费的支出,以减少非必需和不合理的医疗服务利用。需求管理主要通过为人们提供各种可能的信息和决策支持、行为支持和其他方面的支持,帮助其在正确的时间、地点寻求恰当的卫生服务。

3. 疾病管理　疾病管理（disease management）是健康管理的一个主要策略。疾病管理是一种国际通行的医疗干预和沟通辅助系统,通过改善医生和患者之间的关系,建立详细的医疗保健计划,以循证医学方法为基础,对于疾病相关服务（含诊疗）提出各种有针对性的建议、策略来改善病情或预防病情加重,并在临床和经济结果评价的基础上力争达到不断改善目标人群健康的目的。主要有单一疾病管理和病例管理两种形式。

4. 灾难性病伤管理　灾难性病伤管理十分复杂和困难，是疾病管理的一个特殊类型，它关注的是"灾难性"的疾病或伤害，常见于肿瘤、肾衰竭、严重外伤等情形。优秀的灾难性病伤管理项目具有以下一些特征：转诊及时；综合考虑各方面因素，制订出适宜的医疗服务计划；具备一支包含多种医学专科及综合业务能力的服务队伍，能够有效应对可能出现的多种医疗服务需要；最大程度地帮助患者进行自我管理；患者及其家人满意。

5. 残疾管理　由于残疾大都会导致部分或全部丧失工作能力，所以残疾管理常侧重于工作环境的健康管理。残疾管理的目的主要是降低由于工作场所致残因素所导致的残疾发生率，尽可能降低由此带来的健康及经济损失。残疾管理服务的具体内容包括：预防伤残发生，防止残疾恶化；注重伤残者的功能性恢复而不仅是症状的缓解；制定衡量实际康复和返工的目标；详细说明伤残者今后行动的限制事项和可行事项；评估医学和社会心理学因素对伤残者的影响；帮助伤残者与其雇主进行有效的沟通；实行循环管理等。

6. 综合人群健康管理　综合人群健康管理是通过协调不同的健康管理策略来为个体提供更为全面的健康和福利管理（表9-1）。综合人群健康管理可以有不同的组合，但不同组合策略都体现了以健康需求为中心的思想。如对个体而言，会侧重生活方式的管理、需求管理和疾病管理；对第三方而言，会侧重疾病管理、需求管理和灾难性病伤管理。所以，综合人群健康管理可以满足不同层次的需求，因此，其常在健康管理实践中被采用。

表9-1　**美国的人群健康管理框架**

角度	目标人群	健康管理项目目标	健康管理策略
雇主	雇员	降低费用和伤残、提高生产效率	生活方式＋需求＋残疾＋灾难性伤病管理
保险机构	参保人群	降低费用，改善健康	需求＋疾病＋灾难性伤病管理
服务提供者	服务消费者	改进服务质量、效率、效果	生活方式＋需求＋疾病管理
患者	个人	满足多维健康需要，降低费用	自我照顾＋生活方式＋需求＋疾病＋灾难性伤病管理
社会	公众	降低费用，改善健康，提高生产力	生活方式＋需求＋疾病管理

（四）健康危险因素的干预与健康管理

健康危险因素干预主要是针对健康人群、亚健康人群、疾病人群的健康危险因素进行全面监测、分析、评估、预测、干预和维护的全过程。实施健康危险因素干预是变被动的疾病治疗为主动的健康管理，以达到节约医疗费用支出、维护健康和促进健康的目的。疾病特别是慢性非传染性疾病的发生、发展过程及其危险因素都具有可干预性，其中健康危险因素的干预是健康管理的科学基础。健康管理通过系统检测和评估可能发生疾病的危险因素，帮助人们在疾病形成之前进行有针对性的预防性干预，可以成功地阻断、延缓，甚至逆转疾病的发生和发展进程，实现维护健康的目的。因此健康危险因素的干预与健康管理之间的关系非常密切。

第二节　健康危险因素及其评价方法

一、健康危险因素的概念、特点及分类

《中国卫生健康统计年鉴（2020）》显示我国城乡居民的前三位死亡原因都是恶性肿瘤、心脏病和脑血管病。可见，预测和控制慢性非传染性疾病已成为世界上大多数国家及我国大部分地

区所面临的主要问题。健康管理最核心和基础的内容是针对健康危险因素所开展的干预和管理活动。因此,全面了解和掌握健康危险因素的相关知识、掌握健康危险因素的评价方法成为开展健康管理活动必备的知识基础和核心技能。

(一)健康危险因素的概念及特点

1. 健康危险因素的概念 健康危险因素(health risk factor)是指机体内外环境中存在的与疾病的发生、发展及预后有关的各种诱发因素,包括生物、心理、行为、经济和社会等因素。也就是说,因为健康危险因素的存在,所以疾病或死亡发生的可能性增加,或者使健康不良结果的发生概率增加。健康危险因素有些是先天存在的,有些是后天形成的;有些是自然的,有些是人为的;有些是稳定的,有些是变化的。尽管健康危险因素本身的性质以及对健康的作用千差万别,但是不同危险因素间有着一些共同的特点。

2. 健康危险因素的特点

(1)长潜伏期:人群长期、反复接触危险因素之后才能发生疾病,通常把危险因素暴露与疾病发生之间存在的较长时间间隔称作潜伏期,潜伏期因人、因地而异,并且受到很多因素的影响。例如吸烟是肺癌的一个危险因素,肺癌患者吸烟史经常要长达数十年之后才发病;缺乏锻炼、高盐、高脂、高热量饮食,也需要长时间不断积累,最后才有可能引发心脑血管疾病。由于危险因素的潜伏期长,所以危险因素与疾病之间的因果联系不易确定,给疾病预防工作带来一定的困难。但是正是由于潜伏期长,才给我们消除或减弱危险因素,阻断或延缓疾病的发生提供了时机。

(2)弱特异性:危险因素对健康的作用,往往是一种危险因素与多种疾病有联系,也可能是多种危险因素引起一种疾病。正是因为许多危险因素的广泛分布及混杂作用,所以在一定程度上危险因素具有弱特异性。例如吸烟是引起肺癌、支气管炎、心脑血管疾病和胃溃疡等多种疾病的危险因素;超重与冠心病、糖尿病有关,但冠心病、糖尿病的危险因素不止超重一种。不同因果关系网络模型的提出显示出危险因素与疾病发生之间有较弱的因果联系。正是由于危险因素与疾病之间具有弱特异性,再加上个体差异,就很容易导致人们对危险因素的忽视,也容易使人们忽视或轻视其对健康的危害。

(3)联合作用:多种危险因素同时存在,可以明显增强致病危险性。这说明多种危险因素同时存在具有联合作用,特别是协同作用更为明显。而单因多果、多因单果、多因多果、因果关系链和因果关系网络模型的提出,更是提示人们多种危险因素之间存在联合作用。例如高血脂是冠心病发病的诱发因素,加上高血压引起血管内膜损伤促使脂质在血管内膜沉积增加了冠心病的发病风险。正是由于协同作用,具有多个危险因素的个体,即使每个危险因素水平轻度增加,也比有一个高水平危险因素个体的发病概率要高,而这种情况很少引起人们的重视。

(4)广泛存在:危险因素广泛存在于人们的工作和生活环境中,存在于人们的日常活动之中,甚至伴随着个体的生存而存在,各因素紧密伴随、相互交织。其健康危害作用往往是潜在的、不明显的、渐进的和长期的,这就增加了人们认识危险因素的困难程度。特别是不良行为生活方式已经形成习惯,要改变习惯势必会有一定的困难。因此,深入、持久、灵活、有效的危险因素干预策略将变得非常重要。

(二)健康危险因素的分类

对健康危险因素的分类可以有多种形式,如有群体健康危险因素、个体健康危险因素;直接健康危险因素和间接健康危险因素等。即使引起人类疾病和死亡的危险因素包含了极其广泛的内涵,如生物因素、心理因素、行为因素、文化因素和社会因素等许多种类,但总的来说,主要包括以下几类。

1. 环境危险因素 环境是人类社会赖以生存和繁衍生息的重要条件。环境主要包括原生环境、次生环境和社会环境。环境质量的好坏对人类健康至关重要。自然和社会环境中的危险因素对人类健康也有重要影响。但由于人类对自然环境的过度改造,不仅严重地破坏了赖以生存的生态系统,而且导致大量的危险因素进入人们的生存环境,各种环境健康危险因素从来没有像今天这样对人类社会的整体生存带来严重的影响。

（1）自然环境危险因素:自然环境危险因素主要包括生物、物理和化学危险因素。其中理化污染是工业化、现代化带来的次生环境危险因素,其正成为日益严重的健康杀手。包括:①生物性危险因素。自然环境中影响健康的生物性危险因素包括细菌、病毒、生物毒物等,是传染病、寄生虫病和自然疫源性疾病的直接病原。这些疾病原因大多清楚,具有明显的疾病"三间"分布特征。②物理性危险因素。自然环境中的物理性危险因素有噪声、振动、电离辐射、电磁辐射等。如长时间使用计算机或某些精密仪器,即使只有微量的电磁辐射,也会对人体健康造成威胁,而移动电话的普及和高频率的使用,也同样是健康危险因素。③化学性危险因素。自然环境中的化学性危险因素有各种生产性毒物、粉尘、农药、交通工具排放的废气,以及排放到河流中造成生活用水污染的废水等。

（2）社会环境危险因素:社会环境对健康的影响,已经逐渐为人们所清醒地认识。随着人类现代化、网络化和信息化步伐的不断加快,社会环境因素对人类健康的影响越来越大。国家间、地区间和群体间的健康差距呈现出逐步加大的趋势。在贫困国家,许多健康危险因素出现了一定的聚合之势。同时,由于贫困导致教育机会减少,从而在一定程度上又造成对其发展能力的剥夺,进一步导致社会地位的低下,引起精神上的压抑、社会隔离、就业困难及生存压力。这些健康危险因素相互叠加、互为因果,最终落入贫困影响健康的境地,反过来不健康又导致更贫困的恶性循环产生。

2. 行为危险因素　行为危险因素是指由于自身行为生活方式而产生的健康危险因素,亦称自创性危险因素,《中国卫生健康统计年鉴（2020）》中统计的结果显示,高血压、急性上呼吸道感染、糖尿病的两周患病率占居民所患前十位疾病的71.4%,恶性肿瘤、心脏病、脑血管病是死亡原因构成的前三位。WHO在《2021世界卫生统计报告》（*World Health Statistics 2021*）中提出,儿童营养不良（发育迟缓、消瘦和超重）、贫血、亲密伴侣暴力（IPV）、吸烟、饮酒、肥胖、缺乏运动、反式脂肪酸（TFA）、不安全的饮用水和卫生设施、室外和室内空气污染、高血压都在很大程度上影响健康、造成疾病负担。因此,加强对各种健康危险因素,尤其是心理、行为危险因素的研究与监测,制定针对健康危险因素的优先干预策略,加大健康教育和行为矫治,消灭自创性危险,是增进健康的明智选择。

3. 生物遗传危险因素　影响健康的危险因素还有由人类生物遗传因素造成的危险因素。随着分子生物学和遗传基因研究的进展,遗传特征、家族发病倾向、成熟老化和复合内因学说等都已经在分子生物学的最新成就中找到客观依据。例如,人们发现无论是传染病还是慢性病的发生都与遗传因素和环境因素的共同作用密切相关。

4. 医疗卫生服务中的危险因素　医疗卫生服务中影响健康的危险因素是指医疗卫生服务系统中存在的各种不利于保护并增进健康的因素。如医疗质量低、误诊漏诊和医院交叉感染等都是直接危害健康的因素。医疗卫生服务系统的布局、卫生保健网络的健全程度、人力的资格水平和卫生资源的配置合理程度等都是可能影响健康的因素。

二、健康危险因素评价

健康危险因素的评价是人类对健康与疾病问题的深入认识的结果。主要原因是疾病谱的转变、慢性病病因学研究的进展、人们对预防保健要求的提高及对不断上涨的医疗费用的担心。

（一）健康危险因素评价的概念和分类

1. 健康危险因素评价的概念　健康危险因素评价（health risk factors appraisal，HRA）是研究危险因素与慢性病发病及死亡之间数量依存关系及其规律性的一种技术方法。它是研究人们生活在有危险因素的环境中发生死亡或发病的概率，以及当改变不良行为、消除或降低危险因素时，可能降低的风险和延长的寿命。健康危险因素评价的目的是促进人们改变不良行为，减少危险因素，提高健康水平。

2．健康危险因素评价的分类　根据健康风险的种类，健康危险因素评价分为两类，一类是一般健康风险评估（general health risk appraisal），另一类是疾病风险评估，也称对特定疾病发病或患病风险的评估。

（1）一般健康风险评估：一般健康风险评估适用的评估对象和评估范围较为广泛。

（2）疾病风险评估：疾病风险评估是估计具有一定危险因素水平的个体在一定时间内发生某种健康状况或疾病的可能性。其风险预测方法有两类。第一类方法是以单一健康危险因素与发病率为基础，将这些单一因素与发病的关系以相对危险性来表示其强度，得出的各相关因素的加权分数即患病的危险性。这种方法不需要大量数据分析，简单实用。如美国糖尿病协会所开发的糖尿病风险评估技术。第二类方法建立在多因素数理分析基础上，通过流行病学、统计学概率理论方法确定患病危险性与危险因素之间的关系模型，能同时包括多种健康危险因素。这类方法的典型代表是美国 Framingham 冠心病模型。

（二）健康危险因素评价的产生与发展

1．健康危险因素评价的产生　健康危险因素评价是从临床实践当中发展起来的一种技术，是根据慢性病患者危险因素的数量和严重程度，来预测患者疾病的发展和康复的可能性，以实现对慢性病的定量化的管理。首先提出这一技术的是 20 世纪 40 年代美国临床医师 Lewis C. Robbins，受 Framingham 心脏研究启示提出并进行了研究。1970 年，Lewis C. Robbins 和另一位临床医师 Jack. Hall 出版了《怎样从事未来医学》一书，该书系统论述了定量研究危险因素的原理和方法。1979 年，Jack Hall 和 Jack D. Zwener Hal 出版了《未来医学》一书，此书是对前一版的修订，特别更新了健康危险因素评价的基础，即由生物统计学家 Harvy Geller 和健康保险学家 Mr Norman Gesner 根据各种危险因素与相应慢性病之间的密切程度和作用强度制定的 Geller-Gesner 危险分数转变表。

2．健康危险因素评价的发展　随着计算机的发展，20 世纪 70 年代中后期，北卡罗来那大学卫生服务研究中心和美国疾病控制与预防中心先后编制了个体健康危险因素评价的计算程序。随后，适合于不同对象和目的的 HRA 计算机软件应运而生。HRA 计算机软件的出现，促进了健康危险因素评价的迅速发展，美国、加拿大首先将 HRA 用于健康教育及健康促进活动，日本、英国、澳大利亚等国家也开始引入国内。20 世纪 90 年代，美国 Framingham 心脏研究建立了冠心病绝对风险预测模型，自此开始了健康危险因素评价从死亡风险评估到发病风险评估的新历程。由于患病风险比死亡风险更能让人们理解危险因素的作用，有助于有效地实施风险控制措施，更具有实际指导意义。但到目前为止，疾病风险评估的疾病种类还十分有限。

20 世纪 80 年代初期，上海医科大学的龚幼龙将健康危险因素评价方法引入到我国后，国内学者开始了这方面的教学与研究工作。20 世纪 90 年代以后，健康危险因素评价方法受到国内流行病学家和其他专家更多的评议和关注。21 世纪初，随着健康管理产业在国内的兴起，一些健康管理公司引进了国外健康危险因素评价模型用于健康管理项目，在一定程度上推动了健康危险因素评价方法在国内的应用。

三、个体健康危险因素评价方法

（一）收集资料

1．收集当地年龄别、性别和死因别死亡率资料　目前已知的疾病有成千上万种，选择哪一些疾病作为研究对象非常重要。一般是选择当地危害健康最严重的疾病，即将占该年龄别性别人群总死亡二分之一以上的疾病作为研究对象。这就需要通过收集当地年龄别、性别和疾病别死亡率来确定。同时，当地年龄别、性别和疾病别死亡率资料需要用来作为同性别、同年龄别死亡率的平均水平，在评价时作为比较的标准。为提高评定的稳定性，该死亡率通常换算为10年的死亡概率。表9-2列举了某地41岁男性健康危险因素评价，表中第（1）（2）项是疾病别每10万人口的平均死亡概率，如冠心病死亡概率为1 877/10万，自杀为264/10万等。

2. 收集个体危险因素资料 所要研究的疾病确定之后，需要收集被评估者具有这些疾病的危险因素情况的资料。危险因素必须是有循证医学依据的并且得到公认的危险因素。不同疾病的危险因素不同，通常包括以下几个方面。

（1）个人行为生活方式：如吸烟、饮酒、体力活动情况等。

（2）环境因素：包括个体所处的自然环境，所具有的社会特征和心理特征。如居住环境、经济收入、家庭关系、工作环境、心理刺激等。

（3）生物遗传因素：如年龄、性别、种族、身高、体重等。

（4）医疗卫生服务：如是否有定期健康检查、直肠镜检查、阴道涂片、预防接种等。

（5）其他：包括疾病史，如有无原因不明的肛门出血、慢性支气管炎、肺气肿、糖尿病等；婚姻生育史，如初婚年龄、妊娠年龄、生育胎数等；家庭疾病史，如家庭中是否有人死于自杀或患有心脏病、乳腺癌、糖尿病等。

个体所具有基本危险因素情况的资料一般通过问卷调查，以及必要的体格检查和实验室检查等手段获得。表9-2中第（3）（4）项列举各种疾病的相应危险因素及其指标值。

（二）处理资料

1. 将危险因素转换成危险分数 危险因素转化为危险分数是健康危险因素评价的关键步骤。危险分数指具有某一危险因素水平的人群的死亡率与人群平均死亡率的比值。所以危险因素水平相当于人群平均水平时的危险分数就为1.0，也就是说，当危险分数为1.0时，个人因某病死亡的概率相当于当地死亡率的平均水平。危险分数大于1.0，则个人因某病死亡的概率大于当地死亡率的平均水平，危险分数越高，则死亡率就越大。危险分数小于1.0，则个人发生某病死亡的概率小于当地死亡率的平均水平。如果个人危险因素值在表上介于相邻两组之间，可以选用两个指标间相邻值或用内插法计算平均值，例如胆固醇值为4.97mmol/L，40～44岁男性危险分数转换表（表9-3）中没有4.97mmol/L这一等级，根据规定5.69mmol/L和4.66mmol/L对应的危险分数分别为1.0和0.5，用内插法计算得出4.97mmol/L的危险分数为0.6。另外需要注意的是血压，血压有收缩压和舒张压。当两者中有一个或两个危险分数等于或小于1.0，则不记低的那个危险分数，仅用高的那个危险分数作为血压的危险分数，而不必分为收缩压、舒张压两项来记。如表9-2中，收缩压为120mmHg、舒张压为80mmHg的危险分数均小于1.0，且都为0.4，所以危险分数只记一个0.4。当收缩压和舒张压的危险分数均大于1.0时，则应作为两项危险因素，危险分数分别计算。之后将各危险因素的危险分数填入表9-2的第5栏。

2. 计算组合危险分数 许多流行病学调查结果证明，一种危险因素有可能对多种疾病产生作用；多种危险因素对同一种疾病具有联合作用，这种联合作用对疾病的影响十分强烈。所以，在计算危险分数时应考虑危险因素的联合作用，计算组合危险分数。计算组合危险分数分时分两种情况。

（1）与死亡原因有关的危险因素只有一项时，组合危险分数等于该死因的危险分数；如表9-2中41岁组男子中吸烟作为疾病诱发因素时，不吸烟者肺癌的危险分数和组合危险分数都是0.2。

（2）与死亡原因有关的危险因素是多项时，组合危险分数的计算：首先，将危险分数大于1.0的各项分别减去1.0后剩下的数值作为相加项分别相加，1.0作为相乘项。其次，将小于或等于1.0的各项危险分数值及被减去的1.0作为相乘项分别相乘。最后，将相加项和相乘项的结果相加，就得到该死亡原因的组合危险分数。例如，表9-2中车祸的危险因素有3项，组合危险因素要考虑每

表9-2 某地41岁男性健康危险因素评价表

死亡原因 (1)	死亡概率/(1/10万) (2)	疾病诱发因素 (3)	指标值 (4)	危险分数 (5)	组合危险分数 (6)	存在死亡危险 (7)	根据医生建议改变危险因素 (8)	新危险分数 (9)	新组合危险分数 (10)	新存在死亡危险 (11)	降低量 (12)	危险降低程度百分数/% (13)
冠心病	1 877	血压/mmHg	120/80	0.4	1.91	3 585.07	—	0.4	0.11	206.47	3 378.6	47
		胆固醇/(mmol/L)	4.97	0.6			—	0.6				
		糖尿病史	无	1.0			—	1.0				
		体力活动	坐着工作	2.5			定期锻炼	1.0				
		吸烟	不吸	0.5			—	0.5				
		体重	超重30%	1.3			降到平均体重	1.0				
		家族史	无	0.9			—	0.9				
车祸	285	饮酒	不饮	0.5	1.9	541.5	—	0.5	1.9	541.5	0	0
		驾车里程	25 000km/a	2.5			—	2.5				
		安全带使用	90%	0.8			100%	0.8				
自杀	264	抑郁	经常	2.5	2.5	660.0	治疗抑郁	1.5	1.5	369.0	264.0	4
		家族史	无	1.0			—	1.0				
肝硬化	222	饮酒	不饮	0.1	0.1	22.2	—	0.1	0.1	22.2	0	0
脑血管病	222	血压/mmHg	120/80	0.4	0.19	42.18	—	0.4	0.19	42.18	0	0
		胆固醇/(mmol/L)	4.97	0.6			—	0.6				
		糖尿病史	无	1.0			—	1.0				
		吸烟	不吸	0.8			—	0.8				
肺癌	202	吸烟	不吸	0.2	0.2	40.4	—	0.2	0.2	40.4	0	0

续表

死亡原因 (1)	死亡概率/(1/10万) (2)	疾病诱发因素 (3)	指标值 (4)	危险分数 (5)	组合危险分数 (6)	存在死亡危险 (7)	根据医生建议改变危险因素 (8)	新危险分数 (9)	新组合危险分数 (10)	新存在死亡危险 (11)	降低量 (12)	危险降低程度百分数/% (13)
慢性风湿性心脏病	167	心脏杂音	无	1.0	0.1	16.7	—	1.0	0.1	16.7	0	0
		风湿热	无	1.0				1.0				
		症状体征	无	0.1				0.1				
肺炎	111	饮酒	不饮	1.0	1.0	111.0	—	1.0	1.0	111.0	0	0
		肺气肿	无	1.0				1.0				
		吸烟	不吸	1.0				1.0				
肠癌	111	肠息肉	无	1.0	1.0	111.0	—	1.0	0.3	33.3	77.7	1
		肛门出血	无	1.0			—	1.0				
		肠炎	无	1.0			—	1.0				
		直肠镜检查	无	1.0			每年检查一次	0.3				
高血压心脏病	56	血压/mmHg	120/80	0.4	0.4	22.4	—	0.4	0.4	22.4	16.8	0
		体重	超重30%	1.3	0.5	28	降到平均体重	1.0				
肺结核	56	X线检查	阴性	0.2			—	0.2	0.2	11.2	0	0.2
		结核活动	无	1.0			—	1.0				
		经济社会地位	中等	1.0			—	1.0				
其他	1987			1.0		1987			1.0	1987	0	0
合计	5560					7 167.45				3 403.35	3 737.1	52.2

表 9-3　冠心病危险分数转换表(男性 40~44 岁组)

死亡原因	危险指标	测量值	危险分数
冠心病	(1) 收缩压	26.6kPa(200mmHg)	3.2
		23.9kPa(180mmHg)	2.2
		21.3kPa(160mmHg)	1.4
		18.6kPa(140mmHg)	0.8
		16.0kPa(120mmHg)	0.4
	(2) 舒张压	14.1kPa(106mmHg)	3.7
		13.3kPa(100mmHg)	2.0
		12.5kPa(94mmHg)	1.3
		11.7kPa(88mmHg)	0.8
		10.9kPa(82mmHg)	0.4
	(3) 胆固醇	7.24mmol/L(280mg/dl)	1.5
		5.69mmol/L(220mg/dl)	1.0
		4.66mmol/L(180mg/dl)	0.5
	(4) 糖尿病史	有	3
		已控制	2.5
		无	1.0
	(5) 运动情况	坐着工作和娱乐	2.5
		有些活动的工作	1.0
		中度锻炼	0.6
		较强度锻炼	0.5
		坐着工作,有定期锻炼	1.0
		其他工作,有定期锻炼	0.5
	(6) 家庭史	父母二人 60 岁以前死于冠心病	1.4
		父母之一 50 岁之前死于冠心病	1.2
		父母健在(<60 岁)	1
		父母健在(≥60 岁)	0.9
	(7) 吸烟	≥10 支 /d	1.5
		<10 支 /d	1.1
		吸雪茄或烟斗	1
		戒烟(不足 10 年)	0.7
		不吸或戒烟 10 年以上	0.5
	(8) 体重	超重 75%	2.5
		超重 50%	1.5
		超重 15%	1
		超重 10% 以下	0.8
		降至平均体重	1

一项危险因素对车祸死亡率的综合作用。从表第(5)项可以看到，车祸相关的危险因素中，危险分数大于1.0的有驾车历程25 000km/a，危险分数为2.5；其余危险分数小于1.0。计算组合危险分数，2.5-1.0=1.5，1.5就是相加项；相乘项则包括所有危险分数小于或等于1.0的危险分数值以及驾车历程25 000km/a被减去的1.0共有3项。相加项之和为1.5。相乘项之积：0.8×0.5×1.0=0.4；车祸组合危险分数值为相加项之和与相乘项之积的和：1.5+0.4=1.9，即表9-2中的第(6)项。

3.计算存在死亡危险　存在死亡危险指存在某一种组合危险分数下，因某种疾病死亡的可能危险性。存在死亡危险=平均死亡概率×组合危险分数。其他原因的存在死亡危险就是其他原因的平均死亡概率。即表9-2中第(2)项和(6)项的乘积，结果列于第(7)项。例如，40～44岁男子车祸平均死亡概率为285/10万，某地41岁男子车祸组合危险分数为1.9，则该男子车祸死亡存在危险值为285×1.9=541.5/10万，是当地平均水平的1.9倍。

其他死因的存在死亡危险就是其他死因的平均死亡概率。也就是将其他死因的组合危险看作1.0。将各种死亡原因的存在死亡危险相加，并且要加上其他死因的存在死亡危险，其结果就是总的存在死亡危险。例如表9-2某地41岁男子的存在死亡危险：

3 585.07+541.5+660.0+22.2+42.18+40.4+16.7+111.0+111.0+22.4+28+1 987=7 167.45。

4.计算评价年龄　为了使结果表达更直观，可以将总的存在死亡危险转换成相应的年龄来表达，因为年龄与死亡率之间有一定的函数关系。评价年龄是根据年龄与死亡数之间的函数关系，按个体所存在的危险因素计算的预期死亡数求出的年龄。可以将这种函数关系转化为可直接查阅的工具，即健康评价年龄表(表9-4)。某地41岁男性的评价年龄可查表9-4健康评价年龄表获得。健康评价年龄表最左边一列是男性的总的存在死亡危险；最右边一列是女性总的存在死亡危险；中间部分，最上边的一行数目是个体实际年龄的最末一位数字，余下的主体部分就是相应的评价年龄。

表9-2中某地41岁男性的总的存在死亡危险为7 167.45/10万。查健康评价年龄表，在表左边一列接近这一数值在6 830和7 570之间。6 830的评价年龄为43岁，7 570的评价年龄为44岁，因而得出该男子的评价年龄为43.5岁。

5.计算增长年龄　又称为可达到年龄，是根据已存在的危险因素，提出可能降低危险因素的措施后预计的死亡数算出的一个相应年龄。表9-2中的第(8)～(11)项都是用于计算增长年龄，计算方法与计算评价年龄相似。第(8)项是医生根据评价对象存在危险因素的性质和程度所建议的可能改变的危险因素，如吸烟、饮酒、体力活动等；有的是不可改变的因素，如生化测定值和疾病史、家族史等。第(9)项、第(10)项是根据去除可改变危险因素后，计算出新的危险分数和新的组合危险分数。第(11)项是第(2)项乘第(10)项得出的新存在死亡危险值。该41岁男子如果遵照医嘱，完全去除可改变的危险因素，重新计算的合计死亡危险为3 430.35/10万，查表得增长年龄为36岁。

6.计算危险降低程度　危险降低程度反映的是，如果根据医生的建议改变了现有的危险因素，危险能够降低多少，即危险降低的情况。可以计算降低的实际数量，用存在死亡危险减去新存在死亡危险。还可以计算危险度降低程度的百分比，用危险的降低量与总的存在死亡危险的百分比表示。表9-2中第(12)项是危险降低的绝对数量，由第(7)项存在死亡危险减去第(11)项新存在死亡危险求得。第(13)项是危险降低的数量在总存在死亡危险中所占的百分比，由每种死因的危险降低量第(12)项除以总存在死亡危险。例如车祸的危险降低量=541.5-541.5=0，危险降低百分比=0%。

以行为危险因素为主要评价对象的健康危险因素评价方法，是根据流行病学资料、人群死亡率资料，运用数理统计方法，对个人的行为生活方式等进行评价，它可以估计个人在一定时期内患病或死亡的危险性，估计个人降低危险因素的潜在可能性，并向个人进行反馈。其目的是通过个性化健康咨询，促使人们改变不良的行为方式，降低危险因素，减少疾病，维护和促进健康。

表9-4 健康评价年龄表

男性存在死亡危险/（1/10万）	实际年龄最末一位数					女性存在死亡危险/（1/10万）	男性存在死亡危险/（1/10万）	实际年龄最末一位数					女性存在死亡危险/（1/10万）
	0	1	2	3	4			0	1	2	3	4	
	5	6	7	8	9			5	6	7	8	9	
530	5	6	7	8	9	350	4 510	38	39	40	41	42	2 550
570	6	7	8	9	10	350	5 010	39	40	41	42	43	2 780
630	7	8	9	10	11	350	5 560	40	41	42	43	44	3 020
710	8	9	10	11	12	360	6 160	41	42	43	44	45	3 280
790	9	10	11	12	13	380	6 830	42	43	44	45	46	3 560
880	10	11	12	13	14	410	7 570	43	44	45	46	47	3 870
990	11	12	13	14	15	430	8 380	44	45	46	47	48	4 220
1 110	12	13	14	15	16	460	9 260	45	46	47	48	49	4 600
1 230	13	14	15	16	17	490	10 190	46	47	48	49	50	5 000
1 350	14	15	16	17	18	520	11 160	47	48	49	50	51	5 420
1 440	15	16	17	18	19	550	12 170	48	49	50	51	52	5 860
1 500	16	17	18	19	20	570	13 230	49	50	51	52	53	6 330
1 540	17	18	19	20	21	600	14 340	50	51	52	53	54	6 850
1 560	18	19	20	21	22	620	15 530	51	52	53	54	55	7 440
1 570	19	20	21	22	23	640	16 830	52	53	54	55	56	8 110
1 580	20	21	22	23	24	660	18 260	53	54	55	56	57	8 870
1 590	21	22	23	24	25	690	19 820	54	55	56	57	58	9 730
1 590	22	23	24	25	26	720	21 490	55	56	57	58	59	10 680
1 590	23	24	25	26	27	750	23 260	56	57	58	59	60	11 720
1 600	24	25	26	27	28	790	25 140	57	58	59	60	61	12 860
1 620	25	26	27	28	29	840	27 120	58	59	60	61	62	14 100
1 660	26	27	28	29	30	900	29 210	59	60	61	62	63	15 450
1 730	27	28	29	30	31	970	31 420	60	61	62	63	64	16 930
1 830	28	29	30	31	32	1 040	33 760	61	62	63	64	65	18 560
1 960	29	30	31	32	33	1 130	36 220	62	63	64	65	66	20 360
2 120	30	31	32	33	34	1 220	38 810	63	64	65	66	67	22 340
2 310	31	32	33	34	35	1 330	41 540	64	65	66	67	68	24 520
2 520	32	33	34	35	36	1 460	44 410	65	66	67	68	69	26 920
2 760	33	34	35	36	37	1 600	47 440	66	67	68	69	70	29 560
3 030	34	35	36	37	38	1 760	50 650	67	68	69	70	71	32 470
3 330	35	36	37	38	39	1 930	54 070	68	69	70	71	72	35 690
3 670	36	37	38	39	40	2 120	57 720	69	70	71	72	73	39 250
4 060	37	38	39	40	41	2 330	61 640	70	71	72	73	74	43 200

四、人群健康危险因素评价方法

WHO 发布的《2021 世界卫生统计报告》，该报告收集并分析了来自全球的健康危险因素数据和资料，对当今世界上导致人类疾病、残疾和死亡的最重要的健康危险因素进行了深入分析和探讨。WHO 健康危险因素评价方法更多是从群体角度出发，关注包括行为危险因素在内的诸多危险因素对人群健康的影响，以疾病负担为测量指标，以综合社会干预策略为主要手段来改善群体健康，其评价结果更多地运用到人群干预策略的选择和政府决策应用。

（一）基本概念

WHO 认为健康危险因素评价是系统地评价和比较不同健康危险因素导致疾病和伤害负担大小的一种评价方法。在其分析报告中，涉及了以下一些重要的概念。危险因素暴露率（exposure rate of risk factors）、相对危险度（relative risk，RR）、人群归因危险度（population attributable risk，PAR）、归因疾病负担比（attributable ratio of burden of disease）、可避免的疾病负担比（avoidable ratio of burden of disease）等。

（二）基本步骤

1. 危险因素的确定　通过实验的或者流行病学的方法获取某种危险因素对人体健康危害方面的数据，并推断其对人类健康带来的可能后果。

2. 暴露程度评价　根据某危险因素在人群中的分布情况、危险因素的流行频度及其对人群行为和生理等方面的影响来确定人群的暴露程度。

3. 剂量 - 反应评价　主要研究危险因素的剂量或暴露程度导致某一健康后果的概率。

4. 危险特征评价　根据人群的暴露程度以及剂量 - 反应关系的研究结果，对某一个体或群体的健康危险程度进行评价，如预测某一人群发生某种疾病的概率。

（三）评价方法

1. 计算方法　在计算可避免的疾病负担时，危险因素潜在影响分数（potential impact fractions，PIF）主要是用来计算当一种危险因素的分布发生特定的改变时疾病负担减少的比例。得到人群不同暴露水平的数据资料，就可以开始对 PIF 进行测算。计算 PIF 需要三方面的数据。分别是危险因素水平（目前的分布水平、理论上最小的分布水平）、危险因素与疾病的关系（危险因素的累计、危险因素的逆转）和疾病负担。

2. 选择和确定健康危险因素

（1）选择参考：WHO 报告是基于以下考虑来选择和确定健康危险因素的。一是对全球具有潜在影响的因素是导致疾病负担增加的主要因素，有较高的流行率或能够在很大程度上增加主要疾病死亡或残疾的风险；二是因素与健康结果之间存在高度因果关联性；三是危险因素具有潜在可干预性；四是危险因素的选择范围既不能太窄也不能太宽；五是具有比较完整的危险因素分布以及危险因素和疾病关系方面的数据资料。

（2）判断健康危险因素的标准：一是关联的时间顺序；二是关联的强度；三是暴露与疾病在分布上的一致性；四是健康危险因素与疾病的发生之间存在剂量 - 反应关系；五是关联的合理性。六是实验证据：危险因素与疾病之间的关系得到了实验研究数据的支持。

（3）计算目前的危险因素水平，并确定假设的危险因素分布水平：计算 PIF 首先要收集当前人群危险因素暴露水平方面的数据资料，同时还要有不同年龄、性别、国家别的危险因素暴露数据。由于许多国家缺乏相应的数据，因此需要利用已有的数据进行外推。首先假设所有人群的理论最低暴露风险分布是一致的。出于制定科学合理的风险干预政策的目的，WHO 对降低不同年龄、性别、地区危险因素暴露水平所带来的疾病负担变化情况进行了测算，并在当前暴露分布与理论最低风险暴露之间假设了若干个暴露水平，并对暴露水平发生不同变化所带来的疾病负担变化进行测算、比较和分析。

（4）测量当前和今后的疾病与损伤负担：计算 PIF 还需要收集不同年龄、性别、地区疾病与损伤负担，计算当前和今后的疾病与损伤负担是目前 WHO 全球疾病负担研究项目的一项主要内容。

（5）测量危险因素暴露水平与疾病负担之间的关系：虽然不同地区间危险因素暴露水平存在着不一致，但在危险因素暴露与疾病的发生之间却存在着一定的生物学方面的内在联系，因而具有较好的一致性。由于相对危险度指标具有很好的外推性，因而被 WHO 报告所采用。

（6）测算可避免的疾病负担比：目前针对健康危险因素所采取的干预措施无法对过去而只能对未来施加影响。就疾病负担比的改变而言，它只能改变疾病的未来负担比，是指如果改变目前的和未来的危险因素暴露水平可避免的疾病负担的比例。计算可避免疾病负担的难度较大，因为在计算归因疾病负担时存在很多不确定性因素。此外还需要收集全球疾病负担预测资料、正常情况下危险因素的暴露水平资料、假设条件下危险因素暴露水平预测资料、危险因素的可消除性资料等。

（7）测算多重危险因素的联合作用：当两个危险因素分别影响到不同的疾病时，它们的净作用效果将是其各自分别作用效果之和。然而，当两个危险因素作用于同一疾病或损伤时，它们所产生的净作用效果将会比其分别作用所产生的效果增加或减少。这种联合作用的大小将取决于两种危险因素流行交叉程度的大小，以及因素间联合作用所产生的生物学后果。

第三节　健康危险因素评价方法的应用

一、健康危险因素评价的应用范围

（一）个体评价

个体评价主要通过比较实际年龄、评价年龄和增长年龄三者之间的差别来进行。以较直观的方式告知被评价者现存危险因素的危害及根据建议改变危险因素后死亡危险降低的程度，增强行为干预的效果。

一般来说，评价年龄高于实际年龄，说明被评价者所存在的危险因素高于平均水平，死亡率可能高于当地死亡率平均水平。增长年龄与评价年龄之差，说明降低危险因素后用年龄表达的死亡概率降低水平。年龄之间差值的大小一般以 1 岁为标准，大于 1 岁为大（或多），小于或等于 1 岁为小（或少）。

根据实际年龄、评价年龄和增长年龄三者之间的关系的不同，一般可将个体分为四种类型。

1. 健康型　个体评价年龄小于实际年龄。例如，个体的实际年龄为 48 岁，评价年龄为 44 岁，说明个体危险因素低于平均水平，预期健康状况良好，亦即 48 岁的个体可能处于 44 岁年龄者的死亡概率，健康水平优于 48 岁的同龄人群。当然，进一步降低危险因素并不是没有可能，但进展有限，因为危险因素较少。

2. 自创性危险因素型　这一类型个体，评价年龄大于实际年龄，并且评价年龄与增长年龄之差大。说明危险因素平均水平较高。例如，个体的实际年龄为 42 岁，评价年龄为 44.5 岁，增长年龄为 37 岁。这种类型的个体评价年龄大于实际年龄，评价年龄与增长年龄相差较大，说明个体危险因素较平均水平高。由于这些危险因素多是自创的，是可以去除的，降低危险因素其健康状况可得到更大的改善，死亡率有较大的降低，可以较大程度地延长预期寿命。

3. 难以改变的危险因素型　个体的评价年龄也大于实际年龄，但评价年龄与增长年龄之差较小。例如，个体实际年龄为 42 岁，评价年龄为 48 岁，增长年龄为 47 岁，评价年龄与增长年龄之差为 1 岁。这种类型说明个体的危险因素主要来自既往病史或生物遗传因素，不容易降低和改变这些因素,即使稍有改变,效果也不显著,死亡危险不可能有大的改变。

4. 一般性危险型 个体的评价年龄接近实际年龄,死亡水平相当于当地的平均水平,他们个人存在的危险因素类型和水平接近当地人群的平均水平。降低危险因素的可能性有限,故增长年龄与评价年龄也较接近。

根据上述分析,可以有针对性地对不同类型的个体采取不同的预防措施,健康教育、行为干预对第二种类型的个体作用较大。除了对上述改变所有危险因素后三种年龄之间的关系进行分析外,尚可针对某一种危险因素进行分析。例如,仅减少吸烟的危险因素,或控制超体重的危险因素,用同样方法计算增长年龄,从评价年龄的差值大小说明某一种危险因素对个体预期寿命可能影响的程度。危险因素对个体预期寿命影响的程度同样可以用改变危险因素后危险因素降低程度来说明。

（二）群体评价

1. 不同人群的危险程度 首先进行个体评价,根据实际年龄、评价年龄和增长年龄三者之间关系将被评价者划分为健康型、自创性危险因素型、难以改变的危险因素型和一般性危险型四种类型。进行不同人群的危险程度分析时,可以根据不同人群危险程度性质区分为健康组、危险组和一般组三种类型。然后,根据人群中上述三种类型人群所占比重大小,确定不同人群的危险程度,将危险水平最高的人群列为重点防治对象。一般而言,某人群处于危险组的人越多,危险水平则越高。可以根据不同性别、年龄、职业、文化和经济水平等人群特征分别进行危险水平的分析。表 9-5 显示在调查人群危险水平分组中,男性在危险组中的占比比女性高,但该人群中危险组的比重能否被降低,还要分析危险因素的属性。

表 9-5　上海市闵行区不同危险水平的人群构成

危险水平	男		女	
	人数	构成比 /%	人数	构成比 /%
危险组	50	64.93	3	3.75
一般组	24	31.17	17	21.25
健康组	3	3.90	60	75.00
合计	77	100.00	80	100.00

2. 危险因素的属性 慢性疾病的很多危险因素属于行为生活方式,是后天习得的,因此这一类危险因素是可以改变的。通过计算具有危险因素人群中能去除和不能去除危险因素人群所占比重来分析人群中的危险因素是否可避免,若具有能去除危险因素的人群比例较高,则可通过健康教育和健康促进来改变危害健康的行为生活方式,降低死亡或疾病风险,提高人群健康状况。

3. 分析单项危险因素对健康的影响 当人群具有危险因素较多时,可以通过分析各种危险因素对健康的危害程度,选择对当地人群影响最大的危险因素进行干预。其分析方法是将各个体扣除某一项危险因素后所计算的增长年龄与评价年龄之差的均数作为单项危险强度,同时将这一单项危险因素在调查人群中所占的比重作为危险频度,危险强度×危险频度＝危险程度,用危险程度的大小来反映危险因素对健康状况的影响。例如表 9-6 中,去除吸烟这一危险因素后,各个体的增长年龄与评价年龄之差的均数是 0.84 岁,而在被调查的人群中,吸烟者所占比重为60.70%,因而,吸烟的危险程度 ＝0.84×60.70%＝0.51 岁。从表 9-6 可以看到,某一项危险因素对整个人群健康状况影响的大小,不但与它对具体的个体影响大小有关,还与它在人群中影响的范围有关。有些因素虽然对个体影响很大,但受这一因素影响者有限,它对整个人群来说影响并不严重,有些因素虽然对个体影响不大,但受其影响的人很多,它也就是值得注意的因素了。

表 9-6　单项危险因素对男性健康状况的影响

危险因素	危险强度 / 岁	危险频度 /%	危险程度 / 岁
饮酒	1.73	44.78	0.77
吸烟	0.84	60.70	0.51
缺乏常规体检	0.33	83.08	0.27
常感压抑	0.94	17.91	0.17
常生闷气	0.89	12.44	0.11
血压高	0.34	11.44	0.04
缺乏锻炼	0.07	43.28	0.03

通过对不同人群的危险程度分析,可以发现应该加以干预的重点人群;通过对危险因素属性的分析,有助于我们制定针对不同人群的疾病干预措施;而通过对单项危险因素影响的分析有助于我们确定重点干预的危险因素。总之通过对健康危险因素的群体评价,有助于疾病控制工作的开展。

二、健康危险因素评价的应用前景

(一)在健康教育中的应用

运用健康危险因素评价的结果,向公众传播健康危险因素信息,开展健康教育对健康危险因素的信息传播正在逐步成为危险因素管理的重要组成部分。人类所面临的健康风险正呈现快速增长势头,而人们对健康风险的防范意识、相应知识和信息、干预手段等方面却明显地滞后于现实的需要。人们常常会对排泄有毒废弃物的行为感到愤恨和不安,但却又对几亿人的吸烟事实习以为常。因此,运用健康危险因素的研究成果,借助于大众传播手段来推动健康教育活动的开展无疑具有重要意义。

通过向个人提供有针对性的健康危险诊断信息,推动健康危险行为的矫治。健康危险因素评价方法最独到之处在于它能够为每一个人提供有针对性的健康风险评价,而不是仅仅提供一般的诸如吸烟有害健康这样十分泛泛的信息。当了解到人们的年龄、性别、健康状况以及其他健康相关信息后,HRA 能够对健康危险因素的危害程度进行量化分析,找出危险因素并为人们提供去除危险因素之后可能获得的健康收益的量化信息。因此 HRA 在进行个性化的健康教育、健康促进方面扮演了十分重要的角色。

(二)在社区卫生服务中的应用

社区卫生服务主要是以家庭为单位,以社区为范围,向人们提供集预防、医疗、保健、康复、健康教育、优生优育技术服务为一体的综合性服务,其基本特点是强调个性化的服务,强调以现代医学模式为导向,向人们提供及时、有效、经济、便捷、综合、连续的基层卫生服务。它以妇女、儿童、老年人和慢性病患者、残疾人为重点,以整个社区人口为服务对象。而健康管理的目的、性质、内容、目标人群以及策略和手段与社区卫生服务的很多要求相吻合。因此健康管理服务的实施将有利于推动社区卫生服务的开展,并协调社区内企业、医院机构组织的健康管理和促进活动,从而推动社区卫生服务的快速发展。

(三)在体检部门中的应用

《中国健康管理与健康产业发展报告(2018)》指出,截至 2017 年年末,全国各级各类健康管理(体检)机构超过万家,其中 90% 为公立医疗机构设置的(包括军队医疗机构办的),10% 为民营或社会资本办独立或连锁健康管理或体检机构。我国的健康管理是以体检为中心辐射到其他检后健康管理服务，从而形成一个完整的健康服务体系，让健康管理服务提供者提供的服务有据可依，同时也能让进行体检的管理对象享受检后专业全面的健康管理服务。2020年我国医疗卫生机构门诊量为77.41亿人次，而健康管理（体检）只有5亿人次；且提供的健康管理服务单一，95%以上的健康管理服务仍以体检为主，缺少检后服务。借鉴国外先进经验，结合我国当前健康管理发展实际需求，促进独立设置健康体检机构服务均质化，从健康经济学的角度设计主体架构，指导各级健康体检与管理质控中心科学制定和发布质控指标、标准规范和质量管理规定，提升健康管理服务机构的服务规范和服务质量，实现全行业服务高质量、均质化的目标。

（四）在专业健康管理公司中的应用

所有从事健康管理的公司都看好健康服务巨大的市场，在我国，2014年健康管理产业市场规模达到960亿元，2020年超过3 000亿元。目前，国内以健康管理名义服务社会的服务机构至少有2 000家，他们从不同层面来完成相关健康管理服务，如健康体检、健康评估、健康指导等。但是国内真正意义上的健康管理公司还不多。专业健康管理公司开展健康管理可以为人们从出生就建立起一套从"摇篮到坟墓"全生命周期的健康档案，及时监测人群的健康，预防疾病，同时做好健康保健的宣传教育工作。这种做法，可以抑制医药费用的上升，而且对引导人们的健康生活方式、提高全民素质有极大推动作用。

（五）在健康保险或医疗保险领域中的应用

有效地控制健康风险，降低赔付是健康保险或医疗保险运营的关键，而通过提供系统的健康管理服务就能够在很大程度上达到这一目的。它主要是通过以下途径实现的：第一，预防为主的健康管理可以降低疾病的发生率，即降低了参保人群的健康风险，从而降低保险机构的赔付率；第二，健康管理有助于早期发现疾病，减轻疾病的严重程度，减少医疗费用，从而降低了保险机构的赔付程度；第三，通过提供健康信息和健康干预，增强了个体自我保健能力，同时通过合理的分流指导，降低了选择医疗服务的盲目性，减少了不必要的诊疗行为，也可以降低保险机构的赔付。所以，健康管理活动起源于保险行业，并在该行业得到广泛应用。在国外，健康管理已成为以健康保险为核心的健康产业的组成部分，健康管理计划同健康保险产品和诊疗服务计划一并提供给购买者。近年来，国内一些健康保险机构也将健康管理作为风险控制的手段纳入经营之中。健康保险机构采用了多种形式与健康管理机构进行合作，开展健康管理服务，如提供健康管理计划、购买健康管理服务、共同开发产品等，并将其与健康保险产品进行有机结合提供给购买者。

思考题

1. 目前发达国家健康管理相对成熟，我国健康管理还处于发展之中，请结合"2030健康中国"战略目标，谈谈如何借鉴国外健康管理经验更好地为我国人群健康服务？

2. 进行健康危险因素评价时，为什么要收集当地性别、年龄别的疾病死亡率？这些资料如何获得？

3. 随着卫生信息化发展，智能健康管理的概念进入人们的视野，数字健康（eHealth）、移动健康（mHealth）、我的健康（iHealth）成为智能健康管理领域的新内容，未来的健康管理从业人员如何紧跟健康信息技术发展潮流，把握未来所带来的新机遇和挑战？

（李淼晶）

第十章 卫生服务研究

从世界范围看，各国都非常重视卫生服务研究（health service research）。20世纪80年代以来，卫生服务研究在我国卫生领域得到了长足的发展，通过学术界和卫生行政部门的共同努力，卫生服务研究已成为推动我国卫生事业科学发展的一个重要手段，成为社会医学与卫生事业管理学科中一门重要的分支学科。在WHO倡导下，质量、效率、公平性已经成为各国卫生服务研究的重要主题。目前，我国已经形成了5年一次全国卫生服务总调查制度，为完善我国卫生健康服务体系和促进卫生健康事业发展提供了坚实的决策依据。

第一节 概　　述

一、卫生服务研究的概念与目的

（一）卫生服务研究的概念

卫生服务研究是从卫生服务的供方（provider）、需方（consumer）、卫生管理和医疗保障等第三方（third party）的相互关系出发，研究卫生部门为保障居民健康的目的合理使用卫生资源，提供医疗、预防、保健、康复和健康促进等卫生服务的过程。

（二）卫生服务研究的目的

WHO列举卫生服务研究的具体目的为：①改进医疗卫生系统工作，提高卫生事业的效益及效果；②促进多学科、多部门协作，强调运用社会科学知识促进生物医学知识的应用，使生物医学知识充分发挥作用；③广泛应用比较的方法进行调查研究；④提供制定卫生计划及决策的基本程序和方法；⑤为各级卫生机构提供制定卫生计划的基本原则和方法；⑥从长远观点看，卫生服务研究以实现人人享有卫生保健、加强国家卫生系统的职能为目标，为制定卫生政策、策略和措施提供科学依据。

在当今卫生服务研究领域中，世界各国普遍关注三个问题：提高卫生服务的普及程度和可及性，即保证卫生服务利用的社会公平性（social equity）；控制医药费用，提高卫生服务的社会效益和经济效益；改进卫生服务质量，提高人们的健康水平和生活质量。关注卫生服务的质量、效率、公平性，认真研究这些问题，对于当前中国深化医药卫生体制改革仍然具有重要的现实意义。

二、卫生服务研究的分类

（一）卫生系统研究

将卫生服务需要和卫生资源提供作为一个系统过程，运用系统分析的基本原理和方法，研究人群卫生服务需要、卫生资源投入及卫生服务利用水平及其联系，综合分析人群卫生服务需要量是否满足，卫生资源配置是否适度，卫生服务利用程度是否充分、过度或不足等，从而提出卫生服务的方向和重点、合理分配与使用卫生资源的原则和方法。此外，还可以将卫生服务投入量、服务过程、产出量以及效果作为一个系统来考察，或从卫生服务的组织、结构及其功能等方面进行系统研究。

（二）卫生工作研究

卫生工作研究包括卫生工作计划、组织、指导、实施、监督、激励和评价等方面,可分为工作开发研究和目标评价研究两类。工作开发研究是通过对工作过程进行分析,来评价卫生服务计划的进展和工作成效,探讨新技术、新方法的应用和推广。目标评价研究是通过比较实际目标与预期目标的接近程度,了解预期目标的执行和完成情况。

（三）卫生服务效果评价

卫生服务研究可以帮助促进生物医学成就应用于卫生领域,如新技术对居民健康的影响、预防措施效果评价以及新技术和干预措施的可及性评价等。

（四）行为医学研究

研究行为心理因素对卫生服务的影响,如研究健康者与患者的行为心理特征,医务人员的行医行为,医患关系,医护关系,个人、家庭、社区和卫生机构之间的协调和利益分配等。

三、卫生服务研究的内容

（一）社会因素对卫生系统的影响

社会因素对卫生系统有着重要甚至决定性的影响。一个国家卫生系统的组织形式取决于其历史传统、社会制度、政府的组织结构,以及所处的社会经济发展阶段。合理组织卫生服务,充分发挥卫生资源的作用是组织卫生服务体系的基本原则。卫生服务研究可以为卫生组织和机构的设置提供科学依据。

（二）人群卫生服务需要

了解人群觉察到的和潜在的卫生服务需要及其影响因素是卫生服务研究的重要内容。人口学特征及人群健康水平是决定卫生服务需要量的基本因素,社会、经济、文化、行为因素和医疗保健制度对卫生服务需要量具有重要影响。随着文化和生活水平的提高、医学模式的转变、健康概念的更新,人们对卫生服务提出了新的需求。因此,研究人群卫生服务需要量不能满足的程度及其影响因素,可以为改善卫生服务指明方向和重点。

（三）卫生资源的合理配置和有效使用

卫生工作的目的是合理分配和使用卫生资源,满足人群的医疗需要,这也是卫生服务研究的一项重要内容。卫生资源是开展各种卫生服务所需资源的总和,包括卫生人力、财力、物力(机构、装备、供应)、技术和信息等资源。

（四）卫生系统的组织结构与功能

一个国家或地区卫生系统的组织结构及其功能是不同时期根据社会经济环境和任务进行改革的产物。在如何审时度势、因地制宜地建立健全卫生服务体系及其工作网络,提出科学有效的方法和手段,优化卫生服务的内容、范围及层次等方面,有大量值得研究的课题。理顺卫生系统内部、外部、纵向和横向的分工与联系,有助于挖掘卫生服务系统的潜力和提高服务效率。

（五）卫生系统的经济分析

分析卫生系统的经济活动是制定卫生计划的一项基本内容。对卫生系统内部和外部卫生经费的研究关系到卫生服务的全局,因为经费是开展卫生服务活动的必要条件。卫生经费可从国家、集体、个人等几个方面筹集。任何一个社会,卫生经费筹集与其他部门经费分配之间必然会产生竞争。卫生部门各种经费来源、数量、分配、使用和构成,是卫生计划制定者、决策者不可缺少的基础信息和数据。

（六）卫生服务效果评价

人群健康状况应是评价卫生服务效果的最终指标。通常对单项的卫生服务项目评价,如预防接种的效果评价,考核接种率、传染病发病率、死亡率的变化等即可作出评价;如果对综合的卫生服务项目评价时,如对初级卫生保健、生殖保健服务、人群的健康状况等工作进行评价,情况就要复杂得多,需要通过建立综合评价指标体系才能作出科学的评价。

四、卫生服务研究的方法

(一)描述性研究

描述性研究(descriptive study)阐明卫生服务或健康状况在社会人群中的分布,了解分布的趋势及其规律,为制定适宜的卫生对策提供科学依据。可从下列三方面进行描述。

1. 从时间上考察卫生服务发展的变化规律并预测发展趋势 如系统回顾分析 70 多年来我国卫生服务的变化,总结卫生事业的成绩和发展状况,根据 WHO 提出的"人人享有卫生保健"的战略目标,提出应进一步达到的目标、指标及其相应措施。

2. 从不同地区间比较卫生服务的现状及水平 通过国家、省市及地区间卫生服务的比较,了解不同国家及地区的卫生服务现状,肯定成绩,找出差距,指明发展的方向。

3. 揭示卫生服务的特征和评价卫生服务的效果及效益 按卫生部门的不同领域或系统分门别类地研究卫生事业的特点。如我国最早于 1981 年在原上海县(今上海市闵行区)开展卫生服务研究,分析了有关医疗保健制度、乡村医生、三级医疗网、妇幼保健、环境和营养、儿童生长发育、卫生费用和卫生服务利用等,从这些互为联系的不同方面,探讨卫生服务的特点和效果及效益。

(二)分析性研究

分析性研究(analytical study)主要目的在于明确人群健康和卫生服务方面存在的问题及其影响因素。如全国卫生服务抽样调查研究慢性病患病率及两周患病率与年龄、性别、居住地区、职业、文化、医疗保健制度、人均收入、人均住房面积、饮水类型、卫生设施和吸烟方式等因素的关系,可采用单因素或多因素的分析方法,阐明哪些因素对疾病有重要作用。流行病学研究中的队列研究(cohort study)和病例对照研究(case-control study),以及回顾性研究(retrospective study)和前瞻性研究(prospective study)等,同样在卫生服务研究中广泛应用。

(三)实验研究

卫生服务研究以社会人群作为实验观察的对象,考察卫生服务和疾病防治效果的关联性。干预研究(intervention study)是广泛应用的一种实验研究方法。例如,缺氟地区在饮水中加氟预防龋齿,缺碘地区在食盐中加碘预防地方性甲状腺肿等,都是干预研究取得成效的典范。对于已经明确的诱发疾病的危险因素,采取社会措施加以控制,可以明显降低疾病的发生。例如美国在 20 年间全社会范围内广泛采取改变饮食结构和饮食习惯、戒烟和增加体育活动等措施,通过 3 项有效的干预措施,使心血管疾病死亡率下降 20% 以上。

(四)理论研究

应用数学模型从理论上阐明卫生服务与有关因素的联系及规律性,是一种常用的定量研究方法,主要阐述各变量间存在的函数关系。例如结合当地过去和现在的具体情况,通过建立数学模型预测未来,如预测一个地区卫生人员需要量,可以与总床位数、卫生事业费、医生总数和病床使用率等因素建立多元回归方程;或按照既定的目标,预测本地区实现计划目标的进程。常用的有人口预测模型、疾病分布概率模型、卫生技术需要量及病床需要量预测模型等。

(五)系统分析法

系统分析法是一种运用系统思想分析问题和解决问题的方法。运用系统分析技术,描述系统内部各要素之间的互相联系;采用定量技术,将系统各要素之间的关系进行综合分析,提供若干备选方案进行最优化选择和可行性评价。卫生服务系统是一个复杂的系统工程,特别是在卫生计划和评价方面,系统分析方法得到广泛应用。

（六）综合评价法

1976 年 WHO 提出了卫生服务综合评价模式，即研究人群健康状况、医疗需要量、卫生资源、卫生服务利用的指标体系及其相互关系，作为评价卫生服务的效果及效益，进行卫生资源分配和决策的依据。我国的国家卫生服务抽样调查已成为每 5 年一次的制度，得出的卫生服务的各项指标值，为评价全国及地区卫生服务综合指标提供了客观依据。

（七）投入产出分析法

这是卫生服务综合评价法之一，主要研究卫生服务投入量（卫生资源）和产出量（卫生服务利用）之间的关系，以评价卫生资源的使用效益。由此衍生的成本效益分析（cost-benefit analysis，CBA）、成本效果分析（cost-effectiveness analysis，CEA）及成本效用分析（cost-utility analysis，CUA）已经在卫生服务研究领域广泛应用。

需要指出的是，除了上述研究方法外，有些在社会医学、流行病学、卫生统计学、卫生管理学和人口学等领域常用的研究方法，也可不同程度地运用到卫生服务研究领域。

五、我国卫生服务研究进展

中国卫生服务研究与改革开放同步，始于 1981 年中国和美国的科技合作，中美两国科技人员在原上海县（今上海市闵行区）开展卫生服务研究。该研究系统考察了闵行区卫生服务，并将某些有代表性的、综合性的居民健康和社会卫生状况指标与美国华盛顿县进行比较分析，开创了我国卫生服务研究的先例，研究经验以及所采用的方法，尤其是家庭健康询问调查，在我国具有十分重要的示范与指导作用。

在总结、吸收国内外卫生服务调查经验的基础上，1985 年由卫生部医政司对 10 个省 28 万农村居民进行家庭健康询问调查。1986 年由卫生部医政司和统计信息中心联合在 9 个省市对 8 万城市居民进行卫生服务抽样调查。鉴于在发达国家已经建立连续性卫生信息制度，卫生部统计信息中心在 1993 年开展了第一次全国性卫生服务抽样调查，覆盖所有省、自治区、直辖市的 20 多万居民，以后每隔 5 年，即 1998 年、2003 年、2008 年、2013 年和 2018 年共开展了六次国家卫生服务调查，建立了连续性卫生服务抽样调查制度。并且决定 2023 年将开展第七次国家卫生服务抽样调查，我国卫生服务抽样调查已经进入规范化、制度化阶段。六次国家卫生服务总调查均采取多阶段分层整群随机抽样的方法，在全国范围内以户为单位抽样，进行入户询问调查。家庭健康调查主要内容包括：①城乡居民人口与社会经济学特征；②城乡居民卫生服务需要；③城乡居民卫生服务需求与利用；④城乡居民医疗保障；⑤妇女、儿童、老年人等重点人群的卫生服务利用情况等。六次全国性调查内容中的大部分保持了连贯性，同时根据不同阶段的特点有所拓展，如加入慢性病患者、流动人口的健康及服务利用信息，加强了老年人群健康和服务需求、公共卫生服务利用信息。中国卫生改革对卫生服务研究的重点也提出了新的要求，近几次的卫生服务调查还增加了小规模的专题调查。

四十多年来，中国卫生服务研究经历了引进、推广和发展的阶段，卫生服务研究的理论与方法有了很大进展，卫生服务的实践积累了许多成熟经验，卫生服务的理念对中国医疗卫生体系改革发挥了重要作用，对推动中国卫生事业现代化管理日益显示了它的学术意义与实用价值。归纳起来主要体现在以下几个方面。

1. 闵行区卫生服务研究经验的迅速推广 自 20 世纪 80 年代中期以来，我国广泛进行城乡居民卫生服务抽样调查，收集了大量城乡居民健康状况、医疗需要量、卫生服务利用量及卫生资源信息，为制定与评价区域性卫生发展规划，推动卫生事业现代化、科学化管理发挥了重要作用。

2. 卫生服务研究范围、内容和对象的进一步拓展 我国卫生服务研究范围从农村向城市，从东部沿海地区向西部地区乃至全国范围拓展；研究内容由单一的医疗服务向预防、保健、护理、康复等领域拓展；研究对象从总人群向特殊人群或弱势群体（老人、妇女、儿童、残疾人、流动人口、贫困人口、部队指战员等）拓展。调查研究规模从局部扩展到全国，形成了每隔 5 年一次的国家卫生服务抽样调查制度。

3. 卫生服务研究方法更加系统和综合　为准确掌握居民健康状况、卫生服务需要量和利用率水平，弥补一次性横断面家庭健康询问抽样调查的缺陷和常规登记报告资料的不足，重复性或连续性的家庭健康询问抽样调查方法已在国内一些卫生服务研究项目中被采用。研究方法也已从横断面描述性研究向纵向的时间序列研究、分析性研究、前瞻性干预研究发展，从而使获得的研究结论更具说服力、科学性和有效性，加速了我国卫生信息现代化、科学化管理的发展进程。

4. 多学科融合参与卫生服务研究格局的形成　在卫生服务改革与发展的进程中，保障卫生服务公平、提高效益、改善质量是一个错综复杂的社会问题和政治问题。近几年来，我国社会学、政治学、人口学、管理学、经济学、公共卫生与预防医学等多学科的专家学者开始注意改变"就卫生论卫生"的研究思路，通过相互合作与融合，开阔视野，共同参与到卫生服务研究中来，贯彻科学发展观，采用多学科方法，将卫生服务改革与发展中的热点和焦点问题置于现阶段我国全面建成小康社会及和谐社会的大背景和框架下进行审视与研讨。

第二节　卫生服务的需要、需求和利用

一、基 本 概 念

1. 卫生服务需要（health service need）　是指依据人们的实际健康状况与"理想健康水平"之间存在的差距而提出的对医疗、预防、保健、康复等服务的客观需要，包括个人觉察到的需要（perceived need），以及个人未觉察到的，需要由专业人员判定的需要，也就是潜在需要（potential need）。卫生服务需要取决于居民的自身健康状况，但不考虑实际支付能力。个人察觉到的需要和由医疗卫生专业人员判定的需要，有时一致，有时不一致。只有一个人觉察到有卫生服务需要时，才有可能去利用卫生服务。个人未察觉到的卫生服务需要，通常不会发生卫生服务利用，最有效的方法是进行人群健康筛检。这对于医疗服务还是预防保健工作都具有积极的意义。

2. 卫生服务需求（health service demand）　是指从经济和价值观念出发，在一定时期内、一定价格水平下人们愿意并有能力消费的卫生服务量。一般分为如下两类。

（1）由需要转化来的需求：卫生服务需要转化为需求，才会有卫生服务利用。在现实生活中，人们觉察到某种或某些卫生服务需要，但是由于其收入水平、社会地位、享有的医疗保健制度、交通便利程度、风俗习惯，以及卫生机构提供的服务类型和质量等因素，没有去利用卫生服务。例如：某个人由于收入低、支付不起医药费而看不起病，或者有支付能力，但是由于交通不方便、医疗卫生人员服务质量差、服务态度差等原因不愿意去看病，得不到所需的服务。需要难以转化为需求，突出表现在我国农村地区，特别是老、少、边、穷地区。

（2）没有需要的需求：通常由居民不良的就医行为和少数医生不良的行医行为所造成。一方面，有些居民提出一些"卫生服务需求"，可能这些需求在医学专业人员按照服务规范认定后是不必要的或者是过分的。例如：有时医保者就医时要求医生多开药、开高价药、延长住院时间等，这就过度利用了医疗服务。另一方面，在不规范的卫生服务市场条件下，就可能会存在药物滥用、检查过度等"诱导性医疗需求"。上述"求非所需"和"供非所求"的情况均可导致没有需要的需求量增加，这类没有需要的需求者又常常与真正需要卫生服务的人竞争有限的卫生资源，造成卫生资源的浪费或短缺。

3. 卫生服务要求（health service want）　是反映居民要求预防保健、增进健康、减少疾病、避免致残的主观愿望，不完全是由自身的健康状况来决定。居民的卫生服务要求可以从两方面来体现：一是公众对政府的卫生、环保等相关部门和机构的希望、要求和建议等。例如，在报纸杂志、广播电视节目中经常看到和听到的公众对改进社会卫生工作的呼声、反映和关注的焦点问题。二是可以在专门组织的健康询问调查中收集居民的卫生服务要求。例如，在一项农村卫生服务抽样调查中收集到的 19 万多的居民意见中，43% 的居民呼吁降低医疗费用，11% 的居民希望增添医疗设备、提高技术水平，6% 的居民要求向农村输送高质量的医疗卫生人员，4% 的居民希望卫生部门改善服务态度。农村居民的意见集中反映了他们希望能够得到经济、有效、高质量的医疗卫生服务的愿望。

4．卫生服务供给（health service supply）　应该具备两个条件：提供卫生服务的愿望和提供卫生服务的能力。卫生服务供给和卫生服务需求是相适应的，后者是前者产生的前提条件，而前者是后者得以实现的基础。

5．卫生服务利用（health service utilization）　需求者实际利用卫生服务的数量（即有效需求量）。直接反映卫生系统为人群健康提供卫生服务的数量和工作效率，是人群卫生服务需要量和卫生资源供给量相互制约的结果。但不能直接用于评价卫生服务的效果。

二、卫生服务需要的测量与分析

卫生服务需要是居民实际健康状况的客观反映。常常通过对人群健康状况的测量和分析来掌握卫生服务需要量，包括需要量的水平、范围和类型。反映人群健康状况的指标有很多，包括疾病指标、死亡及其构成指标、残疾指标、营养与生长发育指标、心理指标、社会指标以及由这些指标派生出来的一些复合指标，如物质生活质量指数、无残疾期望寿命、伤残调整生命年等。目前常用疾病指标和死亡指标来反映人群的卫生服务需要。

婴儿死亡率、孕产妇死亡率和人均预期寿命是综合反映社会发展水平、居民健康水平及医疗卫生保健水平的敏感指标，因而常用这三个指标反映一个国家或地区的居民的卫生服务需要量水平。此外，通过对死因顺位及构成的分析，可以找出危害居民健康的主要疾病和卫生问题，从而确定居民的主要卫生服务需要。当然，还可以结合居民的年龄、性别、职业、医疗保障、受教育程度等进行单因素和多因素的深入分析。

与疾病指标相比，死亡指标比较稳定、可靠，资料也比较容易通过常规登记报告或死因监测系统收集。但是，死亡是疾病或损伤对健康的影响达到最严重时的结果，因而用死亡指标反映人群健康问题不太敏感，还需要结合疾病指标进行分析。反映医疗服务需要量和疾病负担的指标主要有疾病的频率（度）和严重程度两类指标，通常需通过调查得到，如家庭健康询问抽样调查。常见的指标如下。

1．疾病频率（度）指标　"患病"是从居民对卫生服务需要和需求的角度考虑，并非严格意义上的"患病"。主要依据被调查者的自身感受和经培训的调查员的客观判断综合确定。为了减少回顾性偏倚，世界各国普遍采用调查前两周内的患病情况来估算患病率。常用的指标如下。

（1）两周患病率=调查前两周内患病人（次）数 / 调查人数×100% 或 1 000‰

国家卫生服务总调查将"患病"的概念定义为：①自觉身体不适，曾去医疗卫生单位就诊、治疗；②自觉身体不适，未去就诊治疗，但采取了自服药物或一些辅助疗法，如推拿、按摩等；③自觉身体不适，未去就诊治疗，也未采取任何自服药物或辅助疗法，但因身体不适而休工、休学或卧床一天及以上者；上述三种情况有其一者为"患病"。

（2）慢性病患病率=调查前半年内患慢性病人（次）数 / 调查人数×100% 或 1 000‰

国家卫生服务总调查中将"慢性病"的概念定义为：①被调查者在调查的前半年内，经过医务人员明确诊断有慢性病；②半年以前经医生诊断有慢性病，在调查的前半年内时有发作，并采取了治疗措施,如服药、理疗等;二者有其一者为患"慢性病"。

（3）健康者占总人口百分比,即每百调查人口中健康者所占的百分比。

"健康者"是指在调查期间无急慢性疾病、外伤和心理障碍,无因病卧床及正常活动受限,无眼病和牙病等情况的人。

2. 疾病严重程度指标　居民的医疗服务需要不仅反映在患病频率的高低,同时还表现在所患疾病的严重程度。通常家庭健康询问调查了解的疾病严重程度,是通过询问被调查者在过去的某一时期内患病伤持续的天数和因病伤、休工、休学天数来间接了解疾病的严重程度和对劳动生产力的影响。常用的指标如下。

（1）两周卧床率＝调查前两周内卧床人（次）数／调查人数×100% 或 1 000‰

（2）两周休工（学）率＝调查前两周内因病休工（学）人（次）数／调查人数×100% 或 1 000‰

（3）两周每千人患病日数＝调查前两周内所有患病人口的患病天数／调查人数×1 000‰

（4）失能率＝失能人（例）数／调查人数×1 000‰

类似的指标还有残障率以及两周卧床天数、休工（学）天数等。

对于预防保健的需要量,通常可用传染病的发病率来反映。传染病发病率高的地区对预防保健的需要量高,反之,则低。传染病发病资料一般可以通过疾病登记获得。

从六次国家卫生服务调查中城乡居民卫生服务需要量（表10-1）可见,城市居民两周患病率、慢性病患病率、人均年患病天数均高于农村居民,而且基本呈上升趋势,而人均年休工天数、休学天数和卧床天数基本低于农村居民。具体指标值见表10-1。

表 10-1　**我国城乡居民医疗服务需要量（1993—2018 年国家卫生服务调查）**

指标	1993 年		1998 年		2003 年		2008 年		2013 年		2018 年	
	农村	城市	农村	城市	农村	城市	农村	城市	农村	城市	农村	城市
两周患病率 /%	12.8	17.5	13.7	18.7	14.0	15.3	17.7	22.2	20.2	28.2	32.2	32.2
慢性病患病率 /%	16.5	31.5	15.5	32.1	15.3	27.7	21.0	32.0	29.5	36.7	35.2	33.5
人均年患病天数 /d	25.7	38.9	29.3	42.8	27.1	32.2	37.2	47.9	48.5	68.3	—	—
人均年休工天数 /d	6.8	4.5	9.0	4.0	5.7	2.2	2.5	1.5	4.6	2.4	6.8	4.0
人均年休学天数 /d	2.1	3.0	2.5	1.8	1.4	0.9	1.2	0.8	0.8	0.5	0.8	0.7
人均年卧床天数 /d	3.2	3.2	3.1	2.5	4.4	4.6	5.0	4.3	4.7	4.1	8.5	6.3

三、卫生服务利用的测量与分析

主要包括医疗服务（含门诊服务和住院服务）、预防保健服务及康复服务利用等。

1. 门诊服务利用指标　人群门诊服务利用的指标主要有两周就诊率、两周就诊人次数或人均年就诊次数（可根据两周就诊人次数推算得到）、患者就诊率及患者未就诊率（是反映就诊状况的负指标）等,可用来反映人群对门诊服务的需求水平和满足程度。掌握居民就诊的人次、流向和特点,分析其影响因素,可以为合理组织门诊服务提供重要依据。

（1）两周就诊率:前两周内就诊人（次）数／调查人数×100% 或 1 000‰

（2）两周患者就诊率:前两周内患者就诊人（次）数／两周患者总例数×100%

（3）两周患者未就诊率＝前两周内患者未就诊人（次）数／两周患者总例数×100%

2. 住院服务利用指标　反映住院服务利用的指标主要有住院率、住院天数及未住院率,可用于了解居民对住院服务的利用程度,还可以进一步分析住院原因、医疗机构、科别、辅助诊断利用、病房陪住率以及需住院而未住院的原因等,从而作为确定医疗卫生机构布局、制定相应的病床发展及卫生人力规划的依据。

（1）住院率＝调查前一年内总住院人（次）数／调查人数×100% 或 1 000‰

（2）人均住院天数＝总住院天数／总住院人（次）数

（3）未住院率＝需住院而未住院患者数／需住院患者数×100%

六次国家卫生服务总调查的城乡医疗服务利用量（表10-2）表明：总体上,城乡居民两周就诊率在1993—2003年间呈下降趋势,之后略显上升,2018年明显升高；城乡居民两周患者未就诊率在6次调查中先升后降；城乡居民年住院率在2008年及以后增长显著；住院天数呈减少趋势,农村住院天数较城市少,趋于稳定,在略多于10天的状态；城乡居民需住院未住院率呈下降趋势。以上指标在2018年城乡趋于接近。

表10-2　我国居民医疗服务利用量（1993—2018年国家卫生服务调查）

指标	1993年		1998年		2003年		2008年		2013年		2018年	
	农村	城市	农村	城市	农村	城市	农村	城市	农村	城市	农村	城市
两周就诊率/%	16.0	19.9	16.5	16.2	13.9	11.8	15.2	12.7	12.8	13.3	24.8	23.2
两周患者未就诊率/%	33.7	42.4	33.2	49.9	45.8	57.0	37.8	37.3	32.9	22.0	—	—
年住院率/%	3.1	5.0	3.1	4.8	3.4	4.2	6.8	7.1	9.0	9.1	14.7	12.9
住院者平均住院天数/d	14.0	30.0	12.6	22.7	10.2	18.1	10.1	16.6	10.7	12.5	10.3	10.7
需住院而未住院率/%	40.6	26.2	34.5	27.5	30.3	27.8	24.7	26.0	16.7	17.6	21.3	20.4

3．预防保健服务利用指标　预防保健服务包括计划免疫、健康教育、传染病控制、妇幼保健等。与医疗服务相比,测量预防保健服务利用比较复杂困难。预防保健利用常常发生在现场,资料登记收集有一定困难。有些预防服务利用率低,又有一定季节性,对少数人群进行一次性横断面调查常常不易获得满意结果。一般采取卫生机构登记报告和家庭询问调查相结合的方法收集资料,可将居民实际接受的服务量与按计划目标应提供的服务量相比较。例如1名产妇应接受8次产前检查,结合某地区孕产妇实际接受的产前检查次数,可以评价这一地区围产期保健工作的质量。

以六次国家卫生服务总调查中获得的部分妇幼卫生服务利用指标为例说明我国城乡妇幼保健服务的一般特征。从表10-3可以看出,城乡妇幼保健服务利用水平存在明显差别,但是这种差别在不断缩小,总体水平不断提高。

表10-3　我国居民妇幼保健服务利用（1993—2018年国家卫生服务调查）

指标	1993年		1998年		2003年		2008年		2013年		2018年	
	农村	城市	农村	城市	农村	城市	农村	城市	农村	城市	农村	城市
妇科检查率/%	16.4	47.7	—	—	29.8	48.9	43.3	56.6	42.8	51.4	36.2	40.7
产前检查率/%	60.3	95.6	77.6	86.8	85.6	96.4	93.7	97.7	97.3	98.4	98.9	99.3
平均产前检查次数/次	1.6	6.3	3.2	6.4	3.8	7.8	4.5	8.1	5.4	7.4	7.7	10.1
住院分娩率/%	21.7	87.3	41.3	92.4	62.0	92.6	87.1	95.1	95.7	96.8	98.5	98.7
产后访视率/%	48.3	39.6	50.2	61.4	51.7	59.6	54.3	61.0	63.5	64.9	71.4	77.0
婴儿出生体重/g	3 180	3 214	3 270	3 319	3 293	3 345	3 284	3 366	3 313	3 322	3 390	3 411
低出生体重率/%	3.3	3.8	3.7	3.4	3.8	3.1	2.8	2.1	3.3	3.4	4.1	3.6
儿童预防接种建卡率/%	56.0	89.2	91.8	97.3	87.3	94.7	97.8	98.4	99.4	99.4	99.4	99.2

四、卫生服务需要与利用指标的应用

1. 测算目标人群的卫生服务需要量和利用量 从抽样调查两周结果可以推算全年总人口中疾病的发生频率及严重程度，从慢性病患病率可以推测社区或全国城乡居民患慢性病的人数等。假设两周内一次性抽样调查的结果对全年有代表性，可采用两周指标的平均值乘以26（1 年 26个两周），并除以调查人数得出全年每人每年患病、休工（学）及卧床人（次）数。由于疾病指标存在明显的季节性变动，用抽样调查的两周结果推算全年疾病发生的频率及严重程度会存在偏差。如果能够在 1 年内抽样调查若干次或采用连续性抽样调查方法，1 年内由调查员连续进行资料收集，计算出的疾病、休工及卧床指标就能更准确地反映全年目标人群卫生服务需要量及其变动的规律。

2. 计算因病造成的间接经济损失 每人每年因病休工天数乘以人均产值，再乘以该地区总人口数，可以得出因病休工而引起的间接经济损失量。

3. 为合理配置卫生资源提供依据 根据患病人数可以估算门诊服务需要量；根据因病休工及卧床人数可以推测需住院人数，为分析医疗服务需要量提供依据。人群患病率、休工率及卧床率指标不仅可以计算医疗服务需要量，还可以进一步计算病床需要量和医务人员需要量，作为设置病床、配备人员和分配经费的依据。

4. 影响因素的分析 根据卫生服务需要、利用率的现实情况，进行相关影响因素分析。

需要指出的是：现阶段在制定卫生规划时，应同时考虑需要和需求，要对不同地区、不同时期、不同领域以及不同类型和层次的卫生服务区别对待，既要保证城乡居民获得基本的卫生保健服务，体现社会公平，又要适当地引入市场机制，提高卫生资源的配置效率和效益。例如，对于基本的医疗卫生服务，在农村地区尤其是欠发达地区，群众支付能力较差，需要难以转变为需求，主要靠国家提供保障，在制定卫生规划时要更多地考虑需要；对于超出基本医疗卫生服务的一些特殊服务，完全可以依据需求制定卫生规划。此外，制定不同时期卫生计划的依据也应有所侧重。一般来说，短期卫生发展计划可相对多地考虑需求，而长期卫生发展规划则应更多地考虑需要。

五、影响卫生服务需要和利用的因素

研究影响卫生服务需要和利用的因素对于发现高危人群包括患者，确定疾病防治的重点，有针对性地开展健康教育和健康促进活动，合理组织卫生服务，有效发挥卫生资源的作用，提高卫生服务社会公平性都有重要意义。凡是影响人群健康状况和社会卫生状况的各种因素，都可直接或间接地影响居民的卫生服务需要和利用，主要有下列因素。

1. 人口数量及年龄性别构成 在其他因素不变的情况下，服务人口越多，卫生服务需要量和利用量越大。一般来说，儿童和老年人的患病率高，其卫生服务需要量和利用量也大。女性由于月经期、孕期、产褥期、哺乳期和更年期等特殊生理，对卫生服务需要的时间跨度、对门诊和住院的卫生服务利用往往多于男性。

2. 社会经济因素 社会经济因素不仅可以直接影响居民健康状况，而且可以通过卫生服务间接地对居民的健康产生影响，不同的社会经济发展水平是造成不同国家或地区居民健康水平差异的一个重要原因。2018 年和 2013 年国家卫生服务总调查结果均表明，低收入人口两周患病率和慢性病患病率均高于全人口；低收入人口两周就诊率和因病住院率略高于全人口，但是需住院未住院比例显著高于全人口。

3. 文化教育 受教育程度高者的预防保健意识、疾病自我认识能力及有病早治的愿望要高于受教育程度低者。从短期看，这会增加卫生服务需要，但最终将会降低卫生服务需要和利用。

家庭健康询问调查中,城市居民自报的患病率往往高于农村居民,这与城市居民的受教育程度相对较高、对疾病的自我认识能力相对较强有关。

4.医疗卫生工作的质量　提高医疗质量可以缩短医疗时间,提高治愈率,减少并发症和后遗症,从而减少患者对医疗卫生服务的需要量。积极开展预防保健工作的成效在短期内不容易改变人群总的卫生服务需要量,但从长远看,预防保健工作开展得好,发病率下降,进而减少卫生服务需要量和利用量。此外,在一个缺医少药的落后地区,居民获得规范的卫生服务量势必是很低的。

5.医疗保健制度　医疗保健制度是一个重要的影响因素。享受不同程度的医药费减免者在所利用的医疗卫生机构级别及其利用量方面存在明显不同,参保者利用较高级别医疗卫生机构服务的比例、就诊率、住院率、住院天数以及医疗费用均高于自费医疗者;而且参保者能够获得定期的免费健康检查或疾病普查的机会,有助于及时发现潜在的不良健康问题,从而认识到潜在的卫生服务需要。

6.气候地理条件　某些疾病的发病往往具有明显的季节性或地区性。夏秋季多发消化系统疾病,冬春季多发呼吸系统疾病和心脑血管疾病,不同季节医疗需要有区别。地方病只在特定地区容易发生,如血吸虫病、克山病、地方性甲状腺肿等。居住地点和环境条件对卫生服务需要量亦有影响。

7.家庭与婚姻　有配偶者对医疗需求少于独身、鳏寡及离婚者,即使患病住院,有配偶者可以减少住院次数或缩短住院时间。有时,家庭的护理照料可以代替一部分医院治疗,多人口家庭,能从家庭成员那里得到照顾,这样可以缩短住院天数,减少医疗服务利用。

8.行为心理因素　行为心理因素对疾病的发生发展及转归有明显的作用。各种不良心理刺激及行为和生活方式如紧张、压抑、重大生活事件、吸烟、饮酒、不良饮食等,对慢性病的发生、发展及转归有明显作用。同时,行为心理因素对就诊、住院也有影响。

当然,影响卫生服务需要与利用的因素远不止以上所述,还包括生物遗传、职业、社会地位、卫生政策、人口流动、交通、宗教信仰、风俗习惯、生活方式等众多因素。恰当运用多因素分析方法,认识这些因素内在的多元性联系,从而实施有效的干预措施,以改善卫生服务状况、提高人群健康水平。

第三节　卫生资源

卫生资源(health resource)主要包括卫生人力、经费、设施、装备、药品、信息、知识和技术。一个国家拥有的卫生资源总是有限的,社会可能提供的卫生资源与实际需要总是存在一定的差距。研究卫生资源的合理配置是卫生服务研究的一项基本任务。

一、卫 生 人 力

在卫生资源中,卫生人力(health manpower)是最宝贵且具活力的一种资源,人力的数量及分布状况分析是世界范围内人力发展研究中最受关注的问题。它是制定与实现卫生发展规划的基础,卫生服务研究的目的之一就是为卫生人力规划提供依据,以保证卫生人力分布的均衡性。

(一)卫生人力资源基本内容

卫生人力是指经过专业培训、在卫生系统工作、提供卫生服务的人员,包括已在卫生部门工作和正在接受规范化医学教育和培训的人员。卫生人力资源研究主要是分析卫生人员的数量、结构和分布。

1. 数量 可用绝对数和相对数表示。绝对数表示卫生人力实际拥有量；为了表达和比较不同时期、不同地区卫生人力的水平，通常用相对数来表示，如用每千人口医师数或每名医师服务人口数。2020年我国卫生人员数总计1 347.5万人，其中执业（助理）医师408.6万人，注册护士470.9万人。每千人口执业（助理）医师2.90人，每千人口注册护士3.34人。

2. 结构 反映卫生人力的质量。卫生人力作为一个人才群，需要有合适的年龄、专业和职称结构。2020年，我国卫生技术人员研究生学历占比5.9%，大学本科占比36.2%，大专占比38.4%，中专占比18.4%，高中及以下占比1.0%。卫生技术人员专业技术资格中正高职称占比2.2%，副高占比6.5%，中级占比19.8%，初级占比62.3%。

3. 分布 反映一个国家或地区的卫生人力在地域间（如城市和农村）或在服务层级间（如基本医疗和高端医疗）分布的适宜性。2020年我国卫生人员分布（不含1万名卫生监督员）：城市703.0万人，农村643.5万人；公立机构1 004.3万人，非公立机构342.2万人。

（二）卫生人力资源规划

卫生人力资源规划是建立在对未来卫生人力需要量和供给量进行科学预测的基础上。

1. 卫生人力需要量 从社会和经济发展、科技进步、劳动力发展等多种因素出发，研究卫生部门在目标年间需要卫生人力的数量和质量。经典的预测方法如下。

（1）健康需要法：为了保护人群健康，应该提供的服务项目及其服务的量，根据服务的数量计算卫生人力需要量。若1名孕妇需要接受8次产前检查，需在每1 000名孕妇中配有1名产科医师、3名助产士和4名卫生员，才能满足围产期保健的基本需要。

（2）健康需求法：建立在有效需求即卫生服务的实际利用上，根据过去和现在的实际服务需求量，考虑到未来一定时期内影响需求量的各种因素，计算出未来的服务需求量，再推算出卫生人力需求量。

（3）服务目标法：制定了服务产出量目标，卫生人力需要量即可计算。如已知1名医师1年内能提供5 000人次门诊服务，则根据门诊服务的总量，即可计算出需要医师数量。服务目标既可从卫生人员的产出量提出，也可从人群需求量提出，如住院率、住院床日数、年人均门诊次数等。有了服务需求量目标，结合卫生技术人员产出量目标，可以得出卫生人力需要量。

（4）人口比值法：该预测方法简便易行，只要掌握了预测的人口数及卫生人力与人口数的比值，就可计算出目标年度卫生人力需要量。

应该指出：各种卫生人力预测方法都可以得出相应的结果，预测结果取决于选择的方法，不同方法有其不同的假设条件，选用不同的工作量标准。

2. 卫生人力供给量 包括现有卫生人力拥有量、未来卫生人力增加量及流失量三个部分。卫生人力规划要求卫生人力的需求与供给相匹配。

3. 卫生人力管理 科学管理和合理使用卫生人力是发展卫生事业的关键。卫生人力管理包括：①制定卫生人力管理政策和规范；②调节卫生人力需要或需求；③卫生人力的监督和指导；④卫生人力的激励；⑤卫生人力的使用和评价等。

二、卫 生 费 用

研究卫生服务领域内经济活动的特征及规律，对合理分配卫生经费、提高卫生服务的经济效益有重要意义。卫生费用有广义和狭义两种概念。广义的卫生费用是指一定时期内为保护人群健康直接和间接消耗的社会资源，包括一切人力、物力和财力的消耗，以货币来计量；狭义的卫生费用是指在一定时期内为提供卫生服务直接消耗的经济资源。通常所指的卫生费用是指狭义的卫生费用。

卫生费用研究的内容包括：卫生服务过程中需要多少资金，卫生费用的构成和特点，卫生费用的分配和使用是否公平合理,卫生服务需要、卫生资源和卫生服务利用之间是否相对平衡,费用的来源和流向,影响费用的因素及变动趋势,卫生费用增长的原因等。

1.卫生费用来源 我国卫生费用主要来源于国家、社会和个人。例如,各级政府预算拨款的卫生事业费;工矿企业从福利基金中按一定比例提取用于城镇职工医疗保险的费用,农村集体公益金中提取的合作医疗费用;医保者支付的门诊挂号费、药品费,以及按一定比例由患者支付的医药费;自费患者就诊支付的医药费等。

2.卫生费用分类 卫生费用可分为直接卫生费用和间接卫生费用。直接卫生费用是指利用卫生服务而支付的费用,包括患者就诊支付的各种服务费、化验费、药费及材料费等;间接卫生费用包括因病误工的工资、车旅费、营养费、照顾患者的误工工资等。在进行费用效益分析时,为了全面衡量因病伤造成的社会经济损失,必须要计算并分析直接费用和间接费用,才能对卫生服务的投入与产出作出全面的评价。从卫生服务角度,还可将卫生费用分为医疗服务费用、预防保健费用、妇幼卫生费用、医学教育费用及科学研究费用等。

3.卫生费用评价指标

(1)卫生总费用占国内生产总值(GDP)百分比:说明一个国家或地区投入卫生事业的资金数量,反映政府对卫生工作的支持程度以及全社会对国民健康的重视程度。2020年,我国卫生总费用72 175.00亿元,卫生总费用占GDP的7.10%。

(2)人均卫生费用:说明一个国家或地区卫生费用的人均水平,是分析与评价不同国家或地区人群卫生费用公平性的一个重要指标。2020年,我国人均卫生费用5 112.3元。

(3)政府财政预算卫生支出占卫生总费用百分比:反映各级政府对卫生工作的资金投入力度,是进行卫生费用筹资结构分析的一个重要指标。2020年,我国政府卫生支出21 941.90亿元,占卫生总费用30.40%;社会卫生支出30 273.67亿元,个人卫生支出19 959.43亿元,分别占卫生总费用的41.95%和27.65%。

(4)卫生事业费占财政支出百分比:反映一个国家或地区财政部门对卫生事业发展的支持和重视程度。2020年,我国政府卫生支出21 941.90亿元,占我国财政支出8.41%。

(5)卫生各部门的投资比例:反映卫生费用在各级各类医疗卫生机构中是否得到了合理的分配。

(6)门诊和住院费用构成:反映医疗机构内部费用分配和使用的特征。

(7)医疗、预防保健的比例:医疗服务是利用最频繁、消耗卫生资源最多的服务,但从卫生服务对健康的作用来看,预防保健的重要性不容忽视。确定医疗、预防保健服务费用分配的合适比例,不仅要考虑人群需要、服务利用,还要结合社会经济发展及文化传统等因素进行综合平衡。

三、卫 生 技 术

(一)卫生技术的概念

卫生技术(health technology)是指用于卫生保健和医疗服务系统的特定知识体系,包括药物、医疗器械、卫生材料、医疗方案、技术程序等,或者泛指一切用于疾病预防、筛查、诊断、治疗和康复等促进健康、提高生存质量和生存期的技术手段。

医疗卫生机构设施设备的配置是构成卫生资源的重要部分。各类医疗机构的运行需要配置与居民医疗卫生需求相适应的设施设备。为了避免浪费,确保装备充分利用,应该对装备进行评估和制定大型仪器(如CT、磁共振等)技术装备计划。实际工作中,由于盲目购置仪器而缺乏操纵和维修人才,或因缺乏配套条件而造成仪器不能正常工作,或虽能工作但工作量严重不足的例子比比皆是。WHO倡导的适宜技术是以简便易行、经济有效、能够为大多数人享用为原则。通过卫生技术评估,可以对一个国家或地区的技术装备的适合度作出评价。

药品是医疗机构的重要资源之一。新医改以来,国家卫生行政部门发布了一系列的政策文件从基本药物目录更新、药品采购、流通环节提出了政策要求,以提高医疗服务质量,降低药品价格,着力解决老百姓"看病贵"的社会问题。

卫生系统内的知识和技术可以通过书籍、杂志、报纸和电脑网络等传播,完善医药卫生知识传播路径和机制,有利于推广医药卫生知识和技术,提高人群的健康素养水平和保健能力。

信息化在经济和社会发展中发挥着越来越大的作用,人口健康信息化建设受到越来越多的重视,新医改方案中把人口健康信息化作为"四梁八柱"之一。借助信息技术可有效整合卫生资源,优化服务流程,创新服务模式。加快推进人口健康信息化建设,对于满足人民群众日益多样化的医疗卫生服务需求、提高卫生系统科学决策水平、促进健康医疗事业科学发展都具有重要意义。

(二)卫生技术评估

卫生技术评估(health technology assessment,HTA)是指对卫生技术的技术特性、安全性、有效性、经济学特性(成本-效益、成本-效果、成本-效用)和社会适应性(社会、法律、伦理和政治)进行系统的评价,为各层次的决策者提供合理选择卫生技术的科学信息和决策依据,推动卫生技术的开发、应用、推广和淘汰,从而促进卫生技术资源的合理配置,并提高利用效率。一般来说,卫生技术评估包括对药品的评估、对医疗器械和设备的评估、对医疗方案和手术方案的评估等。

卫生技术评估不只是单纯的研究工作,其四项特征使之与一般的研究不同。首先,卫生技术评估是以政策为导向,不只是产生科研人员所需的信息,而是为政策制定提供科学依据。其次,技术评估内容和过程具有多样性和跨学科性,卫生技术评估这种特性需要来自多学科的共同努力。再次,卫生技术评估是通过检测数据库或产生第一手资料,综合信息来对卫生技术进行评估,对这些方法的选择是根据提高决策所需结果的相关性来决定的。最后,卫生技术评估结果的传播是很重要的,必须积极地使评估的结果进入决策的程序,针对不同的受众使用不同的传播手段和策略。

第四节 卫生服务系统评价

卫生资源配置是否反映人们的期望,卫生服务的需要、需求、利用和提供是否具有合理性和科学性,需要对卫生服务系统进行综合评价。卫生服务系统评价是多方面的,可以从不同的角度着眼,既可应用于对一个国家或地区总的卫生发展计划的宏观评价,也可应用于微观评价;既可以是定量评价,也可以是定性评价,或者是两者结合进行评价。

一、卫生服务综合评价

(一)概述

卫生服务综合评价是指围绕特定的评价目标、评价对象和评价阶段,对卫生服务的计划、进展、成效和价值进行评判估量的过程。评价工作并不是在卫生服务工作的结束阶段才进行,而应视为管理程序的一个连续过程,需要计划评价、过程评价和结果评价相结合,即首先评价项目的计划目标和指标是否符合卫生改革与发展的社会需要,是否切合实际,实施时可能遇到的障碍;其次,在项目实施的各个阶段作进展评价,即评价工作进程是否按既定的实施方案执行,是否落实各个阶段的计划目标,信息收集如何,纠正偏离目标的行动如何;最后,在项目实施结束阶段作结果(成就)评价,即比较实施前后取得的社会效益和经济效益。

卫生服务的对象是社会人群,社会卫生状况和人群健康水平得到改善与提高的程度是评价卫生服务社会效益和经济效益的最终尺度。然而,社会效益和经济效益的大小,不仅受到卫生资源的投入、提供服务数量和质量等因素的制约,还受到社会、经济、文化、自然条件等因素的直接或间接影响。不同的社会经济发展阶段,人们对卫生服务的需求不同,卫生资源投入和服务水平也存在差异。因此,对一项涉及面较广的卫生服务项目进行综合评价时,需审时度势、因地制宜地根据国情、地情或项目本身关于卫生服务的发展计划、目标以及评价工作所处的阶段,运用多学科的适宜技术与方法,对其进行多方位、多层次、多环节、多因素的综合评价,即从卫生服务的社会需要、卫生资源投入、提供的服务量及其效率、产生的社会效益和经济效益等方面作出评价,才能较全面地反映卫生服务的成效及影响。

(二)评价内容和特征

1. 适宜程度　所制定和执行的各项卫生服务计划是否适应社会、经济、文化、卫生发展水平和现行的卫生政策,提出的目标和措施、配置的卫生资源是否适应居民的健康需要或需求,在经济、技术、民意支持方面是否可行,由此评价计划、政策、活动、措施和卫生服务机构及其功能的合理性。

2. 足够程度　所制定的卫生服务计划对重要的卫生问题及其应对措施是否已经明确、是否给予足够的重视,并在卫生资源配置上给予足够保证。

3. 进度　卫生服务计划实施的进展程度,即根据预期目标检查计划的实施与落实情况,卫生资源提供与利用状况,总结成功经验,找出差距,提出需要引起重视的问题,并及时向决策者或项目组织者反馈,必要时对计划和工作活动进行调整,以保证计划的顺利实施。

4. 效率　卫生服务计划实施后,卫生服务提供在数量和质量方面的产出与卫生资源(包括人力、物力、财力等)投入之间的比值,即投入每单位资源所产出的符合规范要求的服务量。效率评价的目的在于改善卫生服务系统的工作效率,提高管理水平。

5. 效果　卫生服务计划在实施中或结束阶段,对解决某个(些)卫生问题所取得的成效或计划预期目标实际达到的程度。效果评价的目的是对一项卫生服务计划的价值作出科学评判。在可能的情况下,尽量采用一些定量或半定量的指标对目标实际达到的程度进行测量,以确切地反映评价目标,便于比较和分析。

6. 影响　一项卫生服务计划的实施对社会、经济、卫生发展和居民健康的贡献和影响,或对其结果的可持续性作出评价。

(三)综合评价模式

卫生服务研究的目的不仅要了解居民利用卫生服务的数量和质量,还要研究卫生服务需要、卫生资源和卫生服务利用三者之间的关系,分析"供求矛盾"的现况及其变动趋势,以此作为宏观调控、配置卫生资源的决策依据。WHO曾对美国、加拿大、阿根廷、英国、荷兰、芬兰等国家的卫生服务进行了综合评价,并提出了一个值得借鉴的综合评价模式(表10-4)。其基本思路是:将人群健康需要、卫生服务利用和卫生资源3个方面有机联系起来,以人群健康需要量、卫生服务利用量和卫生资源投入量3类指标的平均数作为划分高低的标准,组成8种组合,以此对一个国家或地区的卫生服务状况进行综合评价,为制定卫生服务发展规划,合理配置卫生资源提供参考依据。

A型:人群卫生服务需要量大,卫生资源投入充足,卫生服务利用量大,三者之间在高水平状态下保持平衡。

B型:人群卫生服务需要量大,卫生资源投入不足,卫生服务利用量大。低资源与高需要不相适应。由于资源利用紧张,通过提高利用率保持平衡,但不能持久,应向A型转化。

C型:卫生服务需要量大,卫生资源充分,卫生服务利用量小,需研究卫生服务利用的障碍因素,提高卫生服务的效益。

表10-4 卫生服务综合评价模式

卫生服务利用	高需要		低需要	
	高资源	低资源	高资源	低资源
高	A型（平衡型）	B型	E型	F型
	资源分配适宜	资源利用率高	过度利用	资源利用率高
低	C型	D型	G型	H型（平衡型）
	资源利用率低	资源投入低	资源投入过度	资源分配适宜

D型：卫生服务需要量大，卫生资源投入不足，卫生服务利用量小，不能充分满足人群卫生服务需要量，应该增加卫生资源投入，提高服务利用率，以适应人群卫生服务需要。

E型：人群卫生服务需要量低，卫生资源投入充分，卫生服务利用量大。由于卫生资源充分，个别人群过度利用卫生服务，浪费卫生资源。

F型：人群卫生服务需要量低，卫生资源投入不足，卫生服务利用量大，是服务效益良好的标志，但建立在低资源与人群的低医疗需要相互适应的基础上。

G型：人群卫生服务需要量低，卫生资源投入充分，卫生服务利用量小，卫生资源投入过度，应向H型转化。

H型：人群卫生服务需要量低，卫生资源投入不足，卫生服务利用量小，三者在低水平状态下保持平衡。

二、卫生服务绩效评估

（一）卫生服务绩效评估的概念

绩效评估（performance assessment）就是对组织所取得的结果，包括效率、效果、质量和公平性等进行整体价值判断的过程。进行绩效评估，关键在于对评估对象的功能作出准确的判断，并在此基础上构建绩效评估概念模型和评估指标体系。换句话说，指标的选取要最恰如其分地反映评估目标的绩效，这实际上要求组织者和管理者对评估对象有透彻的了解和深刻的认识。

（二）卫生服务绩效评估模型

《2000年世界卫生报告》首次利用绩效评估的思想和方法，评估191个成员国卫生系统的绩效，引起了广泛的关注。WHO认为卫生系统有四个基本功能：监督管理（stewardship）、筹资（financing）、提供服务（delivering services）和开发资源（creating resources）。卫生系统相当复杂，要测量其绩效，需要由多个指标构成结构合理、分布均衡的指标体系，并将其建立在概念框架基础上（图10-1），以此来保证卫生系统达成以下三个本质目标（intrinsic goals）。

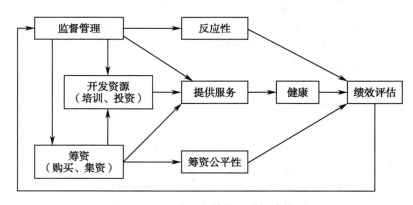

图10-1 卫生服务绩效评估概念模型

（1）改善人群健康（health）：不仅指提高健康水平、提高健康预期寿命、减轻疾病负担，还包括减少健康状况分布的不公平性，尤其是改善贫困人口的健康状况。

（2）提高卫生服务的反应性（responsiveness）：WHO认为，卫生系统反应性是指卫生系统在多大程度上满足了人们对卫生系统中改善非健康方面普遍、合理的期望。反应性和传统的患者满意度不同，满意度是依据患者感觉到的绩效与预期期望之间的差距而作出的一种相对判断，包含了对医疗卫生服务质量的评估。而反应性评价则强调两点：①非健康方面（non-health aspects），反应性不包括公众对改善健康和医疗方面的期望，与整个评估框架中健康和筹资公平性的评估不发生重叠。②普遍合理的期望（universally legitimate expectations）。由于社会、经济环境影响的差异，不同个体、不同人群对卫生系统的期望往往是不同的。反应性评价强调是普遍、合理的期望被满足的情况。

反应性评估内容主要包括对人的尊重（respect for persons）和以服务对象为中心（client orientation）两个方面。对人的尊重包括4个维度：尊严（dignity）、自主性（autonomy）、保密性（confidentiality）和交流（communication）；以服务对象为中心也包括4个维度：及时关注（prompt attention）、社会支持网络（social support network）、基本的环境质量（quality of basic amenities）和提供者选择（choice of providers）。

（3）确保卫生筹资公平性（fairness of financial contribution）：指每个家庭应该是公正地支付卫生费用，贫困者应该享有免费医疗；保护每一个人不因卫生保健的费用而陷入经济困境。

基于卫生系统绩效评价理论基础，WHO建立了绩效指数（performance index），测量指标主要有以下几个方面：①健康状况：主要由伤残调整预期寿命（DALE）进行计算，2001年WHO又对DALE进行完善，提出了用健康调整预期寿命（HALE）来测量人群健康和卫生系统的效果。②卫生系统的反应能力：从七个方面的反应能力来评价卫生系统的工作绩效，每个方面评分为0～10分，最后综合成一个分值，贫困、妇女、老人及少数民族四类特定群体在计算分值时还要乘以强度分值（四类群体在国内的人口比例）。③卫生费用支出的公平性：一是筹资公平性，二是财务风险的保护，前者是分析家庭支出中有多少用于卫生，如果每个家庭通过各种支付机制所支付健康费用的总额和家庭的支付能力（capacity to pay，CTP）的比值在所有家庭是相同的，且和家庭的健康状况以及使用医疗系统无关，那么卫生系统财政是公平的。卫生费用负担的筹资公平性指数（fairness index of financial contribution）是常用于反映筹资公平性的主要指标之一。该指数在计算时特别对那些卫生费用支出较高的贫困家庭进行了权重校正。

（三）卫生服务绩效评估与卫生服务综合评价的异同

卫生服务绩效评估和卫生服务综合评价都是促进卫生服务发展的重要手段，为卫生政策和策略的制定、修改和完善提供依据。但卫生服务绩效评估是对卫生服务系统所产生成绩和效果所做的综合性评估，以结果主义为指导，WHO为此构建了卫生系统绩效评估指标体系。卫生服务综合评价，以结构主义为指导，综合考虑供方、需方和管理方的关系，从卫生服务需要、资源投入和卫生服务利用等方面进行综合评价。

思考题

1. 卫生服务研究目的和评价要素是什么？

2. 卫生服务需要、需求、利用之间有何区别与联系？

3. 结合当前我国卫生改革进程及人口与健康特点，谈谈我国卫生服务研究的挑战和重点。

（严　非）

第十一章　社会卫生政策分析

政策科学是把政策系统（政策主体、客体、政策环境）和政策过程（包括制定、执行、评价等环节）作为专门对象，研究政策的本质、原因及其效果的学科领域。政策分析作为政策科学的重要组成部分，综合运用各种科学知识和方法对政策对象进行研究，其目的是改善公共决策系统，提高公共政策质量。卫生政策分析（health policy analysis）是综合运用各种科学方法与分析技术对卫生领域的政策问题情景、解决政策问题过程开展的研究活动，它是一个系统、持续的过程，贯穿于卫生政策的制定、实施、效果评价等各个环节。

第一节　概　　述

一、卫生政策的本质与功能

（一）政策与公共政策

人们在使用"政策"（policy）一词时，在多数情况下是将"政策"与"公共政策"通用。《辞海》将政策定义为党和国家为实现一定时期的路线而制定的行动准则。国外学者以管理职能为中心界定：公共政策是具有立法权的政治家制定并由行政人员执行的法律和法规；以活动过程为中心内容进行界定：公共政策是一个有目的的活动过程，这些活动是由一个或一批行为者为处理某一问题或有关事务而采取的。国内学者以行为准则为中心内容进行界定：政策是国家和政党为了实现一定的总目标而确定的行动准则。

公共政策（public policy）是公共权力机关经由政治过程所选择和制定的为解决公共问题、达成公共目标、实现公共利益的方案，用于规范和指导有关机构、团体或个人行动，主要以政府的法律、法规、决策和行动为表现形式，是政策范畴中最重要的分支。

（二）卫生政策

卫生政策（health policy）是公共政策的一个重要领域，体现国家保障公民健康的目标、策略与行动，是最受人们关注的公共政策之一。卫生政策指一个国家或地区的政府为保障公众健康和实现特定卫生目标而采取的行动方案和行动依据，主要包括卫生发展的目标、法律、法规、战略、方针、策略、计划和措施等。

WHO将卫生政策定义为：在一个社会中为实现特定的卫生保健目标而采取的决定、计划与行动。从政策主体，即政府的角度出发，卫生政策是指政府为保障人民健康而制定并实施的以规范政府、卫生服务机构、公民等组织和个人的目标、行为指南、策略与措施的总和。从权力和过程角度，卫生政策可被看作是影响相关卫生决策者与决策方式的总和。

（三）卫生政策的特征

1. 价值取向性　卫生政策受政策制定者的价值倾向影响，不同的制定者会有不同的价值选择。由于卫生政策与公民利益密切相关，对保护人民健康、维护社会公平正义、促进社会和谐与政治稳定具有重要意义。因此，卫生政策的价值取向应充分保障公民的基本健康权利。

2. 合法性　卫生政策作为社会、团体、个人行为的规范和指导，必须要将政策合法化，赋予政策权威性,才能得到所涉及对象的认可和接受。政策合法化通常要依照法定权限和法定程序,经过一系列审查、通过、批准、签署和颁布等行为过程,才能获得合法性。

3.公益性 卫生政策以保障人民健康为根本目的,具有极强的公益性。卫生服务体系建设、医疗保险筹资、政府职责等方面都应充分体现公益性,努力减轻公众尤其是弱势群体的疾病经济负担,提高居民健康水平,不应以追求经济利益为目标。

4.系统性 卫生政策的系统性体现在政策层级和执行体系两个方面。政策层级的系统性表现为卫生政策通常是在统一框架内从总体政策到具体政策发展形成的;卫生政策的执行体系包括中央政府及其相关部门和机构、各级地方政府及其相关部门和机构,构成了政策执行的完整体系。

5.阶段性 卫生政策的制定和执行与当时的经济社会发展水平、公众健康状况和主要卫生问题等因素密切相关。当环境变化时,卫生政策的目标、内容、手段甚至政策本身等都需要进行相应调整。从政策实践看,无论是全球卫生治理,还是中国的各项卫生政策,都经历了若干发展阶段,具有明显的阶段特征。

6.功能多样性 社会是一个复杂和相互联系的有机整体,卫生政策指向的行动可能牵涉社会的方方面面,因而政策的功能不是单一的,既有政策制定者期望的正功能,也可能产生事与愿违的负功能;既有易察觉的显功能,也有隐藏的潜功能;既有可预测的功能,也有始料不及的功能。

(四)卫生政策的功能

1.导向功能 政策能够引导组织及个人的行为和事物的发展方向。卫生政策的制定和实施会引导卫生人力、物力、财力等资源在空间的分布与时间维度上的重新配置,影响人们的预期和行为,进而影响卫生政策目标的最终实现。卫生政策的导向功能可分为正导向和负导向。正导向是政策能够最大限度地符合人民群众的健康利益,有助于保障和提升公众的健康水平,而负导向则与保障群众健康利益、提升健康水平的政策目标背道而驰。

2.协调功能 卫生政策的制定与实施有很多利益相关者,包括政府、公众、服务提供者、保险组织、企业、社会组织等。不同利益相关者的价值取向、目标和利益不同,利益相关者之间的关系既有协调一致的方面,又可能存在冲突。卫生政策的一项重要功能就是要协调不同方面的利益关系,使政策过程中的各个环节、各个利益相关者尽可能地协调一致,充分发挥各自能力,形成政策合力,实现政策既定目标。

3.控制功能 卫生政策的控制功能就是通过各种规范化的手段,将与卫生相关的各种行为制约在法律、法规以及道德伦理许可范围内,并最大限度地保证各种卫生服务供给与分配的公平性、可及性与效率,最终保证政策目标的实现。由于卫生工作专业性强、卫生服务信息不对称等特点,需要对卫生服务机构和人员的准入、卫生服务的质量安全、服务行为等进行控制和约束。

4.分配功能 卫生政策的基本目的之一就是将有限的卫生资源进行公平合理的分配。卫生政策的分配功能体现在价值和技术两个方面。价值意义上的分配要求政策制定和执行过程遵循公平、合理的价值理念或原则,技术意义上的分配是通过有效的机制设计和监督保障,实现分配的合理与公平。卫生资源有限,但人们的健康需求不断提高,如何实现卫生资源的公平合理分配,对卫生政策的制定和实施提出了更高的要求。

二、卫生政策分析的框架和要素

卫生政策分析是将复杂的卫生政策系统分解为可识别的要素与环节,对卫生政策过程的各环节主要内容利用科学的理论与方法加以分析认识的过程,为卫生决策提供合理、科学的证据。卫生政策分析的目的是提高卫生决策和政策执行的质量,减少决策失误,改善卫生体系的运行。

（一）卫生政策分析的基本框架

政策分析如何进行，政策研究者和实践者提出了各种政策分析过程框架，综合起来可将政策分析基本框架分为以下几个部分。

1. 卫生政策问题确认 通过运用公认的科学方法和遵循合理的逻辑步骤，确认卫生领域或范围内的焦点问题和关键问题，促使这些问题能够优先进入政策议程成为政策问题。

2. 卫生政策方案制定与通过 研制卫生政策思路、政策目标和建立政策方案的基本原则，制定出可供选择的多套卫生政策方案，从中选出最优方案以及促进政策方案通过的过程。

3. 卫生政策的实施 围绕卫生政策执行的目的、目标和任务，研究如何利用有限的资源采取有效措施，使政策实施达到预期目标，同时估计这些措施对政策的影响。

4. 卫生政策效果评价 研究如何才能客观公正地进行卫生政策效果评价，包括：评价的标准是什么，由谁来进行评价以及评价结果的运用。

（二）卫生政策分析的要素

卫生政策分析的基本要素包括政策问题、政策目标、政策方案、政策模型、政策效果等八类要素。

1. 政策问题 来自大量的社会卫生问题，其选择取决于经验知识（科学层面）和伦理道德（价值层面）。

2. 政策目标 制定卫生政策是出于什么样的目的？希望达到什么样的目标？这是在制定卫生政策时要认真回答的问题。

3. 政策方案 为实现政策目标，可采用多种手段和措施，统称为备选方案，这也是政策分析的基础。政策分析要对多个备选方案进行综合评价，从中选出最优方案。

4. 政策模型 按照系统分析的理解，模型是对研究对象和过程某一方面的本质属性进行的一种抽象描述，它将复杂问题变成易于处理的简单模式。模型是由变量与关系组成，明确变量及其相互关系是政策分析的主要任务。

5. 政策资源与环境 在整个卫生政策过程中存在着诸多制约和影响因素，包括政策制定和执行中要消耗的各种资源，以及影响政策制定和实施的外部环境，如政治和法治环境、经济环境以及社会文化环境。

6. 政策评价标准 整个政策过程的分析，包括方案评估、执行评估和效果评估等都需要建立合适的评价标准。政策评价是一种综合性评价，要运用逻辑推理的理性思考程序，人们通常以多元理性为基本的判断标准，包括：①技术理性，即政策是否对社会产生效用从而解决人类所面临的科学技术问题；②经济理性，即是否具有成本 - 效益和成本 - 效率；③法律理性，即政策是否符合法律规范和法律程序；④社会理性，即政策是否符合社会普遍规范和价值；⑤实质理性，即行政方面的可操作性。

7. 政策实施与效果 是政策推行及达到目的时所取得的成果。衡量政策效果的尺度往往用效益和有效性表示，可以通过成本 - 效益、成本 - 效果等多项评价指标进行衡量。

8. 政策信息 卫生政策活动离不开政策信息的搜集、传递、加工、使用和反馈。政策信息应当是开放的，获得信息的渠道应当多样，各个来源的信息应当沟通且可靠。

第二节　卫生政策分析方法

卫生政策分析方法具有跨学科的特点。从政策过程不同阶段所采用的分析方法来看，主要包括政策问题界定、政策目标选择、政策方案比较、政策实施和政策效果评价等。

一、卫生政策问题的分析方法

政策问题的界定是政策分析过程的第一步。如果政策分析没有准确地界定清楚真正的政策问题，后面为问题寻求正确的解决方案就无从谈起。政策问题界定的方法主要有边界分析法、分类分析法、层次分析法、统摄法、头脑风暴法、多面透视分析、假设分析、论证图示、问题文件法等。本节主要介绍常见的三种方法。

（一）政策问题边界分析法

人类现实生活中的问题很少是独立存在的，更多是以问题群的形式表现出来。政策问题呈现出相互关联、动态发展、具有主观判断等特征。为了明确问题群的边界，就要使用边界分析的方法。主要包括三个步骤：①饱和抽样：通过一个多阶段的过程获得利益相关者的饱和样本，从最初与政策问题相关人群开始，逐步扩展到所有利益相关者都加入为止。②引出问题陈述：通过电话或面谈方式以及在饱和抽样阶段获得的资料，引出对政策问题的各种不同陈述。③边界估计：估计元问题的边界。分析人员可绘制一个累积频率分布图，图中利益相关人排列在横轴上，新的问题要素的数量，如想法、概念、变量、假设、目标等绘在纵轴上，随着利益相关者提出的新的、不重复的问题的增多，曲线逐渐升高，直至变缓变平，此后关于问题本质的进一步信息已不能改变总体的问题陈述，元问题的边界就已经确定了（图11-1）。

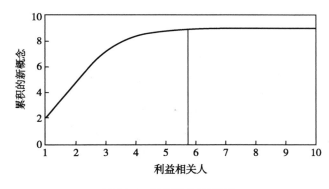

图11-1　边界分析示意图

（二）分类分析法

分类分析是一种澄清概念的技术，这些概念主要用来界定问题的情景，并对其进行分类。分类分析有两种基本程序，逻辑划分和逻辑归类。前者是对选取的某种类别分解成各个部分；后者相反，是把事物、情况或群体组成一个更大类别的过程。在对政策问题情景进行分析时，要注意以下几点：①实质相关性，应根据分析的目的和问题情景的性质提出分类基础；②穷尽性，分类中的子项必须穷尽；③排他性，子项必须互斥；④一致性，每个子项必须根据同一分类原则划分；⑤层次区别性，分类系统中的层次意义必须有所区分。

（三）层次分析法

层次分析法主要应用于分析政策问题情景的可能原因，帮助政策研究人员确定政策问题产生的可能原因、合理原因和受控原因。问题的可能原因指一切事件、行动或因素，不论它和政策问题的关系如何，只要它存在促使政策问题产生的可能性，就被看作是政策问题产生的可能原因。合理原因是指依据科学研究或直接经验对政策问题情景的出现产生重要影响的原因。受控原因是指那些被认为可以通过政策和政策执行进行调整的、影响政策问题发生的因素。层次分析通过对可能、合理、受控三个层次的原因分析，由浅入深、由远及近，逐渐挖掘和逼近政策问题产生的根源。层次分析法主要应用于政策分析人员的个人分析,分析者个人的知识、经验、背景、理论观点、价值观念等都会对探究出来的原因产生较大影响。进行层次分析的原则与类别分析相似,即实质相关性、穷尽性、排他性、一致性和层次区别性。

二、卫生政策目标确定的分析方法

确立政策目标是政策分析的第二个重要活动。在界定清楚政策问题后,就要澄清政策目标。目标确定在政策分析中具有不可或缺的重要地位,且受多种因素影响,包括价值因素、政治因素、环境因素和目标多重性及冲突的影响。特定的价值判断是确定政策目标的前提条件。政策目标是政治过程的产物,会受到不同利益相关者的影响,此外,政策目标的多重性及冲突、政策环境都会导致目标难以确定。在此过程中,常见的分析方法包括以下几种。

(一)价值分析

价值判断构成确定政策目标的基本前提。价值观是人类行为或活动的一个主要决定因素。价值分析中主要涉及的内容是政策及其目标的价值含义、价值一致性等。为明晰目标而进行价值分析,主要是解决政策目标是反映谁的价值观,目标受众的利益等问题。因此要着重考虑决策者及其他政策参与者的价值判断,要回答"谁的价值观在起作用?谁的利益和偏好得到了反映?"采取的主要方法包括:①规范性的价值系统分析;②决策分析,包括对不同价值的敏感性进行分析;③预测分析(资源分配是价值观的最突出的表征之一);④目标群体及个人价值观分析等。

(二)政治分析

影响政策目标的政治因素包括决策者的政治立场和政治需要,以及各种利益相关者的政治诉求。在确定政策目标和政策执行过程中,都会受到各个利益相关者的影响。常用分析方法包括利益相关者分析和政策图解法。

1. 利益相关者分析　利益相关者是指那些有某种共同目标并试图对卫生政策施加影响的某些人、团体或者机构。也就是说,这些人或团体的利益与某个卫生政策的目标密切相关,不管是现实的还是潜在的,这些人或团体都是利益相关者。利益相关者分析过程主要包括以下四个步骤。

(1)确定利益相关者:与卫生政策有关的利益相关者需要从与某卫生政策有关的大量机构和团体中寻找。一般来说,包括以下利益相关者:卫生行政部门、卫生服务提供者群体(如医生、护士、药剂师)、卫生服务消费者、保险公司、药品和医疗服务器械生产经营者等。一般可采取以下提示来确定利益相关者:①谁可能从中得到益处?②谁可能受到负面影响?③是否找到了容易受到伤害的群体?④是否找到了支持者和反对者?⑤这些利益相关者之间的关系是什么?

(2)估计政策目标对利益相关者的可能影响:某些相关者的利益可能并不十分容易判断,尤其是当这些利益是隐性的、多方面的或者是与政策目标相冲突的时候。可以采用以下提示来发掘这些利益:①某个利益相关者在政策目标实现后可能得到什么?②某个利益相关者可能得到的益处是什么?③这个相关者哪些方面的利益与政策目标相冲突?④这个利益相关者拥有的资源是什么?要回答这些问题,需要做深入研究。对于那些正式的组织,可以掌握并分析他们现有的资料。对于政府来说,有正式发布的法律、法令和部门规章、工作报告、年报资料等作为分析的依据;而对于那些非正式的组织,如群众,就需要进行直接或间接的调查研究,如与这些利益相关者直接接触或者从了解他们情况的知情者那里获得有关信息。

(3)评价利益相关者运用资源的能力:当某一相关者的利益与政策目标符合或者冲突,它都可能动员其资源来支持或者反对政策目标的实现。资源可以分成五类:经济或者物质资源、社会地位或者威望、接触或者控制关键信息、合法性和强制性。例如,著名经济学家依靠其拥有的知识和信息，能够影响一个国家的宏观经济政策；董事会拥有法定权力来影响总经理的经营决策等。动用资源的能力可以分成5个等级：很高、高、中等、低、很低；或者运用更细的11等级划分方法。

（4）判断各个利益相关者的立场：根据各个利益相关者的利益与政策目标的关系，确定他们是支持还是反对政策目标的实现，可以把他们的立场分成7个等级：+3～-3（表11-1）。

表11-1　利益相关者分析表

利益相关者	相关者的利益	资源	动用资源的能力	立场
利益相关者的名称	列出这个相关者的确切利益	概括这个利益相关者所拥有的全部资源（经济资源、社会地位、信息、合法性和强制性）	估计这个利益相关者能够动用哪些资源，以及如何动用这些资源来干预（可以把这种能力量化为5等级或者11等级）	估计这个利益相关者对这个问题的立场（从支持到反对，分成7个等级+3～-3）

2. 政策图解法　政策图解法是指借助条线化的图形，形成政策地图，以此来标注和呈现政策利益相关者之间以及与政策制定者间的相互关系，目的是了解和分析拟制定政策所处的环境，发现潜在的支持者和反对者，为明确政策目标和方向提供依据。

宏观政策图解法、微观政策图解法和政策网络分析都属于政策图解法的范畴，但是宏观政策图解法一般用于国家的大政方针，如法律的制定；后两种方法可以应用于更加微观的领域，如某部门的规章制度制定等。从字面上理解，某一个团体可能宏观上支持某一个政策，但对于其中的若干细节持反对意见。在这种情况下，也需要进行微观层面的分析。

（1）宏观政策图解法：政策体系中有两个重要成分，一是众多的参与者（团体和个人）；二是巨大的信息量。在实际生活中，涉及某一政策体系的参与者可能多达上百，政策分析者要想在这样复杂的体系中，使用如此浩大的信息量，分析每个参与者影响政策的能力是非常困难的。宏观政策图解法，就是借助地图图解，找出主要的利益相关者，并在地图上标注出他们之间以及他们和政策制定者之间的相互关系，以达到简化环节因素、精简信息量的目的。政策地图和地理地图一样，有水平和垂直两个维度。地图中央表示政策制定者。纵轴表示各个可能的政策参与者，如政党、社会团体、外部参与者和其他利益团体。横轴表示这些团体对政策制定者的支持程度，越靠近中央，支持程度越高，反之越低。支持者分为核心支持者和道义或观念支持者，反对者分为法律反对者和反抗者。核心支持者和反抗者的立场一般都比较坚定，几乎不可能改变，而道义支持者和法律反对者的立场则不是绝对的，他们可能左右漂移，所以是政策制定者最需要关注的对象。通过宏观政策图解分析，基本可以回答支持者的立场、支持程度、支持的凝聚和摇摆程度等。

（2）微观政策图解法：微观政策图解法可以用来分析对某一政策具体问题的支持程度，分析一些团体对特定政策做出的反应，或者同一个部门中的不同组织对于该政策的不同态度，其分析原理与宏观政策图解法是相似的。

（三）SWOT分析

SWOT分析法又称为态势分析法，是综合考虑组织内外部环境的各种因素进行系统评价的一种综合分析方法，常用来做组织的战略规划与决策分析。SWOT分析根据组织自身的既定内在条件进行分析，以找出组织的优势、劣势及核心竞争力。S代表strength（优势），W代表weakness（弱势），O代表opportunity（机会），T代表threat（威胁），其中，S、W是内部因素，O、T是外部因素。

SWOT分析的程序：①明确目标：要选定研究和解决的突出问题。②确定分析对象：就是构成组织内部条件和外部条件的因素。③信息搜集与整理：一是要确定信息源和选定搜集的方法；二要保证所搜集到的信息全面、系统和可靠；最后，对所搜集到的信息进行整理、分析，使之由无序变得有序，成为可以利用的信息。④进行SWOT分析：构建一个SWOT矩阵，按照各因素的重要程度进行排序，然后依据矩阵内 SWOT 因素的排列组合，能大致判断出组织内部的优势、劣势，外部环境中存在的机会和威胁，从而为组织制定具有针对性的战略与行动策略，包括 ST 战略、SO 战略、WO 战略和 WT 战略。

（四）处理多重目标冲突与目标最优化的方法

当人们不能在目标问题上达成一致，存在多重目标或目标冲突时，需要寻找取得共识的途径，即最优化途径和满意途径来确定一个偏好目标。第一种途径是"寻求最优化"途径，包括以下三个分析程序：①在目标之间确立一个具有价值判断和实现交易的系统；②确定目标的偏好顺序和优化序列；③除最重要的目标外，在最低限度的目标达成共识的基础上，将其他目标转变为约束或限制。第二种途径是"满意"途径。如果不能调和目标之间的冲突，就放弃寻找最佳解决方案的想法，转而确定各种目标的最低界限。在这些目标达成共识的基础上寻找至少能超过这些界限的解决方案。

多目标的最优化问题实质上是在各种目标和限制条件之间寻求一个合理的妥协。在一般的决策分析及公共决策中，人们提出了多种方法和技术解决多目标决策问题，包括重排次序法、分层列序法、层次分析法等。

三、卫生政策备选方案的分析方法

（一）政策方案预测

政策结果预测是政策分析过程中必不可少的一个阶段。预测各种备选方案的后果，目的是为在多个方案中选择和确定最佳或最优方案提供依据。政策预测过程和程序包括：明确预测要求、组织准备工作、收集数据、选择适当的预测方法、利用收集的数据和选定的方法做预测、对预测结果的评价与修正、总结预测结果、编写预测报告。

常见的预测方法包括：①趋势外推法。主要包括增长曲线法、时间序列预测法等；②因果分析法。具体包括回归分析法、运筹学方法、经济计量法、投入产出法等；③直观预测法。常用的有德尔菲法、头脑风暴法、相关图法、形态分析法等。

（二）政策方案选择

根据哪些标准在各种可能的备选方案之间进行比较、评选，从而抉择出一个最优或令人满意的方案，不同学者有不同的观点。目前，比较公认的观点是：技术可行性、政治可行性、经济可行性和行政可行性会对政策目标产生较大影响，是政策发挥作用的主要制约因素，因此评估和选择政策方案主要考虑这四项标准。①技术可行性，是从技术角度衡量政策是否能够达到预期的目标。这一标准包含两层含义：第一，是否具备实施某种政策方案的技术手段；第二，现有技术手段能在多大程度实现政策目标。②经济可行性，是可用资源的可能性，包括两个方面的内容：一是备选方案占有和使用资源的可能性；二是实施某一政策方案所花费的成本和取得的收益。③政治可行性，是指政策实施中可利用的政治资源在受政策影响的人群中分配利益和成本时所必须考虑的限制，以及政治体制和决策规范的限制。④行政可行性，是指行政或管理的可操作性，能否在现实中得以贯彻执行，包括权威性、制度约定、能力、组织支持等方面。

四、卫生政策实施过程的分析方法

卫生政策在实际执行中，会受到各种各样因素的干扰和影响，因此研究影响政策有效执行的因素，分析这些因素对政策实施的影响方式和作用结果，有助于在实际政策执行过程中排除干扰，消除不利因素，保证政策得到有效实施。以下重点介绍政策实施分析中常用的两个规律和理论模型。

（一）政策效力递减规律

政策效力是一个客观概念，是指一项政策付诸实施以后所产生的实际效力。通常根据政策效力与预期结果的方向划分为正效力与负效力。政策效力不是一成不变的，它的运动变化过程可以分为低效期、增效期和递减期三个阶段。政策效力递减规律是从政策周期来看，任何政策都会遵循这三个变化阶段，即由正效力向负效力转化的政策效力规律。如图 11-2 所示，"浴盆模型"表示政策"失效"出现于三个阶段。

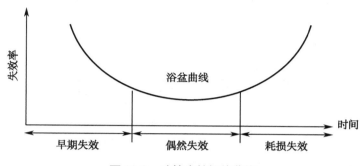

图 11-2 政策失效规律曲线

1. 早期失效 人们对政策不了解或者是政策本身的缺陷导致了目标实现的可靠性较差，需要增加宣传并完善政策。

2. 偶然失效 政策功能相对充分发挥，失效率最低。

3. 耗损失效 由于主客观条件变化，政策老化导致失效率持续上升，需要调整或废止原有政策。

（二）史密斯政策执行过程模型

美国学者 T.B. 史密斯提出的政策执行过程模型具有较大的影响（图 11-3）。他认为理想化的政策、执行机构、目标群体和环境因素可以归纳为影响政策执行过程的四大因素。目标群体是指政策对象，环境因素是指影响政策实施或者受政策实施影响的因素。这个模型全面地考虑了目标群体、执行机构和环境因素对政策执行的影响。

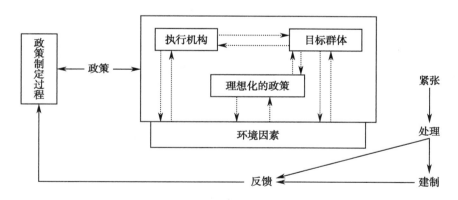

图 11-3 T.B. 史密斯的政策执行过程模型

1. 理想化的政策 即合法、合理、可行的政策方案，具体包括政策的形式、类型、渊源、范围以及社会对政策的认识。

2. 政策执行机构 通常指政府中具体负责执行的机构，包括执行机构的权力结构、人员配备及其工作态度、领导模式和技巧、执行人员的情况等。

3. 目标群体 与政策制定者和执行者相比，政策目标群体的范围要大得多。政策的预期效果要看目标群体的接受程度以及政策执行者和目标群体之间的互动关系。从图 11-2"浴盆曲线"了解到，政策刚出台的时候，很多目标群体因为不理解而抵触政策，所以出现了"早期失效"。此时,政策执行者应当多做宣传教育工作,让群众更多地理解政策。当群众了解到政策内容,特别是与自己利益相关的内容后,一般会分成支持者(接受政策者)和反对者(不接受政策者)两大利益相关者,并会根据对他们利益的影响程度来决定动用多少资源。

4. 环境因素 在史密斯模型中,政策执行者和目标群体之外的其他政策实施影响因素,都可以看作是环境因素。环境因素包括政治因素、社会制度因素、经济因素、科学技术因素、文化因素、人口因素、自然资源和生态因素以及心理因素等。

以往人们过多地将精力投入到理想化政策的制定上,似乎政策执行是简单地照章办事,不关注目标群体,也更少考虑执行机构和环境因素的影响。事实上,上述四个因素是互动的,在政策执行分析中均应给予充分的重视。

五、卫生政策效果评价的方法

政策评价是政策分析过程中不可或缺的一步。通过科学评价活动,对政策执行的效果进行判断,才能确定政策的价值,从而决定政策的调整、继续或终止。针对政策评价的内容,可选用不同的评价方法。政策效果评价的基本思维框架是进行政策执行前后的对比分析,从而判定政策的效果和价值。常用的政策效果评价方法主要包括以下几种。

1. 成本 - 效益分析法 成本效益分析是对整个政策运行过程中所投入的成本和所取得的收益进行对比分析的一种方法。利用成本 - 效益分析法对政策效果进行评价分析时,可借助于成本 - 效益曲线进行分析。

2. 前后对比法 是对政策执行前后的有关情况进行对比。前后对比分析是政策评估的基本方法。具体可分为常见的四类形式:①简单"前 - 后"对比分析;②"投射 - 实施后"对比分析;③"有 - 无政策"对比分析;④"控制对象 - 实验对象"对比分析。

3. 对象评定法 是指由政策对象通过亲身感受和了解对政策及其实施效果给予评定的方法。

4. 专家判断法 组织专家审定各项政策的记录,观察政策的执行,对政策对象和以前的政策参与者进行调查,与执行者交换意见,最后撰写政策评估报告,鉴定政策成效。

5. 自评法 政策实施者对政策影响以及达成的预定政策目标进展情况进行的评估。

第三节　卫生政策分析过程

在政策科学中,一般将政策分析过程界定为政策制定、政策实施、政策评价和政策终结几个阶段,由此形成了政策本身的一个行动、发展的过程,旧的政策渐趋终结,新的政策不断产生,从而形成了政策循环往复的周期现象。

一、卫生政策的制定

卫生政策方案的制定是卫生政策过程中的重要环节,也是政策科学理论研究与政策分析实践的重要内容。卫生政策制定是针对政策议程之内的卫生问题提出一系列可接受的方案,并经过分析、论证、合法化等程序后,最终形成正式政策的过程。一般包括政策议程建立、政策目标确定、政策方案设计、政策方案选择论证、政策方案合法化等几个步骤。

(一)政策议程建立

一个公共问题只有以一定形式,经过一定渠道进入政府机构的议程,成为决策者研究和分析的对象,才能成为政策问题。

1. 政策问题构建　所谓问题是社会事实状态与期望之间的差距。就一个社会而言,问题通常可分为个人问题和社会问题,当社会大多数人就某种现实状况感到与期望有差距,并需要采取群体协商和公共选择等机制来解决的社会问题才可能成为政策问题。但并不是所有的社会问题都会成为政策问题,须由政府或社会公共权威认定,并纳入政府工作程序开始实际解决的社会公共问题才能成为政策问题。

在公共政策中,政策问题构建通常由问题感知、问题搜索、问题界定和问题陈述等四个相互依存的过程组成:①首先是认识或感知到问题情景的存在,即发现政策问题利益相关者所共同感受到的问题情景形态;②通过问题搜索确认元问题,政策分析者依据政策科学的理论方法找出能够处理的元问题;③以问题界定来发现问题实质,即利用专业知识判断问题属于哪一个政策领域的问题;④以问题陈述建立正式问题,界定问题本身的性质。在卫生政策问题的构建过程中,会使用不同的理论基础与分析方法,并需要对构建的政策问题进行论证。在这个过程中,需要界定清楚卫生政策问题的边界、问题的分类、明确问题的严重程度和优先顺序、分析问题的影响因素与产生根源等。政策问题的提出与确认的构建过程会受到国内外环境变化、重大突发事件、领导人更替与执政理念的变化、大众媒体的力量、政治环境、问题的严重性和可解决性、社会文化因素等影响。

2. 政策议程建立　从政策问题构建到正式制定政策,中间还要经过一个阶段,即政策问题进入政府的政策议程。那些被决策者选中或决策者感到必须采取行动加以解决的问题构成了政策议程。那么政策问题进入政策议程究竟需要什么条件?需要通过哪些途径来建立呢?政策研究学者提出了诸多模型对政策议程的建立进行理论解释。其中,约翰·W.金登的多源流政策分析模型得到较多的共识与应用。该模型认为政策议程建立过程存在问题、政策、政治三条"源流"。"问题源流"主要关注问题的界定,是指政府官员为何关注某一问题而非其他问题,是与具体的社会问题存在与否及其重要程度有关,反映事件重要程度的指标、重大事件或危机事件以及问题信息反馈会促使政府对某一问题产生关注。"政策源流"与解决问题的技术可行性、问题解决方案的公众接受度等有关。"政治源流"涉及政治对于问题解决方案的影响,主要包括公众情绪,利益间的竞争、选举、政党或意识形态以及政府换届等因素。三条源流各自独立运行,但随着问题的识别或政治上为政策方案提供了合适的时机,在某一种社会预先安排(价值观、政治文化、宪政结构等)背景下,三条源流便会在特殊的机会下实现耦合,这个机会被称为"政策之窗"。然而这一过程并不会自动实现,还需要政策倡导者将政策方案与政治契机相结合,并通过建立政治联盟的方式将三条源流耦合在一起,促使政策方案被提上政府的政策议程。

(二)政策目标确定

在政策方案制定过程中有两个基本要素:一是目标,二是方案。卫生政策目标,是政策制定者为实现一定的卫生工作目标而制定的一系列指标。政策目标与政策问题密切相关。不同的政策主体(如卫生部门和财政部门)对政策认同程度可能不同,同一政策主体的不同行动主体(如国家、省、市的卫生行政部门)对同一目标的重要性认同程度也可能不同,关键在于这些认同程度之间不应当存在根本性冲突。确定政策目标时要着重考虑以下几个方面。

1. 政策目标具体明确　政策目标的确定必须表达具体、清晰,内涵不能有歧义,外延要界定清楚。这有助于明确政策目标所需要的各种资源,明确制约目标实现的各种可控和不可控条件。目标明确,各个利益相关者就会明确表示自己的态度和立场。例如,中国自 2009 年起实施国家基本药物制度,2011 年初步建立国家基本药物制度,政府主办的城市社区卫生服务机构和基层医疗卫生机构实施基本药物制度。这个政策的总目标就非常明确,基层医疗机构必须全部配备使用基本药物并实现零差率销售。

2. 政策目标协调性　卫生政策目标往往是多个目标的有机结合,这些目标有主要和次要目标,近期和远期目标,不能相互矛盾,或者在执行中相互牵制。

3．政策目标可行性 卫生政策目标即使制定得非常完美，如果没有可行性，也只是一纸空文。卫生政策目标实现的条件一般分为两大类：一是要考虑它所需的各种资源，如人力资源和经济资源等；二是要考虑制约目标实现的政治因素、文化因素和环境因素。

4．政策目标与手段要统一 政策系统往往是多层次的，子目标是实现总目标的手段，同时是下一级手段的目标，这就形成具有自洽性的手段目标链。例如，初级卫生保健是实现"人人享有卫生保健"这个全球健康总目标的手段，又是改水改厕、健康教育、计划免疫等手段的目标。

（三）政策方案设计

当政策思路和目标体系确立后，便进入政策方案设计阶段，通过对各种相关信息的收集、整理、分析和判断，提出一个或几个卫生政策方案，它包括轮廓设想和细节设计两个步骤。轮廓方案在政策目标体系和政策方案之间起着过渡性桥梁作用。所以，在这个过程中要利用已有信息进行科学的分析和方案设计，得出可供选择的几套拟订方案。方案细节设计是建立在方案轮廓设想所得到的雏形基础上，尽量要求每个备选方案细化，如是否进行了障碍分析，是否评估了所需的人、财、物资源，是否科学预测各种方案效果等。通过分析、比较，从中选出一个最优设计方案。

备选方案应当具有以下特征：①拟订的所有方案都应当进入方案库。②方案之间必须互相排斥，如方案甲不能包括方案乙。③拟订的方案在具备经济可行性、技术可行性的前提下，必须考虑政治可行性。

（四）政策方案选择论证

每个备选方案都有优缺点，所以方案选择需要对备选方案进行评估论证，为政策方案抉择提供科学依据。政策方案评估主要包括价值评估、效果评估、风险评估和可行性评估，其中，可行性评估是政策方案评估的重点。由于这种评估活动发生于政策执行之前，因此又称预评估。论证的目的是再次检验政策方案的理由，说明每种方案的优缺点，使做出的决策更具有说服力，更令人信服和认同。

政策方案的抉择应遵循以下要求：①必须符合国家的总政策和基本政策。②能最大限度地实现政策目标。③采取措施所需的时间、精力和人财物等各种资源比较少。④政策方案具有政治、经济、文化、技术、伦理和社会的可行性。⑤在政策实施中产生最小的负面效应。

（五）政策方案合法化

当一项政策方案被确定为采纳方案后，还不能马上付诸实施，需要经过行政程序或法律程序使其合法化，使政策在现实中具有权威性和合法性，在实践中才有约束力，被人们认可和接受，从而减少政策执行的阻力。例如，我国的卫生相关政策分为法律、条例和部门规章三个等级，取得合法地位的部门不同，约束力度也不同。卫生相关法律需要经过全国人民代表大会审议通过后发布实施；卫生相关条例需要国务院签署生效；而部门规章则由国务院卫生行政部门颁布。政策方案一旦被合法采纳，就具有强制性推行的效力。

二、卫生政策的实施

卫生政策实施（implementation of health policy），又称卫生政策执行，是指政策内容付诸实施的过程，它是政策过程的重要环节，是将政策目标转化为政策现实的唯一途径。在过去相当长的一段时间，人们关注的是政策的制定而不重视政策的实施，其原因主要在于：认为政策一旦制定只要配以一定的经费和人员，政策自然会得到落实，从而取得预期目标。然而现实中政策执行的结果往往与政策目标相差甚远，这样的情况也屡见不鲜，因此，政策实施的有效性事关政策的成败。

（一）政策实施过程

政策的实施过程主要包括政策的学习宣传与准备、制定实施计划、政策实验推广与全面实施、政策协调监控等环节。同时，要明确卫生政策实施的基本手段，包括行政手段、法律手段、经济手段和思想教育手段等。

1. 政策学习宣传与准备　一项政策颁布之后，首先要组织政策执行者对政策进行学习和在此基础上的广泛宣传，明确和充分领会政策内涵，如政策问题的性质、政策要达到的目标，解决政策问题的权限范围、基本途径、主要手段以及该政策与其他相关政策间的关系等。确定具体实施目标，对政策实施中可能遇到的动力和阻力进行分析。同时，政策的总体目标、自身的权责范围、资源拥有程度也是要考虑的重要因素。只有做好政策实施前的各项准备，才能制定出合理可行的实施方案。

2. 实施方案的制定　制定实施方案是政策有效实施的关键环节。根据实际情况，在全面分析政策内涵、动力与阻力以及各种外部条件等因素的情况下，设计或选择实施策略，对政策实施过程中的时间、任务、范围、程度以及相应的人力、财力、物力资源等作出具体安排，并提供实施的监督和保障。制定政策实施计划要注意计划的可行性，要根据实际情况变化不断作出相应调整。

3. 政策实验推广与全面实施　政策实验是政策实施过程中的重要步骤。政策实验既可以验证政策，如发现偏差、及时反馈信息、修改和完善政策，又可以从中取得带有普遍意义的经验，如实施的方法、步骤、注意事项等，为政策的全面实施奠定基础。政策实验一般要经过实验对象选择、设计实验方案和总结实验结果几个阶段。在实验基础上要进行全面系统总结，把握实验试点的经验和适用条件，并在此基础上逐步推开，不断发现和总结新的典型，逐步完善推广策略。政策的全面实施是政策实施过程中操作性、程序性最强，涉及面最具体、广泛的环节。全面实施政策要求严格遵循政策执行的基本原则，充分发挥政策执行的功能要素，以保证政策目标的实现。

4. 政策的协调监督与反馈　政策的协调监督与反馈贯穿于政策实施的全过程。政策执行过程是对社会利益再分配的过程，因此要加强执行过程中的协调，有助于减少执行过程中的阻力和问题，推动政策的顺利执行。政策执行的监督反馈是防止和纠正政策落实不到位的一个重要环节。在实际的政策实施过程中，由于政策执行者认识的差异或制定者与执行者之间存在的利益差别等影响，往往会使政策执行活动偏离政策目标，因而必须对整个实施过程加强监督反馈，以保证政策的全面贯彻和落实。

（二）政策方案的调整

政策实施也是一个政策方案自身修正和调整的动态过程。因为政策在实施过程中，即使是构思完美、设计精良的政策方案也并非都能达到预期的效果，需要仔细考察，确定究竟是政策目标方案本身的不足还是执行过程当中的偏差。在这个过程中，及时的信息反馈至关重要。一旦发现政策目标与方案需要大的调整，就要进行追踪决策，其目的是对原政策在实施过程中产生偏差的纠正，让方案更完善。如果实践证明目标是正确的，方案总体上是合理的，偏差的出现源于认识问题，就要采取控制措施，纠正偏离目标的行为，而不需要对政策方案进行调整。

三、卫生政策的评价

卫生政策评价是指按照一定的评价标准，由具备专业资质的评价者作为主体，运用科学的理论方法，对政策实施的效果进行综合评价的过程。其目的在于获取相关信息，作为改进政策方案和制定新政策的依据。

（一）卫生政策评价的标准

政策评价过程是围绕政策效果展开的，由于价值判断的存在，一项政策实施效果如何，不同的人会有不同的看法。所以为评价一项政策是否达到了预期目标，就必须建立一套评价标准。综合国内外学者的观点，评价标准主要包括以下几个方面：①投入工作量：投入资源的质与量、分配状况；②绩效：包括客观结果和主观满意度；③效率：即政策效益与政策投入之间的比率，也就是单位成本所能产生的最大价值或是既定目标所需要的最小成本；④效益：政策效益是根据政策目标衡量出来的。因此，把实现政策目标的程度作为衡量政策效果的尺度；⑤公平性：它是衡量社会资源、利益和成本在社会不同群体间分配的公平程度；⑥回应性：即政策满足特定群体的需要、偏好和价值观的程度，目的是从总体上衡量对社会的宏观影响。一个好的政策除了兼顾公平、效率等标准的要求外，还要有比较高的回应度；⑦执行力：衡量政策执行机构的组织、功能和能力；⑧社会发展总指标：对社会发展总的影响，通过一系列指标表述。

（二）卫生政策评价的基本程序

1. 卫生政策评价准备 政策效果评价是一项复杂、系统的工作，因此评估前必须进行周密的准备工作。只有制定、组织、准备得比较充分才能保证评估工作有计划、有步骤地实施。评价前的准备工作主要包括确定评价对象、阐述评价目标、选择评价标准、规定评价手段与步骤和确定评估者等内容。

2. 卫生政策评价实施 政策评价的实施是整个政策评价中最为重要的阶段。该阶段的主要工作内容有以下三项。

（1）广泛搜集政策信息：信息是政策评价的基础和前提，及时、准确的评价是政策评价科学化的保证。因此，所获得信息要尽可能全面、系统和准确。

（2）综合分析政策信息：对收集到的政策信息，根据政策评价方案的具体内容和标准，进行资料整理、归纳、统计和分析。在坚持客观、公正的原则下，运用多元评估方法，对政策作出科学的评估。

（3）卫生政策评价总结：这是政策评价的结束阶段。通过撰写政策评价总结报告的方式，将评价中的发现和结论传递给决策者以及其他政策利益相关者。评价总结报告要对政策效果进行客观陈述，注重事实描述的客观性、分析过程的科学性、结论的清晰明确性以及政策建议的合理可行性，对于存在政策效果不佳或存在重大失误的政策，需要及时进行调整或提出终止建议。

四、卫生政策的终结

政策终结是政策过程的最后一个环节，通过对政策效果的评价，发现有些政策目标已经实现，还有一些政策完全背离了既定目标，被实践证明是完全失败的或无效的。因此，针对这些政策没有存在的必要，应及时退出历史舞台，或者由新的政策加以替代。

（一）卫生政策终结的含义

卫生政策终结（health policy termination）是政策决策者通过对政策进行慎重的评估后，采取必要的措施，以终止那些多余的、不必要的或无效政策的一种行为。由于政策终结涉及面广、影响大，因此，政府要根据政策终结内容的不同，采取不同的终结方式，如政策的替代、政策合并、政策分解、政策缩减以及政策废止。

（二）卫生政策终结存在的困难

虽然政策终结有利于节省各种资源，促进卫生政策的更新，优化健康结局，但由于受到诸多方面的影响和制约，影响政策终结的障碍因素也很多。

1. 心理上的抵触 那些与政策相关的人员都希望看到政策继续存在下去，很少有人喜欢听到政策失败或政策改变。这种心理上的抵触是政策终结的首要障碍。

2. 机构的持续性 组织本身具有一种保守性，具有寻求生存和发展以及自我扩张的本性，给政策终结带来非常大的障碍。

3. 反对势力的联合 那些反对终结的行政组织以及从政策中获得利益的团体和个人，他们会自动联合起来不断向决策者施加压力来阻止政策终结。

4. 社会舆论的压力 社会舆论借助新闻传播媒介形成广泛的社会影响和巨大的社会冲击力来影响政策终结的进程。

5. 法律上的障碍 政策终结同样要通过一定的法律程序进行，由于操作的复杂性，往往会延误政策终结的时机。

（三）消除政策终结障碍的策略

由于政策终结是一项困难重重、高度复杂的政治行为，决策者应根据存在的困难，采取相应灵活的策略，最大限度消除政策终结所面临的障碍。相关举措包括：①加强宣传教育，消除抵触情绪；②废旧立新并举，缓和政策终结压力；③公平评估结果，争取支持力量；④正确处理公共政策终结与政策稳定、政策发展的关系；⑤作出必要妥协，减少政策终结的代价。

思考题

1. 卫生政策的主要功能和基本特点是什么？
2. 卫生政策过程包括哪几个阶段？
3. 卫生政策分析的基本框架包括哪些内容？
4. 如何提高政策的执行效果？结合政策执行过程模型进行实际案例分析。
5. 采用利益相关者分析方法对我国 DRGs 医保支付方式改革政策进行分析。

（郝艳华）

第十二章 社会卫生策略

现代医学模式揭示了健康的社会属性，健康社会决定因素论则阐释了社会层面采取卫生措施的系统性价值。社会卫生策略（social health strategy）是社会医学研究的主要内容，它是根据社会卫生状况，针对卫生与健康问题采取的一系列社会干预措施。本质上是通过适宜卫生政策，充分利用有限卫生资源，最大限度提高人群健康水平、促进健康公平。社会卫生策略包含人群健康目标以及实现目标的途径，涉及卫生领域内及卫生相关领域的社会卫生措施。本章介绍全球卫生策略、中国卫生策略及重大突发公共卫生事件防控策略。

第一节 全球卫生策略

针对全球面临的主要卫生问题，20 世纪 70 年代以来，WHO 倡导的全球卫生策略有：人人享有卫生保健、初级卫生保健、健康城市策略等，要求各国政府积极制定本国的相应社会卫生策略。

一、人人享有卫生保健

20 世纪 70 年代初，"人人享有卫生保健"的思想逐步形成。1977 年，第 30 届世界卫生大会确立了"人人享有卫生保健"的全球卫生目标。1978 年国际初级卫生保健会议正式通过"2000 年人人享有卫生保健"战略。

（一）2000 年人人享有卫生保健

1. "2000 年人人享有卫生保健"的含义　"2000 年人人享有卫生保健"（health for all by the year 2000, HFA/2000）是指到 2000 年，人们从家庭、学校、工厂等基层做起，使用切实可行的卫生措施预防疾病，减轻患者及伤残者的痛苦，通过更好的途径使儿童、青年、成年到老年顺利地度过一生；在不同国家、地区及人群间均匀地分配卫生资源，使每家每户每个人都能积极参与并得到初级卫生保健。使世界上所有人在社会和经济生活两方面都达到富有成效的那种健康水平。

2. "2000 年人人享有卫生保健"的成就　在 HFA/2000 战略引领下，全球卫生事业取得很大成就。随着初级卫生保健的实施，基础设施完善，居民识字率提高，收入增加以及营养、环境卫生和教育的改善，许多国家传染病发病率下降；天花得到根除；麻疹、脊髓灰质炎和白喉的控制极大降低了儿童死亡率和发病率；全球人均预期寿命从 1950 年的 46 岁增加至 1995 年 65 岁；富裕与贫穷国家之间人均预期寿命差距从 1955 年的 25 岁缩减至 1995 年的 13.3 岁。

然而，由于对实施"人人享有卫生保健"的政治承诺不足，加之社会经济发展缓慢、卫生资金不足、人口和流行病学迅速变化，以及自然和人为灾害等多种原因，"2000 年人人享有卫生保健"的许多目标未能实现。

（二）21 世纪人人享有卫生保健

HFA/2000 的目标在全球未能完全实现，但对人类健康的促进作用巨大，是全球卫生策略发展史上的重要里程碑。面对新世纪的健康挑战，1998 年第 51 届世界卫生大会提出新的全球卫生战略，即"21 世纪人人享有卫生保健"的全球卫生战略，是 HFA/2000 的继续，为 21 世纪前 20 年确定了全球卫生重点和具体目标。

1."21世纪人人享有卫生保健"的含义　"21世纪人人享有卫生保健"的主要内容：①重申健康是每个公民的一项基本人权，每个公民都有相同的权利、义务和责任，来获得最大可能的健康。②人类健康水平的提高和幸福，是社会经济发展的终极目标。贫穷和不平等既是人们不健康的根源，又是不健康的结果。

"21世纪人人享有卫生保健"将伦理原则作为卫生政策制定的基础，即：①健康是人类发展的中心。个人健康是家庭、社会和国家实现社会和经济目标的前提，以健康为中心才能保证个人、家庭、社区和国家实现其社会和经济目标。脆弱人群的健康状况是衡量健康公平性和卫生政策正确性的重要指标。②卫生系统的可持续发展。可持续发展要注重卫生服务的基础建设和功能提升，而且不仅仅是改善卫生系统的结构，更重要的是变革卫生系统的宗旨和功能，促进卫生系统对人一生的健康负责，对社会需求作出科学合理的反应。

2."21世纪人人享有卫生保健"的目标　"21世纪人人享有卫生保健"的总体目标：①使全体人民增加人均预期寿命的同时提高生活质量；②在国家间和国家内部改善健康公平程度；③卫生系统可持续发展，保证人民利用这一系统所提供的服务。

"21世纪人人享有卫生保健"的具体目标：①卫生公平：到2005年，在国家内和国家间使用卫生公平指数作为促进和监测卫生公平的基础。②生存：到2020年，实现在世界卫生大会上商定的孕产妇死亡率100/10万以下、5岁以下儿童死亡率45‰以下、人均预期寿命所有国家均在70岁以上。③扭转5种大流行病的全球趋势：到2020年，降低结核、艾滋病、疟疾、烟草相关疾病和暴力/损伤等引发的疾病发病率和残疾，极大减轻全球疾病负担。④根除或消灭某些疾病：到2010年消灭麻风；到2020年，根除麻疹、消灭淋巴丝虫病、沙眼以及维生素A和碘缺乏症。⑤改造生存环境：所有国家通过部门行动，在提供安全饮用水、环境卫生、数量充足和质量良好的食物和住房方面取得重大进展。⑥促进健康的措施：到2020年所有国家将通过管理、经济、教育、组织和以社区为基础的综合规划，采纳增进健康的生活方式，并积极管理和监测、减少有损健康的生活方式。⑦所有国家都制定、实施和监测"人人享有卫生保健"的国家政策。⑧连续性：到2010年全体居民获得终生的由基本公共卫生设施支持的综合、基本、优质的卫生服务。⑨到2010年建立适宜的全球和国家卫生信息、监测和警报系统。⑩卫生政策和体制研究：到2010年，在世界、区域和国家各级均建立卫生政策和体制、运作机制方面的研究。

3."21世纪人人享有卫生保健"的行动计划　为实现上述目标，WHO建议采取四项重大行动：①与贫困做斗争，不仅仅是为贫困人口提供他们赖以生存所必需的物质，更重要的是寻找一种机制让他们能够通过自救改变生存环境。采取卫生干预措施，打破贫困和不健康的恶性循环。②在所有的环境中促进健康，包括生活、工作、娱乐和学习环境。通过社会行动促进健康，如通过媒体形象倡导健康。③部门间的协调、协商和互利。卫生部门要敏感地意识到各个部门的动机，以便与之协调，实现在促进人类健康目标上的一致性。④将卫生列入可持续发展规划。

二、初级卫生保健

（一）概念

初级卫生保健（primary health care，PHC）是1978年WHO《阿拉木图宣言》中提出的实现"人人享有卫生保健"战略目标的关键和基本途径，是依靠切实可行、学术上可靠，又为社会所接受的方式和技术，通过社区、个人和家庭积极参与，普遍能够享受的、经济上能够负担得起的基本卫生保健。

PHC不是"低级、简单、不成熟"的代名词，而是针对人们的复杂健康需要，提供医疗、预防、保健、康复等基本医疗卫生服务，是国家卫生系统的组成部分、功能中心和活动焦点。PHC对促进健康、预防传染病和非传染性疾病以及减少不平等和不公平至关重要。WHO 呼吁在 PHC 基础上实现全民健康覆盖，把 PHC 打造为社会、经济和政治稳定的基石。

（二）基本原则

1．社会公正 强化政府责任、合理分配卫生资源、加强基层卫生保健投入，提高卫生服务利用的公平、可及性。

2．社区参与 在改善人群健康的过程中，必须充分发挥社区和人民群众的作用，依靠群众的参与改变不良卫生习惯和生活方式，提高自我保健能力。

3．成本效益 必须以最低成本产生最大效益的方式来分配和利用资源，卫生资源的投放应从以医院和专科服务为主转向以社区卫生系统和基本卫生服务为主。

4．预防为主 PHC 的重点是预防疾病、促进健康。以寻找和消除各种致病因素为核心。

5．部门协作 卫生部门必须与其他部门之间协作、共同采取行动，加强社会、经济、环境、文化等综合性健康影响因素的干预。

（三）基本内容与要素

1．基本内容 包括以下几个方面：①促进健康：包括健康教育、保护环境、合理营养、饮用水安全、改善卫生设施、开展体育锻炼、促进心理卫生、养成良好生活方式。②预防保健：研究人群健康和疾病客观规律、预防疾病的发生、发展和流行。③合理诊疗：发病初期就能采取适宜有效的措施，力求早发现、早诊断、早治疗，以避免疾病恶化或慢性化，促使疾病早日痊愈。④社区康复。

2．基本要素 包括以下几个方面：①健康教育；②改善食品供应和合理营养；③供应安全卫生水和基本环境卫生设施；④妇幼保健和优生优育；⑤主要传染病的预防接种；⑥预防和控制地方病；⑦常见病和外伤的合理治疗；⑧提供基本药物。1981 年，第 34 届世界卫生大会又增加了"使用一切可能的方法，通过影响生活方式，控制自然、社会心理环境来防治非传染性疾病和促进精神卫生"。1998 年，WHO 明确了健康促进是 PHC 的基本内容。面对老龄化和慢性病高发以及医疗资源紧张问题，2018 年 WHO 提出将缓和医疗（palliative care）整合至 PHC。

（四）基本特点

1．社会性 为实现人人享有健康，PHC 涉及众多非医学因素干预，如行为、生活方式、环境、文化、经济等，要求全社会共同采取行动。

2．群众性 PHC 的实施强调个人的责任，需要全世界每个居民、家庭、社区的共同参与。

3．艰巨性 全球 PHC 常面临经费不足，适宜人才缺乏，提供服务的体制、机制和服务模式不能满足人们日益增长的卫生保健需求，PHC 面临体制、机制改革和服务模式创新的艰巨性。

4．长期性 PHC 从预防出发，针对影响人们健康的生活与生产环境、日常行为与生活方式以及常见病的诊断治疗、康复等提供综合、连续、可及性服务。PHC 与居民之间建立长期性契约式服务关系。

（五）初级卫生保健的发展

受"新自由主义思潮"的影响，国际社会 PHC 的发展一度受到影响。卫生系统碎片化发展趋势无力应对日益严峻的人口老龄化、慢性病负担以及气候变化的挑战。PHC 体现的卫生整体观念，为所有国家提供了一种获取卫生保健公平、提高资源使用效率的方法。

1．重振初级卫生保健 《2008 年世界卫生报告》主题是"初级卫生保健：过去重要，现在更重要"，呼吁重振 PHC，注重 PHC 加强卫生系统的作用，建议在四大政策指导下改革卫生系统，即：①全民保健：在公平和高效率的体制中，所有人都能按需获得卫生保健，无论其是否有支付能力；②以人为本的服务：通过在社区设立服务点，以更好地满足人们的需求；③有益的公共政策：对健康造成影响的大部分问题在卫生部门可影响范围之外，公共政策要有益于健康，政府要"寓健康于万策"；④领导力：现有卫生系统不可能自然产生更公平、更高效率与效益的模式。领导层必须进行磋商和指导,社会各组成部分必须参与。

2.《阿斯塔纳宣言》 2018 年,全球 PHC 会议通过《阿斯塔纳宣言》,为实现全民健康覆盖(universal health coverage,UHC)指明方向,在四个关键领域作出承诺:①在所有部门为增进健康作出大胆的政治选择;②建立可持续的初级卫生保健服务;③增强个人和社区权能;④使利益攸关方的支持与国家政策、战略和计划保持一致。推动 PHC 取得成功的因素包括:知识和能力建设、卫生人力资源、技术、融资,以及增强个人和社区权能。

三、联合国发展目标

(一)千年发展目标

2000 年全世界领导人在联合国制定了一份抗击贫困的愿景,并将其转化为八个千年发展目标(millennium development goals,MDGs),成为指导全世界未来 15 年的总体发展框架。189 个国家签署《联合国千年宣言》,拟于 2015 年前将全球贫困在 1990 年的基础上降低一半。

1.千年发展目标的框架 MDGs 的八大目标:消除极端贫穷和饥饿;普及初等教育;促进两性平等并赋予妇女权利;降低儿童死亡率;改善孕产妇保健状况;与艾滋病、疟疾和其他疾病作斗争;确保环境的可持续能力以及通过全球合作促进发展。八大目标中有 3 项与卫生直接相关。18 项具体目标中有 8 项与卫生有关,包括饥饿人口减半,5 岁以下儿童死亡率降低 2/3,产妇死亡率降低 3/4,遏止并开始扭转艾滋病毒/艾滋病蔓延,遏止并开始扭转疟疾和其他主要疾病的发病率增长,无安全饮用水人口减半,到 2020 年使至少 1 亿贫民窟居民的生活明显改善,在发展中国家提供人民负担得起的基本药物。

2.千年发展目标的成就 根据《2015 年联合国千年发展目标报告》,从 1990 年到 2015 年,全球极端贫困人数从 19 亿下降至 8.36 亿,大多数进展是在 2000 年后取得的;2015 年发展中地区小学净入学率达 91%;教育性别均等基本实现;5 岁以下儿童死亡率从 1990 年的 90‰下降至 2015 年的 43‰;全世界孕产妇死亡率下降了 45%;新感染艾滋病人数下降约 40%;全球疟疾发病率下降约 37%、死亡率下降 58%;1990—2013 年结核病死亡率下降了 45%,流行率下降了 41%;98% 的消耗臭氧物质被消除,预计到 2040 年,除南北极之外的全球其他地区的臭氧层将恢复至 1980 年之前的水平。全球 91% 的人获得经改善的饮用水源(1990 年只有 76%)。95 个国家实现了卫生设施的具体目标。2000—2014 年,来自发达国家的官方发展援助增长了 66%。世界人口互联网普及率约从 2000 年的 6% 上升到 2015 年的 43%。

3.千年发展目标的挑战 全球在 MDGs 很多具体目标方面成绩显著,但各个国家和地区的进展很不均衡,同时最贫穷的群体和因为性别、年龄、残疾、种族或地理位置而处境不利的群体,其目标实现情况也不理想。另外,一些具体目标没有完全实现,如儿童与孕产妇死亡率。一些国家和地区对健康公平没有给予足够重视,需要更有针对性的努力来帮助最弱势群体。

MDGs 议程的成功证明了全球行动行之有效,同时也面临诸多挑战。2015 年全世界借助MDGs 的成功势头着手制定了新发展议程,其核心为可持续发展。

(二)2030 可持续发展目标

2015 年,联合国大会第七十届会议通过《2030 年可持续发展议程》,指导 2015—2030 年全球发展工作。以综合方式解决社会、经济和环境 3 个维度的发展问题,呼吁各国采取行动,为今后 15 年实现可持续发展目标(sustainable development goals,SDGs)而努力。该议程包括 17 项总目标、169 个分项具体目标。

SDGs 中第 3 项总目标——"确保健康的生活方式,促进各年龄段人群的福祉"与卫生领域直接相关。此外,另有 10 项总目标与卫生健康间接相关,如:无贫困、零饥饿、优质教育、性别平等、清洁饮水和卫生设施、经济适用的清洁能源、体面工作和经济增长、可持续发展的城市和社区,和平包容的社会和有效负责的机构,促进目标实现的伙伴关系。这些目标的实现将有助于改善全球人群健康状况。

四、全球健康城市策略

20世纪50年代以来世界经历了快速城市化进程,到2030年世界城市人口将占总人口的60%。城市化引发的生态环境危机和公共服务缺乏给人类健康带来严峻挑战。20世纪80年代,在"新公共卫生运动"、《渥太华宪章》和"人人享有健康"战略思想基础上形成健康城市概念。为应对21世纪城市化给人类健康带来的挑战,WHO倡导实施健康城市全球行动战略。

(一)健康城市的概念与发展

1. 健康城市的概念   WHO在1994年给健康城市(healthy city)的定义是:"不断创建和改善自然和社会环境,并不断地扩大社区资源,使人们在享受生活和充分发挥潜能方面能够相互支持的城市。""其目的是通过人们的共识,动员市民与地方政府和社会团体合作,以此提供有效的环境支持和健康服务,从而改善城市的人居环境和市民的健康状况。"

2. 健康城市的发展   健康城市内涵经历了由公共卫生理论主导的狭义健康理念、健康决定因素理念主导的大健康理念以及国家战略主导的广义健康理念。

1844年,为应对工业革命引发的一系列城市健康问题,英国率先成立"城镇健康协会"带动英国早期公共卫生革命,通过规范建筑日照、通风等途径干预和改善城镇公共卫生条件。

1984年,WHO在加拿大多伦多召开的"超越卫生保健——多伦多2000年"会议上提出"健康城市"理念。1985年,WHO欧洲办事处发起"健康城市项目"(healthy city project,HCP),致力于将"2000年人人享有卫生保健"和《渥太华宪章》提出的健康促进策略转化为可操作模式,后来演变为"健康城市"运动规划。

进入21世纪,诸多国家从提升全民健康角度出发,在国家战略层面提出健康城市建设目标,将城市健康问题纳入政府的社会、经济和政治议程中。健康城市建设重点包括全民健康、促进公平、创造支持性环境、健康影响评估等。

2016年11月,第九届全球健康促进大会通过的《2030可持续发展中的健康促进上海宣言》提出,要果断地对所有健康决定因素采取行动。城市和社区是实现健康的关键场所。优先选择良好治理、以城市和社区为平台的地方行动。第九届全球健康促进大会市长论坛,就协同推进健康与城市可持续发展达成《健康城市上海共识》,提出从治理污染、消除歧视、促进可持续的城市交通等10个领域推进健康城市建设行动。

(二)健康城市的标准与评价指标

1. 健康城市的标准   1996年,WHO将4月7日的世界卫生日主题确定为:"城市与健康",并公布了健康城市的10项具体标准:①为市民提供清洁安全的环境;②为市民提供可靠和持久的食物、饮水和能源供应,并具有有效的垃圾清除系统;③通过富有活力和创造性的各种经济手段,保证市民在营养、饮水、住房、收入、安全和工作方面达到基本要求;④拥有强有力的相互帮助的市民群体,其中各种不同的组织能够为改善城市的健康而协调工作;⑤使市民能一起参与制定涉及他们日常生活,特别是健康和福利的各种政策;⑥提供各种娱乐和休闲活动场所,以方便市民的沟通和联系;⑦保护文化遗产并尊重所有民族的各种文化和生活特征;⑧把保护健康视为公共政策,赋予市民选择利于健康行为的权利;⑨努力不懈地争取改善健康服务质量,并能使更多市民享受健康服务;⑩能使人们更健康长久地生活和少患疾病。

2. 健康城市的评价指标   为有效评价和科学量化健康城市发展状况,不同机构和组织建立了健康城市研究框架和评价体系。1996年,WHO公布了健康城市的10项具体标准,与47个欧洲城市一起建立了健康城市评价指标体系。2010年,我国建立了具有8个一级指标的国家卫生城市标准。2018 年，全国爱国卫生运动委员会办公室委托中国健康教育中心、复旦大学、中国社会科学院研究制定了《全国健康城市评价指标体系（2018 版）》，包括健康环境、健康社会、健康服务、健康人群和健康文化五个一级指标。

2020 年 12 月，清华大学所属的万科公共卫生与健康学院、健康中国研究院以及中国新型城镇化研究院联合发布《清华城市健康指数 2021》，按照"一主两辅"形成城市健康总体评价框架。主视角按城市健康要素划分为健康服务、健康行为、健康设施、健康环境和健康效用五个一级指标；按城市治理视角设立"分主体指数"，包括政府侧、机构侧、公众侧三个方面；按建设过程视角设立"分环节指数"，囊括投入、产出、效果、影响四个阶段。

第二节　中国社会卫生策略

一、中国卫生工作方针

卫生工作方针是中国社会卫生策略的重要组成部分。中华人民共和国成立后，我国根据时代发展要求先后制定了不同时期的卫生工作方针。

（一）中华人民共和国成立后我国卫生工作方针及其演变

1949 年中华人民共和国成立后，我国确立"预防为主"的卫生工作总方针。1950 年确定了"面向工农兵""预防为主""团结中西医"的卫生工作"三大"原则。1952 年，根据爱国卫生运动经验，加上"卫生工作与群众运动相结合"，形成"四大"卫生工作方针。

1991 年 4 月，第七届全国人民代表大会常务委员会第四次会议通过《国民经济和社会发展十年规划和第八个五年计划纲要》，将卫生工作方针调整为"贯彻预防为主、依靠科技进步、动员全社会参与、中西医协调发展、为人民健康服务"，称为"五大"卫生工作方针。

20 世纪 90 年代，根据我国农村人口占人口绝大多数和农村卫生薄弱情况，1997 年《中共中央、国务院关于卫生改革与发展的决定》提出新时期卫生工作方针："以农村为重点，预防为主，中西医并重，依靠科技与教育，动员全社会参与，为人民健康服务，为社会主义现代化建设服务"，称为"七大"卫生工作方针。

（二）新时期我国卫生与健康工作方针

进入 21 世纪，面临工业化、城镇化、人口老龄化以及疾病谱、生态环境、生活方式带来的新挑战，需要统筹解决关系人民健康的重大和长远问题。2015 年 10 月，党的十八届五中全会明确提出推进健康中国建设。2016 年全国卫生与健康大会上，习近平总书记提出新时期卫生与健康工作方针："以基层为重点，以改革创新为动力，预防为主，中西医并重，将健康融入所有政策，人民共建共享。"

1. 以基层为重点　与 1997 年卫生工作方针相比，用"基层"代替"农村"，是顺应我国城镇化建设需要，统筹城乡地区卫生与健康事业发展。面对人口老龄化、慢性病和新发传染病的威胁，城乡均需增强基层防病治病能力。

2. 以改革创新为动力　深化医药卫生体制改革，正确处理政府和市场的关系。我国坚持医疗卫生事业的公益性，政府投入重点用于基本医疗卫生服务，不断完善制度、扩展服务、提高质量。在非基本医疗卫生服务领域，要提高市场活力，满足群众多样化、差异化、个性化健康需求。关键领域的改革与创新是推动我国卫生健康事业发展的动力。

3. 预防为主　预防是最经济、最有效的策略。面对各种慢性病、传染病和突发公共卫生事件，推动健康中国建设，必须坚定不移贯彻预防为主方针。如：大力开展爱国卫生运动，推进城乡环境整治；健全公共卫生服务体系；加强公共卫生队伍建设和全科医生培养；强化风险意识，完善公共卫生重大风险研判、评估、决策、防控、协同机制。

4.中西医并重 中西医并重是中国卫生健康事业的特色和显著优势。中医是中华民族的文化宝库,应当努力发掘、加以提高。中西医理论体系,具有各自的优势。加大对中医事业的扶持,制定体现中医药特点的政策,用开放包容的心态促进传统医学与现代医学融合。

5.将健康融入所有政策 2013年,第八届全球健康促进大会通过《赫尔辛基宣言》,呼吁各国重视健康社会决定因素,为实施"将健康融入所有政策"策略提供组织和技术保障。为人民提供全方位全生命周期健康服务,既要靠卫生部门的努力,也要靠全社会各部门的协同配合。各级政府及相关部门应将主要健康指标列入经济社会发展规划中。

6.人民共建共享 共建共享是坚持以人民健康为中心的关键策略。坚持政府主导与调动社会、个人的积极性相结合,建立政府、社会和个人共同行动的体制机制,强化每个人是自己健康的第一责任人意识,推行健康生活方式,推进人人参与、人人尽责、人人享有,是实现全民健康的重要策略。

二、中国初级卫生保健策略

新中国成立后,我国一直以自己独特的方式实践并丰富着PHC的内涵。我国PHC发展历程可划分为四个阶段:初级卫生保健前期(1949—1978年)、人人享有卫生保健阶段(1978—2000年)、全面落实农村初级卫生保健发展纲要阶段(2000—2009年)和城乡统筹推动建立基本医疗卫生制度阶段(2009年至今)。

(一)初级卫生保健前期

1951年,我国颁布《农村卫生基层组织工作具体实施办法(草案)》,体现了PHC的基本思想。20世纪70年代建立了农村三级医疗预防保健网、乡村医生队伍和农村合作医疗制度,被称为我国农村卫生事业发展的"三大法宝",为发展中国家实施PHC提供了丰富的经验。WHO在学习和总结我国农村卫生工作经验基础上,制定了2000年人人享有卫生保健的目标。

(二)人人享有卫生保健阶段

1978年,在社会主义市场经济体制背景下,我国卫生事业得到极大发展,同时农村卫生和预防保健相对薄弱。1989年,卫生部主持召开第一次全国PHC试点工作会议。1990年,国家制定了第一个农村PHC规划:《关于我国农村实现"2000年人人享有卫生保健"的规划目标》,强调把PHC纳入经济社会发展规划。

(三)全面落实农村初级卫生保健发展纲要阶段

2002年,国家制定了第二个农村PHC发展规划《中国农村初级卫生保健发展纲要(2001—2010年)》,对于促进PHC明确承诺:①制定国家农村PHC发展纲要,并纳入政府工作目标和经济社会发展目标。②加大政府对农村和偏远地区卫生的投入。③建立覆盖全国农村县、乡、村三级的医疗卫生服务体系。④大力培养农村和偏远地区卫生适宜人才,建立城市支援农村和偏远地区卫生工作的长效机制。⑤全面推进农村医疗保障制度建设。我国在实现农村PHC最低限目标方面取得巨大成就:东、中、西部差距明显缩小,农村基本医疗服务质量提升,公共卫生服务取得一定进展。

(四)建立基本医疗卫生制度新阶段

2007年召开的中国农村PHC国际研讨会上,我国专家将PHC诠释为"基本医疗卫生保健",并着手拟定基本卫生保健法,以加快我国PHC步入法治化轨道。

1.启动新医改 2009年新一轮医疗卫生体制改革启动,按照"保基本、强基层、建机制"的设计,将加强基层医疗卫生服务能力、基本公共卫生服务均等化、建立健全基本医疗保障制度、建立基本药物制度作为深化医改的重点任务。

2．取得新成效　中央财政投资近 500 亿元支持县级医院和基层医疗卫生机构基础设施建设；安排基本公共卫生服务经费，人均财政补助标准由 2009 年的 15 元提高到 2023 年的 89 元；基本建立覆盖城乡的基本医疗保障制度；国家基本药物制度从基层起步，逐渐实现了各级公立医院全面配备和优先使用基本药物。居民主要健康指标优于中高收入国家平均水平。

3．《中华人民共和国基本医疗卫生与健康促进法》　这是我国卫生健康领域首部基础性、综合性法律，于 2020 年颁布实施。明确了保护和实现公民获得基本医疗卫生服务的权利，规定医疗卫生与健康事业应当以人民为中心，为人民健康服务。突出强调了国家建立基本医疗卫生制度，坚持以基层为重点，加强基层医疗卫生机构和人才队伍建设，提高基层医疗卫生服务能力。这部法律的颁布与实施，标志着我国 PHC 理论与实践的新成就。

（五）中国初级卫生保健经验

总结我国 PHC 实施经验：①坚持把维护人民健康放在优先发展的战略位置。②坚持政府主导，将健康融入所有政策。③坚持以基层为重点的卫生健康工作方针，不断提升基层卫生服务能力。④坚持国际合作，积极参与全球卫生治理。在现有基础上，仍需持续努力，继续加大对基层医疗卫生服务投入，加强体制机制改革，创新激励机制，促进以治病为中心向以健康为中心发展。

三、健康中国战略

（一）"健康中国 2020"战略研究

2008 年，我国提出"健康中国"战略思想，启动"健康中国 2020"战略研究。分公共政策、药物政策、公共卫生、科技支撑、医学模式转换以及中医学等 6 个研究组，对推动卫生改革发展、改善人民健康具有战略性、全局性、前瞻性的重大问题进行研究。2012 年发布《"健康中国 2020"战略研究报告》，标志着以全面提高全民健康水平，实现社会经济与人民健康协调发展为目标的国家战略思想形成。

"健康中国 2020"提出卫生事业发展要坚持四个方面的原则：一是坚持把"人人健康"纳入经济社会发展规划目标；二是坚持公平效率统一，注重政府责任与市场机制相结合；三是坚持统筹兼顾，突出重点，增强卫生发展的整体性和协调性；四是坚持预防为主，适应并推动医学模式转变。

（二）"健康中国 2030"规划纲要

党的十八大以来，以习近平同志为核心的党中央把维护人民健康摆在更加突出的位置。2014 年，习近平总书记在江苏考察时指出："没有全民健康，就没有全面小康。"2015 年 10 月，党的十八届五中全会提出推进健康中国建设。2016 年 8 月，习近平总书记在全国卫生与健康大会上发表讲话提出："要把人民健康放在优先发展的战略地位。"2016 年 10 月，中共中央、国务院印发《"健康中国 2030"规划纲要》。

《"健康中国 2030"规划纲要》以提高人民健康水平为核心，以体制机制改革创新为动力，以普及健康生活、优化健康服务、完善健康保障、建设健康环境、发展健康产业为重点，把健康融入所有政策，加快转变健康领域发展方式，全方位、全周期维护和保障人民健康，大幅提高健康水平，显著改善健康公平，为实现"两个一百年"奋斗目标和中华民族伟大复兴的中国梦提供坚实健康基础。

1．主要原则　"健康中国 2030"遵循四项基本原则。一是健康优先。把健康摆在优先发展的战略地位，立足国情，将促进健康的理念融入公共政策制定实施的全过程，实现健康与经济社会良性协调发展。二是改革创新。坚持政府主导，发挥市场机制作用，加快关键环节改革步伐，形成具有中国特色、促进全民健康的制度体系。三是科学发展。把握健康领域发展规律，坚持预防为主、防治结合、中西医并重，转变服务模式，构建整合型医疗卫生服务体系。四是公平公正。

以农村和基层为重点,推动健康领域基本公共卫生服务均等化,维护基本医疗卫生服务的公益性,逐步缩小城乡、地区、人群间基本健康服务和健康水平的差异。

2. 战略主题 "共建共享、全民健康"是建设健康中国的战略主题。坚持政府主导与调动社会、个人积极性相结合,推动人人参与、人人尽力、人人享有,落实预防为主,减少疾病发生,强化早诊断、早治疗、早康复,实现全民健康。共建共享是建设健康中国的基本路径。

3. 战略目标 到 2030 年,促进全民健康的制度体系更加完善,健康领域发展更加协调,健康生活方式得到普及,健康服务质量和健康保障水平不断提高,健康产业繁荣发展,基本实现健康公平,主要健康指标进入高收入国家行列(表 12-1)。

表 12-1　健康中国建设主要指标

领域	指标	2020 年	2030 年
健康水平	人均预期寿命 / 岁	77.3	79
	婴儿死亡率 /‰	7.5	5.0
	5 岁以下儿童死亡率 /‰	9.5	6.0
	孕产妇死亡率 /(1/10 万)	18.0	12.0
	城乡居民达到《国民体质测定标准》合格以上的人数比例 /%	90.6	92.2
健康生活	居民健康素养水平 /%	20	30
	经常参加体育锻炼人数 / 亿人	4.35	5.3
健康服务与保障	重大慢性病过早死亡率比 2015 年降低百分数 /%(2015 年约 19.1%)	10	30
	每千常住人口执业(助理)医师数 / 人	2.5	3.0
	个人卫生支出占卫生总费用的比重 /%	28 左右	25 左右
健康环境	地级及以上城市空气质量优良天数比率 /%	>80	持续改善
	地表水质量达到或好于Ⅲ类水体比例 /%	>70	持续改善
健康产业	健康服务业总规模 / 万亿元	>8	16

(三)《健康中国行动(2019—2030 年)》

2019 年 7 月,国务院印发《国务院关于实施健康中国行动的意见》,在国家层面成立健康中国行动推进委员会,并印发《健康中国行动(2019—2030 年)》(简称《健康中国行动》)。健康中国行动聚焦人民群众面临的主要健康问题和影响因素、聚焦重点人群,围绕疾病预防和健康促进两大核心,实施 15 项重大行动。从政府、社会、个人(家庭)3 个层面协同推进。建立健全健康教育体系,引导群众树立正确健康观,形成有利于健康的生活方式、生态环境和社会环境,促进卫生服务模式以治病为中心向以健康为中心转变,提高人民健康水平。

1. 总目标 到 2030 年,全民健康素养水平大幅提升,健康生活方式基本普及,居民主要健康影响因素得到有效控制,主要健康指标水平进入高收入国家行列,实现《"健康中国 2030"规划纲要》有关目标。

2. 基本路径 健康中国行动的基本路径包括以下四方面。

(1)普及健康知识。让健康知识、行为和技能成为全民普遍具备的素质和能力。

(2)参与健康行动。倡导每个人是自己健康第一责任人的理念,激发居民热爱健康、追求健康的热情,养成符合自身和家庭特点的健康生活方式。

(3)提供健康服务。推动健康服务供给侧结构性改革,完善防治策略、制度安排和保障政策,加强医疗保障政策与公共卫生政策衔接,提供系统连续的预防、治疗、康复、健康促进一体化服务。

(4)延长健康寿命。强化跨部门协作,鼓励和引导单位、社区、家庭、居民个人行动起来,对主要健康问题及影响因素采取有效干预,形成政府积极主导、社会广泛参与、个人自主自律的良好局面,持续提高健康预期寿命。

3. 重大行动　健康中国行动提出的 15 项重大专项行动涉及以下领域。

(1) 健康知识普及行动:旨在普及健康知识,提高全民健康素养水平。到 2030 年,全国居民健康素养水平不低于 30%。

(2) 合理膳食行动:不合理膳食导致的疾病负担占到 15.9%,已成为影响人群健康的主要危险因素。针对不同人群给出膳食指导建议,并提出政府和社会应采取的主要措施。

(3) 全民健身行动:体力活动不足成为慢性病发生的主要原因之一。行动主要针对不同人群,分别提出身体活动指导建议,并提出政府和社会应采取的主要措施。

(4) 控烟行动:每 3 个吸烟者中就有 1 个死于吸烟相关疾病,吸烟者的平均寿命比非吸烟者缩短 10 年。针对烟草危害,行动提出个人和家庭、社会、政府应采取的主要措施。

(5) 心理健康促进行动:近年来,我国以抑郁障碍为主的心境障碍和焦虑障碍患病率呈上升趋势。行动给出正确认识、识别、应对常见精神障碍和心理行为问题的建议,特别是应对抑郁症、焦虑症的建议,并提出社会和政府应采取的主要措施。

(6) 健康环境促进行动:环境因素对健康的影响占到 17%。爱国卫生运动是促进健康环境的有效手段。行动主要针对影响健康的空气、水、土壤等自然环境问题,室内污染等家居环境风险,道路交通伤害等社会环境危险因素,分别给出健康防护和应对建议,并提出政府和社会应采取的主要措施。

(7) 妇幼健康促进行动:我国出生缺陷多发,妇女"两癌"高发,严重影响妇幼生存和生活质量,影响人口素质和家庭幸福。行动主要针对婚前和孕前、孕期、新生儿和儿童早期各阶段,分别给出妇幼健康促进建议,并提出政府和社会应采取的主要举措。

(8) 中小学健康促进行动:我国各年龄阶段学生肥胖检出率持续上升,中、小学生视力不良发生率高达 71.6%、36%。行动给出健康行为与生活方式、疾病预防、心理健康、生长发育与青春期保健等知识与技能,提出个人、家庭、学校、政府应采取的举措。

(9) 职业健康保护行动:我国接触职业病危害因素的人群约 2 亿,行动主要依据《中华人民共和国职业病防治法》和有关职业病预防控制指南,分别提出劳动者个人、用人单位、政府应采取的举措。

(10) 老年健康促进行动:我国是世界上老年人口最多的国家,60 岁及以上老年人口达 2.49 亿,占总人口的 17.9%,近 1.8 亿老年人患有慢性病,约有 4 000 万失能或部分失能老人。针对老年人膳食营养、体育锻炼、定期体检、慢病管理、精神健康以及用药安全等方面,给出个人和家庭行动建议,并分别提出促进老有所医、老有所养、老有所为的社会和政府主要举措。

(11) 心脑血管疾病防治行动:全国现有高血压患者 2.7 亿、脑卒中患者 1 300 万,冠心病患者 1 100 万。行动主要针对一般成年人、心脑血管疾病高危人群和患者,给出血压监测、血脂检测、自我健康管理、膳食、运动的建议,提出急性心肌梗死、脑卒中发病的自救措施,并提出社会和政府应采取的主要举措。

(12) 癌症防治行动:我国每年新发癌症病例约 380 万,死亡约 229 万,发病率及死亡率逐年上升。针对癌症预防、早期筛查及早诊早治、规范化治疗、康复和膳食指导等给出有关建议,提出社会和政府应采取的主要举措。如各地根据本地区癌症流行状况,创造条件开展癌症机会性筛查,有关部门制定并推广常见癌症诊疗规范和临床路径,创新中医癌症诊疗模式。

(13) 慢性呼吸系统疾病防治行动:我国 40 岁及以上人群慢性阻塞性肺疾病患病率为 13.6%,总患病人数近 1 亿。行动主要针对慢性阻塞性肺疾病、哮喘的主要预防措施和膳食、运动等方面,给出指导建议,并提出社会和政府应采取的主要举措。

(14) 糖尿病防治行动:目前糖尿病患者超过 9 700 万,糖尿病前期人群约 1.5 亿。行动主要针对糖尿病前期人群和糖尿病患者，给出识别标准、膳食和运动等生活方式指导建议及防治措施，并提出社会和政府应采取的主要举措。

（15）传染病及地方病防控行动：加大传染病和地方病防治工作力度，要求个人提高自我防范意识，认识疫苗预防疾病的重要作用，养成良好卫生习惯，科学饲养宠物等。社会和政府，要动员社会各界加强艾滋病、肝炎、结核病防控，开展流感监测和疫情研判，防控寄生虫病，控制饮水型氟砷中毒、大骨节病等地方病。

四、我国健康城市与健康社区策略

健康中国战略实施以来，我国各地坚持健康优先发展战略，以"共建共享，全民健康"为主题，实施"健康细胞工程"，广泛开展健康城市、健康社区、健康村镇、健康单位、健康家庭建设，改善城乡人居环境，打通服务群众健康"最后一公里"。

（一）健康城市与健康中国

《"健康中国 2030"规划纲要》提出深入推进国家卫生城镇创建。力争到 2030 年，国家卫生城市数量提高到全国城市总数的 50%，有条件的省（自治区、直辖市）实现全覆盖。2019 年《健康中国行动（2019—2030 年）》提出实施健康环境促进行动，把健康城市和健康村镇建设作为推进健康中国建设的重要抓手。

1. 健康城市　我国在卫生城市建设基础上，开始借鉴国际健康城市理念，着手推进中国特色的健康城市建设。从城市规划、建设到管理各方面都以人的健康为中心，保障广大市民健康生活和工作，要求各城市改进自然环境、社会环境和健康服务，全面普及健康生活方式，满足居民健康需求，实现城市建设与人的健康协调发展，使城市成为健康人群、健康环境和健康社会有机结合的发展整体。

2. 健康城市建设　1989 年我国开展了卫生城市创建活动，经历了项目试点阶段（1989—2002 年）和探索发展阶段（2003—2014 年）。2010 年，在创建国家卫生城市（镇）基础上，全面启动建设健康城市（区、镇、村）活动。2015 年进入健康城市全面发展阶段，其标志是 2014 年 12 月国务院发布《关于进一步加强新时期爱国卫生工作的意见》，明确鼓励和支持开展健康城市建设，意味着健康城市被提升到国家战略高度。2015 年 4 月，国内第一部健康城市蓝皮书出版。2016 年全国爱国卫生运动委员会印发《关于开展健康城市健康村镇建设的指导意见》，并确定 38 座城市作为首批健康城市试点。

3. 健康城市与健康中国　2018 年我国常住人口城市化率达到 59.58%。亟须提高城市管理水平与城市治理能力，以有效应对因人口过度集聚带来的公共资源匮乏、供需失衡、环境污染等问题。在健康中国战略引导下，2018 年全国爱国卫生运动委员会印发并实施了《全国健康城市评价指标体系（2018 版）》，用来指导各地健康城市建设、评价健康城市发展水平。该评价指标体系涉及 10 多个部门工作，体现"大卫生、大健康"的理念，贯彻"将健康融入所有政策，人民共建共享"的工作方针。2018 年，对全国首批 38 座健康城市试点评价，受评城市人群健康水平明显优于全国整体水平。

（二）健康社区与健康中国

1. 健康社区与健康城市　社区作为城市的细胞，健康社区是健康城市的"细胞工程"。社区归属感对于居民的心理和身体健康有积极作用。而社区归属感的建立需要通过健康社区向居民提供可及性和舒适性较高的公共交往场所。健康社区目前尚没有公认的定义，有研究者把它概述为：通过健康促进，使个人、家庭具备良好的行为和生活方式，通过创建良好的自然环境、社会环境，实现具有健康人群、健康环境的健康社区目标。健康社区包括健康环境、健康服务、健康政策、健康人群、健康的管理体系。

2.健康社区与健康中国 《"健康中国 2030"规划纲要》指出要广泛开展健康社区建设。健康社区建设应以健康资源开发为核心，包括便利的社区卫生服务资源、良好的健身场地、安全的交通设施、舒适的环境以及人与人之间的支持等。根据"全民参与、共建共享"原则，采取多种模式建设健康社区。如宜昌市采用网格化社会管理，建成城市信息综合管理平台，形成有效的健康社区治理模式。随着互联网技术普及，网络健康社区成为一种新型发展模式。

五、国家基本医疗卫生制度

2019 年 12 月，第十三届全国人民代表大会常务委员会第十五次会议表决通过了《中华人民共和国基本医疗卫生与健康促进法》，从 2020 年 6 月 1 日开始实施。首次以法律形式明确国家建立基本医疗卫生制度，是我国卫生健康领域首部基础性法律。

在《中华人民共和国基本医疗卫生与健康促进法》总则中，对国民健康及相关权利作出规定。第三条，医疗卫生与健康事业应当坚持以人民为中心，为人民健康服务。医疗卫生事业应当坚持公益性原则。第四条，国家和社会尊重、保护公民的健康权。国家实施健康中国战略，建立健康教育制度，保障公民获得健康教育的权利，提高公民的健康素养。第五条，公民依法享有从国家和社会获得基本医疗卫生服务的权利。

第二章，对基本医疗卫生服务作出规定：基本医疗卫生服务包括基本公共卫生服务和基本医疗服务。基本公共卫生服务由国家免费提供。国家采取措施，保障公民享有安全有效的基本公共卫生服务，控制影响健康的危险因素，提高疾病的预防控制水平。

第三章，对医疗卫生机构作出规定：国家建立健全由基层医疗卫生机构、医院、专业公共卫生机构等组成的城乡全覆盖、功能互补、连续协同的医疗卫生服务体系。国家加强县级医院、乡镇卫生院、村卫生室、社区卫生服务中心（站）和专业公共卫生机构等的建设，建立健全农村医疗卫生服务网络和城市社区卫生服务网络。

第六章，关于健康促进的规定：国家将健康教育纳入国民教育体系。公民是自己健康的第一责任人。国家大力开展爱国卫生运动，鼓励和支持开展爱国卫生月等群众性卫生与健康活动，依靠和动员群众控制和消除健康危险因素，改善环境卫生状况，建设健康城市、健康村镇、健康社区。国家采取措施，减少吸烟对公民健康的危害。

《中华人民共和国基本医疗卫生与健康促进法》为健康中国战略实施提供了重要的法律保障。

第三节 重大突发公共卫生事件防控策略

随着全球化加速发展，新的传染病病原体出现和传播的速度超过了过去任何一个时期。2007 年 8 月，WHO 年度报告就发出警告，全球正处于史上疾病传播速度最快、范围最广的时期。新冠肺炎疫情这一重大突发公共卫生事件不是类似事件的开始，更不是结束。突发公共卫生事件防控策略成为全球卫生关注的重要内容。党的十九届五中全会审议通过的《中共中央关于制定国民经济和社会发展第十四个五年规划和二〇三五年远景目标的建议》提出"提高应对突发公共卫生事件能力"的重大任务。

一、重大突发公共卫生事件

（一）国际公共卫生紧急事件

2005 年 5 月，第 58 届世界卫生大会修订发布了《国际卫生条例（2005）》，提出"国际关注的突发公共卫生事件"(public health emergency of international concern，PHEIC)概念，将其定义为"疾病通过跨国传播对其他国家构成公共卫生风险，从而可能需要协调一致的国际应对行动的特别事件"。WHO 提出 PHEIC 是为了面对公共卫生风险时，既能防止或减少疾病的跨国传播，又不对国际贸易和交通造成不必要的干扰，保护相关国家地区免受经济损失。

2020 年 1 月 30 日，WHO 总干事谭德塞在日内瓦宣布新冠肺炎疫情已构成 PHEIC。这是自 2005 年《国际卫生条例》生效以来，WHO 第 6 次宣布 PHEIC。之前的 5 次分别是：2009 年甲型 H1N1 流感大流行、2014 年野生型脊髓灰质炎病毒疫情、2014 年西非暴发埃博拉疫情、2015—2016 年寨卡疫情和 2018—2020 年刚果民主共和国基伍埃博拉病毒疫情。WHO 宣布某种疫情为PHEIC，意味着如果没有大规模的应对行动，疫情将无法被妥善控制。

面对 PHEIC，各成员国均负有作出迅速反应的法律责任。同时，WHO 总干事有权向疫情暴发国之外的国家发布建议，如敦促这些国家不要在疫情暴发时关闭边界，不要对疫情暴发国实施旅行和贸易限制。如果其他国家实施这些限制，形同实际意义上的经济制裁，会使疫情暴发国隐瞒真实情况，对全球应对疫情非常不利。WHO 还可发布临时建议，包括各国对人员、物品及交通工具应采取的卫生措施，并协调全球卫生人力物力，必要时对发生 PHEIC 地区给予指导和帮助，筹集援助资金等。

（二）重大突发公共卫生事件

突发公共卫生事件（public health emergency）是指突然发生，造成或可能造成社会公众健康严重损害的重大传染病疫情、群体不明原因疾病、重大食物和职业中毒以及其他严重影响公众健康的事件。《国家突发公共卫生事件应急预案》按照突发公共卫生事件的性质、危害程度、涉及范围，将突发公共卫生事件分为四级：特别重大（Ⅰ级）、重大（Ⅱ级）、较大（Ⅲ级）和一般（Ⅳ级）。

其中，特别重大突发公共卫生事件主要包括：

（1）肺鼠疫、肺炭疽在大、中城市发生并有扩散趋势，或肺鼠疫、肺炭疽疫情波及 2 个以上省份，并有进一步扩散趋势。

（2）发生传染性非典型肺炎、人感染高致病性禽流感病例，并有扩散趋势。

（3）涉及多个省份的群体性不明原因疾病，并有扩散趋势。

（4）发生新传染病或我国尚未发现的传染病发生或传入，并有扩散趋势，或发现我国已消灭的传染病重新流行。

（5）发生烈性病菌株、毒株、致病因子等丢失事件。

（6）周边以及与中国通航的国家和地区发生特大传染病疫情，并出现输入性病例，严重危及我国公共卫生安全的事件。

（7）国务院卫生行政部门认定的其他特别重大突发公共卫生事件。

各省、市、县（区）各级人民政府还可进一步界定重大突发公共卫生事件。

二、我国重大突发公共卫生事件防控策略

（一）突发公共卫生事件立法

我国建立了处理突发公共卫生事件的相关法律依据，包括《中华人民共和国传染病防治法》《中华人民共和国食品安全法》《中华人民共和国职业病防治法》《中华人民共和国国境卫生检疫法》《中华人民共和国野生动物保护法》《中华人民共和国突发事件应对法》《突发公共卫生事件应急条例》和《国内交通卫生检疫条例》等。

1.《中华人民共和国突发事件应对法》 该部法律明确规定，我国对突发事件采取"国家统一领导、综合协调、分类管理、分级负责、属地管理为主的应急管理体制"。突发事件应对工作实行"预防为主、预防与应急相结合"的原则。国家建立有效的社会动员机制，增强全民的公共安

全和防范风险的意识,提高全社会避险救助能力。

2.《突发公共卫生事件应急条例》 该条例规定,突发公共卫生事件发生后,国务院设立全国突发事件应急处理指挥部,由国务院有关部门和军队有关部门组成,国务院主管领导人担任总指挥,负责对全国突发事件应急处理的统一领导、统一指挥。国务院卫生行政部门和其他有关部门,在各自的职责范围内做好突发事件应急处理有关工作。省、自治区、直辖市人民政府成立地方突发事件应急处理指挥部,省、自治区、直辖市人民政府主要领导人担任总指挥,负责领导、指挥本行政区域内突发事件应急处理工作。

(二)突发公共事件应急预案

根据《中华人民共和国突发事件应对法》《突发公共卫生事件应急条例》等规定,各级政府应当制定总体应急预案和专项应急预案,按事件发生与发展的严重程度进行预警、启动响应程序。

1.《国家突发公共事件总体应急预案》 为提高政府保障公共安全和处置突发公共事件的能力,最大程度地预防和减少突发公共事件及其造成的损害,保障公众的生命财产安全,维护国家安全和社会稳定,促进经济社会全面、协调、可持续发展,2005年1月,国务院第79次常务会议通过了《国家突发公共事件总体应急预案》,2006年1月8日发布并实施。根据突发事件的发生过程、性质和机理,将突发公共事件分为四类:自然灾害、事故灾难、公共卫生事件和社会安全事件。本预案适用于涉及跨省级行政区划的,或超出事发地省级人民政府处置能力的特别重大突发公共事件应对工作,指导全国的突发公共事件应对工作。

2.《国家突发公共卫生事件应急预案》 我国根据《中华人民共和国传染病防治法》制定了《国家突发公共卫生事件应急预案》,于2006年2月颁布实施。该预案分为总则,应急组织体系及职责,突发公共卫生事件的监测、预警与报告,突发公共卫生事件的应急反应和终止,善后处理,突发公共卫生事件应急处置的保障,预案管理与更新和附则八个部分。处理突发公共卫生事件的工作原则包括:①预防为主,常备不懈;②统一领导,分级负责;③依法规范,措施果断;④依靠科学,加强合作。

(三)重大突发公共卫生事件响应机制

为有效预防、及时控制和消除突发公共卫生事件及其危害,指导和规范各类突发公共卫生事件的应急处理工作,《国家突发公共卫生事件应急预案》制定了突发公共卫生事件分级响应机制,根据突发公共卫生事件危害程度分为四级:Ⅰ级、Ⅱ级、Ⅲ级、Ⅳ级,分别对应红色、橙色、黄色和蓝色预警。Ⅰ级由国务院负责组织处置;Ⅱ级由省级政府负责组织处置;Ⅲ级由市级政府负责组织处置;Ⅳ级由县级政府负责组织处置。对于新冠肺炎疫情防控,多地曾宣布最高级别响应机制——重大突发公共卫生事件Ⅰ级处置,意味着各部门要采取如下措施。

1.各级人民政府 组织协调有关部门参与突发公共卫生事件的处理;根据处理突发公共卫生事件需要,划定控制区域;采取疫情控制措施,如限制集市、集会等人群聚集活动;流动人口管理;实施交通卫生检疫。调集本行政区域内各类人员、物资、交通工具、相关设施、设备,参加应急处理工作;组织开展医疗救治与现场调查处置,发布信息与通报,维护社会稳定等与突发公共卫生事件应急处理相关的工作。事发地市、县级人民政府应急指挥机构参照省级响应措施,结合本地实际情况,组织开展应急处置工作。

2.卫生行政部门 组织医疗机构、疾病预防控制机构和卫生监督机构开展突发公共卫生事件的调查与处理。采取应急控制措施;发布信息与通报;普及卫生知识等。

3.卫生机构 医疗机构开展患者接诊、收治和转运工作,实行重症和普通患者分开管理,对疑似患者及时排除或确诊。做好医院内现场控制、消毒隔离、个人防护、医疗垃圾和污水处理工作,防止院内交叉感染和污染;做好传染病和中毒患者的报告等。

疾病预防控制、卫生监督和出入境检验检疫机构根据各自组织机构职责,开展相应的应急处置工作,非事件发生地区也有相应的应急反应措施。

同时，社会加强有关紧急状态的普法教育，加强群众在紧急状态下的法治观念，做好个人防护。

（四）建立国家重大公共卫生事件医学中心

2020年，我国决定在湖北武汉建立国家重大公共卫生事件医学中心，带动提升全国重大公共卫生事件应对能力和医疗救治水平。围绕传染病、自然灾害、核辐射、中毒性疾病、不明原因疾病等五大方向的突发重大公共卫生事件，以及复杂国际形势下可能爆发的生物战、核战争等，形成以国家医学中心为引领、国家区域医疗中心为骨干的"国家、省、市、县"纵向四级救治体系，建成集预防、预警、救治、管理、培训、研发六位一体的国家重大公共卫生事件长效防控机制。

三、疫情防控的中国经验

新冠肺炎疫情给世界带来前所未有的挑战，也考验着各国的国家治理能力。我国新冠肺炎疫情防控举措得到了 WHO 的肯定，总结新冠肺炎疫情防控的中国经验对全球疫情防控有重要意义。

（一）主要经验

1."人民至上，生命至上"的价值追求 "人民至上，生命至上"体现了共产党人"以人民为中心"的价值追求。新冠肺炎疫情初期，习近平总书记对疫情防控工作作出指示，要求各级党委和政府及有关部门把人民群众生命安全和身体健康放在第一位，采取切实有效措施，坚决遏制疫情蔓延势头。我国之所以在抗疫战中取得重大战略成果，最根本的原因就是坚持了"人民至上，生命至上"这一核心价值。

2.国务院联防联控机制 国务院联防联控机制（Joint Prevention and Control Mechanism of the State Council）是中国政府为应对 2019 年年底突发的新冠肺炎疫情而启动的国家政府层面的多部委协调工作机制，首次披露时间为 2020 年 1 月 21 日。该机制由国家卫生健康委员会牵头，涉及 32 个成员单位，下设疫情防控、医疗救治、科研攻关、宣传、外事、后勤保障、前方工作等工作组，分别由相关部委负责人任组长，明确职责、分工协作，形成防控疫情的有效合力。国务院联防联控机制对各地科学、高效地进行疫情处置发挥了有力的领导和指导作用。

3.有效落实"四早"方案 "四早"（早发现、早报告、早隔离、早治疗）是传染病防控的重要手段。严格落实"四早"防控方案，是做好疫情管理的重点。各省（区、市）设立监测网络、集中医学隔离观察点、定点收治医院，成立医疗救治专家组。"方舱医院"的创新举措有效缓解了患者收治难的问题。中医药早期介入治疗获得 WHO 的认可。

4.外防输入，内防反弹 在"外防输入、内防反弹"这一总策略指导下，建立了常态化精准防控和局部疫情应急处置相结合的工作机制。实践证明，这样的总策略和工作机制很好地统筹了疫情防控和经济社会发展，是符合国情和疫情防控规律的有效策略措施。

5.科学精准，动态清零 "动态清零"是根据我国基本国情做出的快速扑灭疫情的决定。"动态清零"不是零感染，其精髓是科学精准，立足抓早、抓小、抓基础，快速精准地发现、扑灭疫情，体现尊重科学、尊重规律的特征。事实证明，"科学精准、动态清零"是我国控制疫情的有效法宝。

6.常态化疫情防控 全球疫情不断蔓延态势，使疫情防控呈现出复杂性、长期性和艰巨性特点，我国提出常态化疫情防控（normalization of epidemic prevention and control）理念。常态化疫情防控始终坚持"人民至上、生命至上"，坚持"外防输入、内防反弹"总策略和"科学精准、动态清零"总方针，快速有效地处置疫情，加快推进生产生活秩序恢复，最大限度保护人民生命安全和身体健康。

（二）未来发展

新冠疫情防控取得阶段性胜利，未来还需要进一步加强制度建设，这是提高防控能力的根本保障。中央会议多次提到，要从公共卫生法治保障、疾病预防控制体系、重大疫情防控救治体系、重大疾病医疗保险和救助制度、应急物资保障体系等五方面入手，共建公共卫生应急管理制度体系。

1. 改革完善疾病预防控制体系　健全公共卫生服务体系，优化医疗卫生资源投入结构，加强公共卫生队伍建设，持续加强全科医生培养、分级诊疗制度建设，完善公共卫生重大风险研判、评估、决策、防控协同机制。

2. 改革重大疫情应急响应机制　完善突发重大疫情防控规范和应急救治管理办法，健全分级、分层、分流的传染病等重大疫情救治机制。

3. 健全重大疾病医疗保险和救助制度　探索建立特殊群体、特定疾病医药费豁免制度，实现公共卫生服务和医疗服务有效衔接。

4. 健全统一的应急物资保障体系　优化重要应急物资产能保障和区域布局，健全国家储备体系，建立国家统一的应急物资采购供应体系。

5. 构建系统完备、科学规范、运行有效的疫情防控法律体系　全面加强和完善公共卫生领域相关法律法规建设，强化公共卫生法治保障。

思考题

1. "21世纪人人享有卫生保健"的总目标和行动计划是什么？
2. 初级卫生保健的原则、基本内容和主要特点是什么？
3. 试述我国初级卫生保健的发展历程和主要成就。
4. 我国重大公共卫生事件的防控策略有哪些？

（韩　颖）

第十三章　家　庭　保　健

　　家庭是社会的"细胞"，是人们生活的重要场所，家庭中每位成员的心理、行为和生活方式在很大程度上受到家庭结构、家庭功能和家庭关系等的影响。同时，家庭是构成社区和社会的基本单位，也是构成社会的一种重要组织形式。因此，家庭不仅与个体健康息息相关，家庭健康也是人群、社区以及社会健康的基础，开展家庭保健对提高家庭成员健康以及促进家庭发展具有重要现实意义。家庭保健需要做好家庭健康教育，培养家庭成员自我保健意识和能力，同时需要家庭医生针对家庭生活周期规律及家庭健康问题统筹家庭资源、社区资源和卫生资源，以家庭健康需求为导向，采取家庭医生签约服务，制定针对性的家庭保健计划，形成家庭保健机制，通过社区保健团队主动服务，提高家庭成员健康素养和健康水平。

第一节　家庭因素与健康

　　家庭（family）是由婚姻、血缘或收养关系组合起来的初级社会单元，是人类社会中最基本的组织，以共同的住处、经济合作和繁衍后代为特征。家庭成员间具有血缘、婚姻、供养、情感和承诺的永久关系，并通过共同努力以达到生活目标与需要。由于受不同历史环境和不同民族文化的影响，不同时代、不同国家以及不同民族对家庭的认识也不尽相同，大致可以归纳为传统意义的家庭概念和现代意义的家庭概念两种。传统意义的家庭是指由具有法定血缘、领养、监护及婚姻关系的人组成的社会基本单位。随着社会的发展变化，人们对家庭的概念也有了新的认识。现代意义的家庭除了强调婚姻关系和法定的收养关系外，也承认由多个朋友组成的具有家庭功能的家庭。在我国，多数是以婚姻为基础、以法律为保障、传统观念较强的家庭，家庭关系比较完整而稳定。

一、家 庭 类 型

　　社会上的家庭主要以婚姻家庭为主，但也有部分家庭属于非婚姻家庭。一般来说，家庭主要包括以下七种类型。

　　1. 核心家庭（nuclear family）　通常又称为"小家庭"，是指由已婚夫妇和未婚子女（无论有无血缘关系）两代人组成的家庭。核心家庭已成为我国主要的家庭类型，特点是人数少、结构简单，家庭内只有一个权力和活动中心，家庭成员间容易沟通、相处。

　　2. 主干家庭（trunk family）　又称"直系家庭"，是指由父母、有孩子的已婚子女三代人所组成的家庭。主干家庭曾为我国的主要家庭类型，但随着社会的发展，这类家庭类型已不再继续占据主导地位。特点是家庭内不仅有一个主权力中心，还有一个次权力中心。

　　3. 联合家庭（joint family）　是指由有血缘关系的两个或多个性别相同的人及其配偶和子女，或者两个以上同辈兄弟姐妹结婚后组成的家庭类型，或有父母长辈，或没有。特点是人数多、结构复杂，家庭离心力较大，存在一个主权力中心和几个次权力中心，或者同时存在几个平行的权力中心。

4．单亲家庭（single-parent family）　是指由离异、丧偶或未婚的单身父亲或母亲及其子女或领养子女组成的家庭。特点是人数少、结构简单，家庭内只有一个权力和活动中心，但可能会受其他关系的影响，经济来源相对不足。

5．重组家庭（step-family）　是指夫妇双方至少有一方曾经历过一次婚姻，并可有一个或多个前次婚姻的子女及夫妇重组后的共同子女。特点是人数相对较多、结构复杂。

6．丁克家庭（double incomes no kids，DINK family）　是指由有收入的青年夫妇两人组成的无子女家庭。特点是人数少、结构简单，家庭经济状况相对较好。

7．特殊家庭（special family）　可以说是社会包容性提高以及多元化发展的"衍生物"，是除上述六种典型的家庭类型外的新时代家庭类型，主要包括独居家庭、同居家庭、同性恋家庭、抚养家庭以及多个成人组成的家庭等。

随着改革开放和对外交流的不断扩大，人民生活水平的不断提高，我国家庭发展趋向于小规模和多样化，以夫妻制的三人核心家庭为主，但老年夫妻单独生活无子女陪伴的家庭（空巢家庭）、老年夫妻一方丧偶独居或与子女一同生活的家庭逐渐增多，因此带来诸如年轻夫妻家庭的育婴经验不足、老年夫妇孤独及缺少家人照顾等社会问题。与此同时，在大城市中，单身且不愿结婚的家庭、单方抚养孩子的家庭以及同居家庭呈现逐年增加的趋势，此类家庭由于家庭关系不完整、不稳定或者个人孤独感等原因带来的与之相关的社会心理问题比较普遍，也成为影响家庭健康的因素之一。

二、家庭结构

（一）基本概念

家庭结构（family structure）是指家庭成员的构成及其相互作用、相互影响的状态，以及由这种状态形成的相对稳定的互动模式。家庭结构包括两方面要素：①家庭人口要素。家庭由多少人组成，家庭规模大小。②家庭模式要素。家庭成员间的互动行为和相互联系，以及因联系方式不同而形成的差异化家庭互动模式。

（二）家庭结构的内容

家庭结构包括四个方面，即家庭角色、家庭权利、沟通方式和家庭价值系统。

1．家庭角色　是指家庭成员在家庭中所占有的特定地位及履行的特定行为。一般家庭成员依照社会规范和家庭工作性质、责任，自行对家庭角色进行分配，成员各自履行其角色行为。比如家庭中的男女之间的角色，都要把握好自己的定位，如果定位不好不仅会影响男女之间的和谐发展，而且还会影响整个家庭和谐。

2．家庭权利　是指家庭成员对家庭的影响力、控制权和支配权。家庭权利可以分为传统权威型、情况权威型、分享权威型这三种类型。对作为社会自然和基本单元的家庭，特别是对于它的建立和当它负责照顾与教育未独立的儿童时，应给予尽可能广泛的保护和协助。如在产前和产后的合理时间内，应给予母亲特别保护，在此期间内对有工作的母亲应给予带薪休假或有适当社会保障福利金的休假。又如，对儿童和少年应采取特殊的保护和协助措施，不得因出身或其他原因而带有任何歧视。

3．沟通方式　是指家庭成员之间对感情、愿望、价值观、意见和信息进行交换的过程。大量的事实表明，沟通不畅是众多婚姻家庭问题的"祸根"，它常引发婚姻家庭内部的各种矛盾冲突，甚至导致婚姻解体。适当适时地交流与沟通，可以增进夫妻感情，让许多矛盾解决在萌芽状态；反之，缺乏必要的交流与沟通，不会出现"距离产生美"，反而会拉远夫妻之间的亲密距离，为矛盾的产生留下大量的空间和机会。因此，幸福的家庭，需要从良好的沟通开始。

4．家庭价值系统　是家庭在价值观方面所特有的一种思想、观念、态度和信念。它的形成受家庭所处的文化背景、宗教信仰和社会价值观的影响。如在传统观念中，父亲在孩子面前总是保持着冷漠严肃的形象，给孩子洗尿布、喂奶、照顾孩子等家务活也与父亲的"大男人"形象联系不到一起。随着时代发展，一种有别于传统家庭观念的新角色——"全职爸爸"开始出现，为了支持爱人的工作，他们在家庭生活中扮演着"贤内助"的作用。

三、家 庭 功 能

（一）基本概念

家庭功能（family function）是指家庭本身所固有的性能和功用，家庭功能决定了家庭成员在生理、心理及社会各方面各层次需求的满足程度。家庭功能的好坏直接关系到每个家庭成员的身心健康及疾病的预后，因而是家庭评估中最重要的内容。

（二）家庭功能的内容

家庭具有以下 5 种功能。

1. 情感功能　家庭成员以血缘和情感为纽带，通过彼此的关爱和支持满足爱与被爱的需要。情感功能是形成和维持家庭的重要基础，它可以使家庭成员获得归属感和安全感。

2. 社会化功能　家庭可提供社会教育，帮助子女完成社会化过程，并依据法规和民族习俗，约束家庭成员的行为，给予家庭成员文化素质教育，使其具有正确的人生观、价值观和信念。

3. 生育和赡养功能　包括生养子女、培养下一代的功能，体现了人类作为生物世代延续种群的本能和需要；另外，赡养老人，为老年人健康提供家庭支持，体现关爱老人的中华传统美德。

4. 经济功能　为家庭生活提供需要的经济资源，包括金钱、物质、空间等，以满足多方面的生活需要。

5. 健康照顾功能　通过家庭成员间的相互照顾，可以抚养子女、赡养老人、保护家庭成员的健康，并且在家庭成员生病时，能提供多方面的照顾。家庭健康照顾的主要内容是提供适当的饮食、居住条件和衣物，维持有利于成员健康的居家环境，有充足的维持个人卫生的资源，进行健康保健和患者照顾，配合社区整体健康工作。

四、家 庭 关 系

（一）基本概念

家庭关系（family relation）是指基于婚姻、血缘或法律拟制而形成的一定范围的亲属之间的权利和义务关系。家庭关系依据主体为标准可以分为夫妻关系、亲子关系和其他家庭成员之间的关系。家庭关系和谐是家庭健康的重要指标之一，也是家庭成员健康的重要保障。

（二）家庭关系的内容

1. 夫妻关系　是指在婚姻家庭中丈夫与妻子的关系，可以分为夫妻人身关系和夫妻财产关系两种。良好的夫妻关系标准：①具有共同的或彼此接受的价值观念；②对配偶的幸福和发展由衷地关注；③在共同生活中能求大同存小异，并容忍存在的分歧；④对婚姻关系中各种支配权及决定权的平衡及认可。

2. 亲子关系　就是指父母与婚生或收养子女之间权利义务的总和。主要包括：①养育关系。父母对子女有抚养教育的义务，父母不履行抚养义务时，未成年的或不能独立生活的成年子女，有要求父母付给抚养费的权利。②赡养关系。子女对父母有赡养扶助的义务，子女不履行赡养义务时，无劳动能力的或生活困难的父母，有要求子女付给赡养费的权利。子女对父母的赡养义务，不因父母的婚姻关系变化而终止。③赔偿关系。父母有管教和保护未成年子女的权利和义务，在未成年子女对国家、集体或他人造成损害时，父母有承担民事责任的义务。④财产继承关系。父母和子女有相互继承遗产的权利。⑤其他方面。子女应当尊重父母的婚姻权利，不得干涉父母再婚以及婚后的生活。子女可以随父姓，也可以随母姓。

3. 其他家庭成员之间的关系　其他家庭成员之间的关系包括祖孙之间的权利和义务与兄弟姐妹之间的权利和义务。主要包括：①有负担能力的祖父母、外祖父母，对于父母已经死亡或父母无力抚养的未成年的孙子女、外孙子女，有抚养的义务。②有负担能力的孙子女、外孙子女，对于子女已经死亡或子女无力赡养的祖父母、外祖父母，有赡养的义务。③祖孙之间可以作为第二顺序继承人相互享有继承权。

第二节　家庭健康研究的理论基础

一、家庭研究理论

（一）家庭系统理论

家庭系统理论于 20 世纪 70 年代初开始出现并应用，该理论建立在 1945 年奥地利生物学家 Ludwig Von 提出的"一般系统理论"基础之上。家庭系统理论认为，家庭是一个"开放系统"，受社会文化、历史和环境等因素的相互作用，家庭成员是系统的组成部分，每个家庭成员都是交互作用的。家庭系统理论帮助人们在家庭关系出现问题时，判断问题出现的环节、问题的类型，并寻找解决的办法。家庭系统具有以下特点。

1. 整体性　家庭成员的变化必然会导致家庭整体的变化。例如妻子突然生病住院，打破了以往的家庭生活状况。丈夫由于工作忙，孩子承担起了帮助母亲料理家务的工作，家庭成员自行调整了家庭生活角色。由于家庭角色分配发生了变化，导致家庭整体发生相应的变化。

2. 累加性　家庭整体的功能大于家庭成员功能之总和。例如年迈的奶奶生病了，生活不能自理，饮食起居需要有人照顾。此时家庭的全体成员，包括夫妻、兄弟姐妹、孙子孙女都聚集在一起商量如何分工照料老人。家庭成员聚集讨论比家庭成员各自安排的效果更佳。

3. 稳定性　家庭系统力图应对家庭内外的变化，维持家庭的稳定。例如新婚期的家庭夫妻双方各自仍保留婚前家庭的生活习惯，两人组建新的家庭后，难免会有一些不适应的地方，但为了适应新的家庭生活，他们都会尽量互相做出一些让步，以维持新家庭的稳定。

4. 周期性　家庭成员的行为会促使家庭内部发生各种变化，从而产生周期性因果关系。比如家庭中的父亲染上了赌博的坏习惯，经常把家里的钱财挥霍一空。妻子因此情绪低落，出现了身体和精神方面不适的症状，导致她无法料理好家务。孩子看到父母的状况后担心又害怕，从而出现经常性旷课的不良行为，导致学习成绩一落千丈。而父亲因此心理压力增大，更想通过赌博赢回钱财，以至于整个家庭陷入一种恶性循环的状态。由此可以看出，家庭成员之间的关系不只是单一的因果关系，而是会连续、广泛地影响到家庭各成员，产生新的原因和结果，如此循环往复呈现周期性。

5. 组织性　家庭成员在家庭组织的期望下完成角色分配任务，以维护家庭的正常运转。家庭成员是由不同时代和不同年龄段的父母、子女、兄弟姐妹组成的，他们既是独立的个人，同时也是具有相互联系的子系统。父母有养育子女长大成人的义务，父母期待子女通过学习而完成社会化过程，子女也能遵照父母教诲认真学习社会生存知识和技能。

（二）家庭压力应对理论

家庭压力应对是指利用社区和家庭的力量来提高家庭成员适应压力生活的能力，降低危机发生的可能性。家庭压力应对理论主要阐述了在家庭初次出现或反复出现危机时，要掌握危机所处的阶段，援助该阶段的家庭成员，促使他们提高应对问题的能力，增强他们的生活能力。要注重选择适当的援助方法,挖掘成员中能促进家庭健康的各种潜力。家庭压力干预策略包括:①消除压力源;②增强对压力的适应性;③增强个体或家庭的应对能力。例如让家庭成员更全面、充分地认识到问题中的各种因素以及他们自身对问题的情绪反应状况,帮助他们重新认识和评价事件的意义,并教会他们解决问题的基本步骤。

二、家庭健康模式理论

(一)家庭健康的模式

家庭健康(family health)和健康家庭(healthy family)是两个意思相同的概念,可以互换,但是不同学科的学者对家庭健康和健康家庭的概念理解有所侧重。例如临床模式认为家庭健康是指家庭成员没有生理、社会心理性疾病,家庭没有功能失调或衰竭的表现;角色执行模式认为家庭健康是指家庭有效地执行家庭功能和完成家庭发展任务;适应模式认为家庭健康是指家庭有效地、灵活地与环境相互作用,完成家庭的发展,适应家庭的变化;幸福论模式认为家庭健康是指家庭能够持续地提供资源、指导和支持,使家庭成员保持最佳的健康状态,发挥最大的健康潜能。四个模式并不相互重叠,而是反映了不同层次的家庭健康。一般而言,家庭健康指的是家庭中每一个成员都感受到家庭的凝聚力,能够提供足够滋润身心的内部和外部资源。要成为健康家庭,必然要实现个体在家庭中的自主性及个体参与家庭内外活动的能动性,家庭成员之间要有开放、坦诚的沟通,要有支持和关心的温馨氛围和促进成长的环境。

(二)家庭健康的基本条件

1.良好的交流氛围 家庭成员能彼此分享感觉、理想,相互关心,使用语言或肢体语言的沟通方式促进相互了解,并能有效化解冲突。

2.促进家庭成员的发展 家庭给予各成员足够的自由空间和情感支持,使成员有成长机会,能够随着家庭的改变而调整角色和职务分配。

3.能积极地面对矛盾及解决问题 家庭成员对家庭负有责任,能够积极解决问题。遇到解决不了的问题,不回避矛盾而是主动寻求外援帮助。

4.有健康的居住环境及生活方式 重要的或有影响力的家庭成员能够意识到家庭中的安全、膳食营养、运动、闲暇等对每位家庭成员的重要性,从而引导家庭生活向健康行为和良好生活方式转变。

5.与社区保持密切联系 家庭不应脱离社区和社会,应该充分运用社会网络、社区资源以满足家庭成员的需要。

(三)家庭健康的影响因素

家庭健康反映的是家庭单位的特点,而不是家庭成员的特点。家庭健康受到家庭成员的知识、态度、价值观、行为、任务、角色,以及家庭结构类型、沟通、权力等因素的综合影响。研究发现,家庭成员的健康知识、健康行为等与其健康状况呈正相关,而家庭婚姻、沟通、权力结构与经济状况等也与家庭健康密切相关。因此,理想的健康家庭并不等于所有家庭成员健康的总和。家庭健康评估不应仅通过家庭成员的健康评估来评定,也不应局限于个人的行为、态度、信仰和价值观,而应扩展至整个家庭系统。

三、家庭生活周期理论

(一)家庭生活周期的定义和特点

家庭生活周期(family life cycle),也称为家庭生命周期,是指家庭遵循社会与自然发展规律,经历产生、发展与消亡的全过程。家庭生活周期具有以下特点:①随时间变化;②有起点和终点；③家庭有阶段性的发展趋势，每个阶段都有特定的发展主题；④有正常的变迁和意外的危机；⑤有生物、行为和社会信息的交流。

（二）家庭生活周期研究

家庭生活周期这个概念涵盖了婚姻、生育、教育和死亡等一系列生命课题，对家庭生活周期研究可以对家庭、生命、婚姻的各种现象和机制进行更深入的探讨，避免出现将婚姻、生育、死亡等家庭过程孤立起来进行研究的弊端。比如，通过分析家庭生活周期，可以更好地解释处于不同家庭生命周期中的人们的心理状态、家庭成员之间的关系、婚姻障碍背后的家庭原因等。家庭生活周期研究可以分为以下两个方面。

1. 整体研究 以家庭作为一个分析单位，把家庭成员以及成员间的关系作为一个整体加以研究。对研究家庭生活周期来说，整体研究是一种理想的研究方式，但是分析方法相对复杂、数据搜集较为困难，而且较难追踪人口关键要素（婚姻、生育、死亡）的变化情况。

2. 个体研究 把家庭中生活着的个体作为分析单位进行研究。与整体研究相比，该研究在方法与数据来源方面相对容易，但是对于个体之间的相互关系研究以及追踪家庭结构的变动也并非易事。

（三）家庭生活周期问题以及防范解决方法

1. 青年单身周期 该周期处于单身没有成立家庭阶段。这一周期可能出现的主要问题有：①个人的生理健康问题；②结婚前的心理问题。

防范和解决问题的方法是在生理方面、心理方面和社会方面的全方位锻炼，为结婚做准备。

2. 已婚夫妇无子女家庭周期 这个阶段是新婚夫妇脱离原始家庭的阶段，平均持续时间为2年。这一周期可能出现的主要问题有：①新婚的生理问题以及对遗传病的了解；②和原始家庭的关系改变；③在财产、情感和价值观方面彼此分享的情况；④夫妻双方对时间、金钱、外界朋友、事业等的看法；⑤夫妻之间合作是否默契。

防范和解决问题的方法有：①在生理方面，新婚夫妇要积极主动学习生理知识和遗传病知识；②在心理方面，新婚学校要做好新婚夫妇健康评估，了解可能存在的心理问题并及时解决；③在社会方面，新婚学校要开展新婚夫妇对各自家庭社会关系的适应性培训。

3. 养育婴幼儿家庭周期 即从孩子出生到满30个月，这一阶段年轻的父母会面临身心疲劳、经济压力、家庭休闲活动受到限制等问题。这一周期可能出现的主要问题有：①配偶间关系发生了变化；②父母应如何分担对子女的责任；③如何处理子女的行为；④配偶及其原始家庭之间的关系发生了改变。

防范和解决问题的方法有：①在幼儿方面，主要是给予婴幼儿科学的营养指导，预防疾病以及意外伤害等问题的发生；②在母亲方面，主要是注重哺乳期的产后恢复、营养补充，并给予适时的心理疏导等；③在父亲方面，主要是要适应角色的转变，调整好个人的心态，主动承担照顾好家庭成员的责任。

4. 学龄儿童家庭周期 即孩子在30个月到13岁之间，这个阶段要面临的是孩子在身体、智力和情感上以及社会化过程中的发展问题。这一周期可能出现的主要问题有：①孩子在生理、社交、情感和智力方面的发展问题；②孩子对学校的适应情况；③以家庭为单位参与的社会活动问题。

防范和解决问题的方法有：①密切关注孩子在身体、社交、情感和智力方面的发展情况，并及时调整和解决；②密切关注孩子对学校环境的适应情况，特别是由于生理变化引起的心理变化，并及时调整和解决；③以家庭为单位积极参与社会活动。

5. 青少年子女家庭周期 即孩子在13岁到20岁之间，这个阶段主要面临的是青春期孩子在性方面的问题。这一周期可能出现的主要问题有：①青春期子女如何在责任与自由、依赖与独立之间寻求平衡；②是否讨论性相关问题；③配偶和原始家庭之间的关系又发生变化。

防范和解决问题的方法有：①密切关注子女在责任与自由方面的心理问题；②与子女讨论性问题并给予正确引导；③注意夫妻之间的关系变化，及时发现和解决问题。

6. 子女离家家庭周期 两代人之间的关系演变为成人对成人的关系，父母由关注孩子转变为重新关注彼此，历时8年左右。这个周期中可能出现的主要问题有：①夫妻与子女之间的关系；②家庭角色如何改变；③夫妻的婚姻关系如何变化；④健康状况。

防范和解决问题的方法有：①密切关注母亲的心理变化，预防心身疾病的发生；②注意夫妻之间的关系变化，及时发现和解决问题；③家庭成员重新规划亲子关系的发展。

7. 中年父母家庭周期 大约可持续15年，这一阶段的妇女常有情绪危机，中年父母需要重新评估自己的人生目标，安排好家庭的优先次序。这一周期可能出现的主要问题有：①父母责任相对减轻，闲暇时光的安排问题；②家中成员的失落感；③生理变化情况以及随之发生的慢性健康问题。

防范和解决问题的方法有：①要密切关注生理功能减退引起的生理健康问题，特别是慢性病问题，要及时咨询与寻求治疗；②要密切关注生理功能问题引起的精神问题，要及时咨询与寻求治疗；③及时注意夫妻性生活。

8. 老年家庭周期 可持续10~15年，这一阶段主要面临的是老年夫妻因失去职业而出现与社会脱离的问题，以及由此产生的忧虑等心理问题。这一周期可能出现的主要问题有：①老年夫妻如何适应退休的问题；②如何对老年生活的到来做好准备；③家中成员的失落感发生情况；④生理变化后出现的问题。

这一时期重点是慢性病的预防与治疗，以及有效应对老年人生理退化所带来的各种心理问题等。

（四）家庭周期问题变化和预防性指导

1. 家庭周期问题变化 包括：①初级变化。该变化不牵涉主结构的变化，只是在原有状态和行为上发生了轻微的变化。这些变化对个体自我认知和自我形象的确定没有影响。这种变化通常是生活周期中某一阶段内家庭成员的变化。如孩子出生后生活规律的改变、经济分配的改变；家庭的迁移、工作或生活的重新安排；生活方式的改变等。②继发性改变。主要是指个人状态的变化，也就是重新变成另一种状态。其原因在于家庭成员结构的变化导致成员数量的增减，从而导致个体角色的变化。如随着孩子的出生，夫妻则会自然而然转变成父母的角色。

2. 家庭周期问题的预防性指导 当家庭周期从一段时期转入另一段时期时（初级变化转化为继发性改变），社区家庭医生和家庭成员共同评估面临的"危险因素"并提出必要的指导或纠正意见，称为预防性指导。通过对家庭周期问题的预防性指导，可以达到预防家庭矛盾冲突、缓解家庭压力、预防家庭性疾病和增进家庭健康，以及促进家庭功能的健康发展等目的。

（五）人生不同阶段发展的问题

个体都要经历三个阶段的发展，家庭发展只是其中的一个阶段，不同阶段的发展可能会出现不同的问题。首先是个人阶段发展，从胎儿到老年，这种情况是客观存在的，很难列出问题等级。其次是家庭阶段发展，可以列出问题等级。另外，外在生活阶段发展，也可以列出问题等级（表13-1）。

表13-1 人生不同阶段发展问题等级列表

个人阶段发展情况	家庭阶段发展情况	外在生活阶段发展情况
胎儿	+追求伴侣	+++家庭成员或友人死亡
新生儿	++结婚	+++犯法
婴儿	++孕育子女	+++离婚
学步的子女	++养育子女	+++分居

续表

个人阶段发展情况	家庭阶段发展情况	外在生活阶段发展情况
学龄前儿童	++空巢	++疾病
学龄儿童	++退休	++职业问题或改变
青少年	+++死亡	++债务
青年人		++性问题
中年人		++家庭中新的亲戚
老年人		++争论的频率改变
		++婆媳关系
		++成就感问题
		+社交、休闲活动改变
		+睡眠或个人饮食习惯改变
		+假期

注:"+"是指问题的严重性,"+"越多表示问题严重程度越高,"+++"表示问题最严重。

第三节　家庭保健内容

一、家庭保健的概念和特点

家庭保健(family health care)是以家庭为单位开展的卫生保健活动,是社区保健人员为帮助家庭成员预防、应对和解决各发展周期的健康问题,完成家庭发展任务,获得健康生活周期所提供的帮助。其特点体现在:①整体性。以家庭健康为核心,涵盖整个家庭生活周期和全生命周期,鼓励家庭成员间的互动与支持,同时重点关注家庭儿童、青少年、育龄人群以及中老年人的健康需求。②预防性。将健康教育、健康检查和健康咨询相结合,强调家庭在健康教育中的传播、引导作用,充分发挥健康评估、健康咨询对家庭健康的促进作用。③能动性。强调家庭成员自我管理能力和健康素养的提升,培养成员建设健康家庭环境的意识。

二、家庭保健目的和工作机制

(一)家庭保健目的

家庭保健的核心目标就是提高家庭及其成员的健康水平,包括提高家庭成员的健康促使其完成家庭发展任务、帮助问题家庭回归健康发展阶段、培养家庭解决和应对健康问题。家庭保健通过健康家庭建设来维持和提高家庭的健康水平以及促进家庭实现自我保健功能。

(二)家庭保健工作机制

当家庭健康出现问题时,社区保健人员可通过家庭健康评估结果判断家庭健康存在的问题,提出家庭健康诊断及需要援助的项目,并根据其诊断结果制订相应的家庭护理援助计划,进行计划实施和评价,通过再评价来判断家庭健康问题是否得到解决,进而决定是否修改计划或终止计划。

目前,我国正在推行家庭医生制度,为家庭保健机制化建设提供了制度支持。2016年国务院医改办等七部委印发了《关于推进家庭医生签约服务的指导意见》,正式建立家庭医生签约服务机制。2022 年国家卫生健康委等六部门联合印发了《关于推进家庭医生签约服务高质量发展的指导意见》，要求到 2035 年，签约服务覆盖率达到 75% 以上，基本实现家庭全覆盖。

目前家庭医生签约服务制度建设有效地促进了家庭保健开展，家庭医生通过家庭医生签约服务形成稳定的医患关系，更容易开展家庭保健工作。第一，可以利用签约服务将老年人、孕产妇、儿童、残疾人以及高血压、糖尿病、结核病和严重精神障碍患者等作为保健重点人群，优先开展家庭保健服务；第二，对行动不便、失能失智的老年人、残疾人等确有需求的人群，家庭医生可以结合实际情况提供上门服务，包括上门治疗、随访管理、康复、护理、临终关怀、健康指导及家庭病床等相关医疗和家庭保健服务，但要确保服务质量和医疗安全。

三、家庭保健形式

（一）家庭健康评估和建档

家庭健康评估是指有计划地对家庭及其成员健康状况进行检查和评价，并依据检查和评价结果建立家庭健康档案。健康评估是家庭保健的起始，其建立的家庭健康档案不仅是社区卫生服务和家庭医生签约服务的依据，也是对社区居民进行动态管理的最佳工具，同时还是医学教学科研的重要参考资料。家庭健康档案的主要内容包括以下几方面。

1. 家庭基本资料　包括家庭住址、家庭成员人数、成员个人的基本资料、建档医生及护士姓名、建档日期等。

2. 家系图　以绘图的方式表示家庭结构以及各成员的健康和社会资料，是简明的家庭综合资料，其使用符号具有一定的格式。

3. 家庭卫生保健记录　记录家庭环境的卫生状况、居住条件、生活方式，是评价家庭功能、确定健康状况的重要参考资料。

4. 家庭评估资料　包括家庭结构资料、家庭成员的资料、家庭生活周期资料、家庭功能资料。

5. 家庭主要问题目录及其描述　目录里记载家庭生活压力事件和危机的发生日期、问题描述及结果等，多采用美国临床药师协会推荐门诊（SOAP）病历的方式进行描述。

6. 家庭成员健康资料　家庭成员健康档案资料包括一般情况（性别、年龄、职业等），保存完整的疾病资料（X 线片或报告、心电图、B 超、化验单、体检表等各种病历原始单据），行为方面的问题（烟酒史、食物过敏史、接触过敏史、药物过敏史等）；儿童应有生长发育方面的资料和预防接种卡；妇女应有孕初期保健方面的内容等。

（二）家庭健康教育

家庭健康教育是家庭及成员维持健康、促进发展的重要环节。尤其是对儿童、老人进行家庭健康教育，有助于预防意外伤害。在开展家庭健康教育活动时，可从家庭环境卫生、生活方式、心理健康、疾病防治、防病知识、安全教育、生殖与性教育等方面着重考虑。

1. 家庭环境健康教育　家庭环境包括住宅庭院和居室内部的环境，家庭环境的好坏，对家庭成员的健康有着重要影响。在我国农村和城市，就健康对家庭环境的要求而言，无论住宅条件如何，都存在着不利于家庭健康的环境问题。有些问题从建造房屋开始就已经存在，有些问题可能发生在装修的过程中，有些问题则出现在日常家庭环境的管理中。一般而言，家庭环境健康教育内容包括以下几个方面。

（1）住宅建设方面：具体包括居民住宅的选址要求、住宅周围的环境布局、住宅的给水与排水布置、住宅的通风与采暖卫生要求、室内的采光与照明要求以及绿化美化要求；农村居民自建房还要考虑厕所与畜禽喂养位置以及庭院的布局等。

（2）住宅装修方面：涉及室内装饰材料的选择，家庭厨房、老年居室、儿童居室的布置，居室色调和灯具的选择，床位和家具的合理摆放等。

（3）家庭室内外卫生方面：具体包括居室空气消毒的物理、化学、生物等方法；测试和调整居室微小气候的方法；保护厨房、卫生间和庭院卫生的方法；警惕厨房污染、卧室污染、噪声污染、化妆品污染、吸烟污染等。

2．生活方式教育 生活方式对于健康非常重要，尤其是慢性病的防治。要对家庭全体成员开展生活方式教育，形成健康的家庭生活方式。家庭生活方式教育主要包括以下方面。

（1）饮食行为知识教育：人体所需的能量和各种营养物质均来源于饮食。食物的品种、数量、质量、卫生状况以及人们的饮食习惯等都与健康有着密切的关系。平衡膳食是健康"四大基石"的重要环节。饮食行为知识教育是生活方式教育的重要内容，包括营养知识教育、食品卫生知识教育、饮料（酒、茶等）知识教育等。

（2）起居生活方式教育：养成有规律的起居习惯，对睡眠、健康和学习都有重要影响。起居教育内容应包括：布置符合卫生要求的居室，掌握正确的起居时间，根据不同季节调整冷暖适度的卧具，形成有利健康的睡眠姿势；儿童睡眠环境的卫生要求，老年人起居的注意事项，培养良好的睡觉前与起床后洗漱的习惯。

（3）休闲娱乐方式教育：适当的娱乐活动可以有效地缓解人们的疲劳和紧张情绪，有利于人们的身心健康。相反，一些不良的娱乐方式，或不恰当的娱乐时间，都会对人们的身心健康造成危害，甚至危及人们的生命安全。因此，在家庭中不能忽视休闲、娱乐方式的正确教育和引导。

（4）运动锻炼教育：研究发现许多慢性非传染性疾病往往是由于缺乏体育锻炼所导致的肥胖而引起，因此运动锻炼教育是家庭健康教育的重要组成部分，同时也是现代生活中重要的健康保健方法之一。各种健身操、跑步、爬山、游泳以及各种球类活动，中国特有的武术、气功等都有着很好的保健作用。

3．心理健康知识教育 心理健康知识教育家庭化是医学未来发展的必然趋势，在开展家庭心理健康教育时，必须考虑到普及性，要选择比较简单易懂，又与日常生活相关的心理健康常识作为教育内容。具体教育内容包括：婴儿期、学龄前儿童的心理健康常识，中小学生心理障碍的原因和预防措施；培养孩子良好心理素质的方法，处理孩子逆反心理的办法，青春期可能出现的心理状态；父母对子女管教过严或溺爱的心理危害，父母与子女相容的心理原则；夫妻心理相容的条件，女性月经期的心理表现，妇女孕育期的心理特征；中年人保持心理健康的方法，老年人的心理特点和心理变化，离退休人员保持心理平衡、消除不良情绪的措施等。家庭心理健康知识教育应遵循下列原则。

（1）正确导向原则：在家庭教育中，家长应坚持以正确的价值观对子女的身心发展施加影响，正确引导，使他们朝着社会与家庭期望的目标成长。

（2）理性施爱原则：在家庭教育中，家长不但要用无私的亲情热爱子女，而且还需要把情感与理智相结合，坚持科学的教育。

（3）启发诱导原则：在家庭教育中，家长要承认和尊重子女在学习、成长中的主动地位和独立人格，注意调动他们的积极性、主动性和创造性，引导他们自觉地努力形成和发展良好的人格品质。

（4）要求适度原则：没有要求就没有教育，严格的要求才是认真有效的教育。家长教育子女也应该坚持严格要求。但是，严格要求并不意味着过分苛刻，而是从教育目的出发，针对子女发展的实际情况，提出内容适当的教育要求。

（5）教育一致性原则：家庭教育要统一协调各方的教育影响，使家庭成员的教育价值观、教育要求、教育手段和教育方法相协调，前后贯通，从而保证子女的人格品质朝着正确的培养方向发展。

4．疾病防治知识教育 疾病防治知识教育的目的是提高家庭成员的自我保健能力、预防疾病能力、急救处理能力以及家庭护理能力。这些能力的提高需要多方面的努力，其中家庭成员的自我教育也是一条有效途径。疾病防治知识教育的具体内容包括家庭护理常识和用药常识。

（1）家庭护理常识：家庭成员应掌握一些基本的家庭护理知识和护理技能，如对骨折患者、高热患者、高血压患者、冠心病患者、糖尿病患者、瘫痪患者及癌症患者的家庭护理方法。掌握如何预防压疮、做冷热敷、测体温、数脉搏、看呼吸、量血压的方法，以及给玩具、衣服和被褥消毒的方法等。

（2）用药常识：了解药品的批准文号及有效期、药物的各种剂型以及药物的不良反应，同时正确掌握用药量、失效药物的特征、常备药的收藏保管、旅游用药须知、服用补益和营养药的注意事项、中西药的服用方法以及煎中药的方法。另外，忌乱用未经验证的秘方、偏方，并注意药物搭配禁忌、滥用药物的危害等。

5. 生殖与性教育　生殖与性教育就是对受教育者进行有关性科学、性道德和性文明教育培养的社会化过程。性教育不仅只是简单地读一本书、听一次讲座或看一次录像，而是一个涉及家庭、学校和全社会的教育系统工程，也是一个随受教育者年龄变化而不断发展的再社会化过程。家庭生殖与性教育要注意的问题包括以下两个方面。

（1）性别教育。具体包括：①在性取向方面。孩子出生后，无论男女，在取名、着装、生活用品的选择上都不应混淆，以免孩子从小对自己和他人产生性模糊意识，从而影响孩子的性取向。②在性认知方面。父母希望孩子是自己想要的性别，或父母偏爱男孩或女孩，或父母有意地把孩子女扮男装或男扮女装，均会影响孩子的性别意识，导致孩子性格和行为上的改变；当孩子能听懂言语时，家长应把性别教育贯穿在日常生活中，如在洗澡、着装、修整发型及玩具选择等方面要有明确的性别区分。家长还可以通过书报、画册、影视、讲故事等形式去引导孩子观察动植物的生长和繁殖，从而使他们接受大自然，热爱人类，认识生命本质，使性认知得到健康发展。

（2）性教育方面。自由探索自己的身体是健康性教育的良好开端。父母在家庭生活中，要选择适当时机，如洗澡、睡觉前等时间可以给孩子传递正确的、通俗易懂的生理知识，自然地让孩子认识并接纳自己的身体。尤其要让孩子认识到生殖器官与人体其他器官一样并不神秘，还要引导孩子保持自体清洁，养成良好的卫生习惯。当孩子提出有关性方面的疑问时，父母不应回避，应该用孩子能理解和接受的言语和方式耐心予以解答，使孩子的好奇心和求知欲得到解决和满足。父母之间感情真挚、融洽，以及父母品行端正，能给孩子树立良好的榜样，使孩子热爱人生、热爱生活，并正确对待性问题。

目前我国的性教育尚未形成一套科学、系统以及全面的教育体系。在家庭中开展生殖与性教育要把握好传播内容和传播方法，如在夫妻间与父母和子女间的教育内容与方法就存在较大的本质差异。

6. 家庭意外伤害教育　意外伤害是人们日常生活中无法预料的突发问题，家庭意外伤害教育可以选择生活中经常会碰到的问题作为教育内容。例如：煤气、沼气或灭鼠药中毒后的急救措施；防止触电及拯救触电者的方法；烫伤、烧伤后的医疗处理；溺水者的急救处理；火灾、水灾和地震等灾害的逃生方法和技能；脑外伤及骨折等急救处理措施等。家庭意外伤害预防方法包括以下几种。

（1）加强农药管理：教育家长加强对危险源的管理，对农药、灭鼠药和其他各种有毒药品要注意妥善保管，防止儿童误服；喷洒过农药的蔬菜、瓜果须经过规定时间后方可摘食，新鲜蔬菜、瓜果清洗时浸泡时间要长以防农药残留；灭鼠药毒饵必须晚上投放早晨收起，严加防范儿童误服。

（2）妥善放置各类药品：对成人用药，如避孕药、外用药、镇静安眠药等要上锁保管，以免儿童误服。

（3）防范家庭其他危险因素：热汤、热油、热水瓶要放在儿童不容易拿到的地方；年轻父母在给孩子洗澡时，应先往盆中放凉水，然后再加热水，以免发生烫伤事故；防范家具给儿童带来的意外伤害等。

（三）家庭健康咨询

家庭健康咨询（family health consultation）是指针对家庭及其成员健康及相关问题开展的咨询指导过程。家庭咨询不是代替人们做出明智的决定，而是帮助人们做出明智的决定。首先，咨询是一种面对面交流的过程，咨询者通过运用自己的交流技巧和相关知识来帮助人们认识问题、做出正确的决策，最终有效地解决问题。其次，咨询需要建立一种相互信任、平等相处的人际关系，咨询者不可能代替被咨询者去解决问题，问题最终还是要靠被咨询者自己去解决。因此，不能把被咨询者放在过于被动的位置上，而应充分发挥他们的主观能动性。当家庭出现健康问题导致家庭危机时，需要家庭医生提供必要的家庭咨询，实际上，家庭咨询与健康教育息息相关，也是家庭治疗不可分割的过程。通常家庭咨询和指导内容包括以下几方面。

1.家庭遗传学问题　包括遗传病在家族中发病的规律、婚姻限制、生育限制以及健康风险等。

2.婚姻与健康问题　包括夫妻之间的相互适应问题、感情发展问题、性生活问题、角色扮演问题、生育问题等。

3.患病家庭健康照顾问题　包括家庭成员患病情况及预后、家庭成员反应、家庭照顾和支持等。

4.家庭生活与健康问题　包括孩子出生、孩子离家、退休、丧偶、独居等产生的健康相关问题。

5.家庭青少年成长与健康问题　包括青春期青少年的生长发育问题、与父母的关系适应问题、角色适应与交往方式问题、家庭平衡问题、人生发展与父母期望问题等。

6.家庭功能障碍与健康问题　主要是家庭功能障碍、交往和沟通不畅以及重大的生活事件发生导致的健康问题等。

（四）家庭健康访视及指导

家庭健康访视（home health visit），简称"家访"，是指社区医务人员（包括家庭医生、社区护士、防保医生等）为了促进和维护家庭及其成员的健康，在服务对象家中进行有目的的交往活动。其目的是了解客观、真实的家庭背景资料，全面评价家庭及其成员的健康危险因素，满足特殊人群（如老年人、残疾人、长期卧床的患者、不愿住院的患者、临终患者等）及其家庭对医疗保健服务的需求，掌握患者及其家庭执行医嘱的情况。一般来说，家庭健康访视往往伴随着家庭咨询和指导服务，不能截然分开。家庭访视可以分为评估性家访、照顾性家访和接诊性家访。家庭访视及指导的内容包括以下几点。

1.急性病患者评估和处理　主要是针对那些年龄太大、生活不能自理的患者，以及搬动会加重病情的患者；转诊到医院之前需要进行特殊治疗的患者，如疼痛、心肺复苏、心源性哮喘的处理。这类家访还包括评估患者的家庭条件和家庭支持情况，以便决定患者是否需要住院，特别是对于儿童和老年患者来说更有必要。

2.出院患者评估和继续治疗　对出院后仍需要在家庭继续接受治疗的患者，社区医生通过家访可以正确评估患者的适应和恢复情况以及所遇到的问题，以及对医嘱的依从性、对药物的反应等，以便及时调整治疗方案。

3.慢性病患者处理　国家规定的社区慢性病管理患者以及其他慢性病患者，如类风湿性关节炎、充血性心力衰竭、多发性硬化、脑卒中偏瘫等患者，需要社区医生定期家访，以促进慢性病患者的治疗和康复。

4.为临终患者及其家庭提供服务　全科医生可以在家访时为临终患者提供必要的医疗服务和临终关怀服务，还可以为处于悲伤、混乱中的家庭成员和处于危机中的家庭提供必要的指导、援助和医疗保健。

5.家庭结构和功能评估　家庭健康评估往往需要在家庭中进行，才能准确、全面地收集信息。因为某些患者在家庭中能更轻松地表达他们的想法，进而揭示更深层的感情矛盾和家庭危机。社区医生只有通过家访才能发现家庭及其成员存在的或尚未意识到的健康问题。

6. 新生儿家访 按照国家妇幼保健制度规定，社区保健医生需要开展上门服务以了解新生儿健康状况，对新生儿提供家庭预防保健服务。

第四节 家庭健康评估

一、家庭健康评估的概念

早在19世纪中叶，人们就已经意识到健康评估在护理实践中的重要性。英国护理事业创始人和现代护理教育奠基人弗洛伦斯·南丁格尔（Florence Nightingale）认为护士需要发展收集资料的技能，强调通过护理观察、与患者交谈以获取健康和疾病相关信息的重要性。自20世纪70年代以来，美国医学家恩格尔提出的"生理-心理-社会"医学模式逐渐丰富了健康评估的内涵，健康评估作为一门学科的框架基本形成。家庭健康评估也因家庭护理的需要而得到发展。家庭健康评估（family health assessment）是指在家庭内部实施的综合性健康评估，即通过合理有效的手段收集家庭及其成员的详细健康资料后，利用人工或计算机系统等多种方式对健康资料进行整理、分析，最终形成一个对当前健康状态、健康发展趋势以及未来可能出现的结果等诸多方面的判断。

二、家庭健康评估的情境

一般来说，当生活中出现家庭成员逝世、失业、意外、死亡、分离等危机问题时需要进行家庭健康评估。此外，需要家庭健康评估的情况还包括：①患者经常因非特异性的症状来求诊，如头痛、背痛、腹痛、疲劳、失眠等，特别是没有器质性病变的情况。②过度利用医疗保健服务或家庭成员频繁就诊。③治疗慢性病时遇到困难，如患者服用降压或降糖药物的依从性不佳、患者重度哮喘发作频繁等。④"涟漪效应"（ripple effect），不同成员出现同样严重疾病的症状或家庭中相继出现严重疾病。⑤情绪及行为方面的问题，主要是在家庭周期转换时段出现的问题，如中年妇女的更年期综合征问题。⑥配偶之间的问题（婚姻及性问题），主要是经济、文化、心理等方面问题。⑦"代罪羔羊"或"三角关系"（triangle relationship），即将家中未解决的压力以情绪方式转移到家庭成员的身上，如将某些负性情绪转移给孩子。⑧与生活方式和环境因素有因果关系的疾病。如酒精性肝病、消化道溃疡等。⑨促进健康与预防疾病的活动。包括预防接种、遗传咨询以及营养指导等。⑩家庭发展阶段因预期问题而产生的焦虑。如婴儿出生及照顾、青春期、中年危机、空巢综合征等。

三、家庭健康评估原则、条件和程序

（一）家庭健康评估原则

家庭健康评估的原则包括：①重点关注家庭系统而不是局部评估。因为家庭成员互动交往时所产生的有形和无形规则构成了一个相对稳定的家庭系统。②注重家庭周期发展的动态变化，预防问题出现。③评估家庭健康状况和相关问题，以及家庭解决问题的优势和资源。④全面、完整、系统地收集家庭健康评估资料。

（二）家庭健康评估条件

家庭健康评估需要满足一定的条件才能实施和开展，具体条件包括：①评估需要由家人（"患者"）完成，只有通过家庭成员的自我评估，才能真实地反映情况；②评估调查工具要求简单明确，让受教育程度较低的家庭成员也能理解和提供资料；③评估时间不宜过长，需要在短时间内完成，因为有些健康问题如果不能在短时间内完成就会发生变化；④评估适用范围广泛，能适用于生活在不同社会经济或文化习俗背景下的患者；⑤被评估者能提供家庭结构、家庭功能等完整资料。

（三）家庭健康评估程序

家庭健康评估包括四个步骤，具体为：①与个人交谈或通过问卷获得资料，如利用心理量表进行分析并获得资料；②收集和比较家庭成员的个人资料并综合评价；③收集家庭结构资料，分析家庭代际层次和亲属关系等；④收集和分析家庭成员互动所得资料，例如测量互动个体反应、比较互动个体反应等资料。

四、家庭健康评估内容

家庭健康评估主要包括三个部分的内容，即家庭生活周期、心理层面、社会环境。进行评估时，由评估人询问家庭成员，最后由家庭全科医生进行综合评估。

（一）评估家庭生活周期及问题

主要询问：①家庭成员数量；②家庭成员最近的生活住址；③家庭所处的家庭生活周期阶段；④当前家庭生活周期发生的问题；⑤家庭过去遭遇的重大问题；⑥家庭成员对问题处理方式的满意程度。

（二）评估家庭心理方面问题

主要询问：①家庭决策者情况；②受重视的家庭成员情况；③家庭成员各自的期望和实现情况；④家庭成员间引起彼此注意的主要因素；⑤家庭成员的个体差异与自我表达方式；⑥家庭成员间的和谐度和容忍度等。

（三）评估家庭社会环境及问题

主要询问：①家庭和亲戚接触互动情况，如亲友是否前来帮助解决问题或是前来制造问题；②家庭成员与邻居相处是否和谐融洽，家庭成员们参加的社团或团体有哪些；③家庭是否使用了社区资源，以后是否还会继续使用；④家庭中双亲受教育的程度等。

五、家庭健康评估工具

（一）家系图

家系图（family tree）是指将家庭的结构性资料及功能性资料用简单的图谱及文字表达，以形成家庭主要问题的直观性解释。家系图常根据不同情况而采用不同的样式（图 13-1），一般男用"□"表示，女用"○"表示；"□、○"以横线连接的称为婚姻线，表示为夫妇；从婚姻线的近中点向下作垂线，下端连上子女记号，子女人数如在两人以上，可按出生顺序从左向右排列，世代数在图左端以罗马数字标出，并在各人记号的右肩按各世代顺序记以阿拉伯数字。

目前家庭评估用的家系图，除有以往的生物医学资料外，还有家族以及家庭成员互动关系的资料，主要包括如下内容。

（1）家庭基本情况：主要包括家庭规模、结构、关系，以及家庭社会经济状况、生活方式、社区交往情况等。

（2）家庭生活周期：主要包括家庭所处的成长阶段以及相关的健康需求和健康问题等。

（3）世代间反复出现的模式：包括重复出现的疾病模式，如特别的疾病（高血压）、症状（头痛）；重复出现的功能模式，如躯体化、否定（心理状况）和药物滥用等；重复出现的人际关系问题，如冲突、断绝关系；重复出现的结构模式，如离婚、再婚等。

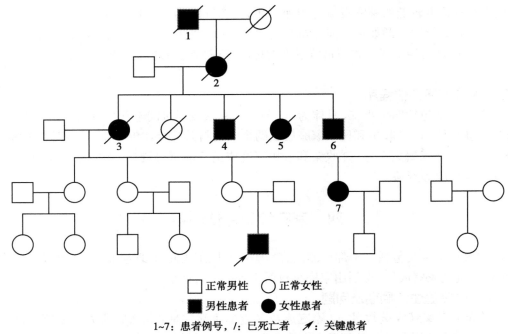

□ 正常男性　○ 正常女性
■ 男性患者　● 女性患者
1~7：患者例号，/：已死亡者　↗：关键患者

图13-1　**家系图**

（4）生活经历：包括近期生活压力来源，如结婚、怀孕、失业、急性和慢性疾病；慢性生活压力来源，如贫穷、工作环境恶劣、与上司关系紧张等；特殊日期和暂时性生活事件，如节假日、生日、周年纪念等；社会、经济、文化、政治或环境力量，如迁移、自然灾害、战争等。

（5）家庭关系模式：包括家庭关系的形态，如断绝关系、冲突、疏远、相处融洽；三角关系，如父母与孩子之间的三角关系，一般配偶之间的三角关系，离婚和再婚家庭之间的三角关系，家庭领养子女之间的三角关系，多世代之间的三角关系；非家庭成员关系的形态等。

（6）家庭平衡与失衡：包括家庭结构平衡与失衡，如离婚与再婚后的结构变化；家庭角色平衡与失衡，如生育子女后所表现的角色变化情况；家庭功能平衡与失衡，如突发某重大变故后家庭功能是否能维持平衡等。

（二）家庭关怀度指数问卷

家庭关怀度指数问卷即 APGAR 问卷，它是一种以主观的方式来探讨患者对本身家庭功能满意程度的工具。1978 年，美国西雅图华盛顿大学的 Smilkstein 医师根据家庭功能的特征设计了该问卷，它的特点是简单、快捷，能够在较短的时间内使受测试者对自己家庭的功能做出主观的、量化的评价，并且还能进一步明确家庭存在问题的严重程度。家庭 APGAR 问卷设计的本意是希望家庭全科医生在初次接触一个家庭时，可以对家庭整体情况有所了解，并能够全面、客观和综合地给家庭功能进行打分。问卷共分为两个部分，涉及家庭功能实现和家庭成员关系两方面（表 13-2、表 13-3）。该问卷经世界各地反复验证，其信度（reliability）和效度（validity）已得到肯定，但问卷的局限性在于它的特异性较差，而且只能测量"主观上"认为的满意程度。APGAR 是代表家庭功能五个部分的首个字母，主要内容如下。

A：适应度（adaptation），即家庭面临危机或压力时，内在与外在资源的使用情况，以及使用后解决问题的程度。

P：合作度（partnership），指家庭成员对问题的决定权以及责任分担和合作的情况。

G：发展状况（growing），即家庭成员之间经过相互支持而达到生理、心理和社会适应方面的成熟与自我实现。

A：感情问题（affection），指家庭各成员之间相互关爱的状况和程度。

R：亲密度（resolve），是用来代表家庭成员彼此间享受共同的时间、空间和经济资源的承诺（commitment）。

表13-2 **家庭APGAR问卷的第一部分**

填写下列问题，您就能对您的家庭有更好的了解，如果您对您的家庭或本项目还有其他补充，请写在补充说明处。"家人"是指平常与您住在一起的成员，如果您是一个人居住，请将目前与您最密切的人当作您的家人。

家庭档案号：　　　　　　　　　　填表人：　　　　　　　　　　　年　　月　　日

①当我遭遇困难时，可以向家人求助，我对此满意。
　经常（　　）　　　有时（　　）　　　几乎很少（　　）
　补充说明：

②在与家人进行问题讨论时，我对问题分担的形式满意。
　经常（　　）　　　有时（　　）　　　几乎很少（　　）
　补充说明：

③当我希望从事新的事业或有新的发展时，家人能够接受并给予支持，我对此满意。
　经常（　　）　　　有时（　　）　　　几乎很少（　　）
　补充说明：

④我满意家人对我表达情感的方式，以及对我情绪（愤怒、悲伤、爱）的反应。
　经常（　　）　　　有时（　　）　　　几乎很少（　　）
　补充说明：

⑤我满意家人与我共度时光的方式。
　经常（　　）　　　有时（　　）　　　几乎很少（　　）
　补充说明：

补充说明：由家庭成员就各问题的满意度分别在"经常、有时、几乎很少"这三个等级进行选择，相应的计分分别为2分、1分和0分。总分在7~10分表示家庭功能无障碍；总分在4~6分表示中度功能不全的家庭；总分在0~3分表示重度功能不全的家庭。
医务人员填写：
①问卷分数
②家庭功能评估
签名：

表13-3 **家庭APGAR问卷的第二部分**

将与您居住在一起的人（配偶、孩子、朋友等）按关系密切程度的顺序写下。			跟这些人相处的关系		
关系	年龄	性别	好	一般	不好
如果您和家人不居住在一起，请写上您经常求助的人（家庭成员、朋友、同事、邻居）。			跟这些人相处的关系		
关系	年龄	性别	好	一般	不好

（三）家庭圈

家庭圈（family circle）是指每个家庭成员用主观认知分析方法在代表他们家庭的大圆圈内画出代表每个成员的小圆圈（图 13-2）。圆圈越大，代表成员权力越大，圆圈之间的距离表示彼此之间关系密切程度。家庭圈图的优点是简单易绘，可用来比较各成员的关系密切程度，也可作为进一步切入问题本质的初探，其缺点是初看起来不易理解。

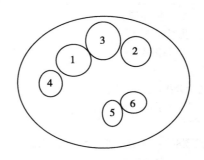

图 13-2　家庭圈示意图

注：1. 父亲；2. 自己；3. 母亲；4. 小妹；5. 大妹；6. 妹婿。

（四）生态图

生态图（ecological map）也是评估家庭的一种图形化工具，它以核心家庭的"家系图"为核心圆，探讨其与外界其他单位、机构和人员的相互关系（图 13-3）。生态图有助于指出家庭所处社会环境的基本性质，可用于家庭成员心理问题的治疗，即让家庭成员能清晰地看到与自己有关的社会环境关系，引导其思维改变等。

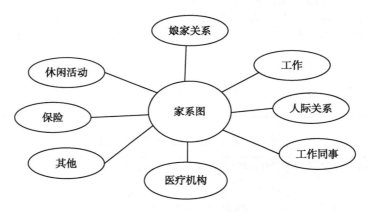

图 13-3　家庭功能生态示意图

思考题

1. 简述家庭功能的内容。
2. 论述建立家庭健康档案对家庭保健的意义。
3. 论述家庭健康评估与社区慢性病干预的关系。

（刘军安）

第十四章　社区卫生服务

不断强化社区为民、便民、安民功能，是夯实基层基础、推进基层治理现代化建设的必然要求。作为社区建设的基本组成部分和维护医疗卫生公益性的重要基石，社区卫生服务是广大人民群众的"健康守门人"，是实现让人民群众生活更加美好的重要保障。当前，我国已转向高质量发展阶段，城乡融合更加深入，社区卫生服务的高质量发展既迎来了重要战略机遇期，也面临诸多新挑战。

第一节　概　　述

一、社区的概念、要素和类型

（一）社区的概念

德国社会学家滕尼斯（Tonnies）于 1881 年在研究人类群体生活时首先使用"社区"（community）一词，在其 1887 年出版的《共同体与社会》（*Gemeinschaft und Gesellschaft*）中将社区界定为"由具有共同的习俗和价值观念的同质人口组成的、关系密切的社会团体或共同体"。"社区"概念在传入美国后发生了较大变化。美国社会学家将"gemeinschaft"译为"community"。自"社区"一词提出后，对社区内涵的解析，在不同时期、不同研究和应用领域存在不同。1955 年，美国社会学家希勒里（G. A. Hillery）对 94 个"社区"定义进行了统计分析，发现"社区"概念较一致地表述为由聚居在一定地域上共同生活的人群共同体和多种社会关系的结合体，并从事经济、政治、文化活动而组成的相对独立的区域性社会实体。20 世纪 30 年代，我国著名社会学者费孝通将"community"引入国内并译为"社区"，他将社区定义为：由若干个社会群体（家族、氏族）或社会组织（机关、团体）聚集在某一地域里所形成的一个生活上相互关联的大集体。虽然社会学家对"社区"的理解和认识有所不同，但一般趋向认为社区是在一定地域内基于共同意识和文化而进行互动交往的人群所形成的社会共同体。

（二）社区的构成要素

社区的构成要素主要包括以下五个方面。

1. 一定数量的以社会关系为纽带共同生活人群　一定数量和质量的人群是构成社区的主体，他们既是社会产品的创造者和消费者，也是社会关系的承担者。

2. 一定范围的从事社会活动的地域条件和空间　地域条件泛指地理位置、资源、气候、交通、经济等方面，是社区各种活动的自然基础，也是影响社区人群活动的性质及特点的重要因素。

3. 相对完备的生活服务设施　提供社区存在的物质基础，满足社区人群基本物质需要和精神需要的生活服务设施，是衡量社区发展程度的重要标志。

4. 特有的文化背景、认同意识和生活方式　每个社区都有自己的文化传统和生存环境，社区人群拥有在情感上和心理上的认同感及其对社区的归属感，形成特有的文化、生活方式。

5. 适合社区生活的制度与相应的管理机构　社区有一定的制度和管理的机构，能够起到协调和调解各种社会关系的作用。

（三）社区的类型

通常将社区分为生活型社区和功能型社区两种类型。

1. 生活型社区　是由不同的个体或家庭生活在相邻近的区域产生相互合作和依存关系而形成，如街道、乡镇、居委会、行政村落等。

2. 功能型社区　是由不同的个体因某种共同特征产生相互联系而形成，如企事业单位、学校、医院、军营等。

（四）社区的功能

社区是多功能的集合体，主要具有以下功能。

1. 管理功能　社区是类行政组织，具有管理社区人群的社会生活事务的功能。

2. 服务功能　社区是人们参与社会生活的主要场所，可为社区居民提供便利的社会化服务。

3. 民主自治功能　社区是群众实行自我管理、自我教育、自我服务的行之有效的载体。

4. 文化教育功能　社区通过组织开展宣传、娱乐、体育、群众性精神文明创建等活动，有效提高社区成员的文明素质和文化修养。

5. 安全稳定功能　社区居民由于交往形成一定范围内的稳定社会关系，这种关系有助于化解各种社会矛盾，保证居民生命财产安全。

二、社区卫生服务的概念和特性

（一）社区卫生服务的概念

社区卫生服务（community health service，CHS）概念源于 20 世纪 40 年代的英国，人们最初将非住院服务称为社区卫生服务。1945 年英国议会正式批准"国家卫生服务法"，规定在英国实行由政府税收统一支付的医院专科服务、社区卫生服务和全科医生制度。此后，英国政府推行有限资源向弱势群体倾斜的政策，大力发展社区卫生服务，社区卫生服务逐步承担起健康"守门人"的职责。英国社区卫生服务的理念、模式和经验被许多国家效仿和借鉴。20 世纪 70 年代，WHO提出卫生服务的社区发展方向，社区卫生服务概念在世界各地迅速传播。

2006 年国务院出台的《关于发展城市社区卫生服务的若干意见》对社区卫生服务（CHS）的内涵做了阐述，认为社区卫生服务是社区建设的重要组成部分，是在政府领导、社区参与、上级卫生机构指导下，以基层卫生机构为主体，全科医师为骨干，合理使用社区资源和适宜技术，以人的健康为中心、家庭为单位、社区为范围、需求为导向，以妇女、儿童、老年人、慢性病患者、残疾人等为重点，以解决社区主要卫生问题、满足基本卫生服务需求为目的，融预防、医疗、保健、康复、健康教育等为一体的，有效、经济、方便、综合、连续的基层卫生服务。

（二）社区卫生服务的特性

1. 基础性　社区卫生服务是基本卫生服务，具有基础性，同时，社区卫生服务是社区居民出入卫生服务系统的"门户"，提供首诊服务，能以较方便、经济、有效的适应技术解决社区居民80%～90% 的基本健康问题，还承担急危重患者的基础诊断及转诊服务。社区卫生服务体系位于卫生服务体系的底部，是促进社会公平、维护社会稳定、实现"病有所医"的基础网络。

2. 综合性　社区卫生服务以生物 - 心理 - 社会医学模式作为理论指导，具有综合、全方位的服务特性。具体表现为：①服务对象包括辖区内的健康人群、高危人群、重点保健人群和患者；②服务内容包括基本医疗、预防、保健、康复、健康管理、健康教育等；③服务层面涵盖生理、心理和社会等多个方面；④服务范围涉及个人、家庭和社区；⑤服务方式包括综合利用现代医学、传统医学和替代医学各类适宜技术和方法。

3. 连续性　通过与社区居民建立一种稳定、长期的服务关系，社区卫生服务提供从出生到死亡、从健康到疾病的连续性服务，是区别于医院服务的重要特征。具体表现为：①提供沿生命周期各阶段的卫生保健服务，包括婚前保健、孕前保健、分娩、婴幼儿保健、青少年保健、中老年保健、临终关怀以及对患者家属的支持；②提供沿健康-疾病各发展阶段的卫生保健服务，从健康促进、危险因素监测，到疾病早、中、晚各期的诊疗、康复和管理；③不论时间、空间、服务对象的健康状况和生命周期是否变化，对服务对象的健康责任都不会间断和终止。

4．可及性　社区卫生服务是以社区为基础的基层卫生服务，贴近社区人群，能让他们体验到属于自身并方便获得的基层卫生保健服务。社区卫生服务的可及性具体体现在地理接近、服务便利、关系密切、结果有效、心理接受、经济合理等一系列使人易于利用的特点。

5．协调性　社区卫生服务是社区居民最先接触、最常利用的基层医疗保健服务，社区卫生服务提供者必须倡导和动员各级各类社会资源服务于社区居民，承担协调人的责任。作为医疗保健系统的"守门人"，社区卫生服务提供者需根据服务对象的不同需求，充分协调和利用社区卫生资源，包括动用家庭、社区及社会各有关医疗资源，以实现提供全方位、全过程的综合服务。

三、我国发展社区卫生服务的必要性

我国开展社区卫生服务是随着社会、经济、科技、文化的发展而逐步发展的必然结果，可有效满足人们日益增长的基本卫生服务需求，是调整卫生资源合理布局和配置的有效手段，是实现人人享有卫生保健的重要途径。我国社区卫生服务产生与发展的主要原因有以下几方面。

1．人口基数庞大和人口老龄化　近年来我国人口出生率虽呈下降趋势，但随着社会经济发展，人口死亡率也逐步下降，人口继续保持低速增长态势，人口基数仍然庞大。同时随着人均预期寿命的延长，人口老龄化现象越来越突出。第七次全国人口普查数据显示，2020年全国总人口已达141 178万，60岁以上人口已占总人口数的18.70%，65岁以上人口比重则为13.50%，表明中国人口老龄化程度继续加深，对社区卫生服务的需求日益增强。

2．疾病谱和死亡谱的改变　慢性非传染性疾病、退行性疾病和意外伤害已成为威胁人们健康的主要疾病，与此同时，新老传染性疾病的威胁仍严峻，病毒性肝炎、肺结核、性传播疾病等在我国仍存在大面积流行，新型冠状病毒感染、艾滋病、SARS、人感染高致病性禽流感等为代表的新传染病也给我国的卫生健康事业带来巨大挑战。防治慢性病和传染病危害，应对双重疾病负担，必须重视社区卫生服务。

3．医学模式及健康观的转变　随着医学科技的发展和哲学观的变化，医学模式已由生物医学模式转变为生物-心理-社会医学模式，对病因的认识也由单纯的生物病因提高到生物、心理和社会的诸方面，病因理论由单因单果上升到多因多果。无病就是健康已成为传统的健康观，新的健康观对健康提出了更高的要求，强调三维健康，提倡以社区为基础的三级预防。

4．医疗费用的过快增长　社区卫生服务是控制医疗费用不合理增长的重要环节，全科医生是合理控制医疗费用的"守门人"。目前，我国的医疗费用主要用于医院的住院患者，而用于以门诊患者为主的社区基本医疗服务的费用非常有限，这种资源不合理消耗迫切需要改变现行的医疗服务体系，发展社区卫生服务。

5．调整卫生资源配置　根据人群健康服务的需求特征，城市居民80%以上的医疗保健问题应在社区解决，仅有10%的患者需要到专科大医院门诊治疗，1%的患者需要到大医院住院治疗。目前，我国的城市卫生服务体系仍为"头重脚轻"的"倒三角"结构（图14-1），配置到基层的卫生资源仍匮乏。一方面城市卫生资源数量相对过剩；另一方面，社区卫生资源严重不足，质量不高。加快发展社区卫生服务，加强基层卫生机构的服务能力，有利于调整卫生资源配置。

6．人群对卫生服务需求增加　人口老龄化、人群健康状况变化，以及人群生活水平的日益提高，导致对卫生保健服务的需求持续增加，发展社区卫生服务在一定程度上可以满足人群日益增长的卫生服务需求。

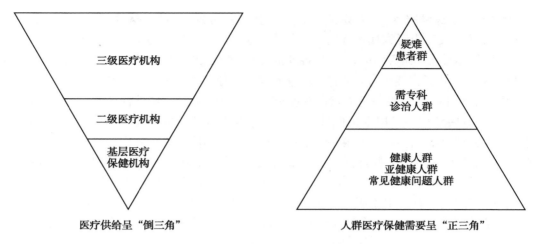

图14-1 资源配置与卫生服务需要关系图

四、社区卫生服务发展概况

（一）国际社区卫生服务发展概况

社区卫生服务已成为世界很多发达国家如英国、澳大利亚、美国、加拿大和部分发展中国家较成熟的基层卫生服务模式。由于各国卫生管理体制方面的差异以及政治、经济、文化等一系列社会因素对卫生服务体系的影响，社区卫生服务组织与社区卫生服务在不同的国家的运行方式和发展情况存在较大差别。

英国作为社区卫生服务的发源地之一，其社区卫生服务组织主要有两种形式，一是由开业的全科医生合伙举办的社区卫生中心或社区医疗中心，二是由开业全科医生个人执业的全科诊所。英国推行严格的社区首诊制度，除急诊外，居民去医院就诊必须经过注册的全科医生转诊。英国将社区卫生服务作为国家卫生服务制度（NHS）的重要组成部分，采用社区卫生服务的方式，低成本地给予社会弱势群体优先、综合及连续的服务，对满足本国居民的基本医疗服务需求、控制医疗卫生费用、合理分流患者发挥了十分有效的作用。目前英国社区卫生服务已经成为了世界上许多国家发展基层卫生服务的榜样。

澳大利亚社区卫生服务实行区域化管理，由政府统一规划、设置社区卫生服务机构。社区卫生服务机构存在多种形式，包括社区卫生服务中心、全科医生诊所、老年保健服务中心、儿童保健中心等，社区卫生服务机构与医院等专业机构之间建立了比较完善的双向转诊体系。加拿大的社区卫生服务以私人开业的诊所为主，私人开业医生是社区医疗服务的主要提供者，政府设立社区卫生服务专项资金，重点扶持农村和边远地区的社区卫生服务发展。美国的社区卫生服务是多元经济体制下的产物，社区卫生服务遵从市场调节的原则，长期护理和家庭保健是其主要内容。美国的社区卫生服务组织主要有三种形式：一是综合性社区卫生服务机构；二是以社区护理和照料为主的社区卫生服务机构；三是专科社区卫生服务机构。从 20 世纪 70 年代起，美国健康服务的重点逐步向社区转移（图 14-2）。

（二）国内社区卫生服务发展概况

我国基于社区的卫生服务始于 20 世纪 50 年代，政府通过开展大规模的爱国卫生运动，在农村乡镇层面建立了乡镇卫生院，以行政村为单位建立了村卫生室，在城市建立了企事业医院或卫生所以及行政单位的公费医疗门诊部和公费医疗医院，为辖区居民提供基本医疗卫生服务。20 世纪 80 年代以来，国内外专家开始探讨在我国实施社区卫生服务的可行性，并进行了一些实践探索。

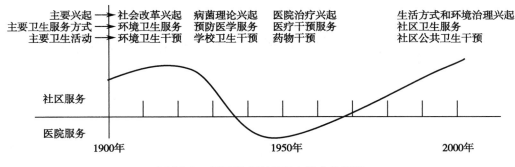

图14-2 美国健康服务重点的变化情况

1997年颁布实施的《中共中央、国务院关于卫生改革与发展的决定》明确提出："改革城市卫生服务体系，积极开展社区卫生服务，逐步形成功能合理、方便群众的卫生服务网络。"第一次正式提出了在城市要开展社区卫生服务，这是我国社区卫生服务起步创立的重要标志，表明社区卫生服务成为了国家卫生服务系统的一个重要组成部分。此后，政府有关部门陆续颁布了一系列相关政策。1999年卫生部等十部委联合制定颁布了《关于发展城市社区卫生服务的若干意见》，这是我国第一个关于城市社区卫生的基础性、政策性文件，明确了我国开展社区卫生服务的总体目标、功能定位、服务内容、基本原则、社区卫生服务体系、规范化管理、配套政策等。

2006年，国务院颁布了《关于发展城市社区卫生服务的指导意见》，将发展社区卫生服务作为深化城市医疗卫生体制改革的重要举措和有效解决城市居民"看病难、看病贵"问题的突破口，标志着我国社区卫生服务工作进入了新的发展阶段，对社区卫生服务的规范发展起到了极大的促进作用。2009年颁布的《中共中央、国务院关于深化医药卫生体制改革的意见》是我国社区卫生服务发展又一个重要的里程碑，此文件明确要求完善以社区卫生服务为基础的新型城市医疗卫生服务体系。2011年颁布的《国务院关于建立全科医生制度的指导意见》指出，坚持保基本、强基层、建机制的基本路径，强化政府在基本医疗卫生服务中的主导作用，逐步建立和完善全科医生培养与使用激励机制，全面提高基层医疗卫生服务水平，为社区群众提供连续、协调、方便、可及的基本医疗卫生服务。

2016年中共中央、国务院印发的《"健康中国2030"规划纲要》进一步强调，坚持以基层为重点，全方位、全周期维护和保障人民健康，建立专业公共卫生机构、综合和专科医院、基层医疗卫生机构"三位一体"的重大疾病防控机制。2020年颁布实施的《中华人民共和国基本医疗卫生与健康促进法》明确国家要加强社区卫生服务中心（站）的建设，建立健全城市社区卫生服务网络。2021年国务院办公厅印发的《"十四五"城乡社区服务体系建设规划》将社区卫生服务行动纳入新时代新社区新生活服务质量提升行动，深化推进"优质服务基层行"，持续提升基层医疗卫生机构服务能力，拓展医养结合服务，推进社区医院建设工作。

我国社区卫生服务经历了从无到有，从小到大的发展历程。截至2020年年底，全国已设立社区卫生服务中心（站）35 365个，其中：社区卫生服务中心9 826个，社区卫生服务站25 539个；社区卫生服务中心人员52.1万人，平均每个中心53人；社区卫生服务站人员12.7万人，平均每站5人。我国基本形成了以政府为主导、社会力量广泛参与，以社区卫生服务中心（站）为主体的城市社区卫生服务体系，承担着向社区居民提供均等化基本医疗卫生服务的重要职能。

第二节　社区卫生服务内容、方式和组织机构

一、社区卫生服务的对象和提供者

（一）社区卫生服务的对象

社区卫生服务机构以社区、家庭和居民为服务对象，包括辖区内的常住居民、暂住居民及其他有关人员。根据人群健康状况和服务特点，社区卫生服务的对象可分为5类人群。

1. 健康人群　健康人群处于一种躯体、心理和社会适应方面的完好状态。以健康人群为社区卫生服务的对象，积极开展社区健康促进工作，充分体现了预防为先的特点。

2. 亚健康人群　介于健康和疾病之间的中间状态，虽然没有明显的疾病，但呈现体力降低、反应能力减退、适应能力下降等的人群。

3. 高危人群　暴露于某种或某些对健康有影响的危险因素下的人群，其发生相应疾病的概率明显高于其他人群。一是高危家庭的成员，凡是具有以下任何一个或更多特征的家庭即为高危家庭：①单亲家庭；②吸毒、酗酒者的家庭；③精神病患者、残疾者、长期重病者的家庭；④功能不全的家庭；⑤受社会歧视的家庭。二是具有明显危险因素的人群，如具有不良的生活方式、职业危险因素、家族遗传因素及社会危险因素的人群。

4. 重点保健人群　由于各种原因需要在社区得到特殊保健的人群，如妇女、儿童、老年人、慢性病患者、残疾人、贫困居民等。

5. 患者　各种疾病的患者，一般为社区常见健康问题的门诊患者，需要家庭照顾、护理院照顾、院前急救或临终关怀的患者，以及其他一些不需要住院治疗的患者等。

（二）社区卫生服务的提供者

社区卫生服务常以全科医生服务团队的形式为社区居民提供服务。全科医生服务团队通常由五类人员组成：第一类是全科医生、社区专科医师、社区中医师等临床医师；第二类是社区公共卫生人员或防保人员；第三类是社区护士；第四类是药剂师、检验师、康复理疗师及其他卫生技术人员；第五类是管理者、医务社会工作者、志愿者。全科医生服务团队按照服务功能与任务的不同，可以组成不同性质的工作团队，比如以解决患者健康问题为导向的门诊工作团队、以促进人群健康和实施群体健康干预为主的公共卫生服务团队、以管理为主的服务团队等。

全科医生（general practitioner，GP）是社区卫生服务的骨干，是为个人、家庭和社区提供优质、方便、有效、一体化的基层医疗保健服务，对生命、健康和疾病进行全过程、全方位负责式管理的临床医生。

二、社区卫生服务的内容

国外社区卫生服务的内容一般包括社区医疗、社区护理与照顾、预防保健及健康教育四大部分。社区医疗主要负责常见病的诊断治疗、院前急救以及大医院转来的急性病恢复期患者的康复；社区护理一般分为护理院或疗养院的长期护理和家庭护理；预防保健包括针对大众的公共卫生服务和针对个人的预防保健；通过健康教育改变人们的不良行为生活方式则贯穿于社区卫生服务的各服务项目中。

我国包括社区卫生服务中心（站）在内的基层医疗卫生机构主要提供基本公共卫生服务和基本医疗服务。具体来说主要包括：①社区预防：社区卫生诊断，高危人群监测，常见传染病、地方病、寄生虫病防治，预防接种，健康档案管理，突发公共卫生事件处理等；②社区保健：妇女保健，

儿童保健，老年保健等；③社区医疗：一般常见病、多发病、慢性病的全科诊疗，社区现场救护，慢性病筛查和重点慢性病患者管理，精神病患者管理，转诊服务等；④社区康复：残疾康复，疾病恢复期康复，家庭和社区康复训练指导等；⑤社区健康管理：提供个人及家庭连续性的健康管理，孕产妇、儿童、老人等重点人群健康管理，重点场所健康教育等；⑥社区签约服务：按约定协议提供医防融合、综合连续的家庭医生签约服务。

三、社区卫生服务的服务方式

社区卫生服务的基本服务方式依据地域环境、服务需求及人口学特征的不同而形式各异。一般可分为以患者为中心的个体化服务和以社区人群需求为导向的群体性服务。

（一）以患者为中心的个体化服务

1. 门诊服务 最主要的社区卫生服务方式，以提供基本卫生服务为主，一般包括常见病、多发病、慢性病门诊，留诊观察，急诊急救，转诊和会诊服务等。

2. 出诊和家庭病床服务 最具特色的社区卫生服务方式，出诊服务主要针对老年人或慢性病行动不便者或病情危急的社区患者；家庭病床服务主要针对中风后遗症、晚期肿瘤、慢性病行动不便、手术及疾病康复期患者等需要上门服务的人群。

3. 社区急诊急救服务 在社区区域内，提供全天候的急诊服务、院前急救等，及时帮助患者利用当地的急救网络。

4. 长期照顾 主要针对患多种疾病需要长期护理的老年人提供的医疗护理、康复促进、临终关怀等服务。

5. 临终关怀及姑息医学照顾 对于生命终末期的患者给予人文关怀、减轻身心痛苦的双重照顾等服务，帮助患者获得最好的生存质量。

6. 远程医疗服务 通过网络等方式，为社区居民提供健康教育、医疗保健咨询、预约服务、定期随访督导等在线诊疗服务。

（二）以社区人群需求为导向的群体性服务

1. 开展社区卫生诊断 运用流行病学、社会学等定性和定量调查研究，确定社区人群的主要健康需求，分析影响社区人群健康的关键问题及其原因，有针对性地制订社区卫生计划和措施。

2. 开展社区传染病防控 执行传染病防控法律法规要求，做好社区传染病的健康监测，协同相关部门落实社区传染病防控措施，及时发现、隔离、报告和转诊患者。通过健康宣教，引导社区居民树立正确的传染病防控观念并提高防范能力，防止传染病在社区的传播和蔓延。

3. 开展以社区人群需求为导向的基本医疗卫生服务 基于流行病学的理念，以社区人群为服务对象，重视社区、环境、行为等因素与人群健康的关系，利用预防保健与社区医疗相结合的系统性医疗策略开展综合、连续、协调的基本医疗卫生服务。

四、社区卫生服务的组织机构

（一）我国社区卫生服务的组织形式

社区卫生服务的组织形式是社区卫生服务的结构基础。对于提供社区卫生服务的组织形式，世界上大多数国家采用的是一种混合形式，提供者包括公立机构、私立营利性机构和非营利性机构，政府举办的医疗卫生机构不再是唯一的社区卫生服务提供者。目前，我国提倡政府主导，鼓励社会参与，多渠道发展社区卫生服务。

1. 政府举办的社区卫生服务 社区卫生服务机构由一级医院、部分二级医院或其他基层医疗机构整体转型而来。其特点是以城市的街道办事处为依托，以医疗卫生单位为主体，将医疗中心、社区卫生服务机构与家庭连接起来,使资源得到合理配置,社区卫生服务向规范化发展。

2. 企事业单位举办的社区卫生服务 企事业单位举办的社区卫生服务分为企业举办和事业单位举办两种形式。企业举办的社区卫生服务主要依托有条件的企业卫生机构,与地方资源形成互补,共同承担相应区域的社区卫生服务。事业单位举办的社区卫生服务主要是由二、三级医院在院内设立开展社区卫生服务的专门部门或在院外举办社区卫生服务机构。企事业单位举办的社区卫生服务有利于卫生机构合理布局和延伸卫生服务,但也存在社区卫生服务的功能得不到重视等问题。

3. 社会力量举办的社区卫生服务 根据国家有关支持政策,部分地区允许具备提供社区卫生服务功能的基本条件,符合法律法规,能独立承担民事责任的法人或自然人申请举办社区卫生服务。社会力量参与举办社区卫生服务,有利于整合卫生资源,扩展筹资渠道;存在的问题是,谋利的同时导致"重医轻防"现象较为普遍,社区卫生服务的功能难以完全落实。

(二)社区卫生服务组织机构

1. 社区卫生服务中心 社区卫生服务机构主要由社区卫生服务中心和服务站组成,以社区卫生服务中心为主体,是社区卫生服务工作的主要载体,属于非营利性、公益性的医疗卫生机构。

(1)社区卫生服务中心设置:社区卫生服务中心的设置,必须遵守国家有关法律、法规和政策,应符合区域卫生规划、医疗机构设置规划和所在城市总体规划的要求。政府原则上按照街道办事处范围或 3 万~10 万居民规划设置社区卫生服务中心,根据需要可设置若干社区卫生服务站。社区卫生服务中心原则上不设住院治疗功能的病床,可设一定数量以护理康复为主要功能的病床,每千服务人口(指户籍人口)设置床位 0.3~0.6 张。原则上一个社区卫生服务中心床位数不得超过 50 张,社区卫生服务站不设病床。

(2)社区卫生服务中心基本功能:社区卫生服务中心是具有公益性、综合性的基层医疗卫生机构,承担着基本医疗服务、基本公共卫生服务和健康管理服务等功能任务,是城乡医疗卫生服务体系的基础。

2. 社区医院 为满足人民群众对基本医疗卫生服务的需求,合理拓展基层医疗卫生服务功能,提升基层医疗卫生机构影响力和社会地位,我国启动实施了社区医院建设工作。社区医院以社区、家庭和居民为服务对象,以居民健康为中心,提供常见病、多发病及慢性病的基本医疗服务和基本公共卫生服务,属于非营利性医疗机构。与社区卫生服务机构提供综合性卫生保健服务不同,社区医院更注重为居民提供就近、方便、快捷的医疗卫生服务,以解决居民看病难、看病贵的问题。

(1)社区医院设置:社区医院设置应当符合区域医疗卫生服务体系规划和医疗机构设置规划,在现有社区卫生服务中心和有条件的乡镇卫生院的基础上,医疗服务能力达到一定水平,加挂社区医院牌子。社区医院实际开放床位数≥30 张,可按照服务人口 1.0~1.5 张/千人配置,主要以老年、康复、护理、临终关怀床位为主,床位使用率≥75%。社区医院设置临床科室、公共卫生科室、医技科室、管理科室、其他科室等。社区医院每床至少配备 0.7 名卫生技术人员,全科医师不少于 3 名,公共卫生医师不少于 2 名,并配备一定比例的中医类别执业医师,医护比达到1:1.5,每个临床科室至少配备 1 名具有主治医师及以上职称的执业医师。

(2)社区医院基本功能:具备常见病、多发病、慢性病的门诊、住院诊疗综合服务能力。符合条件的,可提供适宜的手术操作项目。开展基本公共卫生服务,承担辖区的公共卫生管理和相关卫生管理工作,能够提供健康管理、康复指导等个性化的签约服务。具备辖区内居民基层首诊、双向转诊等分级诊疗功能,开展远程医疗服务,提供部分常见病、慢性病的在线复诊服务。

五、社区卫生服务的网络建设

（一）社区卫生服务网络

社区卫生服务网络是以社区卫生服务中心（站）为主体，其他医疗卫生机构为补充，二、三级医院和防保机构为指导，与上级医疗机构实行双向转诊、条块结合、以块为主，基于城市街道、社区居委会而建立起来的基层卫生服务网络。

（二）社区卫生服务网络建设

社区卫生服务网络建设是一项涉及面广的社区系统工程，需要各级政府牵头和协调各有关责任部门共同完成。

1. 坚持政府主导、统筹规划　各级政府负责制定实施社区卫生服务发展规划，有计划、分步骤地建立以社区卫生服务中心（站）为主体，以诊所、医务所（室）、护理院、社区医院等其他基层医疗机构为补充的社区卫生服务网络。

2. 建立合理的基层卫生分工协作机制　将适宜社区开展的公共卫生服务和医疗服务转至社区卫生服务机构承担，建立社区卫生服务机构与医疗机构和专业公共卫生机构之间分工明确、信息互通、资源共享的互动协作机制。强化区域医疗卫生资源的纵向整合，逐步形成分工明确、协作密切的新型医疗卫生服务体系（图 14-3）。

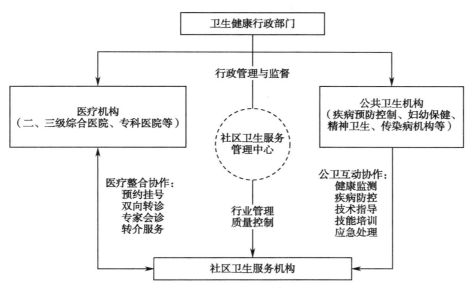

图 14-3　**城市两级医疗卫生服务体系**

3. 完善社区卫生服务运行机制　改革人事管理制度，实行定编定岗、公开招聘、合同聘用、岗位管理、绩效考核的办法。改革收入分配管理制度，实行以岗位工资和绩效工资为主要内容的收入分配办法。按照购买服务的方式，根据社区服务人口、社区卫生服务机构提供的公共卫生服务项目数量、质量和相关成本核定财政补助。

4. 加强社区卫生服务的监督管理　规范社区卫生服务机构的设置条件和标准，明确社区卫生服务范围和内容，完善社区卫生服务考核评价制度，推进社区卫生服务信息管理系统建设，加强社区卫生服务机构的日常监督与管理。

5. 发挥中医药和民族医药作用　加强社区中医药和民族医药服务能力建设，合理配备中医药或民族医药专业技术人员，推广和应用适宜的中医药和民族医药技术。

第三节　社区卫生服务运行机制与管理模式

一、社区卫生服务的筹资机制

社区卫生服务筹资（financing）是指通过一定渠道，采取适当方式，社区卫生服务向外部或机构内部筹集资金的一种财务活动，具有资金筹集、资源汇集和购买服务等职能。

（一）社区卫生服务筹资的概念框架

社区卫生服务通过使用者缴费、社会筹资、社会医疗保险和商业保险、政府投入、项目基金或捐赠等筹集运行资金。资金在捐赠者、政府、卫生服务提供者和卫生服务利用者之间流动（图14-4）。

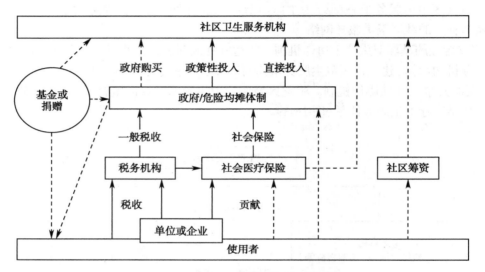

图14-4　社区卫生服务筹资概念框架

（二）社区卫生服务主要筹资渠道

1. 政府投入　政府投入包括中央政府或地方各级政府以直接或间接的方式对社区卫生服务机构进行财政拨款，以及国有企事业单位的资金投入。我国对社区卫生服务的政府投入主要为预算拨款和专项经费投入。

2. 社会保险　社区卫生服务担负着社会医疗保险体系"守门人"的作用，可通过为社区居民提供纳入基本医疗保险范畴的基本医疗服务项目从社会保险基金筹集资金。

3. 使用者缴费　社区卫生服务机构可通过为个人提供医疗、保健服务而向其收取各项合理费用以筹集资金。

4. 社会筹集　通过动员鼓励社区居民或者社区内企事业单位、相关社会团体等自发出资用以保障社区居民日常的、基本的卫生服务需求的资金。

5. 项目基金及捐赠　包括政府或科研机构设立的某项目基金对社区卫生服务机构投入资金，以及基金会或个人对社区卫生服务捐献资金或物品等。

二、社区卫生服务的双向转诊机制

（一）双向转诊的概念

双向转诊（two-way referral）是指根据病情和人群健康的需要而进行的上下级医院间、专科医院间或综合医院与专科医院间的转院诊治过程,它分为纵向转诊和横向转诊两种形式。纵向转诊包括正向转诊和逆向转诊,正向转诊指由下级(社区)医院向上级医院逐级转诊,逆向转诊是指由上级医院向下级(社区)医院转诊。横向转诊包括综合医院将患者转至同级专科医院治疗,专科医院将出现其他症状的患者转至同级综合医院处置,以及不同专科医院之间的转诊活动。我国双向转诊主要以纵向转诊为主。

(二)社区卫生服务双向转诊流程

根据就诊患者病情,社区卫生服务机构应将符合上转指征的患者及时转至上级定点医院。当患者诊断明确、病情稳定进入康复期时,医院应将符合下转指征的患者及时转回社区卫生服务机构治疗或管理,并根据需要提出继续治疗的指导建议和注意事项(图14-5)。

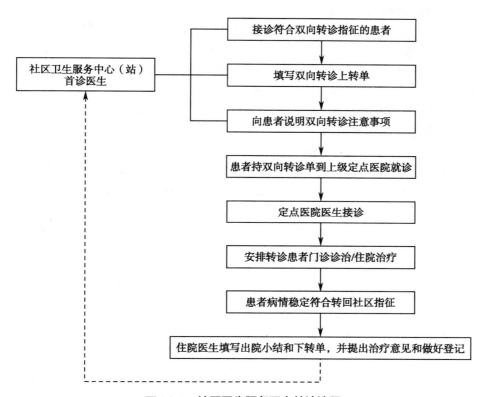

图14-5　社区卫生服务双向转诊流程

三、社区卫生服务的家庭医生签约机制

(一)家庭医生签约服务的概念

家庭医生签约服务(family doctor contracting service)是以全科医生为核心,以家庭服务团队为支撑,通过签约的方式,促进具备家庭医生条件的全科(临床)医生与签约家庭建立起一种长期、稳定的服务关系,以便对签约家庭的健康进行全过程的维护,为签约家庭和个人提供安全、方便、有效、连续、经济的基本医疗服务和基本公共卫生服务。

(二)家庭医生签约服务主体

家庭医生签约服务主要由包括社区卫生服务机构在内的各类基层医疗卫生机构提供,家庭医生为签约服务第一责任人。我国现阶段家庭医生主要包括基层医疗卫生机构注册全科医生(含助理全科医生和中医类别全科医生),具备能力的乡镇卫生院医师、乡村医生和中医类别医师;执业注册为全科医学专业或经全科医生相关培训合格、选择基层医疗卫生机构开展多点执业的在岗临床医师;经全科医生相关培训合格的中级以上职称退休临床医师。家庭医生签约服务原则上以团队服务形式开展,团队可根据居民健康需求和签约服务内容选配成员,每个团队至少配备1名家庭医生、1名护理人员,团队负责人原则上由家庭医生担任,负责本团队成员的任务分配、管理和考核。

（三）家庭医生签约服务对象

家庭医生签约服务对象主要为家庭医生团队所在基层医疗卫生机构服务区域内的常住人口,重点签约服务人群包括老年人、孕产妇、儿童、残疾人、贫困人口、失独家庭以及高血压、糖尿病、结核病和严重精神障碍患者等。签约居民可自愿选择家庭医生团队签约,原则上每位居民在签约周期内自愿选择1个家庭医生团队签约。

（四）家庭医生签约服务内容

家庭医生团队根据签约居民的健康需求,依法依约为其提供基础性和个性化签约服务。基础性签约服务包括基本医疗服务和基本公共卫生服务。个性化签约服务是在基础性签约服务的内容之外,根据居民差异化的健康需求制定针对性的服务内容。签约服务主要内容包括基本医疗服务、公共卫生服务、健康管理服务、健康教育与咨询服务、优先预约服务、优先转诊服务、出诊服务、药品配送与用药指导服务、长期处方服务、中医药"治未病"服务等。

（五）家庭医生签约服务管理

基层医疗卫生机构签约服务工作由辖区县区级卫生健康行政部门实施考核,考核核心指标包括签约对象数量与构成、服务质量、健康管理效果、签约居民基层就诊比例、居民满意度等,考核结果与基层医疗卫生机构绩效工资总量和主要负责人薪酬挂钩。家庭医生团队签约服务工作由基层医疗卫生机构实施考核,考核核心指标包括家庭医生团队组成、服务对象的数量、履约率、续约率、服务数量、服务质量、签约居民满意度和团队成员满意度等,考核结果与家庭医生团队和个人绩效分配挂钩。

四、社区卫生服务的人力资源管理机制

（一）社区卫生人才培养机制

社区卫生服务是一项多种类型、多个专业人才提供综合服务的社会服务工程,需要培养配置全面、系统的卫生人力资源。被选拔的卫生专业人员一般都需经过培养训练,才能成为社区卫生服务岗位要求的专门人才。

1. 全科医生规范化培养　我国主要采取规范化的"5+3"模式培养全科医生,即先接受5年的临床医学(含中医学)本科教育,再接受3年的全科医生规范化培养。全科医生规范化培训包括理论学习、全科医疗实践及其他临床科室轮转培训。为解决部分地区基层全科医生匮乏问题,我国一段时间内还将采取"3+2"模式为经济欠发达的农村地区培养助理全科医生。

2. 社区卫生服务人员岗位培训　岗位培训就是根据岗位要求所应具备的知识、技能为在岗员工安排的培训活动。根据社区卫生服务不同岗位人员的职责和要求,采取脱产或半脱产的方式,对已经从事城市社区卫生服务工作的人员和由其他医疗机构转入社区工作的有关专业人员进行岗位培训,以提高各类在岗专业人员的技能和服务能力。

3. 在职继续教育　继续教育(further education)指已经脱离正规教育,已参加工作和负有成人责任的人所接受的各种各样的教育,是终身学习体系的重要组成部分。社区卫生人员继续教育以现代医学技术发展中的新知识和新技能为主要内容,采用现代远程教育、培训班、研讨会等多种方式。

（二）社区卫生人力绩效考核机制

社区卫生人力绩效考核指社区卫生服务各级管理者对社区卫生服务工作人员规定行为目

标,在社区卫生服务机构运行过程中,按照一定的标准在某个时间周期内对员工的行为状态和行为结果进行工作绩效的考核,并以此通过激励和帮助员工取得优异绩效从而实现组织目标的管理方法。

1. 社区卫生人力绩效考核的资料

(1)客观资料:社区卫生服务绩效评价信息来源于效益性指标数据、结果性指标数据和产出性指标数据。如发病率、伤残率、服务项目、门诊量、健康体检人次数、新建档案人次数、签约家庭户数、转诊率、出诊次数等。

(2)员工管理资料:常用的有缺勤率、重要工作记录、奖励记录等。

(3)评判资料:评判资料包括来自员工自我、管理人员、同事、知情人、社区群众、患者等的评价信息。评判结果以管理人员和社区群众为主。

2. 社区卫生人力绩效考核流程

(1)确定考核人员:社区卫生人力绩效考核的执行者一般为机构人力资源部门,参与者包括员工所在科室上级、同事、下属及其本人,还包括机构以外的专家、社区相关人群、患者。

(2)制定绩效考核计划:明确考核的目的和对象,选择考核内容和方法,确定考核时间。

(3)绩效考核技术准备:技术准备主要包括确定考核指标和标准、选择或设计考核方法以及培训考核人员。

(4)收集资料:收集与绩效考核指标有关的资料,收集的资料要保证客观性,尽量避免采集与考核无关的信息。

(5)综合评价:依据收集的有关资料,确定单项指标的等级和分值,并通过指标体系加以综合分析,得到综合评价结果。

(6)评价反馈:由考核的执行者将评价结果及时准确反馈给被考核的员工,征求被评价者的意见,使员工能正确认识自己的工作情况。

(7)绩效改善:通过沟通帮助员工查找产生良好绩效和不良绩效的原因,并制定改进的措施和方法。

五、社区卫生服务的管理模式

(一)国外社区卫生服务管理模式

由于历史背景和制度的差异,各国的社区卫生服务的形式和内容有所不同。英国、德国、澳大利亚、美国等国家的社区卫生服务模式代表了世界先进水平(表14-1)。

1. 英国模式 英国的社区卫生服务是国家保健服务制度的重要组成部分,其经费主要来源于国家投入,实行定额预算的控制措施。社区卫生机构主要由各种委托机构和基金组织以购买服务合同的方式经营管理,形成卫生服务供方和买方紧密合作关系。

2. 德国模式 德国主要采取国家计划管理、私人提供社区卫生服务的经营管理方式。私人开业的家庭医生与国家健康保险部门签订服务合同,提供社区卫生服务。社区卫生服务的管理机构具有卫生行政管理和医院双重职能。

3. 澳大利亚模式 澳大利亚制定了与社区卫生服务管理规范相匹配的系列评价指标体系,严格规范社区卫生服务机构的基本服务内容、基本设施、设备和服务提供方式。全科医疗诊所不接受地方卫生局管理,其准入、考核评估等工作由全科医师协会来负责。

4. 美国模式 美国社区卫生资源的配置以市场调节为主,社区卫生服务组织结构松散,经营方式多样,以团队工作的方式为主,国家和地方财政能给予较大支持。各种医疗保险制度以"疾病诊断相关分组"(DRGs)作为依据对社区卫生服务的运行进行规范。

表14-1　部分发达国家的社区卫生服务管理模式

模式要素	英国	澳大利亚	美国	德国
管理模式	政府主导经营管理模式	政府统筹下、市场主体参与的项目管理模式	市场调节为主导的私营管理模式	政府计划经营、市场参与管理模式
组织形式	国家计划管理	国家计划管理、市场调控	市场调控为主	国家计划管理、市场调控
服务提供者	全科医生、社区护士、社会工作者	公立医疗机构和非营利性社会组织的全科医生、社区护士、治疗师、社会工作者	家庭医生、社区护士、护士助手及其他专业人员	家庭医生、社区护士
服务内容及重点	医疗、预防保健、健康教育、康复、生育指导、健康档案	预防保健、康复、护理、健康教育	长期护理和家庭保健	门诊医疗、预防保健
社区服务调控者	国家	国家、保险机构	保险机构	国家、保险机构
筹资补偿方式	国家财政拨款	国家财政拨款、社会健康保险	国家财政拨款、商业保险、自费	国家财政拨款、社会健康保险
医生收入来源	注册患者数量	服务量	服务量	服务量

（二）国内社区卫生服务管理模式

历经多年的发展，我国形成了以政府办为主的多种举办形式并存的社区卫生服务管理模式格局。

1. 政府管理模式　政府办的社区卫生服务机构，主要是由政府所属的一级或二级医院整体或部分转型或改造而来。这类机构的运行管理具有明显的政策优势，政府会对这类机构进行人、财、物及设备上的管理与支持。

2. 医院管理模式　此类机构主要由二级以上综合医院举办，少部分机构由专科医院或妇幼保健院举办，实行院办院管的模式。这种模式，有利于社区卫生服务机构在房屋、设备、经费、人员培养、业务开展、技术指导等方面获得医院持续性的支持，但也存在诸如财政拨付经费难以落实到机构、人才队伍不稳定、重医轻防、缺少政策和制度上的保障等诸多弊端。

3. 企业管理模式　企事业单位办的社区卫生服务包括国有企业单位直接办、国有企业单位所属医疗机构转型、国有企业单位所属医疗机构办等形式，这是中国特有的社区卫生服务运行管理模式。企业单位办的管理模式，有利于盘活社区存量卫生资源，但由于企业所能提供的保障和支持少，机构不能充分发挥出"多位一体"的综合服务功能。

4. 民营管理模式　在国家政策的支持下，部分地区已允许具备提供社区卫生服务功能的基本条件、符合法律法规、能独立承担民事责任的法人或自然人均可申请举办社区卫生服务机构。民营社区卫生服务机构往往更倾向于谋求机构经济利益，"重医轻防"的现象较为普遍。

（三）社区卫生服务机构的管理

1. 人员管理　社区卫生服务机构应根据服务区域、服务人口、服务功能、健康需求等情况设置专业技术岗位，按照国家制定的编制标准合理配置社区卫生服务机构人员岗位结构，招录配备从事全科医学、社区护理、公共卫生、中医、药剂、检验等有关卫生技术人员。社区卫生服务机构的专业技术人员须具有法定执业资格，临床类别、中医类别执业医师在社区卫生服务机构从事全科医疗工作，须将执业范围申请注册为全科医学专业。

2. 财务管理　《基层医疗卫生机构财务制度》是社区卫生服务机构财务管理的主要依据。社区卫生服务机构财务管理应遵循：执行国家有关法律、法规和财务规章制度；坚持厉行节约、勤俭办事业的方针；正确处理社会效益和经济效益的关系，正确处理国家、单位和个人之间的利益关系，保持基层医疗卫生机构的公益性。社区卫生服务机构实行"统一领导、集中管理"的财务管理体制，财务活动在机构负责人领导下，由财务部门集中管理。

3. 药品管理 社区卫生服务机构应按照国家规定实施国家基本药物制度，依据自身功能定位和服务能力，合理选择配备使用基本药物，通过处方审核和处方点评等方式对医师合理用药行为进行监管。社区卫生服务机构使用的基本药物和其他药品，都要通过省级平台网上集中采购、集中支付并零差率销售，严禁网下采购。社区卫生服务机构药品管理包括特殊药品管理、常规药品管理及疫苗管理。

4. 信息管理 加强社区卫生服务机构信息化建设，能有效提高服务质量和效率，对促进社区居民人人享有基本医疗卫生服务目标的实现具有重要意义。依托互联网等信息技术，社区卫生服务机构可拓展公共卫生、医疗、家庭医生签约等服务的空间和内容。为规范基层医疗卫生机构信息化建设的主要应用内容和建设要求，国家制定了基层医疗卫生机构信息化建设标准与规范，对社区卫生服务中心（站）等基层医疗卫生机构的便民服务、业务服务、业务管理、软硬件建设、安全保障等方面信息化建设内容进行了规范并提出了具体建设要求。服务业务包括便民服务、健康教育、预防接种等多项内容；管理业务包括家庭医生签约管理、突发公共卫生事件管理、老年人健康服务管理等内容；平台服务包括基层机构门户、业务及数据服务、数据访问与储存等内容；信息安全包括身份认证、桌面终端安全、移动终端安全等内容。

5. 绩效管理 社区卫生服务机构的绩效管理（performance management）是一个复杂的系统工程，是对社区卫生服务机构整个运行过程的管理，包括绩效计划、绩效实施与管理、绩效考核、绩效反馈等过程。其目的是规范社区卫生服务机构管理，完善服务功能，充分调动工作人员积极性，有计划地开展工作，提高服务质量和工作效率，体现社区卫生服务公益性质，切实使群众受益。社区卫生服务机构绩效考核由县级卫生健康行政部门负责按年度组织开展，考核程序依次为绩效考核准备、社区卫生服务机构自评、绩效考核实施、绩效考核反馈与改进。社区卫生服务机构绩效考核指标体系包括服务提供、综合管理、可持续发展和满意度评价4个方面，但各方面评价有侧重。服务提供重点评价基层医疗卫生机构功能定位、服务效率、医疗质量与安全；综合管理重点评价经济管理、信息管理和协同服务；可持续发展重点评价人力配置和人员结构情况；满意度评价重点评价患者满意度和医务人员满意度。

思考题

1. 社区的构成要素有哪些？
2. 简述社区卫生服务的特性。
3. 简述我国家庭医生签约服务主体及服务内容。
4. 为什么我国要大力发展社区卫生服务？
5. 社区医院与社区卫生服务机构存在哪些异同点？

（李伟明）

第十五章 弱势群体的社会医学

弱势群体（disadvantaged group）是指依靠自身的力量或能力无法保持个人及其家庭成员最基本的生活水平，需要国家和社会给予支持和帮助的社会群体。弱势群体也称脆弱群体、弱者群体。一般学术界把弱势群体分为两类：生理性弱势群体和社会性弱势群体。生理性弱势群体，有着明显的生理原因，如孕产妇、儿童、老年人、残疾人、患者等。社会性弱势群体，基本上是社会原因造成的，如下岗职工、低保人群、失业者、流动人口等。也有学者在生理性、社会性弱势群体之外，补充了自然性社会弱势群体，主要包括生态脆弱地区的人口、自然灾害的灾民。本章将重点介绍妇女、儿童、老年人、残疾人、流动人口和其他弱势群体的健康状况、影响健康问题的因素及相关卫生措施。

第一节 妇女群体的社会医学

一、妇女的生理、心理特点

妇女是指 15 岁以上的女性人口。第七次全国人口普查的结果显示，我国女性人口为 68 844 万人，占人口总数的 48.76%。妇女在人类社会生活中承担着生育后代和劳动生产的双重任务。妇女一生要经历青春期、生育期（性成熟期）、更年期（围绝经期、绝经后期）、老年期等阶段。在全生命周期的不同阶段，女性生理功能也在不断发生着变化，因此，女性既有与一般群体相同的最基本的保健需求，也有高层次的特殊需求。

（一）青春期

女性青春期（adolescence）大约从 10 岁到 18 岁。这个时期是从月经初潮到生殖系统发育成熟，从儿童发育到成人的过渡时期。在此期间会引发一系列生理、心理，甚至是社会问题，如痛经、闭经、吸烟、酗酒、早恋、意外妊娠、不安全人流、性传播疾病（STD）和获得性免疫缺陷综合征（AIDS）、自杀等。因此，青春期出现的问题会严重影响女性的健康。

（二）生育期

青春期后，女性进入生理功能最稳定、最旺盛的生育期（childbearing period），女性生育期在 15～49 岁，但最佳生育期在 23～30 岁。这个时期性功能及心理状态已成熟，生理表现为正常月经周期且具有生育能力。步入婚姻家庭生活后，一些女性生活美满幸福和谐，而一部分女性则可能出现厌烦、焦躁的心理，甚至出现家庭危机。女性自身的因素有很多，如月经来潮、怀孕、生育、哺乳，在这些过程中女性经历着生理变化和环境变化的双重考验，这不仅关系着女性自身的身心健康，也将会影响下一代的健康。

（三）更年期

更年期（climacteric period）一般发生在 45～60 岁，包括围绝经期和绝经后期，是妇女卵巢功能逐渐衰退、生殖器官开始萎缩的过渡期，表现为月经不规则，最后绝经。许多妇女由于卵巢分泌功能减退，以及自主神经功能紊乱，出现一系列的健康问题，如潮热、出汗、烦躁、失眠、抑郁、功能性子宫出血、更年期综合征、肿瘤等。

（四）老年期

60 岁及以上称为老年期（senility），卵巢萎缩、雌激素及孕激素水平不断下降，这些生理变化对老年期的妇女产生特殊影响。家庭结构发生的变化以及都市生活的变化，使老年妇女的健康被忽视，缺乏社会照顾，老年人会感到孤独不安，生活依赖性高。因此，多出现生理、心理性疾病。

二、妇女群体的主要社会卫生问题

（一）农村留守妇女的问题

农村留守妇女的产生是中国加速工业化和城市化过程中的特殊现象。农村留守妇女是支撑农村家庭的顶梁柱，承担着本应夫妻双方共同肩负的生产劳作、家庭抚养和赡养责任，同时扮演着多种社会角色。根据 2015 年中华全国妇女联合会调查数据显示，我国留守妇女的数量约为 5 000 万人，她们普遍面临的社会卫生问题如下。

1. 家庭危机频发 夫妻双方在分离的生活世界中无法实现面对面亲密的情感交流，所以他们从婚姻中获取的情感满足大大减少。夫妻双方在精神上无法沟通，婚姻往往就会很难维持。

2. 身体健康损害 丈夫外出务工后，留守妇女不仅成为农业生产的主力，从事繁重的体力劳动，还独自承担家务劳动、赡养老人、抚育子女等家庭责任，严重损害留守妇女们的身体健康。

3. 心理健康损害 留守妇女由于长期与丈夫两地分隔，独自应对家庭事务，以及受相对封闭的乡村环境影响，在社会转型时期社会适应能力不足，容易出现焦躁、脆弱的心理状态，导致留守妇女的心理疾病发病率较高。

（二）家庭暴力问题

家庭暴力是指家庭成员中一方对另一方实施暴力的行为，包括殴打、罚跪、拘禁等体罚方式，也包括威胁、恐吓、辱骂等精神虐待。家庭暴力是一个社会问题，严重危害家庭的稳定和社会的发展。2020 年第四期中国妇女社会地位调查数据显示，2020 年女性遭受家庭暴力的比例相比 2010 年下降了 5.2 个百分点，但仍有 8.6% 的女性在婚姻生活中遭受过配偶身体暴力和精神暴力。家庭暴力既是对受害女性身体上和精神上的一种侵害，也是对家庭成员中弱势群体人权的一种侵犯。

家庭暴力侵害女性的身体权、健康权、生命权和自由权。受害者不仅在肉体上留下了伤痕，更在心灵上留下不可磨灭的创伤。经常的暴力可能摧毁她们的人生信念和生活信心，破坏她们与人正常交往的心理，扭曲她们的性格。不少受害者在压抑、焦虑甚至痛苦中煎熬，长此以往，易产生轻生想法或导致精神失常。

（三）生殖健康问题

生殖健康指在生命每个阶段中个体的生殖系统、生殖过程和生殖功能的状况，包括与生殖相关的身体健康和心理健康。妇女生殖健康面临的问题主要有妊娠、人工流产、避孕、分娩、不孕不育、性传播疾病以及与生殖系统相关的疾病，包括炎症、肿瘤和损伤性疾病等。据国家癌症中心发布的最新报告《2016 年中国癌症发病率和死亡率》，作为女性最常见的恶性肿瘤乳腺癌和宫颈癌（简称"两癌"），按世界人口组成计算的标化发病率分别为 29.05/10 万、11.34/10 万，死亡率分别为 6.39/10 万、3.36/10 万。此外，初次性生活低龄化以及青少年性行为的日益加剧，使得妇女的性传播疾病、生殖道感染、不孕不育等发生率不断提高并激化相关的心理问题，逐渐发展成为新的社会卫生问题。

《中国妇女发展纲要（2011—2020 年）》终期统计监测报告指出，2020 年我国孕产妇死亡率为 16.9/10 万，比 2010 年降低 43.7%，城市与农村孕产妇死亡率分别为 14.1/10 万和 18.5/10 万，孕产妇产前检查率为 97.4%，住院分娩率为 99.9%，产后访视率为 95.5%。我国妇女生殖健康服务水平已进入中高收入国家前列，但距离发达国家还有较大差距，主要面临着群众缺乏对生殖健康服务的全面认识，基层生育支持服务单位缺少高技术、高素质人才，以及生殖健康的宣传、服务、立法等一体化的法治保障体系不够健全等问题。近年来，随着"二孩"政策和"三孩"政策的相继落地，高龄生育明显增加并带来新的健康挑战。研究表明，孕妇年龄和出生缺陷发生的关系是明确的正相关，特别是35岁之后的生产导致出生缺陷高发，耳聋、唐氏综合征、地中海贫血和先天性心脏病等出生缺陷问题困扰着越来越多的家庭。

三、影响妇女健康的社会因素

（一）社会地位

随着社会发展和进步，我国妇女社会地位不断提升。2020年第四期中国妇女社会地位调查报告显示，在婚姻生活中女性遭受过配偶身体暴力和精神暴力的比例为8.6%，比2010年下降了5.2个百分点，并且妇女受教育状况明显改善，接受高中及以上教育的妇女超过三分之一，平均受教育年限明显增长，工作能力得到进一步培养，参与民主政治和基层社会治理的机会也明显增加。妇女家务劳动负担较重，平衡事业和家庭的关系存在一定的困难，需要进一步完善妇女社会发展和支持系统，促进妇女健康水平的持续提升。

（二）就业状况

我国女性广泛参与经济社会发展，就业领域进一步拓展。2020年第四期中国妇女社会地位调查报告显示，近七成女性处于在业状态，城镇和农村女性在业比例分别为66.3%、73.2%。特别是农村妇女非农就业比例为39.5%，比2010年提高15.4个百分点。而且37.8%的农村女性有外出务工经历，返乡女性从事非农劳动的比例为52.6%。总体来说，我国女性就业状况持续改善，妇女就业结构也在进一步优化，为提高妇女卫生服务利用率打下坚实的经济基础。

（三）教育状况

当今妇女教育程度虽然得到明显改善，但仍低于男性。发展中国家重男轻女现象普遍存在，全世界男女受教育比例为2:1。受教育水平低下，就业和经济收入、社会地位受到影响，导致女性预防、治疗疾病的能力较差，容易出现健康问题。

（四）风俗习俗

不良的风俗习俗会危害人群的健康，传统重男轻女思想给女性身心造成极大影响。女婴得不到与男婴同等的关爱，遗弃女婴现象屡见不鲜。同时，某些地方风俗也存在一定问题，比如为束腰要佩戴银制腰带，这给女性的身体发育带来很大影响，从而影响健康。

（五）经济因素

经济状况与妇女健康密切相关。世界上部分地区的孕产妇死亡率居高不下，往往与当地经济发展水平有关。发达国家和发展中国家的孕产妇死亡率有明显差距。家庭经济方面研究显示，低收入家庭孕产妇死亡率较高；个人经济方面研究显示，有独立经济收入的妇女，家庭、社会地位较高，孕产妇死亡率较低。

（六）地域因素

居住不同地域的人群，健康状况不同。研究显示，经济相对落后的农村和偏远地区拥有卫生资源总量相对少于经济发达的城市。因此，农村和偏远地区妇女健康状况较差。近年来，虽然整体孕产妇死亡率有所下降，但农村和偏远地区孕产妇的死亡率仍高于经济发达的城市。

四、提高妇女健康的社会卫生策略

开展妇女健康保健服务应积极贯彻党的十九大提出的"全方位全周期健康服务"精神，强化全生命周期健康管理理念，真正将工作落到实处。妇女健康保健主要包括儿童期、青春期、生育期、更年期和老年期等五个时期的保健，以维护和促进妇女健康为目的，以预防为主、保健为中心、生殖健康为核心，强调社会和政府责任的五期保健。

（一）青春期保健

从月经初潮到生殖器官发育成熟，做好营养卫生指导，培养良好的饮食习惯。以自我保健为主，普及个人卫生知识，特别是经期卫生指导。同时开展心理和行为的健康指导，采用适当形式进行性知识和性道德教育。

（二）生育期保健

1. 婚前保健（premarital health care）　包括婚前卫生指导、医学检查和卫生咨询。婚前卫生指导包括性保健指导、生育指导和新婚节育指导。婚前医学检查通过对备婚的男女询问病史、开展包括生殖器官检查在内的全身体格检查和必要的化验及辅助检查，发现和确定对结婚与生育有影响的疾病，提出建议，帮助解决问题。婚前卫生咨询通过卫生指导和检查，针对服务人群存在的问题做出理想解答。

2. 围生保健（perinatal health care）　包括孕产妇保健、产时保健和产褥期保健、新生儿保健等一系列工作，是女性生殖健康的关键，不仅关系妇女的身心健康，也影响下一代的健康。近年来，我国实行三级管理，开展推广使用孕产妇系统保健册（卡），开展定期健康教育、产前检查及产后访视等常规工作。一旦发现异常，及时将高危孕产妇送至上级机构诊治，降低孕产妇的死亡率、围产儿死亡率和病残儿发生率。

（三）更年期保健

更年期是女性生殖器官萎缩的过渡期，由于卵巢分泌功能减退以及自主神经功能紊乱，出现潮热、出汗、烦躁、失眠等更年期症状。采用必要的心理保健干预和治疗措施，尽量做到学会聆听、学会理解、化解郁闷、减轻痛苦，多接触社会新鲜事物，避免自闭。

（四）加强妇女保健专科服务

专科机构开展系列健康检查和心理咨询服务，定期进行妇女常见病、多发病普查，留守妇女心理疏导，发现问题并及时解决。制定防治措施，开展各种咨询活动，达到宣教目的，促进妇女身体、心理健康。

（五）妇女保健纳入基本公共卫生服务

基本公共卫生服务项目、妇女保健工作发展、妇女健康是衡量一个国家健康水平的重要指标，也是社会、经济、文化综合协调发展的灵敏指标。妇女保健就是根据妇女的特点，针对危害妇女健康的主要影响因素，采取防治手段，保障妇女健康。

（六）加强人才培养和信息建设

充分发挥高校人才培养优势，加强师资和学科建设，加强妇女保健机构人才培养。建立健全妇女卫生信息系统，利用现代化信息手段，了解妇女对健康咨询、服务等需求，建立健康信息库，评估妇女健康水平，为政策制定提供依据。

（七）提高妇女地位和权利

妇女地位改善具体表现在经济地位、婚姻地位、受教育权、法律权利、政治权利、身体权利等方面。政府和社会必须采取更多措施，建立和谐家庭，实现男女真正意义上的平等。提高妇女地位、给予应有的权利，消除就业性别歧视；对于弱势妇女可以建立社会救助机构，设立妇女维权站和妇女庇护中心，构建反家庭暴力的社会网络；鼓励妇女走出家庭、参与社会，建立独立的经济地位，提高妇女社会地位、健康状况、受教育程度和保障应享有的政治权利。

第二节　儿童青少年的社会医学

一、儿童青少年的生理、心理特点

儿童是指小于14周岁处于生长发育时期的一组特殊人群,青少年是指14~20周岁的人群。按身体和心理生长发育的规律,儿童青少年可以划分为婴儿期(infancy)(0~未满1周岁)、幼儿期(early childhood)(1~未满3周岁)、学龄前期(preschool stage)(3~6/7周岁入小学前)、学龄期(school stage)(6/7周岁~12/13周岁)、青春期(adolescence)(10周岁~20周岁)。第七次全国人口普查主要数据结果显示,我国0~14岁人口为25 338万人,占17.95%;与2010年相比,上升了1.35个百分点,少儿人口比重有一定回升。

(一)婴儿期

由于婴儿期的生长发育比任何时期都快,对能量和蛋白质要求特别高,如果缺乏,容易发生营养不良和发育迟缓。同时机体的各器官生理功能尚未成熟,从母体获得的免疫力逐渐丧失,自身免疫功能低下,容易感染患病。

(二)幼儿期

从1周岁到3周岁内的幼儿,体格发育速度减慢,神经系统发育较迅速,语言、动作能力明显发展,活动增多,容易发生意外损伤,断奶后的幼儿很容易造成饮食营养不良。

(三)学龄前期

从3周岁到入学前为学龄前期,体格、智力发育非常迅速,有专家指出7岁是人的智力发育高峰期,各种活动增多,体质增强。5~6岁乳牙逐渐脱落,恒牙出现,若不注意口腔卫生易造成龋齿。这时期还应加强免疫、定期检查,做好各种常见病和传染病的预防和治疗,培养孩子良好的生活习惯。

(四)学龄期

从入小学起(6~7周岁)到青春期之前为学龄期,这个时期孩子体格继续稳定增长,除生殖器官外,其他器官的发育已接近成人,恒牙在6~7周岁时出现,智力发育迅速。学龄期儿童会因环境的改变对学习产生恐惧、焦虑的情绪,对其心理产生重大影响。此时期的儿童易患感染性呼吸系统疾病和消化系统疾病。

(五)青春期

一般女孩的青春期从10~12周岁开始到18~20周岁,男孩的青春期从12~14周岁开始到20~22周岁之间,个体差别很大,可提前或推迟2~4岁。这个时期是体格发育的第二个高峰。第二性征逐渐明显并趋向成熟,内分泌系统也开始发生变化,但心理发展相对缓慢,使得身心处在非平衡状态。此期近视、月经异常、痤疮、风湿病、肾炎、肝炎、结核病、胃病等疾病增多,由于心理卫生问题导致的疾病也随之增加。

二、儿童青少年的主要社会卫生问题

(一)留守儿童的问题

留守儿童是工业化、城镇化进程中出现的新的社会问题,他们绝大部分居住在生活条件较差、资源相对匮乏的不发达和欠发达地区。伴随大量农村青壮年劳动力进城务工,留守儿童在较低的学习和教育质量、负性心理健康(亲情缺失)以及意外伤害等问题上令人担忧。据2019年全国留守儿童统计数据显示,中国留守儿童约6 683万人,包括城乡流动儿童和农村留守儿童。由于现阶段我国农村经济发展水平普遍较低、社会保障不健全等客观因素存在，加上长期缺少父母关爱及有效的教育、引导和管理，留守儿童往往在心理上产生一定时期的不适应感，严重的会导致心理畸形发展，在行为上表现出程度各异的失范和越轨现象，影响到他们的健康成长成才，给学校的教育和社会的管理也带来新的困难。

（二）儿童青少年意外伤害问题

意外伤害指遭受外来的、突发的、非本意、非疾病的使身体受到伤害的客观事件。现阶段儿童主要面对来自家庭、学校、社会等方面的意外伤害，例如溺水、煤气泄漏、不洁食品，以及校车事故等问题。在这些意外伤害中，又以流动儿童受伤比例最高，其中家庭是儿童意外伤害发生的最主要场所。

（三）儿童青少年肥胖和营养不良问题

目前，我国儿童营养状况存在显著的城乡和地区差异，农村地区，特别是偏远地区农村儿童营养问题更为突出。农村地区儿童营养改善基础尚不稳定，呈现脆弱性，容易受到经济条件和突发事件的影响。2岁以下儿童贫血问题突出，2010年，6~12月龄农村儿童贫血发生率高达28.2%，13~24月龄儿童贫血患病率为20.5%。此外，农村地区儿童低体重率和生长迟缓率约为城市地区的3~4倍，2010年贫困地区尚有20%的5岁以下儿童生长迟缓。同时，我国儿童青少年超重和肥胖的比率，一直呈现快速上涨的趋势。据调查报告，2018年调查的2 985名儿童青少年中，超重和肥胖人数1 141人，超重和肥胖率为38.22%；2019年调查的3 489名儿童青少年中，超重和肥胖人数1 458人，超重和肥胖率为41.79%；超重和肥胖的年增长率为3.57%。预计，我国2025年儿童青少年超重和肥胖人数将高达4 850万。

（四）儿童青少年虐待问题

儿童虐待是指儿童的父母或其他抚养人以暴力或者其他方式对待儿童，造成儿童身心伤害的行为。包括：持有监护权的成人，对受抚养的未成年亲属，在其饮食、教育、医疗、衣物、卫生等基本需求方面刻意忽视；对儿童进行踢、踹、捏、打耳光、拉耳朵、拉头发、鞭打、捆绑、香烟烫伤与过度的体罚。施暴者往往声称只是在管教小孩，实际会导致儿童严重受伤或死亡。据全球范围内的统计数据，有15%~50%的儿童曾在家庭中受到过严重虐待和忽视，且大部分虐待均源于父母。国际研究显示，1/4的成年人自述儿时受过身体虐待；每5位女性中有1位/每13位男性中有1位自述儿时受过性虐待。此外，还有许多儿童遭受情感虐待（有时指精神虐待）和忽视。研究表明，在童年时期遭受虐待的人在以后的生活中患多种疾病的概率增加，他们更容易被社会隔离，也更容易发生精神卫生问题。此外，遭受虐待的儿童患心血管疾病、高血压、2型糖尿病等慢性疾病的风险也更高。

（五）儿童青少年网瘾问题

中国青少年网络协会发布的《中国青少年网瘾数据报告（2022）》显示，我国网瘾青少年约占青少年网民总数的14.1%，将近50%的网瘾青少年主要的上网目的是聊天或交友。网瘾会造成青少年情绪低落、睡眠障碍、兴趣丧失、生物钟紊乱、体重减轻、精力不足、思维迟缓、有自杀意念、社会活动减少、大量吸烟、饮酒等方面的危害，还会引发心脑血管疾病、胃肠功能紊乱、紧张性头痛等病症。

（六）儿童青少年视力问题

视力问题是儿童青少年最普遍的健康问题之一。在我国，视力异常的发生率在迅速扩大且趋于低龄化，严重影响儿童青少年的健康成长。近视是一种屈光不正，即来自远处物体的光线聚焦在视网膜前面，而不是视网膜上。近视作为儿童青少年最常见的眼科疾病，不仅发病率高，且有逐年升高的趋势。2019年全国儿童青少年总体近视率为50.2%，较2018年的53.6%下降了3.4个百分点；受新冠肺炎疫情影响，2022年全国儿童青少年总体近视率为52.7%，与2019年相比上升了2.5个百分点。

（七）儿童青少年心理压力问题

心理压力是外界环境的变化和机体内部状态所造成的人的生理变化和情绪波动。心理压力产生的原因比较复杂，心理学家将这些具有威胁性或伤害性并会带来压力感受的事件或环境称为压力源，并对造成压力的各种生活事件进行分析，提出三种类型的压力源，分别是躯体性压力源、心理性压力源和社会性压力源。现代社会中儿童青少年面临的压力源主要是心理压力源。《2021年世界儿童状况》报告估计，全球超过13.0%的青少年在心理健康方面存在问题，每年有4.58万名青少年死于自杀，并且自杀的风险与青少年的年龄成正比。《中国国民心理健康发展报告（2019—2020）》显示，青少年抑郁症检出率达24.6%，其中，重度抑郁症检出率达7.4%。对儿童青少年来说，心理压力也是一种身心经历，当儿童青少年置身于周围的各种环境或事件中，如果觉得这些事物或事件具有潜在的威胁性，而自身又不能适应或改变时，就会产生心理压力。然而，由于儿童青少年的语言表达能力有限，往往无法清楚地讲出来，因此很多时候无法得到成人的及时帮助。同时，因为他们自身的知识经验缺乏和处理问题能力有限，常常不能靠自己解除压力。所以，当压力过大或持续时间过长时，孩子的生理和心理方面都会产生一些不良反应，甚至影响孩子的身心健康。

三、影响儿童青少年健康的社会因素

（一）营养因素

营养是生长发育最重要的物质基础，三大宏量营养素以及各种膳食纤维、矿物质和微量元素等是身体发育不可缺少的。营养不良或过剩都会给儿童造成健康问题。

（二）身体活动因素

适当的身体活动是促进身体发育和增强体质最有效的途径。锻炼可以加强各系统、器官功能，改善大脑的控制指挥能力，提高细胞免疫活性及体内非免疫水平，促进新陈代谢，改善循环等。

（三）家庭因素

家庭是社会的重要组成部分，经济、文化、生活环境等通过家庭直接或间接地影响儿童健康。从生物学角度看，家庭为儿童提供遗传基础；从社会学角度看，儿童的心理、道德、学习取决于家庭父母的道德、性格、经济状况、生活方式等，例如，家庭暴力等因素会直接影响儿童的心理健康发展。因此，家庭的变化会给儿童的身心健康造成很大影响。

（四）社会经济因素

社会经济发展与儿童健康有密切联系。随着全球经济快速发展，许多国家儿童生长速度加快，生长发育水平提高，以及性发育提前，但变化有一定限度，最大限度地生长与经济、卫生、文化等因素密切相关。目前，发达国家的部分儿童身高增长已呈停滞现象，月经初潮年龄无明显的提前。

（五）生活作息因素

儿童青少年的生活作息不规律最常见的表现是熬夜。晚睡影响正常的生长发育，会引起体内激素水平紊乱；睡眠不足导致白天无法集中注意力，学习成绩下降，带来负性心理问题等。因此，合理安排儿童青少年的生活作息时间，使其有规律、有节奏地进行，保证足够的睡眠、户外活动和学习时间，定时就餐，有益于儿童青少年的身心健康。

（六）环境因素

全球所有疾病中，30%由环境因素引起，这些疾病的40%发生于儿童，每年500万以上儿童死于和他们学习、生活、游戏等环境相关的疾病。各类环境因素主要分为生物、化学、物理、社会方面的因素。生物方面如媒介昆虫。疟疾就是经按蚊叮咬或输入带疟原虫者的血液而感染疟原虫所引起的虫媒传染病。据WHO统计，全球每年有40万人死于疟疾，94%来自非洲，而5岁以下的儿童占了死亡人数的67%。WHO发布报告称，环境中化学物质在儿童不同生长阶段带来极大危害。儿童对铅毒性特别敏感，这是因为儿童对铅的吸收率大约为 40%，远高于成人的 10% 的水平，且未发育成熟的中枢神经系统对铅的敏感性较高，同时，铅、镉对儿童神经行为和认知能力损伤具有协同作用。另外，锰虽是人体脑发育和功能活动所必需的微量元素，但接触过量的锰会引起慢性中毒，儿童对锰的毒性更敏感，锰中毒对儿童青少年的中枢神经系统损害主要表现在学习记忆能力的损伤。

四、提高儿童青少年健康的社会卫生策略

为了保护未成年人的身心健康，保障未成年人的合法权益，促进未成年人在品德、智力、体质等方面全面发展，培养有理想、有道德、有文化、有纪律的社会主义建设者和接班人，根据宪法，制定了《中华人民共和国未成年人保护法》。其中提出了许多关于保护未成年人的措施。

（一）儿童期心理卫生保健

儿童青少年期心理卫生问题为暂时性现象，根据儿童青少年身心发展规律进行教育和训练，建立三级预防机制，培养健康的心理和良好的社会适应能力，为心智成熟的成年奠定基础。

（二）学校的健康教育

儿童青少年的健康教育是通过教育过程达到改善、维持和促进儿童青少年健康的目的。利用教学普及科学知识、促进合理营养、养成良好卫生习惯和文明的生活方式，培养学生自我保健意识，培养健康的心理素质和社会适应能力，降低各种危险因素的侵害及常见疾病的患病率。

（三）留守儿童的社会保护

加强留守儿童的安全和法制教育，强化留守儿童自尊、自立，还要培养他们良好的道德情操、个性修养，增强自我防护意识。同时，政府应加大投入，改善寄宿条件，给留守儿童提供良好的学习和生活环境，从而加强对留守儿童的管护。社区应尽快建立留守儿童档案，全面掌握有关情况，共同构建社会化教育和监护体系。

（四）合理使用网络

引导儿童青少年合理利用网络，加强网络管理和监控；健全家庭、学校、社会的教育和引导工作；上网时间要合理、有度，积极开展网络道德教育和心理咨询活动，培养青少年自我调节和控制能力。

（五）意外伤害的预防

要预防和避免儿童青少年各种意外伤害，特别要加强校园治安、消防安全和校车安全工作。近年来一些地方连续出现令人痛心疾首的重大校车安全事故和校园内学生被伤害事件，必须引起各地各部门高度重视。

（六）"双减"政策下加强户外身体活动

"双减"政策，即"减轻义务教育阶段学生作业负担和校外培训负担"政策的出台，让中小学生拥有了更多的课余时间。引导他们科学利用课余时间，开展适宜的体育锻炼，加强户外身体活动，有助于提高身体素质，保持健康体重。要加强儿童青少年的身体活动，一方面需要培养他们关于运动锻炼的健康意识和生活习惯，另一方面也需要家庭和学校联动共同敦促，以达到满足健康需求的体育锻炼量。同时，也要注意控制运动强度、时间和方式，确保他们以科学有效的方式进行身体活动。

第三节　老年人群的社会医学

国际上将 65 岁及以上的人口定义为老年人，我国界定 60 岁及以上的公民为老年人。一个国家或地区年满 65 岁的人口占总人口 7% 以上或年满 60 岁人口占总人口的 10% 以上，则标志

这个国家或地区进入老龄化社会。我国于 2000 年步入人口快速老龄化社会,平均每年增加 596 万老年人,年均增长率达到 3.28%,超过总人口年均增长速度,人口老龄化进程明显加快。第七次全国人口普查结果显示,60 岁及以上老年人口已达 2.64 亿,占 18.70%,其中 65 岁及以上为 1.90 亿,占 13.50%,同比第六次人口普查 60 岁及以上人口的比重上升 5.40%,65 岁及以上人口的比重上升 4.63%,我国是世界上人口老龄化进程最快的国家之一。

一、老年人群的生理、心理特点

(一)老年人的生理特点

衰老不可抗拒,随着年龄的增长,老年人在生理功能上出现诸多障碍和病变。老年人呼吸肌萎缩,易形成老年性肺气肿;心脏组织也会出现明显的功能减退,引起老年人血压增高、心肌缺血,出现心肌梗死;脑细胞逐渐萎缩,脑血管发生不同程度的硬化,出现记忆力减退,视力和听力减弱,反应迟钝及运动失调等功能衰退的症状;胃肠黏膜萎缩,消化腺分泌减少,蠕动减弱,容易引起消化不良;各种类型的淋巴细胞数量比例失调和活性改变,机体防御感染的能力减弱,免疫自稳功能异常和免疫监视功能低下,易受到细菌、病毒感染,自身免疫性疾病发生率也较高。

(二)老年人的心理特点

老年人随着年龄的增长,心理状态也随之出现异常。每一位老年人都有自己不同的生活经历,一旦退休离开原有的工作环境,往往会有失落感,加之亲朋亡故,会感觉更加孤独寂寞。特别是生病后常担心自己的康复问题,产生焦虑不安的情绪,往往因一些小事发脾气,与平时相比显得更加固执。另外由于老年人的记忆力下降,遇事好唠叨,年轻人也因此产生不耐烦情绪,更加重了老年人的悲观情绪。

二、老年人群的主要社会卫生问题

(一)老年人的主要健康问题

1. 患病率和就诊率问题 生理、心理和社会角色的变化直接影响了老年人的身体健康,使得老年人对卫生服务的需求日益增长。2021 年中国卫生健康统计年鉴显示了全国 65 岁及以上的老年人口两周患病率、慢性病患病率、两周患病就诊率和住院率(表 15-1、表 15-2)。统计数据显示,随着年龄的增加,人口的两周患病率和慢性病患病率均呈现上升趋势。与 2013 年的数据

表 15-1　我国居民年龄别两周患病率和慢性病患病率

年龄组 / 岁	2013 年		2018 年	
	两周患病率 /%	慢性病患病率 /‰	两周患病率 /%	慢性病患病率 /‰
0～4	10.6		22.0	
5～14	5.3		13.1	
15～24	3.7	14.4	10.6	36.6
25～34	5.7	38.3	13.8	70.7
35～44	12.4	115.0	19.9	150.6
45～54	24.3	235.4	33.1	312.6
55～64	42.0	389.0	46.7	483.9
65 及以上	62.2	539.9	58.4	623.3

相比,65 岁及以上老年人口慢性病患病率、两周就诊率和住院率均明显上升。老年人的疾病表现、诊断、治疗和预防与一般人群不同,具有多病共存、发病缓慢、临床表现不典型、易出现并发症等特点。

表15-2　我国居民年龄别患病就诊情况

年龄组 / 岁	2013 年		2018 年	
	两周就诊率 /%	住院率 /%	两周就诊率 /%	住院率 /%
0～4	14.6	8.6	24.9	13.0
5～14	6.2	2.2	11.8	3.8
15～24	3.4	5.0	8.0	6.2
25～34	4.8	7.3	10.7	11.1
35～44	8.5	5.5	14.3	8.0
45～54	13.7	7.3	23.3	11.0
55～64	19.7	12.4	32.7	17.4
65 及以上	26.4	19.9	42.6	27.2

2. 老年人日常生活能力问题　老年人在行走、听力、语言、视力等方面的失能状况不容乐观。第四次国家卫生服务调查报告显示,4% 的老年人长期卧床,2% 的老年人无人帮助不能行走,8.2% 的老年人不能独自出门,7.3% 的老年人很难听清楚,22% 的老年人需别人提高声音说话才能听到,14.5% 的老年人说话有困难,25.7% 的老年人视力存在中度困难。因此,日常活动能力随年龄的增长呈下降趋势,这些失能问题对老年人日常生活能力影响很大。

3. 心理和社会健康问题　老年人需要通过与家庭和社会沟通来进行情感交流,获得精神上的满足,从而消除或减轻心理的压力。第四次国家卫生服务调查报告显示老年人社会参与明显下降,仅 10.9% 的老年人每周能参加社会聚会,而城市老年人与邻居、亲朋交往频率很低。随着年龄增长,老年人躯体健康减弱,收入减少,家庭、社会关系改变,生活圈子缩小,社会支持减少,子女陪伴时间缩短,使得老年人的心理和社会健康问题日益突出。老年人最常见孤独厌世、自卑、嫉妒等一些消极不良的心理,这种不良情绪使得他们经常产生焦虑、抑郁、恐惧,严重者出现痴呆、健忘、抑郁、猜疑、幻觉、妄想等。在一些老龄化指数较高的国家,老年人自杀现象较为普遍。

（二）独居老人的健康问题

随着社会老龄化程度的加深和流动人口的增加,独居老年人的数量日益增长,包括农村的留守老人和城市的空巢老人。2020 年第七次全国人口普查显示,我国独居老人为 3 729 万户,占"有老年人家庭户"的 21.4%,与 2010 年第六次全国人口普查相比增长了约 6.5%。这部分人,尤其是农村独居老人,绝大多数经济收入低,没有养老保障,生活质量差,有的还需承担繁重的体力劳动。无论是在城市还是农村,这些老年人都面临着生活缺少照料、精神缺少慰藉、安全缺乏保护、失能缺乏照护等系列问题。独居老年人的健康问题已经成为一个不容忽视的社会问题。

（三）城市随迁老人的健康问题

城市随迁老人是老年人群中的一类特殊群体,也是流动人群中的特殊群体。为更好地养老和照顾第三代等诸多原因,农村老年人跟随子女迁移城市的现象日益普遍。《中国流动人口发展报告 2018》显示,老年流动人口数量持续增长,从 2000 年的 503 万人增加至 2015 年的 1 304 万人。城市随迁老人作为一类新型边缘的弱势群体,适应能力差,其身心健康面临着诸多挑战和巨大威胁。生活习惯的变化、隔代照顾、当地对流动人员的歧视等带来的压力会引发他们一系列的心理问题，如孤独、失落、沮丧、缺乏归属感、思乡甚至是抑郁。同时，他们还面临着城市社会适应性的难题，是社会融入最艰难的一个群体。因此，城市随迁老人的健康问题也已成为当前老年人群的社会卫生问题之一，需予以足够关注。

三、影响老年人群健康的社会因素

（一）社会交往

由于社会角色的转变，进入老年期后老年人会出现特殊心理，与朋友的交往因行动不便而减少，与邻居、亲戚的交往增多。老年人的社会交往主要是为了沟通感情，排遣心中不快。城市老年人的社会交往圈要比农村更大。一项基于 2018 年中国老年社会追踪调查（CLASS）面板数据的研究显示，中国老年人的社会参与率普遍较低且参与形式单一。在各项社会参与活动中，"没有参加"的频率均在 70% 以上（表 15-3）。

表 15-3　中国老年人社会参与类型及频率（ $n=11\,418$ ）　　　　单位：%

类型	没有参加	一年几次	每月至少一次	每周至少一次	几乎每天
参与社区治安巡逻	78.17	4.18	6.26	6.00	5.39
环境卫生保护	76.74	12.05	9.44	1.13	0.64
调解邻里纠纷	78.26	19.62	1.23	0.71	0.18
陪同聊天	72.15	3.50	6.62	7.67	10.05
专业技术志愿服务	80.32	18.30	0.53	0.67	0.18

（二）社会支持

虽然老年人体力减退，智力和性格上也发生一些变化，但完整和睦的家庭关系、亲朋对老年人的关怀，有利于老年人的身心健康。第四次国家卫生服务调查显示，城市老年人每周或每天与子女见面的合计比例达到 85.8%，而农村只有 71.7%。因此，应鼓励老年人从事自己力所能及的事情，保持适度的社会交往，参与适宜的社会活动，提高生活质量。

（三）经济收入

家庭收入水平对老年人健康有很大影响。老年人家庭收入越高，会有更多资金选择保健产品，发生疾病时能选择高效的药品和设备进行治疗。第四次国家卫生服务调查显示，城市地区老年人最主要的经济来源是自己或配偶（占 83.5%），子女或孙子女（占 11.8%），社会救济（占 2.2%），其他（占 2.6%）；而在农村地区，老年人最主要的经济来源是子女或孙子女（占 53.9%），自己或配偶（占 41.3%），社会救济（占 2.9%），其他（占 2.0%）。

（四）家庭生活

和谐温馨的家庭生活有利于老年人的健康。孝敬老人是中华民族传统美德，营造良好的家庭氛围，有利于老年人安享晚年，家庭成员给予老年人的照料，有利于老年人保持积极向上的生活态度，提高健康水平。同时，老年人的婚姻状况、夫妻关系与健康状况密切相关。

（五）生活方式

生活方式与健康关系极为密切。许多老年人慢性疾病都是不良的生活方式造成的，这些疾病导致的老年人死亡占总数的 50% 以上，吸烟、饮酒行为都是老年人常见的不良生活方式，吸烟者比不吸烟者患慢性支气管炎的风险高 2～8 倍，患肺气肿的风险比不吸烟者高 4.2 倍，患恶性高血压的风险比不吸烟者高 3 倍。饮酒的老年人易患肾炎、胃溃疡、肝炎等疾病。因此，倡导健康生活方式，有利于老年人的健康。

四、提高老年人群健康的社会卫生策略

（一）提高对健康老龄化和积极老龄化的认识

"健康老龄化"是使多数老年人保持良好的身心健康，拥有良好智力、心理、躯体、社会和经济功能与状态，让这些功能的潜力得到充分发挥。老龄化是普遍现象，衰老与疾病、功能损失虽有一定的联系，但老龄化并不是疾病，而是生命历史的一部分，健康老龄化对自身、家庭、社会都有积极的意义。在健康老龄化基础上，WHO 提出了"实现积极老龄化"，把"积极老龄化"界定为"参与""健康"和"保障"。通过各种方式为老年人参与社会创造条件，以期老年人能更好地适应老龄化社会的发展变化，让老年人按照自己的需要、愿望和能力参与社会，在需要帮助时，获得充分的保护、安全和照顾。

（二）完善老年人医疗保险制度

改善老年人健康状况首先要增加国家对卫生医疗服务的投入，加大普及老年人基本卫生医疗保障水平的力度；加快推进医疗保险全民覆盖的同时还要提高其保障水平；针对常见病、多发病、慢性病提供有效保障，从而改善和提高老年人的健康状况；尝试为老年人设计医疗保险制度。"长期护理保险"制度就在很大程度上解决了失能老人长期护理难题，是积极应对老龄化的实质体现。长期护理保险是指对人因年老、疾病或伤残导致生活不能自理，需要在家中或疗养院治病医疗而由专人陪护所产生的费用进行支付的保险。国家对长期护理保险制度的推进，有利于众多失能老人维持和改善他们的身体功能、提高生活质量。

（三）开展老年社区卫生服务

推动各地把老年医疗保健纳入社区卫生工作重点，努力为老年人提供安全、有效、便捷、经济的卫生服务。加大对社区和农村基层医疗机构建设的投入，提高服务质量，降低服务价格。积极开展老年保健、医疗护理和康复等服务。国家基本公共卫生服务项目的内容之一就包含了每年为老年人提供一次关于生活方式和健康状况评估、体格检查、辅助检查和健康指导的健康管理服务。同时，患有慢性病（高血压、2 型糖尿病）的老年人还将接受慢性病筛查、每年至少四次面对面的随访评估、分类干预和健康体检等健康管理服务。

（四）倡导健康生活方式，做好自身防护

积极教育老年人树立健康意识，倡导健康的生活方式，不吸烟、不饮酒，适当地进行体育锻炼，把住病从口入的关，养成良好的作息习惯，保持充足的睡眠，与家人和邻居、朋友和睦相处，愉快地参加各种社会活动，注意健康饮食，了解一些预防老年人常见疾病的知识，通过健康的生活方式有效避免疾病的困扰。同时做好老年人慢性病筛查和预防保健服务。

（五）创新养老模式，加快推进"医养结合"

"医养结合"养老模式将现代医疗服务技术与养老保障模式有效结合，实现了"有病治病、无病疗养"的养老保障模式创新。许多国家已形成了相对成熟的"医养结合"养老模式。在国家卫生健康委、民政部、国家中医药管理局、国家医保局出台的一系列政策的鼓励和指导下，我国"医养结合"格局正在形成，为老年人享受全流程、专业化、标准化的医养结合服务提供了政策支撑和保障。

第四节 残疾人群的社会医学

残疾是指人的身心功能缺陷，包括不同程度的肢体残缺、活动障碍、体内器官功能不全、精神和行为异常、智能缺陷等。WHO 将残疾根据其严重程度分为缺损、残疾和残障三类。我国

《残疾人保障法》中规定：残疾人是指在心理、生理、人体结构上，某种组织、功能丧失或者不正常，部分或全部丧失以正常方式从事某种活动能力的人。残疾人包括视力残疾、听力残疾、言语残疾、肢体残疾、智力残疾、精神残疾、多重残疾和其他残疾的人。他们具有如下特点：①具备生活和工作潜力：残疾人一般具有不同程度的生活和工作潜力，经过康复训练或提供某种康复服务，这些潜力可以得到发挥，使之生活和工作得到改善。②身心活动上存在困难：残疾人在身心活动上存在不同程度的困难，应该给予特殊的关心与照顾，鼓励其克服这些困难的影响，以利于他们充分发挥潜能。③具有正当公民权利和人格尊严：残疾人与健全人一样，在社会上享有同样的权利和人格尊严，不应受到任何歧视和不公平待遇。

截至 2020 年 12 月 31 日，全国累计有 37 806 899 位残疾人已办理残疾人证，其中，0～14 岁者有 1 109 123 人，占 2.93%；15～59 岁者有 19 925 672 人，占 52.70%；60 岁及以上者有 16 772 104 人，占 44.37%。残疾人问题是一个全球性的问题，他们作为一个在生理、心理上具有困难的特殊群体，需要给予特殊的照顾和保健服务。

一、残疾人认知和情感特点

（一）认知方面特点

缺陷会影响人的认知能力和方式，如先天视力残疾的盲人，没有视觉空间概念，由于无视觉信息的干扰，反而形成爱思考、善思考的习惯，抽象和逻辑思维较发达，语言听觉较发达，记忆力很好，词汇丰富，形成盲人语言生动、说理充分的特点。聋哑人因缺乏或丧失听力，依靠手势与人交流，形象思维发达，视觉十分敏锐，想象力极为丰富，逻辑和抽象思维则较差。

（二）情感方面特点

1. 孤独感　残疾人因生理、心理缺陷，其行动受到不同程度限制，其行为容易受到挫折，且活动和社会交往减少，长此以往会产生孤独感。

2. 自卑情绪　残疾人在学习、生活和就业方面会受到限制，难以得到理解，易产生自卑情绪。

3. 敏感和自尊心强　残疾人极为敏感，自尊心强，对歧视情绪反应强烈，内心痛苦。

4. 富有同情心　残疾人由于自身的残疾，往往对同伴产生深厚的同情，会利用自身有限的社会支持网络，给同伴以必要的支持。

二、残疾人群的主要社会卫生问题

（一）健康状况差，慢性病患病率高

大多数残疾人由于身体残疾活动受限，极少进行体育锻炼，导致其身体功能衰退，免疫力低下，身体素质差，与无残疾者相比，他们的健康状况更差。一项对残疾人健康状况的调查显示，他们的两周患病率为 24.82%，慢性病患病率为 33.13%，均明显高于全国人口平均水平。各类残疾人健康体格检查结果显示，残疾人群是一个高血压、超重和肥胖、高血脂、高血糖以及妇女病高发的人群，其死亡率也高于正常人群水平；且与一般人群相比，残疾人的白内障、胆囊结石等疾病的检出率均较高。

（二）心理健康问题

残疾人群是一个有着独特心理表现的特殊群体，他们会因为残疾而存在与健全人不同的心理健康问题。由于自身身体或功能的残疾，常常会让他们产生孤独、自卑、焦虑、敏感、自尊心强、情绪反应强且不稳定等心理表现。就心理状况来说，残疾人在许多方面面临着心理问题的高风险。

（三）社会融入困难

残疾人存在多重的社会融入困难。一是融入日常生活困难。对于肢体残疾人和盲人来说，他们对于无障碍的物质环境要求比较高；对听力、语言残疾人来说，语言沟通困难是他们日常生活中最大的障碍；对智力残疾、精神残疾和多重残疾人来说，生活隔离现象更加严重。二是接受融合教育困难。尽管我国的融合教育取得了长足进展，但仍有近三成的适龄残疾儿童少年未能入学，随班就读这一融合安置方式还存在招生范围有限、规模萎缩、质量堪忧、经费保障不足等问题，全社会的融合教育观念还未形成。三是残疾人的就业困难。残疾人就业客观存在着就业率低、就业层次低和就业不稳定等问题，这些问题已经得到普遍关注，但多数残疾人隔离式就业导致他们不能很好地融入社会，需要得到更多重视。

（四）社会歧视

我国公民享有受宪法保护的平等不受歧视的权利。然而，对残疾人来说，他们却面临着教育、就业、婚姻、社会保障和交往等多重显性歧视和隐性歧视。WHO 指出，残疾涉及人权问题，他们的权利可能会受到多种侵犯，例如因残疾而遭受暴力、虐待、偏见和忽视，此外，还可能会因年龄和性别等其他因素而遭受其他形式的歧视。

（五）卫生保健障碍

残疾人在获取卫生保健服务方面面临着广泛存在的障碍。WHO 指出一个重要事实：在获得卫生服务时，残疾人往往会遭受冷遇和歧视，仅能得到低质量服务。尽管残疾人与非残疾人有同样的卫生保健需求，为残疾人提供医疗服务的卫生人员技能不足和医疗设施不适合的可能性是非残疾人的两倍多；他们在卫生保健系统中受到不公平对待的可能性比非残疾人高出四倍；他们比非残疾人面临灾难性卫生支出的可能性高出 50%。许多残疾人无力承担卫生服务费用，尤其是在低收入国家，超过一半的残疾人负担不起适当的卫生保健服务费用。

三、影响残疾人群健康的社会因素

（一）受教育程度

《2013 年度中国残疾人状况及小康进程监测报告》显示，6～14 岁残疾儿童接受义务教育的比例为 72.7%。6～17 岁受普通小学教育的残疾人占该年龄段残疾人总数的 59.6%，受普通中学教育的占 24.7%，受特殊教育的占 8.9%，受普通高中教育的占 4.1%，受普通中等职业学校教育的占 2.3%，受残疾人中等职业学校教育的占 0.3%，受其他教育的占 0.1%。

18 周岁及以上残疾人受教育情况：从未上过学的占残疾人总数的 36.3%，受小学教育的占 38.0%，受初中教育的占 18.4%，受高中教育的占 4.3%，受中专教育的占 1.4%，受大学专科教育的占 1.1%，受大学本科及以上教育的占 0.5%。由于生理、心理及人体结构方面的缺陷，残疾人在接受教育方面较健康人会遇到更多困难，而受教育程度的高低又会给残疾人的生活、家庭和就业带来诸多影响。

（二）就业与经济来源

生产力水平和受教育程度限制了残疾人的就业范围，用人单位不愿使用效率较低的残疾人士，导致其收入较少。近年来我国加快推进残疾人社会保障和公共服务体系建设，使残疾人就业和经济收入得到明显改善，解决了其温饱问题。

目前，劳动年龄段生活能自理的城镇残疾人就业比例为 37.3%，农村残疾人就业比例为 47.3%。有劳动能力但未就业的残疾人的经济来源：城镇中依靠领取基本生活费的占 28.2%，依靠离退休金的占 20.9%；农村中依靠领取基本生活费的占 15.3%。

（三）家庭与婚姻

家庭的幸福和睦是社会安定团结和快速发展的基石，由于残疾人的特殊性，无论是残疾人的父母、配偶、子女还是残疾人本身都要承受巨大的精神和经济的压力来完成其家庭责任,这给残疾人的婚姻、生育、家庭生活带来很多客观困难,从而导致残疾人在家庭中地位低下。数据显示,未婚残疾人占残疾人总数的11.6%,已婚占残疾人总数的63.7%,离婚及丧偶占残疾人总数的24.7%。

(四)地区分布

整体来说,我国残疾人的地区分布较为分散。农村的残疾人数量高于城市。农村残疾人占75.3%,城市残疾人占24.7%,比例约为3∶1,这一现象在某些偏远、欠发达地区则更为突出。由于残疾的分布与社会经济发展水平有关,在我国,残疾人在欠发达地区的占比较高。

(五)社会环境

影响残疾人健康状况的社会因素主要是无障碍环境,这种社会环境能够保障残疾人平等地参与社会生活、共享社会文明。然而当前无障碍环境的建设并未取得预期效果:残疾人未能真正走出家门、融入社会,社区活动的参与率依然较低;残疾人总体生活状况与社会平均水平仍存在差距,享有的基本公共服务明显不足,收入水平较低,在一定程度上影响残疾人的健康;精神环境建设有待提高,公民之间相互理解与交流、团结、友爱、互助的社会风尚需加强。

(六)法律保障

联合国和其他国际组织都十分重视残疾人的权利问题,制定了《关于残疾人的世界行动纲领》和《残疾人权利公约》。我国于1990年颁布《中华人民共和国残疾人保障法》《残疾人教育条例》《残疾人就业条例》和《无障碍环境建设条例》,并在2008年对各项法律、条例进行了重新修订。此外,在我国的其他法律中,对残疾人均给予了特殊保护。目前,残疾人保护方面的法律法规已经较为完善,但还不够健全。残疾人事业发展滞后于经济和社会的发展。

四、提高残疾人群健康的社会卫生策略

(一)完善各种政策

各级政府应高度重视残疾人的社会保健工作,通过多方努力,为残疾人提供综合的康复保健服务,促进残疾人群平等参与、共享各种活动,特别在医疗康复、特殊教育、劳动就业、社会保障等方面,制定倾斜于残疾人的特殊优惠政策和扶持措施并落到实处。引导社会力量兴办残疾人服务机构,理解、尊重、关爱、帮助残疾人。

(二)预防残疾措施

1.一级预防 目的在于减少各种缺损的发生。主要措施:促进社会经济发展,改善人群卫生状况,提供合理营养;推行优生优育和围生期保健服务,注意妊娠期营养和避免药物滥用;普及儿童预防接种,减少各种传染病后遗症;通过公共教育、安全措施,减少家庭、交通、职业等意外伤害的发生;注重心理保健咨询服务,提倡自我保健。

2.二级预防 目的在于限制或逆转由缺损造成的伤残。主要措施:提供适当药物积极治疗各种可能导致伤残的疾病;提供最基本的外科治疗,在可能造成伤残的第一时间提供必要治疗。

3.三级预防 目的在于防止伤残转变成残障或者减少残疾的影响。主要措施:通过家庭或各种康复机构的训练,提高残疾人生活自理和参加活动的能力;对盲、聋哑人、智力迟钝者和肢体残疾者根据不同情况提供教育;在职业训练的基础上,适当给予就业机会;提供合适的假肢、矫形设备,满足特殊需求,提高他们的生活自理能力。

(三)残疾人康复服务

1.专业机构康复(institute-based rehabilitation,IBR) 是指集中专门的康复专业人才和利用较复杂、先进的设备,通过临床治疗和康复功能评估及各种康复方法,在康复医学研究所、康复医学中心、综合医院中的康复医学科、大型职业康复中心、特殊教育部门等地方进行的康复工作。

2.社区康复(community-based rehabilitation,CBR) 是一种在社区范围内对各类残疾人提

供服务的新途径,包括医疗、社会、职业、教育和心理的综合服务。残疾人社区康复的基本原则是使家庭和社区对残疾人康复负起责任,应用简便、适用、有效的康复方法,充分利用社区资源,以较完善的转诊系统和康复中心为支持,在全面康复基础上,促使残疾人回归社会,最终实现社会受益。

3．社会康复(social rehabilitation,SR)　是全面康复的一个重要组成部分。其要求从社会学角度去推进残疾人的医疗、教育和职业康复等。社会康复牵涉面广、内容多,其核心问题是维护残疾人的"人格尊严",消除社会长久以来形成的种种偏见,保障残疾人的正当权利。

4．家庭康复(family-based rehabilitation,FBR)　是以家庭为基地进行康复的一种措施,旨在提高残疾人适应家庭生活环境的能力,帮助他们参加家庭生活和家务劳动,以家庭成员的身份与其他成员相处。康复过程在专业人员的指导下由家庭训练员(残疾人家属)负责,主要开展家庭康复训练,内容包括简易康复器材的使用培训、康复性医疗体育训练和家务活动训练等。

(四)消除社会歧视

虽然,"繁重的体力劳动作为生产力要素"的年代早已结束,但它所引起的对残疾和残疾人歧视的传统思维模式还在桎梏着人类,在互联网上充斥着一些对某一种生理障碍人士有轻侮意思或者直接有辱骂意思的词条。全社会应当明确"残疾人"这一称谓的严谨性,禁用贬损性质的称谓,这不仅是对残疾人的尊重,也是对残疾人深层的人文关怀。

(五)关爱残疾人

各政府机关、企事业单位、医院、银行等残疾人需要出入的地方,无障碍设施必须成为标配,以提高他们工作和生活的便利性,减少工作和生活中的阻碍。而作为其他社会公民,也同样需要从自己的角度出发,发挥自己的力量为残疾人创造无障碍的社会环境,包括不占用盲道,不破坏无障碍设施,遇到身边的残疾人需要帮助的时候,给予积极热情的帮助等。

第五节　流动人口的社会医学

一、流动人口的概念和特征

(一)流动人口的概念

流动人口(floating population)是指离开户籍所在地市、县或市辖区,到户口所在地以外的地区从事务工、经商和社会服务等各种经济活动的人群,排除旅游、上学、访友、探亲、从军等人群。衡量流动人口的基本尺度是其涉及的空间和持续时间。在空间尺度上,可按流动距离对流动人口分类,或按区域划分为省际、县际、乡际流动人口,还可按城市、农村划分。在时间尺度上,可按流动人口出行规律分为定期和非定期流动人口,在定期流动人口中,又可根据当事人离开常住地在外居留时间的长短,划分为每日流动、季节性流动和周期性流动人口。

(二)流动人口的特征

1．规模特征　根据国家统计局 2021 年 5 月 11 日发布的第七次全国人口普查主要数据,我国流动人口总量大幅扩增,从 2010 年的 22 143 万人增加至 2020 年的 37 582 万人,年均增长率高达 6.97%。

2．年龄结构　《中国流动人口发展报告 2018》显示,2015 年我国流动人口的平均年龄为 31.0岁,16～59 岁劳动年龄人口比例从 1982 年的 53.3% 增加至 2015 年的 84.1%。流动人口中,占据主体的新生代农村户籍流动人口,多数是在城市成长,基本不懂农业生产,即使经济形势波动,城市就业形势不好,他们也不大可能返乡务农。

3．文化结构　流动人口中的小部分属于以人才引进的方式进入大城市的,这部分流动人口由于具有较高的文化水平和专业知识,户籍问题容易解决,能享受地方优惠政策。但绝大多数外来务工人口文化层次较低,男工多在建筑业务工,女工则大多在服务行业工作。

4. 性别结构 在工业化初期,随着房地产、交通等行业的兴起,城市提供大量蓝领岗位,吸引农村男性流动人口进入城市务工。但到工业化中期,随着城市基本建设用工数量的缩减以及制造业和服务业用工数量的扩张,女性流动人口迅速增长,使得流动人口中的男女比例趋于均等。此后,伴随后工业化特征的加强,大城市会吸引更多女性进入城市工作,从而使大城市女性数量超过男性。目前,在北京、上海、广州和深圳等城市,流动人口中女性的数量已接近或超过男性。

5. 就业结构 流动人口在北京、上海、广州等大城市从事金融或知识技术密集型行业的比例明显高于全国水平,北京尤为明显。其他城市的流动人口多从事建筑业、经商和社会服务。

6. 家庭结构 家庭候鸟式迁移现象越来越突出。在工业化初期,主要是男性重体力劳动流动人口迁居到城市谋工求职,这些人当中也存在家属关系,主要表现为父子外出打工,成年已婚女性留守农村。到工业化中期阶段之后,随着女性务工人员在城市就业需求的增加,使得流动人口家庭式迁移,表现为夫妻携带子女居留城市。近年来,从流动人口子女数量的增加上可以判断,伴随城市公共资源向流动人口的逐渐开放,家庭化候鸟式迁移的数量越来越多。由此可见,流动人口将不再表现为短期的迁移,而是会增加市民化与移民化特征。

7. 经济基础 流动人口中有相当一部分人收入不稳定,生活不安定,居住不固定,受到社会保险的限制,约束其在城市的消费。除北京、上海两地流动人口月收入略高外,其余各地流动人口月收入水平显著低于全国平均水平。

二、流动人口的主要社会卫生问题

(一)妇幼健康问题
流动人口的孕产妇死亡率和围产儿死亡率均明显高于常住人口,儿童计划免疫率普遍较低。此外,麻疹、新生儿破伤风等疾病也集中分布在流动人口中。

(二)传染病
近年来城市中的结核病、性传播疾病等传染病又死灰复燃,而流动人口又是传染病的高危人群。流动人口的不断增加,地区间流动性的加强,成为当前传染病流行的主要原因。

(三)职业病
职业病在流动人口中高发,主要有两方面原因:一是流动人口就业主要集中在化工、建材和煤炭系统的企业中。这些企业通常忽视劳工健康,造成职业病发病率居高不下;二是流动人口本身自我防护意识差,对职业病危害认识不足,不注重保护自己,常罹患肺尘埃沉着病、急性职业中毒等疾病。

(四)心理健康问题
数据调查显示,流动务工人员中,女性患精神障碍的风险是男性的1.8倍;相比于36～56岁的务工人员,26～35岁的务工人员患精神障碍的风险增加36%,16～25岁的务工人员患精神障碍的风险增加65%;收入不足的流动人口患精神障碍的风险是收入充足者的2.4倍。这些流动人口面临着就业难、子女入学难、生活困难、工作压力大、生存环境恶劣等诸多难题,可能激发各种负面心理情绪,引发心理疾病。

三、影响流动人口健康的社会因素

(一)经济因素
流入人口的收入略高于流出居民,但远远低于当地居民。这些收入不仅要维持生活开销、负担子女学费，还要供养父母。由于收入较低，流动人口无法同时购买家乡和流入地的两份社会和医疗保险，加之流动人口的营养状况较差、居住条件简陋，容易造成有病不医的现象。

（二）文化因素

近年来学生流动人口增长很快，但文化程度普遍较低。主要表现在自我维护健康知识和能力的严重不足，对卫生预防保健服务接受性差，许多流动儿童不能获得正常免疫接种，影响儿童的健康成长。

（三）行为因素

流动人口聚居在城市边缘地区的出租房或工棚，卫生条件极差，与当地居民相对隔离，无良好卫生习惯或保留原居住地的卫生习惯，常饮生水、吃不洁食物，易引起痢疾、伤寒等肠道传染病暴发。还有一些流动人口由于独自一人外出打工，卫生保健意识淡薄，会有吸食毒品、不安全性行为的现象，引发流动人口中梅毒、艾滋病等性传播疾病的传播。

（四）环境因素

流动人口为适应城市生活，要融入当地的风俗和文化环境。流动人口只有认为自己是当地人时，才能真正融入流入地的主流社会。这种社会融合以及归属感会在深层次影响流动人口的心理、社会健康。

四、提高流动人口健康的社会卫生策略

（一）政府政策支持

提高流动人口健康水平，需要全社会采取有效的社会卫生措施，让流动人口与城市居民平等享受当地政府社会保障制度的各种待遇，包括低保、子女入学、育龄妇女分娩、儿童接种疫苗等方面。加大政府支持力度，积极宣传卫生知识，提高流动人口社会经济地位，改善生活条件，建立流动人口家庭档案并统一管理，将流动人口中弱势群体纳入当地社会救助体系，切实解决问题，全方位、创新性地实现科学管理流动人口。

（二）提供卫生保健服务

将流动人口纳入城市医疗保险和社区卫生服务范围，针对流动人口特征和健康状况进行服务。

1.健康教育　社区要建立各种健康促进计划，有针对性地开展健康教育工作。将传染病、职业病防治作为宣传和普及的重点内容，使流动人口掌握基本的预防和保健知识。

2.职业病防控　用人单位为每位职工建立健康档案，做好职业病的筛查管理，例如对粉尘环境下工作的流动人口定期开展影像学检查，做到早发现、早诊断、早治疗，促进早日康复。

3.妇幼健康与生育支持　社区卫生服务中心应完善流动人口中育龄妇女的保健服务工作，平等地为儿童提供相应的预防接种和免疫服务，做好育龄妇女生殖健康保健服务的知情选择工作。

4.传染病控制　社区要严格执行传染病防治法，发现病例及时上报，防止疾病扩散和蔓延。社区卫生服务站（中心）要协助做好对流动人口各种传染病预防措施知识的宣传，及早切断传染源、隔离患者，特别要做好高危人群的健康保健工作。

（三）完善流动人口的社会医疗保障制度

完善跨省异地就医直接结算办法，有效整合社保、医保、医疗等平台的功能，实现全国医保用药范围基本统一，建立针对流动人口的特色医疗保障制度，考虑流动人口与城镇居民的不同特点和流动人口本身的具体情况采取分类措施。按照城乡基本公共服务均等化的要求，认真落实相关政策，加强流动妇女儿童卫生保健、疾病预防控制、计划免疫等工作，逐步实现流动妇女儿童与城市常住人口享有同等的卫生保健服务。

（四）提高流动人口的医疗可及性

首先要加强宣传与教育培训，以激发流动人口参与基本医疗卫生服务的主动性；其次是针对

流入地政府事权和财权不匹配的现状，要明确流入地政府的职责，并对地方政府进行财政激励；此外，要构建多元化供给网络，同时要进行"补需方"的强化，以此构建流动人口基本医疗卫生服务供需平衡机制；最后，根据流动人口的群体特征，把流动人口基本医疗卫生服务下放社区，减少参与过程中的障碍，提高流动人口的接受度与信任感。通过以上方式，切实提高流动人口基本医疗卫生服务可及性。

思考题

1. 提高女性和儿童青少年的健康水平有哪些重要意义？
2. 人口老龄化将给我国的医疗卫生服务体系带来什么影响？
3. 怎样促进全社会形成尊重、关心和帮助残疾人的良好氛围？
4. 当前医疗卫生领域有哪些政策体现了向弱势群体的倾斜？

（尤　华）

第十六章　社会因素相关疾病的防控

21世纪以来，随着经济快速增长和科技不断进步，人们的健康水平也不断提高。但是，局部战争、经济危机、恐怖活动、自然灾害、贫困与社会不平等、人口老龄化、重大公共卫生事件、自杀、吸毒等各个层面的社会问题仍然存在，甚至部分问题呈恶化态势，对人类的健康产生了直接或间接的重大影响。目前，我国正处于经济转型期，如何减少社会问题对经济发展和人群健康的影响是值得关注的重大课题。作为医学与社会科学的交叉学科，研究与健康相关的社会问题是社会医学的重要任务。

第一节　概　　述

一、社会因素相关疾病的含义

社会因素相关疾病（social factors related diseases）是指社会因素起主导作用，与社会发展和进步方向相违背的、严重危害人群健康的、需要全面动用社会力量加以解决的社会性病理现象。根据这个定义，社会因素相关疾病主要是社会性的人群健康现象，而不仅仅是个人问题。

在社会学领域中，与"社会因素相关疾病"有关的术语主要有三个，一个是"社会问题"（social problem），二是"越轨行为"（deviant behavior），三是"社会病"（sociopathy）。"社会问题"是从社会功能和社会发展角度来看的，其外延很广，涉及有需要动员社会力量来解决的问题，有构成社会基本要素之间的相互关系失调而导致的人口、生态、贫穷、民族和种族、社会文化冲突等问题；也有因社会关系失调而导致的社会问题，如婚姻家庭、老年人、独生子女、残疾人、青少年犯罪问题等；还有制度和体制失调而带来的社会问题，如物价、教育、劳动就业、社会保障问题等。"越轨行为"主要是从个人与社会的关系角度来看，其外延则要小得多，一般凡是违背群体标准或期望的行为都可以称为越轨行为，如各种违法违纪行为、犯罪行为等。所有的越轨行为都有可能成为社会问题，很多社会问题都与人们的越轨行为有关。"社会病"则是从人群健康角度来看的，主要是指由社会环境不良因素导致的违背普遍意义的伦理道德而致个体行为失范的社会性健康问题，如吸毒、自杀、卖淫等问题，是比较典型的社会因素相关疾病。

"社会因素相关疾病""社会病"都是介于"社会问题"和"越轨行为"之间的概念，都更接近"社会问题"，是某些社会问题的集合，但"社会因素相关疾病"更侧重与健康相关的社会问题。同时，"社会因素相关疾病"比一般的社会问题与个人行为，特别是个人越轨行为有着更为密切的联系。例如吸毒、卖淫、嫖娼、抢劫、酒后驾车等行为从个人的角度看，是越轨行为，但从社会的角度看，如果这些越轨行为的产生根源在社会且其影响范围扩展到了整个社会，就可以看作是社会因素相关疾病，当然也可看作是社会问题。然而，不是所有的社会问题都可以称作是"社会因素相关疾病"，更不是所有的社会问题都与个人行为越轨有关。例如老龄化问题是社会发展、社会进步的结果，是标准的社会问题，需要社会努力加以解决，却不能被称作是"社会因素相关疾病"。

二、社会因素相关疾病的特点

1. 公共性　社会因素相关疾病具有公共性和普遍性。每个人都会有烦恼,它的产生与个人的心理状态、心理特征和价值观念密切相关,也可能会与个人有限的社会联系相关,但个人烦恼不至于导致对社会发展和社会稳定产生影响。在某个社区中,当只有一个人酗酒时,可以通过分析这个人的生理和心理状态、分析其家庭关系,了解其酗酒的原因。但是,如果这个社区中的成年人经常喝得醉醺醺的,那就需要对这个社区的政治、经济和社会体制进行分析。

2. 复杂性　社会因素相关疾病的产生中社会因素起着主要的、决定性的作用,但也包括个人的行为、家庭的影响等。例如,艾滋病虽然从病理学角度来看是病毒感染导致的疾病,但究其根源,艾滋病的蔓延是一个复杂的社会问题,和众多因素如经济状况、文化思想和个人行为等密切相关。例如,经济落后地区的人如尝试通过卖血的方式解决温饱,有可能导致艾滋病病毒交叉感染;西方性解放思想导致性道德观念的改变也使人们的性行为发生变化,增加了艾滋病传播的风险。因此,分析社会因素相关疾病产生的复杂性问题,同时采取有效社会改善措施才能在疾病防控过程中取得显著成效。

3. 危害性　社会因素相关疾病危害性主要表现为破坏社会稳定,阻碍社会经济发展,也表现为对社会生活质量的直接影响。从社会医学的角度看,随着人类健康状况的转变,社会病对人群健康状况的影响越来越重要。例如自杀作为一种社会因素相关疾病,已经成为全世界前十位的死亡原因之一,是15～29岁青年男女的第四大死因;又如,近年来酗酒行为的增加是导致交通事故增加的主要原因之一。

4. 群防群治性　社会因素相关疾病的防控需要全社会共同努力,从卫生立法、健康教育、行为和生活方式、社会预防等方面入手提高全社会的重视,保证广大人民群众的生命与健康。例如,近年来针对慢性非传染性疾病流行的趋势,国务院发布的《中国防治慢性病中长期规划(2017—2025年)》提出要坚持正确的卫生与健康工作方针,提升全民健康素质,减少可预防的慢性病发病、死亡和残疾,推进健康中国建设的顶层设计,最终完善政府主导、部门协作、动员社会、全民参与的慢性病综合防治机制,建立自我为主、人际互助、社会支持、政府指导的健康管理模式。

第二节　慢性非传染性疾病

一、概　　述

(一)慢性非传染性疾病的概念

慢性非传染性疾病(noninfectious chronic disease,NCD)简称"慢性病"或"慢病",不是特指某种疾病,而是对一组起病时间长、缺乏明确的病因证据,一旦发病即病情迁延不愈的,且从发现之日起超过3个月的非传染性疾病的概括性总称。如肿瘤、心脑血管疾病、慢性阻塞性肺疾病、精神疾病等,这些疾病主要由职业和环境因素、生活与行为方式等暴露引起,一般无传染性。

其特点是:①病因复杂,发病与多个行为因素有关;②潜伏期较长,没有明确的患病时间;③病程长,随着疾病的发展,表现为功能进行性受损或失能,对健康损伤严重;④不可逆性,很难彻底治愈。

在我国,慢性病主要包括:①心脑血管疾病,如高血压、冠心病;②恶性肿瘤,如胃癌;③代谢性疾病,如糖尿病;④慢性呼吸系统疾病,如慢性支气管炎;⑤心理异常和精神病,如抑郁症;⑥慢性肝、肾疾病,如肝硬化;⑦其他各种器官的慢性、不可逆性损害。

（二）慢性非传染性疾病的流行病学特征

1. 慢性病的总体分布 《中国居民营养与慢性病状况报告（2020 年）》显示 2019 年我国因慢性病导致的死亡占总死亡的 88.5%，其中心脑血管疾病、癌症、慢性呼吸系统疾病死亡比例为 80.7%，因心脑血管疾病、癌症、慢性呼吸系统疾病和糖尿病四类重大慢性病导致的过早死亡率为 16.5%，与 2015 年的 18.5% 相比下降 2 个百分点。目前，我国癌谱正处于发展中国家向发达国家癌谱过渡的阶段，发达国家高发的肺癌、结直肠癌、乳腺癌等不断上升，发展中国家高发的消化道癌症比如食管癌、胃癌、肝癌等与 20 世纪 70、80 年代相比，有所下降。另外，《中国居民营养与慢性病状况报告（2020 年）》还显示我国精神卫生方面的问题逐年凸显，焦虑障碍患病率为 4.98%，抑郁症患病率达到 2.1%。

2. 慢性病流行的社会因素 除了生物遗传因素之外，主要包括：①自然环境因素：空气、水源、废弃物污染和化学品接触等；②社会环境因素：卫生政策法规和医疗保障制度、经济发展状况、医疗技术水平、家庭状况、工作环境等；③行为和生活方式因素：膳食结构不合理、身体活动不足、长期吸烟以及过度饮酒等；④精神因素：精神紧张、情绪激动及各种应激状态等。

随着居民健康意识逐渐提高，部分慢性病行为危险因素流行水平呈现下降趋势，定期测量体重、血压、血糖、血脂等健康指标的人群比例显著增加。但由于我国经济社会发展和卫生健康服务水平的不断提高，居民人均预期寿命不断增长，慢性病患者生存期的不断延长，加之人口老龄化、城镇化、工业化进程加快和行为危险因素流行对慢性病发病的影响，慢性病患者基数仍将扩大，因此慢性病预防控制工作仍面临巨大的挑战。

二、社 会 危 害

（一）慢性病危害人群身心健康

慢性病病程长，多为终身性疾病，预后差，并常伴有严重并发症及残疾。随着人口老龄化，慢性非传染性疾病已成为主要健康风险。全球慢性非传染性疾病死亡人数占比从 2000 年的 60.8% 增加到 2019 年的 73.6%，其中糖尿病的年龄标准化死亡率增加了 3%。对 30~70 岁人群四种主要慢性病（癌症、心血管疾病、糖尿病和慢性呼吸系统疾病）的死亡率进行评估，目前全球非传染性疾病过早死亡率已从 2000 年的 22.9% 下降到 2019 年的 17.8%（2019 年中国的慢性病过早死亡率为 15.9%），但 2015 年以来降速缓慢。尽管四种主要慢性病的整体死亡率正在下降，但由于人口增长和老龄化，总死亡人数仍在增加，仅这四大类疾病在 2019 年就夺走了 3 320 万人的生命，比 2000 年增加了 28%。

慢性病对人群健康的影响还表现在造成患者的心理创伤方面。慢性病首次发作可使患者产生不同程度的心理反应，轻度者出现适应障碍、主观感觉异常、焦虑、退化、猜疑等，重度者可出现愤怒、孤独感、失助、自怜和期待等心理过程。在慢性病反复发作或出现严重功能障碍时，又可出现失望、抑郁，甚至自杀倾向。

（二）慢性病增加家庭的负担

中医有"一人向隅，满坐不乐"之说，即当家中出现了一位长期卧床不起的患者，需要家人长时间的陪护、转诊、帮助料理生活起居，且患者种种异常心理的发泄都会严重地影响家庭成员。迅速恶化的慢性病如心肌梗死，会给家庭带来剧烈的震动和痛苦；久治不愈或严重残疾的慢性病如脑卒中致瘫痪，将消耗家庭经济积蓄和家人精力，甚至导致家人因疲劳致病或意外伤害的发生。

（三）慢性病增加社会的负担

我国主要慢性病发病率的上升，患病人数的增加，导致了居民卫生服务需求和卫生服务利用率的上升，成为卫生费用过快增长的重要原因。我国居民恶性肿瘤、脑血管疾病、心脏病、呼吸系统疾病等慢性病造成的疾病负担已占总疾病负担的 70% 以上。从医疗费用来看，慢性病已占据居民医疗费用的 70%；从个人家庭的支出来看，慢性病占据了家庭支出的 7.9%；在医保、政府投入等公共支出方面，慢性病占据了 7.4%。虽然医疗保障水平在提高，从总费用来看个人负担已经下降到了 28%，但是慢性病的防治对整个家庭特别是低收入和贫困家庭来说，依然是巨大的压力。

（四）慢性病诱发患共病的风险

WHO 将同一个患者同时患有两种或多种慢性病称为共病。目前，全球共病患病率为 20%～30%，我国约 46.5% 的老年人群为共病患者。相对于单一慢性病，共病具有更加严重的健康损害和社会危害。例如共病患者生存年数更少，生命质量较差，再住院率和病死率更高；卫生资源利用过度与失衡，医疗服务率显著增加，门诊次数、住院天数和灾难性卫生支出发生比例更高。多种慢性疾病并存、叠加和组合，不仅导致患者病情错综复杂，而且还会诱发或加速其他疾病发生、发展。

三、预防与控制

（一）慢性非传染性疾病防控方针

为进一步加强我国慢性非传染性疾病的防治工作，卫生部门以习近平新时代中国特色社会主义思想为指导，坚持新时期卫生与健康工作方针，落实健康中国建设总体部署，持续推进"共建共享、全民健康"的战略。《中国防治慢性病中长期规划（2017—2025 年）》以控制慢性病危险因素、建设健康支持性环境为重点，以健康促进和健康管理为手段，推进健康科技创新，不断提升居民健康素养，减少可预防的慢性病发病、死亡和残疾，推动健康服务策略从以治病为中心向以健康为中心转变，全方位、全周期维护和保障居民健康。

（二）慢性非传染性疾病的社会综合防治

1. 加强健康教育，提升全民健康素质　从健康知识普及和健康行为促进两个方面入手，强调实施科学、实用、有针对性的慢性病防治健康教育，提出针对儿童、职工、社区居民等不同人群的健康促进重点。

2. 实施早诊早治，降低高危人群发病风险　强调慢性病的二级预防，以血压、血糖、血脂、体重、肺功能、大便隐血等指标监测为重点，推进居民健康体检，促进慢性病早发现、早诊断，逐步开展慢性病高危人群的患病风险评估和干预指导。

3. 强化规范诊疗，提高治疗效果　优先将慢性病患者纳入家庭医生签约服务范围，积极推进高血压、糖尿病、心脑血管疾病、肿瘤、慢性呼吸系统疾病等患者的分级诊疗，规范诊疗行为，优化诊疗流程，提高诊疗服务质量。

4. 促进医防协同，实现全流程健康管理　强调疾病预防控制机构、医院和基层医疗卫生机构的分工协作和优势互补，建立健康管理长效工作机制，推进慢性病防、治、管整体融合发展。

5. 完善保障政策，切实减轻群众就医负担　从医疗保障和救助、药品供应两个方面入手，一方面强调医保救助政策要充分发挥引导防治、重心下沉和兜底困难人群的作用；另一方面强调药品生产供应要以提高药物可及性为主要目标，通过降低药品价格、完善用药目录等，满足患者用药需求。

6. 控制危险因素，营造健康支持性环境　针对影响健康的环境和行为危险因素，提出具体干预措施并完善政策环境，将健康融入所有政策。如履行《烟草控制框架公约》，推动国家层面公共场所控制吸烟条例出台。推动绿色清洁生产，严格控制尘毒危害，强化职业病防治，整洁城乡卫生，建设健康的生产生活环境。同时推动慢性病综合防控示范区创新发展，以国家慢性病综合防控示范区建设为抓手，培育适合不同地区特点的慢性病综合防控模式。

7. 统筹社会资源，创新驱动健康服务业发展　鼓励、引导、支持社会力量举办的医疗、体检、养老和养生保健机构开展慢性病防治服务。通过深入养老机构、社区和居民家庭开展老年保健、老年慢性病防治和康复护理等方式促进慢性病全程防治管理服务与居家、社区、机构养老紧密结合。充分利用移动互联网、云计算、大数据、物联网等创新技术与健康相关产业深度融合，推进预约诊疗、在线随访、疾病管理、健康管理等网络服务应用，提供优质、便捷的医疗卫生服务。

8．增强科技支撑，促进监测评价和研发创新　着重建立国家、省级和区域慢性病与营养监测信息网络报告机制，逐步实现重点慢性病发病、患病、死亡和危险因素信息实时更新。系统加强慢性病防治科研布局，加快慢性病致病因素、发病机制、预防干预、诊疗康复、医疗器械、新型疫苗和创新药物等研究的成果转化，推进精准医疗、"互联网＋"健康医疗、基因检测、中医健康干预方案等新技术的应用推广。

总而言之，慢性病预防控制不仅需要重点关注和防范各种高风险慢性病，而且应当特别重视易与该类慢性病共患的其他慢性病，将各类慢性病视为一个整体网络并予以防治和管理，而不是按疾病类别对慢性病进行单独干预，这将在很大程度上提升慢性病共病防控的效率。

第三节　新发传染性疾病

一、概　　述

（一）新发传染性疾病的概念

新发传染性疾病（emerging infectious diseases）指在一个国家或地区 20 世纪 80 年代以来新出现的或已经存在的，但发病率或发病地域迅速增加的传染病，如艾滋病、埃博拉出血热、牛海绵状脑病、人感染高致病性禽流感、戊型肝炎、严重急性呼吸综合征等。广义上主要包括新发现、新出现和重新出现（或流行）的传染病，是当前全球传染病防控面临的共同难题。

新发传染性疾病主要有以下分类：第一类，疾病或综合征早已在人间存在并被人们所认知，只是近 20 年来发现是传染病，如 T 细胞淋巴瘤／白血病、毛细胞白血病、消化性溃疡等；第二类，某些疾病或综合征在人间也可能早已存在，但并未被人们所认识，近 20 年来才被发现和鉴定，如军团病、莱姆病、丙型病毒性肝炎及戊型病毒性肝炎等；第三类，某些传染病过去可能不存在，确实是人类新出现的传染病，如艾滋病、O139 型霍乱、严重急性呼吸综合征等。

新发传染性疾病的特点是：①种类繁多，其中有 3/4 是人畜共患病；②病原体的宿主种类呈多样性；③传播途径多样，感染方式复杂多变；④容易造成跨国界、跨洲界甚至全球性流行，传播范围广，不易控制；⑤人类普遍缺乏对新发传染病的免疫力；⑥早期发现与诊断较为困难；⑦缺乏特异性的治疗与预防方法；⑧出现具有不确定性，难以预测与防范；⑨可能造成严重经济损失和社会影响。

（二）新发传染病的诱发因素

1．生物学因素　病原体可出现自发的基因突变，或在外环境的作用下发生基因变异，或通过重组、转化等途径获得外源性基因，这些均可使原有的病原体表现出新的毒力或成为一种全新的病原体，使其对不同宿主的感染性或毒力发生改变。如基因重配的 H7N9 禽流感病毒跨越种属屏障感染人群并导致人群发病和死亡。

2．自然因素　全球变暖等气候变化，可能会导致媒介昆虫及宿主动物栖息环境及迁徙等发生改变，从而导致新的疾病出现，或现有传染病流行特征发生改变。如卡尔森等学者发表在 *Science* 杂志的研究结果显示，气候变化、栖息地遭破坏迫使动物迁徙以及人与动物直接的接触增加，病毒外溢，导致新发传染病不断增加。

3．社会因素　由于经济开发、开垦荒地、砍伐森林等人类活动，生态环境被破坏，人与动物接触机会增加,导致新的人畜共患病出现。此外,人类生活方式的改变或人类的一些特殊风俗习惯、行为方式,如饲养宠物、滥捕食野生动物等,也增加了与病原体接触的可能性。随着全球化的发展,国际旅行和贸易急剧发展,病原体也随之在全球蔓延,如近年来我国确诊的寨卡病毒感染患者均为国外旅行或务工的归国人员,全部为输入性病例。

(三)新发传染病的流行病学特征

1. 传染源以动物为主 动物作为储存宿主或传染源,在新发传染病发生过程中扮演着重要的作用,动物引起的新发传染病占总数的 75% 以上,其中病原来自野生动物的占 71.8%。如登革热和寨卡病毒感染等都与自然界蚊媒传播有关。

2. 传播速度快,传播途径多样化 由于人口流动加快、城市化进程加速、国际贸易频繁,加之人体对新发传染病缺乏免疫等因素,促使传播加速,新发传染病可经呼吸道、消化道、血液、接触、虫媒叮咬等一种或多种途径传播。如某些呼吸道传染性病毒,其感染者在潜伏期(最短为1~3天)即有传染性。病毒的传播途径多样,经呼吸道飞沫和密切接触传播是主要途径;在相对封闭的环境中经气溶胶和接触被病毒污染的物品也可造成感染。

3. 人群普遍易感,预防诊疗困难 研究显示除猴痘外,人类几乎对所有新发传染病缺乏主动免疫,在疫苗研发前易造成疾病的暴发流行。发生早期,由于人们对病原体、实验室检测和临床诊疗认识有限,防控工作难以有效开展,人群易产生恐慌心理,造成社会不稳定。

二、社 会 危 害

(一)严重威胁居民生命健康

由于人们对新发传染病早期阶段流行特点、临床表现、治疗方法等缺乏了解,难以有效、及时治疗和控制,因而新发传染病在传染病导致的死亡及伤残中占有较大比例。如每年死于艾滋病的人数虽从 2004 年的 190 万人的峰值已下降到 2020 年的 69 万人,但这个数字仍然很高。更为严重的是,新冠肺炎疫情给人类健康带来难以估量的损失,也对传统传染病防治带来负面影响,如 WHO《2021 年全球结核病报告》显示,新冠肺炎疫情影响了全球多年来在结核病防治方面取得的进展,结核病死亡人数十多年来首次上升,2020 年全球病死数约 150 万。此外,一些慢性疾病被发现与新发传染性疾病的病原体有直接关系,如经性传播的人乳头瘤病毒与宫颈癌有关;乙型肝炎和丙型肝炎是慢性肝病及肝硬化的主要原因。就我国而言,《2020 年我国卫生健康事业发展统计公报》显示该年全国甲、乙类传染病报告发病数居前 5 位的是病毒性肝炎、肺结核、梅毒、淋病和新型冠状病毒肺炎;报告死亡数居前 5 位的是艾滋病、新型冠状病毒肺炎、肺结核、病毒性肝炎、狂犬病。

(二)阻碍社会经济发展

新发传染病在严重威胁居民生命健康的同时,对社会经济发展也造成了很大的危害。新冠肺炎疫情给我国社会经济发展带来前所未有的影响,国家统计局数据显示,2020 年一季度我国国内生产总值同比下降 6.8%,与 2019 年一季度同比增长 6.4% 相比差距巨大,这也是自 1992 年国民经济核算体系转型以来首次出现的单个季度负增长。

(三)影响社会稳定

新发传染病可能导致社会秩序的混乱,造成社会不稳定,乃至影响到区域的稳定及国防安全。如亚撒哈拉沙漠地区艾滋病的蔓延导致青壮年病例大量增加,军队难以招募到合格军人;一些新发传染病的病原可以被当作生物武器袭击居民,造成社会恐慌;传染病造成的商品禁运、旅行限制、移民等也可能会导致国家间发生贸易纠纷或摩擦。

(四)威胁公共卫生体系

新发传染病对公共卫生体系的持续威胁主要表现在卫生保健费用的逐步增加等。如美国每年就诊的传染病病例数约占所有就诊者的25%,直间接费用占所有美国医疗保健费用的15%(120亿美元),其中新发传染病费用占相当大的比例。HIV/AIDS是对全球的公共卫生带来极大挑战的有关新发传染病影响的典型,其漫长的病程、较高的死亡率以及较高的医疗卫生费用对公共卫生服务体系带来了极为不利的影响。

三、预防与控制

（一）全球新发传染病的防控新策略

无论现在还是将来,新发传染病一直是国际社会面临的重大问题,严重威胁人类的健康安全。面对全球新发传染病的严峻挑战,从保障人类生命健康出发,国际社会应该做好充分的准备,及时应对全球新发传染病的发生和流行。

1. 完善突发公共卫生事件应急管理体系　积极构建应对重大疫情防控的应急管理体系,对于高效遏制传染病疫情蔓延尤为重要。应从体制机制上完善重大疫情防控举措,积极转变管理理念,确保常规预防和突发应急并举,实现各类突发公共卫生事件的常态化管理和非常态管理相结合,各医疗卫生机构应主动强化自身应急管理能力,将公共卫生应急管理作为常态化管理内容之一,系统提升广大医务人员的卫生应急素养。

2. 加强监控预警和全球协作　众多新发传染病的发病率呈上升趋势,新的监测战略、全球疾病检测方案和国际合作是预防和控制这一威胁的基石:①构建有效的全球网络及公共卫生基础设施是实现强有力新发传染病监测的基础,特别是低收入国家和贫困地区。②评估国家防控新发传染病的能力、差距及需求,以利于国际协作。③构建完善的全球新发传染病监测系统和防控平台,有助于提高疫情的早期预警能力、流行情况分析和共享防控经验。④构建全球新发传染病检测、诊断及鉴别诊断方案共享平台,有利于提高疾病的早期识别。⑤开发高效的突发公共卫生事件管理系统,统筹协调各学科各部门的通力合作,定期开展全球疫情防控计划;深化科学技术、环境、政治等领域全球协作的同时,国际组织应该从人类健康安全和道德伦理角度考量,制定合理的国际卫生条例保障各国、各组织的利益共享、信息共享,倡导政治承诺和建立伙伴关系。

3. 加深新发传染病的相关研究　知识需要通过研究产生,并进行解释、评估和转化,以改进预防和控制新发传染病的做法及技术能力。可通过以下措施加深相关研究:①各政府应该加大对公共卫生及科学研究的财政投入,鼓励加强国家公共卫生机构和实验室的建设。通过开展研究以更好地理解新发传染病,从而开发和加强新发传染病防控系统的各个环节。②加强病原学和流行病学研究,以指导公共卫生及疫情防控政策的制定。③提高和完善现代计算和通信技术可以快速传输数据和信息,也可以构建模型预测疫情和疾病趋势。④促进在疫情暴发期间发挥重要作用的识别病原体、诊断方案开发、风险评估及病例管理工具等的研究,以助力新发传染病的早期诊断及管理。⑤在各个领域,特别是流行病学、公共卫生实验室、昆虫学、临床护理等领域建立专业知识和卓越中心区域数据库,以便及时调动相关专业知识支持疫情的防控。⑥利用现代分子生物学等技术发展公共卫生能力,鼓励和加强实验室试剂、诊断工具、临床药物及疫苗的开发,对新发传染病的防控至关重要。

4. 扩展素质教育与信息公开　包括:①增加培训和信息交流,确保各级各类公共卫生人员的技能和知识水平不断提高;②通过对以往疫情的总结学习,协调疫情防控的各个部分,加强能力建设;③倡导全民教育,利用信息技术构建公共卫生平台,宣传简单、实用和社会可接受的新发传染病知识信息,提供相关问题和政策的解读;④利用研究所产生的证据,通过权威的媒体或平台向社会通报新发传染病的防控知识及最新进展,指导公众对疫情的响应。

5. 管控新发传染病的影响因素　人类活动、生态环境的改变与新发传染病的出现紧密相关，可以从以下角度来控制新发传染病的风险因素：①世界各国应该致力于构建稳定的社会环境，合理利用开发资源；②相关政府应该根据科学信息制定在人类、动物和环境中合理使用抗微生物制剂或杀虫剂的循证政策；③制定合理的废物处理、水资源管理和农畜业政策，减少人畜共患病的传播；④此外，国际各口岸与卫生部门应沟通合作，构建联防联控机制，减少疫情在世界范围内传播与流行。

（二）全健康策略

全健康（one health）策略是当前国际上公认的应对新发传染病的有效途径，强调人类、动物和环境的整体健康，通过加强对动物、职业暴露人群和环境的监控，促进新发传染病防控关口前移，进而解决当前公共卫生安全领域面临的难题。在国内，全健康理念也逐渐得到了行业内专家的认可，已被纳入我国突发急性传染病防治"十三五"规划纲要。2014 年中山大学公共卫生学院成立了我国第一个全健康研究中心，同年 11 月召开了中国首届全健康国际论坛。近几年来一系列以全健康为主题的会议、论坛和活动相继在国内展开，来自不同行业、机构的专家汇聚一堂，积极开展合作研究，推动我国乃至世界公共卫生事业的发展。

全健康理念鼓励公共卫生专业人员、临床医师、兽医及其他相关领域从业人员与民间社会组织参与者，打破专业观念的限制，积极主动地进行跨学科、跨地域合作探索与研究，从而更好地解决现在全球所面临的健康问题，特别是人畜共患病所遇到的挑战。全健康基于系统方法和多学科交叉合作，尽可能地进行地方、国家和全球范围的协作，倡导人类、动物和环境的整体健康，得到了越来越多的国际组织和国家机构的认可和推广。

第四节　自　　杀

一、概　　述

（一）自杀的概念和分类

个人在意识清楚的情况下，自愿地（而不是被逼迫）采取自我伤害、结束自己生命的行为，称为自杀（suicide）。国际上根据自杀的结果，一般分为自杀意念、自杀未遂和自杀成功三种形态。自杀作为一种复杂的社会现象，学者们对其分类有不同的看法。美国国立精神卫生研究所自杀预防研究中心将自杀分类为完全性自杀（complete suicide，CS）、自杀企图（suicide attempt，SA）、自杀观念（suicide ideation，SI）。法国社会学家涂尔干按照社会对个人关系及控制力的强弱，把自杀分为四种类型：利他性自杀、自我性自杀、失调性自杀、宿命性自杀。我国学者从自杀预防的角度考虑，提出将自杀行为分为以下 5 类：自杀意念、自杀计划、自杀准备、自杀未遂、自杀死亡。

（二）自杀的流行概况

自杀既是一个严重的健康问题，也是一个严重的社会问题，在众多死因排序中一直居于高位。根据 WHO《2019 年全球自杀状况》的估计，2019 年，全球有 70.3 万人死于自杀；标准化年龄的自杀率为每 10 万人口 9.0 人；各国自杀率有所不同，大概为（2~80）/10 万。《世界统计年鉴》的数据显示，中国的自杀率从 1987 年的 22.6/10 万下降到 2019 年的 6.7/10 万，相比之前有明显下降，在世界范围内已处于较低水平。

在全球范围内，大多数自杀死亡事件发生在中低收入国家（77%），而世界上大多数人都生活在这些国家。全球一半以上自杀者（58%）的自杀行为发生在 50 岁之前，大多数死于自杀的青少年（88%）来自中低收入国家。虽然世界上大多数自杀事件发生在中低收入国家，但高收入国家的年龄标准化自杀率最高（10.9/10 万），中低收入国家的年龄标准化自杀率稍低（10.1/10 万），低收入和中高收入国家则为 9.9/10 万和 7.3/10 万。

在不同的社会和文化背景中,可见到各种各样的自杀手段。一般来说,自杀死亡者,特别是男性多采用暴力性自杀手段,如枪击,炸药、刀伤、自焚、坠落、投水等;而自杀未遂,特别是女性多采用非暴力性手段,如服毒、服药等。但在我国,超过半数的自杀死亡是服毒导致的,特别是在农村地区,服剧毒农药是一种最常见的自杀手段。

1. 性别分布　在世界上大多数国家,自杀死亡的男女性别比一般为 3∶1 左右,自杀未遂男女性别比为 1∶3 左右。女性的最高自杀率在 10/10 万以上;而男性为 45/10 万。全球年龄标准化的自杀率男性(12.6/10 万)是女性(5.4/10 万)的 2.3 倍。在我国,大多数研究表明,自杀死亡率的性别比大致为 1∶1,甚至女性高于男性。其中,女性自杀诱因以家庭、婚姻纠纷为主,且所占比例超过 50%,甚至高达 80%;而男性,婚姻、家庭纠纷虽然是主要诱因,但所占比例较女性少,疾病因素及畏罪较女性多见。

2. 年龄分布　在世界上大多数国家和地区,自杀死亡率随着年龄的增加而升高,近一二十年来,青少年自杀死亡率有升高的趋势。WHO 发布的《2019 年全球自杀状况》报告表明,自杀是 15～29 岁青年男女的第四大死因,仅次于道路伤害和肺结核、人际暴力。但总体来说,在各年龄段中,仍以 60 岁及以上老年人自杀死亡率为最高。有关统计数字表明,我国自杀死亡的年龄分布有两个高峰,一个与世界上大多数国家和地区一致,即老年人的自杀死亡率是最高的,另一个特征是其他国家少见的,即在 25～34 岁年龄组有一个小高峰,在女性尤为突出。

3. 城乡分布　在发达国家,农村人口的自杀死亡率远低于城市人口。法国社会学家涂尔干认为,与城市居民相比,农村居民之间保持着密切的社会联系,这种社会联系有助于阻止个体自杀行为的产生。然而中国农村居民的自杀死亡率比城市居民高 3～5 倍。据《中国卫生健康统计年鉴(2020)》统计,2019 年中国城市自杀率为 4.16/10 万,农村自杀率为 7.04/10 万,在世界范围内已处于较低水平,低于邻国日本、韩国等东亚国家,与世界上大多数国家比较,我国城市居民的自杀死亡率较低,而农村居民的自杀率则相对比较高。

4. 地区分布　不同国家、地区的自杀率有较为显著的差别,在同一个国家内,不同地区的自杀死亡率也有差别。在 WHO 报告自杀率的国家中,北欧及东欧地区和俄罗斯、日本、韩国、印度等国家自杀率较高,美国、英国等国家的自杀率处于中等水平,希腊和一些南美洲国家的自杀率较低。2019 年,非洲(11.2/10 万)、欧洲(10.5/10 万)和东南亚(10.2/10 万)区域的自杀率高于全球平均水平(9.0/10 万)。自杀率最低的是地中海东部地区(6.4/10 万)。进入 21 世纪后,我国的自杀率明显下降,目前在世界上已处于较低水平。

5. 婚姻状况分布　婚姻状况与自杀率之间的相关性在绝大多数研究中都得到了证实。已婚者的自杀率大大低于离婚者、丧偶者和适龄未婚者。统计数据表明,适龄未婚者的自杀率是已婚者的 2 倍,离婚者、丧偶者、分居者的自杀率是已婚者的 4～5 倍。

6. 精神障碍　精神障碍是自杀死亡的重要原因之一。西方国家有研究表明,自杀人群有 90% 可能处于精神疾病状态,而国内的研究发现是 70% 左右。自杀未遂者中,患有精神障碍的比例在 30%～50%。在所有精神障碍中,情感障碍尤其是抑郁症与自杀行为的关系最为密切。

二、不同人群自杀的社会根源

法国社会学家涂尔干认为,自杀并不是一种简单的个人行为,而是对正在解体的社会的反应。由于社会的动乱和衰退造成了社会、文化的不稳定状态,破坏了对个体非常重要的社会支持和交往。

在个体层面上,自杀行为与个人性格、价值观念、人际关系、个人所遭受的社会心理压力、个人对压力的应对方式、获得的社会支持以及精神、躯体健康状况等多种因素有密切的联系。不同社会文化、不同历史时代、不同人群自杀率的变化与宏观的社会因素有着密切的联系。

（一）农村居民

1．医疗保健水平较低　自杀者通常在冲动的情况下采取自杀行为，但一旦情绪稍有稳定，他们就会有强烈的求生欲望，希望得到救治。在医疗保健条件较好的地区，相当一部分自杀者经过有效的抢救重新获得生活的勇气。但在我国农村，大多数乡村医生、诊所、乡镇卫生院不具备抢救自杀者的物质和技术条件，加上交通不便，很多地方要花1～2h才能将自杀者送至有能力进行救治的医疗机构，因此导致很多自杀者由于不能得到及时抢救而死亡。此外，乡村医生大多没有接受过系统的精神病学和精神卫生学培训，也没有接受过有关自杀预防知识的训练。对于所在地的自杀高危人群，缺乏识别与处理能力，可能导致有自杀意念的人因得不到及时的帮助而走上绝路。

2．有毒化学物质的易获得性　在我国农村，剧毒化学品（如农药、鼠药）容易获得，几乎每个农民家里都常年存有。政府和农村社区对许多剧毒化学品制定的相关管理规定在部分地区也没有得到严格的执行。据统计，我国农村居民中有2/3的自杀死亡与摄入有毒化学品有关。

3．农村地区文化水平较低　农村地区的平均受教育水平较低，且受教育程度低的人通常较为贫穷，社会地位低，不能承受生活带来的种种打击，在困难的时候较少能够得到外界的社会支持，不能形成有效的心理应对方式，患了抑郁症、精神分裂症、酒精依赖等与自杀行为密切相关的疾病也得不到及时和有效的治疗，因此其自杀的危险性比文化程度较高的人群要大。

4．农村地区家庭结构的变迁和价值观念的改变　随着经济社会的发展，农村家庭正在经历由传统家庭向现代家庭的重大转变。老人的居住形式由原来的与儿孙共居为主变为多样化的居住形式，如独居或在子女家轮流居住等形式，老年人往往感受到更多的孤独感和被忽视感。另一方面，随着20世纪80年代末"进城务工潮"的迅速兴起，大批中青年农民远离家乡涌入城市，他们中有些人频繁来往于城乡之间，有些人则长年在城市很少回乡。大批进城务工人员使农村家庭结构发生了明显变化，其中最引人注目的就是形成了一批"隔代家庭""空巢家庭"，即由老人和孙辈组成的家庭及因子女离开居住地而仅有老年人生活的家庭。

（二）大中学生

《中国国民心理健康发展报告（2021—2022）》结果显示，参加调查的青少年中14.8%存在不同程度的抑郁风险，18～24岁年龄组的抑郁风险检出率高达24.1%。心理障碍、生理疾病、学习和就业压力、情感挫折、经济压力、家庭变故以及周边生活环境等诸多因素，都是学生自杀的直接原因。大量事实表明，不抓心理健康教育，是导致学生自杀的重要原因。一方面，部分学校存在过于严苛的制度及扭曲的教育理念，极易造成学生思想的迷失，并最终引发他们严重的价值错位问题，一些心理承受力较差的人倘若不能及时调整，就可能产生自杀冲动。另一方面，高校的应对机制尚不健全，心理咨询机构还在建设之中，心理咨询工作的人员配备不足。在一些发达国家，每1 000名大学生就有1名专职心理辅导员，而在国内，大多数高校都达不到每4 000名大学生配置1名专职的心理辅导员的标准，而且已经建立起来的高校心理服务机构的现状也令人担忧，存在着人员不足、职业素养有待提高等问题。

家庭教育对学生的心理健康也极为重要。家庭教育的不成功，往往会对学生独立性和社会适应性带来负面影响。可以说，在一些情况下，青少年自杀是家庭教育失败的结果。对自杀大学生父母的调查亦表明不少父母对孩子太过溺爱。虽然家庭出身与自杀没有直接关系，但应看到家庭教育造成的自我定位与社会认知失调确实也导致了一些自杀现象的发生。

（三）精神病患者

有数据显示，自杀死亡者多患有精神疾病。主要原因如下：①疾病本身造成的明显的幻觉妄想等阳性症状，使患者能够听到有人命令他去自杀，或觉得周围的人要陷害他而没有出路，只能自杀。②出现严重的抑郁情绪等。③由于经济原因没有得到恰当的治疗，精神症状得不到有效控制等社会因素。④患者缺乏照护或照护不够，容易出现自杀等意外。有时，患者如果意识到自己的疾病会给自己造成学习、就业、婚姻、家庭等方面的困难处境，就可能导致自杀行为发生的概率更高,如具有良好的教育背景、较高的职业期待者,往往能够意识到自己精神病的问题和未来可能遭受的歧视与恐惧。另外在患者出院初期,整天独处,不能与家人、社会进行交流与沟通,可能遇到歧视与偏见等,容易出现或加重患者的消极观念与行为。

三、预防与控制

研究自杀的最终目的在于预防自杀。遗憾的是,到目前为止,世界各国在自杀预防方面还没有取得实质性的进展,精神疾病患者自杀亦未能因治疗学的进展而减少。下面从自杀预防的一般措施及高危人群的自杀预防两个方面进行介绍。

(一)自杀预防的一般措施

1. 提高人们的心理健康素质　尽管从宏观层面上看,影响自杀率的因素主要是社会、经济和文化因素,但具体到个案来看,自杀者总是存在某些医学或心理学的问题,或者说,宏观因素总要通过影响个体才能导致自杀。因此,应该把提高社区人群的心理健康素质作为预防自杀的第一个层次。其措施包括如下内容。

(1)普及心理卫生常识:采用网络公众号、自媒体、短视频、广播、电视、传统纸媒、公众讲座等传播形式,广泛地向社区人群宣传心理卫生知识。对于中小学生,开设针对性较强的心理卫生课,使学生初步了解自己的心理健康状况,学会分析和解决问题,提高应对挫折、表达思维和情绪的能力。

(2)建立社区心理咨询和心理保健系统:在每一个社区内均应设立相应的机构,配备相应的人员,开展心理咨询和心理保健工作,使有心理障碍的患者得到及时有效的治疗,使处于心理危机的个体及时得到专业性的支持和帮助。

2. 普及有关预防自杀的知识　目前社会上对自杀存在许多误解,要在社区内开展各种形式的关于预防自杀知识的宣传和教育,使人们了解自杀,懂得识别基本的自杀危险信号,对有自杀意念或自杀未遂史的患者,能够采取同情而非歧视的态度。国际预防自杀协会(International Association for Suicide Prevention,IASP)与 WHO 把每年的 9 月 10 日规定为"世界预防自杀日",其目的是,提高业内人员和大众对自杀行为的认识,明白自杀是可以预防的。

3. 减少自杀的机会　有了自杀意念后,还必须有一定的手段才能实现自杀。在自杀意念出现到实施自杀行为之间,还有一个准备自杀的阶段。因此很多学者提出加强对常见自杀手段的管理,以达到减少自杀的目的。

(1)加强有毒物质的管理:①对工业生产必需的有毒化学物质要进行严格的管理。②加强对药品的管理,特别是对镇静药和抗抑郁药的管理:首先,必须实行严格的处方用药制度,没有处方,药房、药店不得出售这类药物;其次,对医生每次处方的量要有严格规定,对抑郁症、精神分裂症和有自杀意念的患者,每次处方的量必须限制在一定的范围内,并由家属负责保管。

(2)加强对危险场所的防护和管理:如对多发自杀行为的大桥、高楼、风景名胜地进行针对性强的管理,派遣专门人员进行定期巡查,在危险场所周围树立相关的告示予以警示提醒等。

4. 建立预防自杀的专门机构　世界上许多国家成立了各种专门的预防自杀机构,如自杀预防中心、危机干预中心、救难中心、生命热线等,利用便利的电话、互联网络进行危机干预和自杀预防。目前,国内由精神卫生机构开办的心理危机干预热线,2013 年已有 18 条,也成立了如北京心理危机研究与干预中心等相关干预机构。据统计,2018 年 9 月至 2019 年 8 月,广州心理援助热线组共接听心理热线超 2.2 万例,比上年同期的 1.8 万例上升了 22.9%,其中自杀相关高危来电 2 753 例,占来电总数的 12.3%,与上年同期相比增长了 34.8%。虽然目前没有足够的证据表明这些机构的工作降低了当地的自杀率,但对于处于危机状况下的人而言肯定是提供了支持和帮助的。

5. 对相关医务工作者和心理咨询工作者进行培训　许多研究表明,自杀患者常首先求助于初级卫生保健机构或综合性医院,发展中国家的情况尤其如此。然而,大多数医务人员对自杀行为缺乏必要的了解,甚至对与自杀有关的精神疾病,如抑郁症等也缺乏认识,更谈不上危机干预和心理治疗。此外,由于我国心理咨询专业发展较晚,专业队伍结构不合理,许多实际上从事心理咨询工作的人员尤其是非医学专业的心理咨询者同样缺乏自杀相关的必要知识。因此,加强对相关医务工作者和心理咨询工作者的培训已成为预防自杀的当务之急。培训的对象应包括:①急诊室医务人员;②精神科、内科、外科等经常接触自杀患者的医务人员;③心理咨询工作者。

6. 控制自杀个案的媒体报道　由于近几十年来大众传播媒体的发展,自杀案例的报道几乎可以深入到现代社会的每一个角落。与此同时,部分新闻机构和新闻工作者为了满足社会公众的猎奇心理,大量、详细报道自杀案例,特别是知名人物如政界要人、社会名流、青少年偶像的自杀行为,结果导致一些青少年模仿。为此,国家应制定法律法规,严格限制这类报道,特别是对自杀方法的报道。新闻媒体作为社会的守望者,不仅要真实客观地报道其状况,更有责任和义务在采写过程中关照、保护好弱势群体。

(二)特殊人群的自杀预防

1. 农村居民　农村的自杀率高于城市,且我国有 64% 的人口生活在农村地区,因此,自杀预防工作的重点在农村。但是,目前大多数农村医务人员缺乏基本的精神卫生、自杀预防和对自杀患者进行抢救的训练。可以采取以下措施进行预防:首先应该有针对性地为农村医务人员提供必要的培训和课程学习。其次,在农村居民中开展心理卫生知识教育,消除对自杀行为的误解;提供基本的、可及的精神卫生和自杀预防服务。另外,农村地区农药的可获得性以及自杀预防和救治力量的薄弱也导致了农村的高自杀率,因此可采取有效控制农药的可获得性和生产低毒农药或者为农药设计安全瓶盖来降低自杀率。

2. 大中学生　大中学生是一个特殊的群体,在心理方面,大多数处于从不成熟向成熟发展的过程。学习和就业压力大,以及部分大学生存在的突出的经济压力,使得近年来大学生自杀率有增加趋势,社会影响较大,已引起了社会各界的重视。预防措施包括:①改革教育和管理体制,合理安排学习任务,尽量缓解学生学业压力;②培养学生积极向上的人生观和价值观;③开展心理健康教育,提高学生心理健康素质,包括分析问题和解决问题的能力;④从入校开始即建立心理健康档案,并进行定期复查;⑤建立心理咨询机构,由经过专业培训的工作人员向患者提供咨询,有条件的学校应建立危机干预热线;⑥建立合适的专业咨询和转诊机制;⑦培训学生管理干部和学生干部,建立自杀行为的监测体系。

3. 精神病患者　精神疾病(特别是抑郁症、精神分裂症恢复期)患者是自杀的高危人群之一,是自杀预防的重点,但相对来说,对精神患者的自杀预防可操作性较强。

(1)危险性评估及常规治疗:对每一个精神疾病患者,无论是门诊患者还是住院患者,都应该进行系统的自杀危险性评估。对抑郁情绪不是非常严重且有一定抵御自杀冲动的患者,可在家属的配合下进行院外治疗。但要注意控制每次抗抑郁药的处方量,由患者家属而不是患者管理药品,安排随访进行后续治疗,包括心理治疗。

(2)住院精神病患者:除常规治疗外,住院精神病患者的自杀预防应注意如下几个方面:①病房安全措施,包括清除可能用于自杀的工具,建立及时发现自伤和自杀患者的机制,制定严格的管理制度等。②对每一个住院患者进行连续的自杀危险性评估。③与患者讨论自杀问题。④制定并执行严格的住院探视、请假出院(即住院期请假回家)管理制度。国内有报道住院精神病患者的自杀行为主要发生在请假出院期间。⑤取得家属、亲人和朋友的重视和支持。⑥出院时,为患者制定今后的自杀预防计划,安排早期随访。

(3)社区精神病患者:在国外,由于社区精神病患者的自杀率较高,且有增加的趋势,所以有学者提出应将精神病患者自杀预防的重点放在社区。预防的原则包括：①系统评估自杀的危险性并记入档案中；②组织适当的社会支持体系；③定期监测患者的自杀危险性；④选择毒性较小的治疗药物，限制每次的处方量，药物不能由患者保管；⑤为患者及其家属安排24小时支持体系。

（三）自杀预防措施的相关理论

1. 评估自杀危险的 4P 模式　有学者提出了评估自杀危险的 4P 模式，即痛苦（pain）、计划（plan）、既往史（previous history）和附加情况，以此评估自杀的危险因素。

（1）痛苦：指被评估者个人受到了多大的伤害，其所受到的伤害是否是无法承受的。

（2）计划：指评估个体是否定下了自杀的日期？是否是什么特殊的日子？自杀计划的具体内容是什么？其内容是致命的吗？是否有可能实施这个计划？

（3）既往史：指评估既往的自杀企图、重要他人的丧失、疾病、婚姻关系的破裂、身心的创伤以及性侵犯的情况。

（4）附加情况：指评估社会支持的情况，个体抱有的希望与活下去的理由。

2. 预防自杀的四种循证干预措施　2021 年 WHO 发布的"过好生活"的预防自杀综合指南列出了预防自杀的四种有效的循证干预措施，即限制获得高度危险的农药和枪支等自杀手段；与媒体互动，对自杀进行负责任的报道；培养青少年的社会情感生活技能；对任何受自杀行为影响的人进行早期识别、评估、管理和随访。

总体而言，全球年龄标准化自杀率有所下降，表明全球自杀防控出现了一些可喜变化，但并非所有国家都出现了这种情况，而且目前全球自杀率下降速度有限，全球可持续发展目标和WHO 到 2030 年将自杀死亡率降低三分之一的目标将受到挑战。

第五节　吸　　毒

一、概　　述

（一）吸毒的概念

吸毒是国内的习惯讲法，多用在社会学、法学等领域，在医学上多称药物依赖和药物滥用，国际上通用术语则为麻醉品的滥用或药物滥用。通常所说的吸毒（drug abuse）是指通过各种途径（包括吸食、注射等）使用能够影响人的精神状况、为法律所禁止拥有和使用的化学物质的行为。

在医学上，能够影响人类心境、情绪、行为，或者改变意识状态，并具有致依赖（成瘾）作用的物质被称为精神活性物质（psychoactive substance），也称为成瘾物质（addictive substance）、毒品（narcotic drug）。精神活性物质最重要的一个特点就是依赖性，或称为成瘾性。依赖（dependence）是指个体尽管明白使用精神活性物质会带来明显的问题，但还在继续使用，不断使用导致耐受性增加、戒断症状和强制性觅药行为的一组认知、行为和生理症状群。可产生戒断综合征的依赖性药物主要有以下八类。

1. 酒精 - 镇静剂类　乙醇、巴比妥类，其他镇静催眠药如苯二氮䓬类。

2. 苯丙胺类　苯丙胺、右旋苯丙胺、甲基苯丙胺、哌甲酯（利他灵）。

3. 大麻类　大麻制剂。

4. 阿片类　阿片、吗啡、海洛因、美沙酮、哌替啶等。

5. 可卡因类　可卡因和古柯叶提取物。

6. 致幻剂类　麦角酰二乙胺（lysergic acid diethylamide，LSD）、麦司卡林（墨仙碱）和塞洛西宾（裸盖菇素）。

7. 挥发性化合物类 丙酮、四氯化碳和其他溶剂,如"嗅胶"。

8. 烟碱类 烟草,鼻烟。

在以上可产生依赖性的药物中,阿片类药物依赖流行最广,危害最大。

(二)吸毒的现状

据国家禁毒委员会发布的《2020 年中国毒情形势报告》显示,截至 2020 年年底,全国现有吸毒人员 180.1 万人,同比下降 16.1%,连续第三年减少;戒断三年未发现复吸人数 300 万名,同比上升 18.4%。全年共查处吸毒人员 42.7 万人次,下降 30.8%;其中新发现吸毒人员 15.5 万名,下降 30.6%。在吸食毒品的种类上,阿片类毒品吸食情况较严重,海洛因、冰毒等仍维持较大规模,大麻吸食人数逐年上升,新精神活性物质滥用时有发现,花样不断翻新,包装形态不断变化,有的甚至伪装成食品饮料,出现"毒邮票""毒糖果""毒奶茶",极具伪装性、隐蔽性、诱惑性。在国家对吸毒严厉打击下,常见毒品难以获取,吸毒人员转而寻求其他物质替代,如滥用哌替啶、甲喹酮(安眠酮)等管制药物,吸食含合成大麻素、"笑气"(氧化亚氮)、氟胺酮等替代物质情况增多。同时,场所更加隐蔽,利用网络平台在线吸毒增多。

从世界范围来看,根据 WHO 2019 年的数据:全世界约有 50 万人死于吸毒。其中,超过 30% 的死亡由药物过量引起,而超过 70% 的死亡与阿片类药物有关,据 WHO 估计,2017 年约有 11.5 万人死于阿片类药物过量。2020 年以来,美国报告发生吸毒过量的死亡人数进一步大幅上升,主要是因为涉及合成阿片类药物用药过量的死亡人数迅速增加。根据联合国毒品和犯罪办公室估计,全球约有 5 300 万人使用阿片类药物,阿片类药物约占与药物使用有关死亡的 66%。在世界第一大毒品产地,2020 年罂粟种植面积近 11 万公顷,每年生产将近 10 000 吨毒品,占据全球毒品产量的 85%。2017 年和 2018 年由该地区鸦片制成的海洛因、吗啡已开始进入国际市场,对全球健康产生了重大影响。

(三)吸毒的危害

1. 对吸毒者的危害

(1)吸毒会产生毒性作用:吸毒除了导致依赖性和耐受性之外,自杀、过量中毒、各种严重的并发症(如注射使用毒品者感染的艾滋病、慢性肝炎等传染性疾病、营养不良等)是导致吸毒者死亡的重要原因。吸毒对身体的毒性作用,表现为嗜睡、感觉迟钝、运动失调、幻觉、妄想、定向障碍等。

(2)吸毒会产生戒断反应:戒断反应是长期吸毒造成的一种严重和具有潜在致命危险的身心损害,通常在突然终止用药或减少用药剂量后发生。许多吸毒者在没有经济来源购毒、吸毒的情况下,或死于严重的身体戒断反应引起的各种并发症,或由于痛苦难忍而自杀身亡。

(3)感染性疾病:静脉注射毒品给滥用者带来感染性并发症,最常见的有化脓性感染、乙型肝炎、艾滋病等。在我国,约 2/3 的 HIV 阳性者是吸毒者。由于注射使用毒品者常常共用注射器和针头,导致这些血液传播疾病在吸毒者同伴之间蔓延;由于吸毒者的性行为通常比较混乱,很多女性吸毒者甚至通过商业性的性行为来筹集毒资,导致通过性行为途径将这些疾病传播到非吸毒人群。此外,还损害神经系统、免疫系统,易感染各种疾病。

2. 对社会的危害

(1)危害家庭安定:吸毒者在自我毁灭的同时,也破坏自己的家庭,使家庭陷入经济破产、亲属离散,甚至家破人亡的困难境地。

(2)破坏社会生产力:吸毒首先导致身体疾病,影响劳动和生产,造成了明显的劳动力损失。其次是造成社会财富的巨大损失和浪费,同时毒品活动还造成环境恶化,缩小了人类的生存空间。

(3)扰乱社会治安:与吸毒密切相关的种毒、制毒、贩毒行为常常以组织犯罪的形式存在,加剧诱发了各种违法犯罪活动,扰乱了社会治安,给社会安定带来巨大威胁,而且对局部经济甚至对全球经济产生不可估量的损害。

二、社 会 根 源

　　吸毒的原因不能用单一的模式来解释,生物学、心理和社会文化因素都与吸毒行为的产生、维持、戒断以后的复发有着密切的关系。这里主要讨论社会文化因素对吸毒的影响和作用。

　　1. 毒品的可获得性　从所有的精神活性物质的使用情况来看,合法的、易获得的精神活性物质的使用是较为广泛的,例如烟草的广泛可获得性。新中国成立初期,我国政府对种毒、吸毒、走私毒品和贩毒采取了一系列综合措施,使吸毒现象在 20 世纪 50 年代到 70 年代几近绝迹。20 世纪 70 年代末以来,随着"金三角"地区成为国际海洛因类毒品生产的重要基地,国际毒贩千方百计开辟毒品走私通道,吸毒现象沿毒品走私路线地区死灰复燃,然后逐渐向周边地区扩散。同时,新型毒品层出不穷,禁毒形势依然严峻复杂。

　　2. 同伴影响和团伙压力　青少年通常受到同伴的引诱和影响,出于好奇、追求刺激等动机而开始第一次吸毒。在一些亚文化的青少年团伙中,吸毒行为是团伙成员的一个标志,团伙对其成员保持一种社会压力,使其维持吸毒行为。同样,一个人在戒毒以后,如果仍然回到戒毒前所在的社会环境,没有戒毒的同伴会给他形成一种压力,使他在很短的时间内重新吸毒,这是目前戒毒治疗后复发率居高不下(90% 以上)的一个非常重要的原因。

　　3. 成长环境的影响　成长环境的良好与否,是影响青少年走上吸毒道路的重要社会因素。研究表明,吸毒者多出身于社会的底层,其家庭往往存在各种各样的缺陷,如单亲家庭、家庭成员中有吸毒者或酗酒者、家庭成员之间缺乏交流等。

　　4. 社会文化对毒品的容忍程度　西方国家部分人士将吸毒视为一种生活方式,而非疾病或犯罪行为。因此,他们认为对吸毒行为的严厉惩罚是对个人自由的干涉。在北美和欧洲地区,部分人宣扬大麻使用无害论,甚至曾推动大麻使用的合法化。受此思想影响,普通民众对他人吸毒行为的宽容程度有所提高。然而,我国对待毒品问题的态度始终坚决,认为毒品对社会和个人具有极大的危害性,严厉惩治贩毒和吸毒行为是维护社会秩序、保护人民群众生命安全和身体健康的必要举措。与此同时,我国政府也高度重视戒毒康复工作,积极采取措施帮助戒毒人员重返社会。因此,在毒品问题上,我国的政策和立场体现在以下三个方面:严厉打击毒品犯罪、关爱戒毒人员以及维护社会和谐稳定。

三、预防与控制

(一)国家政策与法律

　　我国政府对解决吸毒问题的态度历来是非常明确的,2000 年 6 月 26 日国务院新闻办公室发表《中国的禁毒》白皮书。在该书"坚持严厉禁毒的立场"一节中提出了我国禁毒的宏观政策,主要包括以下几点。

　　1. 把禁毒作为事关中华民族兴衰存亡的大事来抓　将禁毒作为一项基本政策纳入国民经济和社会发展规划,并规定为各级政府的一项重要职责,逐级建立适合中国国情的禁毒工作责任制,保障禁毒工作常抓不懈。

　　2. 实行综合治理的禁毒战略　把禁毒作为一项复杂的社会系统工程和长期的战略任务,综合运用法律、行政、经济、文化、教育和医疗等多种手段,动员和组织全社会力量参与禁毒斗争。

　　3. 坚持依法禁毒　按照依法治国的方略,不断建立健全禁毒法律法规体系,依法管理管制麻醉药品、精神药品和易制毒化学品,防范、惩治毒品犯罪,坚决打击各类毒品违法犯罪活动,开展戒毒治疗和康复工作,矫治挽救吸毒人员,确保禁毒工作在法治轨道上进行。

　　4. 确定"四禁并举、堵源截流、严格执法、标本兼治"的工作方针　坚持禁吸、禁贩、禁种、禁制,控制非法供应和防止滥用并重,禁止和打击一切从事毒品违法犯罪活动。

5.把预防青少年吸毒作为禁毒工作的基础工程 对青少年立足于教育和保护,采取各种有力措施,组织、协调政府有关部门和各种社会组织做好预防工作,教育青少年珍爱生命,拒绝毒品。

6.积极参与和推动国际禁毒合作 中国政府支持开展国际禁毒合作,并在国际禁毒领域认真履行三项主张:坚持广泛参与、责任共担的原则;全面实施综合、均衡的国际禁毒战略;高度重视替代发展,促进从根本上解决毒品问题。

另外,2007年12月,第十届全国人民代表大会常务委员会第三十一次会议通过了《中华人民共和国禁毒法》,为在新形势下全面加强禁毒工作提供了有力的法律保障。

(二)吸毒的三级预防

一级预防是针对普通人群的预防,其主要目的是提高普通公众对毒品及其危害的认识,采取的主要手段包括利用各种传播媒介,如广播、电视、报纸、标语口号、张贴画等。在中小学生中,进行有关毒品和毒品危害的课堂教育。二级预防为针对易感人群主要是高危人群的预防,其预防活动重在促进预防对象的健康生活方式,帮助他们形成抵制毒品的能力。三级预防的主要目的在于降低毒品需求,是针对已经吸毒的人群而进行的,包括为吸毒者提供脱毒(戒毒治疗)、康复、重返社会、善后照顾等一系列的服务,以期减少吸毒人数,降低吸毒者对毒品的需求,预防吸毒的各种并发症。

(三)吸毒的干预对策

1.加强学习 加强法律法规学习,提高心理素质,通过观看戒毒、禁毒录像,讲解有关法律法规,使其纠正对毒品的不良认知,增强法治观念,提高守法意识。

2.心理卫生的教育 吸毒者往往有各种心理问题,他们的家庭也常常是问题家庭,其心理不成熟,没有建立良好的生活模式或生活习惯,不能正确、适当、健康地表达自己的愿望、情感、意志、思想、技能等。因此,应从心理卫生方面给予辅导、教育,以提高他们对毒品的抵御能力。

3.行为治疗 以军事训练和劳动、文娱体育活动为主。通过职业和技能训练有助于他们自立于社会和增加谋生手段,也能促使他们通过正当的渠道表现自我,这对于帮助他们抵御毒品和防止复吸行之有效。

4.家庭和社区的干预 与家庭及单位积极沟通,获得亲人与朋友的理解、关怀、支持和帮助,尽量为他们提供一个相对宽松的家庭、社会环境,更有利于戒毒人员彻底戒毒。社区干预方面,全国目前已有部分地区(如太原市迎泽区)成立了社区戒毒(康复)中心,作为专业开展社区戒毒和社区康复工作的服务机构,面向居民提供吸毒早期干预、社区戒毒、毒品预防教育等社工专业服务。

第六节 意外伤害

一、概　述

(一)意外伤害的概念

伤害(injury)是指由于运动、热量、化学、放射线的能量交换,在机体组织无法耐受的水平上,所造成的组织损伤或由于窒息而引起的缺氧。伤害包括故意伤害(intentional injury)和意外伤害(unintentional injury)两类。故意伤害是指有意识地加害于自己或他人,并常伴有暴力行为、他杀、自杀等。意外伤害又称非故意伤害,是指无意识的、意料之外的突发事件造成的人体损伤,以及可能造成的精神创伤或心理障碍。随着生物-心理-社会医学模式的产生,人们发现意外伤害不仅与物理、化学等致伤因素有关,更重要的是与职业、文化程度、个人行为和生活方式、个人生理条件、心理状况以及安全法规和设施、安全知识的普及、经济水平、医疗条件、科学技术水平、风俗习惯等生物、心理、社会因素有关。

（二）意外伤害的分类

意外伤害有两种常用的分类方法：第一种是根据伤害发生的地点分为机动车伤害、发生在工作场所的伤害、发生在家庭的伤害及发生在公共场所的伤害；第二种是根据伤害的性质分类，目前通用的方法是国际疾病分类系统（ICD）和中国疾病分类系统。在 ICD-10 中，将意外伤害分为交通伤害、溺水、跌倒、火灾与烫伤、窒息、医源性伤害、职业（工业或农业等）伤害等。

（三）意外伤害的流行概况

在现代社会中，意外伤害不仅是一个严重的社会问题，而且是一个重要的公共卫生问题，是世界各国的主要死亡原因之一。WHO 通过对 58 个国家的资料分析发现，不论是发达国家还是发展中国家，意外伤害都是前 5 位死亡原因之一，尤其是在儿童和青少年中。意外死亡与传染病、慢性非传染性疾病已成为危害人类健康的三大主要疾病负担。

中国死因监测系统数据显示，2018 年我国人群伤害死亡率为 46.07/10 万，占总死亡的 8.90%，居死因顺位第 5 位。男性因伤害死亡约是女性的两倍；地区分布来看，农村伤害死亡率明显高于城市，西部死亡率最高，其次是东部和中部；道路交通伤害是我国人群伤害死亡的第一位原因，也是 15～64 岁人群的死亡事故首因；溺水是我国 1～14 岁儿童死亡事故的首因；意外跌落是 64 岁以上老年人最常见的伤害类型。

在全球范围内，WHO 数据显示每年约有 350 万人死于意外伤害事故，约占人类死亡总数的 6%，是除自然死亡以外人类生命与健康的第一杀手。WHO 和联合国儿童基金会联合发表的《世界预防儿童受伤报告》称，全球每天有 2 000 多名儿童死于意外伤害。车祸、溺水、烧灼伤、摔落和中毒是儿童意外死亡的五大原因。其中，95% 的儿童受伤事件发生在发展中国家，非洲儿童意外伤害死亡率最高。2019 年，超过 115 000 名青少年死于道路交通事故。许多死者属于"弱势道路使用者"，包括行人、骑自行车者或两轮摩托使用者。

二、常见意外伤害的社会根源

（一）车祸

车祸（traffic accident）是意外伤害的主要原因。全球每年数百万人死于交通事故，酒驾、超速等为主要风险因素。WHO 在 2018 年 12 月发布的《道路交通伤害》报告中称，全球每年有大约 135 万人死于道路交通事故，每 24 秒就有人因交通事故丧命，还有 2 000 万至 5 000 万人受到非致命伤害。根据国家统计局发布的《中国统计年鉴》数据统计，2017—2019 年我国交通事故年均发生数 23.19 万次，交通事故年均死亡人数 63 243 人次，交通事故发生次数逐年下降。

车祸发生是生物、心理、社会等多种因素综合作用的结果，其中心理、社会因素对车祸的发生、发展起着决定性的作用。WHO 在 2018 年 12 月发布的《道路交通伤害》报告显示，造成交通事故的主要风险因素包括：超速，在酒精和其他精神活性物质影响下驾驶，不使用摩托车头盔、安全带和儿童约束装置，分心驾驶和不安全的道路基础设施等。总的来说，影响车祸发生的社会相关因素如下。

1. 个人心理行为因素 ①个性心理特征：个性心理特征是个人带有倾向性的、本质的、比较稳定的心理特征（兴趣、爱好、能力、气质、性格等）的总和。有研究发现，车祸的发生与司机好胜、铤而走险的个性心理有很大的关系。②生活事件：霍尔特（Holt）曾研究过应激性生活事件与车祸的关系，并得出了肯定的结论。责任司机所发生的生活事件主要与夫妻感情破裂、失恋、离婚、丧偶等家庭、婚姻问题有关。③不良行为：酗酒对司机的操作能力有决定性的影响，这一点在许多实验室和现场的研究中都得到证实。血中酒精浓度（BAC）达到 0.5g/L，司机就会出现注意力不集中,刹车和回避的准确性下降,驶向公路边缘的趋势性增加。在疲劳状况下,即使少量的酒精也可以引起司机操作能力的明显下降。另外,药物滥用也可能引起车祸,国外曾有很多报道,部分肇事驾驶员在车祸发生前使用过兴奋剂或麻醉剂。配对调查结果表明,有吸烟习惯的司机夜间车祸发生率明显比对照组高。这是由于司机吸烟时,驾驶室内充满了烟雾,司机视力受到影响所致。④驾驶技术与行为:驾驶员技术水平低、经验不足导致驾驶行为不合理也是车祸发生的重要原因之一,许多研究都表明驾龄与车祸发生率呈负相关。驾龄越短,经验越不丰富,应急能力越低,因此,其车祸发生率相对高一些。

2. 社会经济因素 不同经济发展水平的国家和地区,车祸的发生率存在明显的差异,发达国家每千人口机动车车辆数远高于发展中国家,机动车车祸发生率也高于发展中国家,但发展中国家机动车车祸死亡率几乎为发达国家的 10 倍以上,原因主要有以下几点:发展中国家公路条件、交通管理及社会经济状况相对较差,其管理制度不健全,管理设施差,交通管理人员严重不足等是造成车祸的直接原因。因而随着发展中国家人口的急剧增长、社会经济的发展以及车辆数的剧增,车祸发生率出现明显增加的趋势。而发达国家交通管理水平相对较高,有较为成熟的交通管理制度,交通管理体系和交通管理设施也较为完备,对防止车祸的发生起了一定的作用。

除了上述社会相关因素外,还包括下列因素。

1. 自然环境因素 气候、地理、地域等方面,如雨、雾、雪等气候的变化,高温、寒冷环境,路况、路线的急剧变化等都会增加驾驶的困难,增加发生车祸的危险系数。

2. 生物因素 ①年龄与性别:有研究显示,车祸死亡的高发年龄在 15～44 岁组,且男性车祸致死率是女性的 15 倍。男性驾驶员的车祸密度较女性稍低,但男性驾驶员发生致死性车祸的危险性是女性的 3 倍,这是由于男性暴露程度高的缘故。无论男女,35 岁以下驾驶员的致死性车祸发生率均是 55 岁以上年龄段驾驶员的 3 倍,其原因主要与青少年车祸密度高及危险行为有关。②生理条件:驾驶员的健康状况对车祸的发生影响很大。驾驶员视力不好、应急和判断能力低,尤其是驾驶过程中急性疾病发作,如癫痫发作、突发性头痛、头昏、眼花等与车祸的发生密切相关。有研究资料表明,患有癫痫、糖尿病和脑血管疾病的司机车祸发生率是其他司机的 2 倍。③生物周期:一般认为人体生物周期分为体力周期、情感周期以及智力周期。这三个周期从出生时开始,持续一辈子而没有很大变化。在正负半期的过渡期情绪极不稳定,过渡期一般为一天,这一天被称为危险期,是车祸的高发时期。按照随机模型计算,如果车祸的发生不受生物周期的影响,则只有 20.3% 的车祸发生在危险期,而实际上发生在危险期的车祸占 37.7%。另外,如果两个周期的危险期重合,则发生车祸的危险性进一步增大。

(二) 意外中毒

意外中毒是常见的意外伤害之一,常见的引起意外中毒的物质有药品、煤气、洗涤剂、煤油、汽油、杀虫剂、灭鼠剂、有毒植物的根茎和果实等。常见的意外中毒类型有:①药物中毒;②农药中毒;③一氧化碳中毒;④食物中毒;⑤职业中毒。根据国家卫生健康委员会在其官方网站发布的数据显示,2015 年,全国食物中毒类突发公共卫生事件报告 169 起,中毒 5 926 人,死亡 121 人,无重大食物中毒事件报告。与 2014 年相比,报告起数、中毒人数和死亡人数分别增加 5.6%、4.8% 和 10.0%。此外,意外中毒常好发于儿童,尤其是 5 岁以下儿童,因误食而中毒。农药中毒是农村地区常见的致伤和致死的重要原因。在寒冷地区,冬季室内一氧化碳积蓄是最常见的中毒原因。影响意外伤害的主要因素如下。

1. 药物或有害化学品、毒物管理 ①药品方面:儿童由于好奇心、多动性等因素,在药品不正确保管的情况下,误服药品占有相当的比例。随着国民经济状况的改善、各级医疗卫生机构的完善、私人诊所和零售药店的增加及我国城乡居民获得非处方药品更为便利,家庭拥有药品的数量和种类大大增加,用药不当、剂量过大、未重视药品毒副反应,甚至服用过期变质药品的情况时有发生。②有害化学品、毒物方面：日常生活中，各种有害的化学品和毒物其实随处可见，如家用清洁剂、洗衣液（粉）、杀虫剂、灭鼠药、农药等，一旦误服或溅入眼、鼻等即可形成中毒。

2. 社会、家庭因素　研究显示，儿童意外伤害与贫穷、缺少对儿童的看护、社会支持密切相关，而这些因素又互相关联。家庭因素是影响中毒发生的另一重要因素，儿童意外伤害与父母文化程度、年龄、家庭关系密切相关。其中，农村地区对意外中毒的宣传力度不够，文化水平较低，安全意识薄弱，且由于灭鼠药、农药及周边环境的蜂、蛇、野果、毒菌等有害物质明显多于城市，因此上述因素导致的意外中毒的发生率高于城市。

3. 心理因素及其危险行为　在意外中毒中，尤其是儿童，其心理处于发育成长时期，普遍好奇，喜欢探索多彩的世界，同时也无防范中毒的经验，因此意外中毒主要发生在1～3岁，男孩发生率高于女孩，家中发生意外中毒高于户外。另外，7～14岁儿童生长发育快，进入青春期时间较既往提前，叛逆行为增加，逃避家长管教、自服酒类等以及户外活动时无人监护的机会增加也会引发意外中毒。

（三）溺水

儿童、不会游泳或者是不具有预防意外事故常识的落水者是最常发生溺水的人。2016年《中国死因监测数据集》数据显示，我国每年大约有5.9万人死于溺水，相当于每天有150多人溺水死亡，其中未成年人占据95%以上。在青少年意外伤害致死的事故中，淹溺事故为头号杀手，是1～14岁儿童意外死亡的首要原因，是婴儿意外死亡的第二位原因。WHO最新报告数据显示，全球每年至少有23.6万人死于溺水，超过半数的死者年龄在30岁以下，青少年成为溺水的主要受害者，其中1～4岁儿童群体的溺亡率最高。在美国1～19岁儿童意外伤害死亡中，溺水是第二位死因。Brenner研究指出，溺水死亡率在美国大龄儿童中以每年5%的速度下降，但在婴儿中却以每年1.6%的速度递增。一般来说，影响溺水的主要因素包括以下几点。

1. 家庭因素　有研究发现，留守儿童的溺水伤害风险要高于一般儿童。农村留守儿童的非致死性溺水发生率稍高于城市流动儿童。一方面，农村留守儿童往往缺乏相关教育，所掌握的溺水伤害预防知识较少，安全防护意识淡薄；另一方面，农村家庭子女数量相对较多，分散了家长对每个孩子的监护精力。另外，随着年龄的增加，溺水发生率有下降趋势。

2. 行为相关因素　危险水体的暴露情况是溺水的一个非常重要的决定因素，学校周围无开放性水域时儿童的非致命性溺水发生风险低。在没有成人陪伴的情况下在开放水域游泳/捕鱼以及在开放水域内或周围打闹，都会显著增加非致命性溺水的风险。可能的解释是儿童认知发展不成熟，危险感知不敏感，并且更有可能在水中表现出冲动和大胆的行为。

3. 心理因素　留守儿童容易存在性格孤僻、社交能力较差等心理问题，在池塘周围打闹时可能更易发生溺水伤害。有研究表明发生意外伤害的学生的人际关系得分低于无意外伤害的学生。这暗示同学关系良好、禁止在水域周围打闹可以减少溺水事件。

4. 游泳技能　以往研究发现，游泳训练可以提高儿童的游泳能力和安全技能。此外，一些病例对照研究提示游泳能力是减少儿童溺水事件的重要保护因素。然而，一些研究人员认为游泳能力的提高可能会增加危险水环境的暴露，并降低父母在儿童游泳时的警惕和监督，更容易导致意外伤害的发生。

三、预防与控制

意外伤害一般分三个阶段：伤害前阶段、伤害阶段、结局阶段。意外伤害的预防措施应包括预防伤害发生（一级预防）、院前急救与医院治疗（二级预防）、社区康复（三级预防）。只有把健康促进、自救互救、现场调查、临床救护、功能恢复和基础研究结合起来，建立起地区间和学科间的合作，才能使意外伤害得到有效控制。

（一）四E干预理论

目前，比较成熟的干预理论为"四E干预"，即工程干预（engineering intervention）、经济干预（economic intervention）、强制干预（enforcement intervention）、教育干预（educational intervention）。工程干预是指通过对环境与产品的设计和革新，使其伤害风险减少或无风险；经济干预是指通过经济鼓励手段或罚款来影响人们的行为；强制干预是指国家通过法律措施对增加伤害危险的行为进行干预；教育干预是指通过健康教育增强人们对伤害危险的认识，改变人们的行为方式。

（二）Haddon预防理论

Haddon认为，伤害的发生取决于宿主，媒介物和环境三因素互相作用的结果，三因素的互相作用贯穿在事件发生前、发生中和发生后的全过程。其基本策略为：①预防危险因素的形成；②减少危险因素的含量；③预防已有危险因素的释放或减少其释放的可能性；④改变危险因素的释放率及其空间分布；⑤将危险因素从时间、空间上与受保护者分开；⑥用屏障将危险因素与受保护者分开；⑦改变危险因素的基本性质；⑧增加人体对危险因素的抵抗力；⑨对已造成的损伤提出针对性控制与预防措施；⑩使伤害患者保持稳定。

（三）常见意外伤害的防控

1. 车祸的防控 由于世界各国经济发展水平和社会文化方面的差异，同一干预措施在不同的国家可能产生不同的结果。因此，应从我国实际出发，选择综合效果好的干预措施予以实施。

（1）强制使用安全带：安全带可以最大限度地保护车内乘客。1992年11月，公安部发布《关于驾驶和乘坐小型客车必须使用安全带的通知》。统计数据显示，使用安全带可使驾驶人和前排乘客遭受伤害的风险降低40%～50%，使后排乘客的致命伤害风险降低25%～75%。一般来说，司机使用安全带，时速在60公里内所发生的撞车事故不会导致死亡。许多研究表明，使用安全带与不使用安全带的致死性车祸之比为1∶3.35，使用安全带可以减少撞车事故中约50%的死亡率。

（2）对酒驾的检查和预防：酗酒造成的车祸占全部车祸的30%～50%，因此，世界各国都非常重视酒后行车的检查和预防。车祸发生后，一般要对司机的血中酒精浓度（blood-alcohol concentration, BAC）做常规检查。目前世界上还没有一个统一的BAC允许值，大多数国家的BAC允许值低于0.5g/L，我国的BAC允许值低于0.2g/L，0.2g/L≤BAC<0.8g/L属于酒驾行为，BAC≥0.8g/L属于醉驾行为。

（3）教育培训：以教育的手段促使人们认识车祸危害的严重性，加强对司机及公众的交通安全知识的学习和宣传。有效的预防车祸的方法之一是在学校进行驾驶和交通安全知识教育。以我国为例，考取机动车驾驶证必须通过相关的安全教育培训。尤其是校车等公共交通驾驶员，进行定期的安全教育，每月不少于1次，每次不少于1小时。同时，充分利用安全宣传标语、手机和GPS短信提醒在驾驶员出车前、收车后等多种场合以安全告诫的形式进行安全行车提醒教育。这些对车祸的发生率、受伤率以及经济损失的减少起着积极的作用。

（4）加强对司机的监督管理：提高执照司机的操作能力有利于减少车祸的伤亡。应对司机进行严格的技术考核、培训宣教、监督与管理。一些国家公路管理局设立了交通安全办公室，专门研究车祸问题，他们对每次违章行为和车祸事故根据严重程度记分，累计达到一定分数后，就对司机进行警告、访视或吊销执照，且对被吊销执照或有吸毒暴力行为的司机设有专门的档案。

（5）改善交通条件：为了减少车祸，应在公路标志、信号、监理以及汽车的设计制造方面进行大量研究。目前保护机动车乘员的措施有安全气袋和儿童安全座椅，能够有效地增加乘员的安全。许多工程师正在设计完全由电子设备操作的原型汽车，这可以大大减少司机的操作。此外，科学利用道路，改善路况都有助于减少车祸。如扩建、新建高质量的道路；增修地下通道或天桥；在城市繁华区用护栏把行人和行车道分开，能有效地减少行人的伤害。

总之，车祸的原因是复杂的，车祸的危害是严重的，只有各部门积极配合，才能有效地防止车祸的发生，保护居民人身财产，增进居民健康。

2．意外中毒的防控

（1）建立健全毒物包装法规：毒物预防包装法能成功地减少中毒发生和死亡。《中华人民共和国产品质量法》中直接规定了生产者对特殊产品的包装义务，即"易碎、易燃、易爆、有毒、有腐蚀性、有放射性等危险物品以及储运中不能倒置和其他有特殊要求的产品。其包装必须符合相应要求，依照国家有关规定作出中文警示说明和警示标志，标明储运注意事项"。美国1970年颁布毒物预防包装法，规定了药品、日用品的包装和瓶盖，必须使儿童无法开启。在许多发展中国家，很多药品依然使用纸袋进行分装，盛装液体药物的瓶子没有适当的瓶盖。因此，加强毒物包装立法，使药品、日用品生产厂家生产能减少儿童中毒的安全包装，是强有力的干预措施。

（2）加强毒物的存放和管理：家庭内毒物或潜在毒物的正确贮藏是减少中毒的重要环节。毒物及潜在毒物应有明确标签，放置在柜橱中并加锁，并置于儿童不能触及的地方。

（3）普及预防中毒知识：开展毒物预防和救助的健康教育，在社区等公共场所加强相关的知识宣传，定期举办一些讲座，在中小学课堂中开展相关课程的学习，扩大社会关注。

（4）健全农药管理制度：2022年3月，国务院重新修订了《农药管理条例》，其中明确规定了"农药使用者应当遵守国家有关农药安全、合理使用制度，妥善保管农药，并在配药、用药过程中采取必要的防护措施，避免发生农药使用事故"。农药应妥善保管，不准与粮食以及其他食品混放。搬运时，不应与食品混装，应贴上有毒标志以防误用误食。

（5）建立功能完善的中毒控制中心：中毒控制中心掌握社区内中毒发生的信息，能够对中毒采取第一援助和医疗处理，社区居民如发现中毒，可立即电话求援。近年我国不少省、自治区、直辖市也相继建立了疾病控制中心及下属的中毒科（或中毒控制中心），同时初步完善了中毒救治的信息网络咨询功能，负责本地区中毒救治知识的传授，取得了一定的经验和社会效益。目前仍存在急性中毒事件应急救援人才匮乏、中毒事件信息交流及信息发布不及时等问题，中心建设仍有待完善。

（6）提高基层医师对中毒的应急处理能力：培训基层医务人员，向他们普及意外中毒的基本知识、技能和经验，特别是及时发现和确诊中毒的知识，以便及时抢救患者。

3．溺水的防控

（1）设置安全屏障，加强儿童看护。将儿童与室内及环境中的危险水源隔离，是减少儿童溺水的有力措施。学龄前儿童身心发展尚未成熟，对危险环境的识别能力差，即使是很浅的水也能造成伤害。家庭中的浴缸、水桶，户外的沟渠、水井、江河湖泊等都是导致儿童溺水死亡的危险环境，当对儿童疏于看护时，都易发生溺水。国内一项调查显示，儿童落水原因中，岸边行走或岸边玩耍时不慎落水的占73.8%。因此，低龄儿童应专人看护，远离水源，城市及农村中靠近住处的水源，应采取加盖或加设护栏等措施，以减少溺水发生。

（2）普及自救技能，加强安全游泳的管理。一项妇幼卫生的研究提示，儿童溺水死亡主要发生在夏季，5～8月溺水死亡占全年的55.8%。首先，应在学校开设游泳课，让青少年掌握基本游泳技能，同时强调游泳安全教育，增强学生对游泳潜在危险的认识。其次，儿童游泳应在家长或老师的带领下选择安全的场所，如配有救生员的游泳池，禁止在地形复杂的江河湖泊中游泳。游泳时，每位儿童都要配备游泳圈等安全器材，避免在水中打闹。另外，也应指导儿童游泳者要懂得基本的心肺复苏技术，从而最大限度保证游泳安全。

（3）完善相关战略指南，提高安全意识。2021年第75届联合国大会通过首个全球预防溺水决议，将每年7月25日定为世界预防溺水日，鼓励所有联合国会员国在自愿的基础上采取相关措施，包括设立国家预防溺水协调中心、制定国家预防溺水计划、颁布施行水上安全法、强化溺水事件统计、提高公众预防溺水意识以及将水上安全、游泳、急救课程纳入教学大纲等，如2016年我国发布首个淹溺急救指导性文件《淹溺急救专家共识》。目前，世界各国已纷纷启动国家水域安全计划，完善预防溺水保障制度。

第七节　性传播疾病

一、概　　述

（一）性传播疾病的概念

性传播疾病（sexually transmitted diseases，STD）是一组主要由性行为接触或类似性行为接触为主要传播途径的危害人群身心健康的传染性疾病，过去称为性病。以往性病（venereal diseases，VD）是指通过性交传染的、具有损害症状的全身性疾病，亦称为经典性病，包括梅毒、淋病、软下疳和性病性淋巴肉芽肿。现代性传播疾病与经典性病的概念有明显的区别：①种类增加，由原来的 4 种扩展为 20 多种疾病。如尖锐湿疣、生殖器疱疹、白念珠菌病、肝炎、传染性软疣、阴虱病、疥疮、阿米巴病、艾滋病等。②感染范围扩大，不局限于生殖器部位。③传播方式改变，口—生殖器和肛门—生殖器也为常见传播途径。

STD 是一种没有争议的社会病。2019 年 WHO 公布的数据显示，全球每天有超过 100 万人患 STD，如不加以治疗，可能导致严重的慢性健康影响，包括神经和心血管疾病、不孕、异位妊娠、死产，并增加获得性免疫缺陷综合征（艾滋病，AIDS）的感染风险。尽管在最近几十年间，人类有了更多的控制 STD 的手段，然而 STD 对人类的威胁仍然是非常严峻的，比如仅梅毒在 2016 年就造成了约 20 万例死产和新生儿死亡，使其成为导致全球婴儿死亡的主要原因之一，更使 STD 成为深受关注的全球性问题。

（二）性传播疾病的传播途径

1. 性接触传播　包括接吻、触摸在内的性行为是 STD 主要的传播途径。诸如淋病奈瑟球菌、人类免疫缺陷病毒、支原体、衣原体、阴道毛滴虫等多种病原体可存在于阴道分泌液和精液中，性伙伴一方患病就能通过性行为传染给对方。而梅毒、生殖器疱疹、软下疳的病原体虽不存在于精液中，但可通过皮肤黏膜的直接接触传染对方。

2. 非性接触传播　性传播疾病患者的分泌物中有大量病原体，间接接触被病原携带者或患者泌尿生殖道分泌物污染的衣服、用具物品、被褥、便器等也可能被感染。另外，还包括血源性传播，如吸毒、输血；垂直传播，孕妇患有性传播疾病时可通过胎盘感染胎儿；医源性传播，医务人员防护不当而使自身感染或医疗器械消毒不到位而感染他人；人工授精、器官移植等。

（三）性传播疾病的流行概况

性传播疾病在全世界很多国家已构成严重的公共卫生问题，据 WHO 估计，全球每年新发可治愈的性传播疾病 5.3 亿人次。目前占据前四位的 STD 分别为滴虫病（1.56 亿例）、衣原体病（1.27 亿例）、淋病（8 700 万例）和梅毒（630 万例）。这些性传播疾病的感染对成人和儿童健康有着严重的影响。其中，艾滋病病毒自 1981 年被发现以来，迄今为止已夺走超过 3 600 万人的生命，其传播和流行受到全世界的广泛关注。尽管艾滋病的发病情况自 2015 年起增速有所放缓，但仍然不容乐观。2020 年，全球有 68 万（48 万～100 万）人死于与 HIV 相关的疾病（表 16-1）。到 2020 年底，全球大约有 3 770 万 HIV 患者，2020 年新增感染人数约为 150 万（低于 2010 年的 210 万）。WHO 统计显示，非洲是全球受影响最严重的区域，2020 年有 2 540 万人感染艾滋病病毒，占全球新增艾滋病病毒感染人数的近 60%，成人感染率为 0.7%，有 3.6% 的人与 HIV 感染者和艾滋病患者一起生活。

据《中国卫生健康统计年鉴（2020）》数据显示，2018 年我国梅毒发病率为 35.63/10 万，淋病发病率为 9.59/10 万，艾滋病发病率为 4.62/10 万，分别位居甲乙类法定报告传染病发病率第 3、第 4、第 7 位。近年来中国艾滋病患者数呈增长趋势，但 2020 年较 2019 年有所下降，发病人数为 6.22 万例，较 2019 年减少了 0.90 万例，同比减少 12.7%；死亡人数逐年增加，但 2020 年较 2019 年有所下滑，2020 年中国艾滋病死亡人数为 1.9 万人，较 2019 年减少了 0.2 万人，同比减少 10.4%。

表 16-1　2020 年全球 HIV 感染、新增和死亡人数统计　　　　　单位：万人

人群	感染人数（最低值~最高值）	新增人数（最低值~最高值）	死亡人数（最低值~最高值）
全部	3 770	150	68
	（3 020~4 510）	（100~200）	（48~100）
成人	3 600	130	58
	（2 890~4 320）	（91~180）	（40~85）
成年女性	1 930	66	24
	（1 550~2 310）	（45~92）	（17~36）
成年男性	1 670	64	34
	（1 330~2 010）	（46~89）	（23~49）
未成年人	170	15	9.9
	（120~220）	（10~24）	（6.8~16）

二、社　会　根　源

决定 STD 传播和流行的主要因素是社会因素，病原体只是社会因素导致性传播疾病的工具。

1. 不安全的性行为　性行为不安全和无保护是 STD 传播和流行的主要因素。另外，为了追求性刺激，性行为方式多样、性伴侣不固定等现象，也对 STD 的控制提出了很大的挑战。

2. 人口流动　经济的全球化和交通事业的发展，导致了世界范围内的大规模人口流动。流动人口通常是性相对活跃人群，由于受教育程度不高、居住地不固定，而且大多为青壮年单身外出务工，很容易发生婚外性行为等高危行为，且绝大多数商业性行为是在区域流动过程中实现的。因此，流动人口的区域流动过程已成为 STD 蔓延的一个重要环节。

3. 性健康教育缺乏　随着现代社会的不断发展，在物质水平日益提高的同时，人们的思想也在逐渐解放。一方面，学生的性观念、性心理、性行为趋于开放化，但对于性知识的缺乏甚至曲解令人担忧。另一方面，如果学校预防艾滋病教育工作不到位，甚至避"性"不谈，则导致青少年对性"一知半解"。一项高校性知识调查数据显示，受访大学生中，超过六成没有上过性安全教育方面的课程，近半大学生性知识来源于网络。开放的性观念和保守的性教育有可能导致未成年人群 STD 感染率升高。

三、预防与控制

（一）性传播疾病的防治方针

根据 2013 年卫生部发布的《性病防治管理办法》：性病防治坚持预防为主、防治结合的方针，遵循依法防治、科学管理、分级负责、专业指导、部门合作、社会参与的原则。

（二）性传播疾病的防治策略

为了贯彻落实《性病防治管理办法》（卫生部令第 89 号），精准布局"十四五"性病防治工作，中国疾病预防控制中心性病控制中心在广泛征求各省对性病防治工作的意见、建议的基础上，整理形成了"2021 年全国性病防治工作要点"。

1. 加强性病宣传教育与高危人群干预

（1）加强性病宣传教育，将性病与艾滋病宣传活动相结合，形成性病宣传教育常态化与集中性宣传相结合，预防性病艾滋病一体化的宣教工作格局。

（2）充分利用新媒体平台与传统媒体相结合，开展形式多样的宣传教育活动，做到宣传教育精准化。

（3）加强对青年学生、老年人和孕产妇等重点人群的宣传教育，加大对易感人群的综合干预。根据不同人群特点，开发具有针对性和可接受性强的宣传材料；结合男男性行为人群、卖淫及吸毒人群等高危人群干预工作，将性病干预纳入其中，特别是纳入梅毒筛查、性病咨询、症状转介内容。

2. 加强性病疫情监测与管理

（1）开展哨点医院监测工作。各省按照全国性病哨点医院监测实施方案，组织和落实好本省的性病哨点医院监测工作并确保数据完整、准确、可靠。

（2）加强梅毒病例报告管理和数据质量核查工作。各省根据全国性病病例报告质量管理方案，加强对辖区内各医疗机构梅毒病例报告的管理，要求医生填写梅毒病例传染病报告卡时，均须在备注栏中填写诊断依据；加强一期与二期梅毒报告病例分期准确性核查，开展三期梅毒诊断准确性核查。

（3）组织开展性病疫情相关信息收集。各监测点收集资料包括医疗机构梅毒血清学检测数量及阳性数、淋球菌实验室检测数量及阳性数、生殖道沙眼衣原体感染实验室检测数量及阳性数，专题调查或艾滋病哨点监测中梅毒血清学监测结果等。

（4）开展梅毒疫情估计。各省按照全国性病疫情估计工作方案，使用性病估计软件组织对本省的梅毒疫情进行估计，为研判梅毒疫情提供依据。

（5）开展重点人群哨点监测或流行病学专题调查工作。重点开展 3 种性病（梅毒、淋病、生殖道沙眼衣原体感染）感染率及危险因素调查。

3. 加强性病实验室质量管理及耐药监测

（1）进一步加强各级性病检测实验室质量管理体系建设，完善辖区内二级性病实验室检测质量管理网络体系。在进一步加强梅毒实验室质量管理的基础上，将淋病及生殖道沙眼衣原体检测质量管理逐步纳入常规工作。

（2）加强淋球菌耐药监测工作。各省级性病中心实验室负责辖区内淋球菌耐药监测的管理，完善辖区内淋球菌耐药监测质量管理体系；加强医疗卫生机构开展淋球菌药物敏感性检测的能力。

4. 加强规范化性病诊疗服务

（1）建立和完善性病医疗质控网络。倡导建立各省省级性病临床质控中心，鼓励有条件的市成立市级质控中心以探讨工作机制及示范推广。

（2）加强梅毒筛查与转介工作。加强对重点人群梅毒筛查工作的督查、指导、评估；加强对筛查阳性者的转介，提高转介成功率。

（3）加强性病规范化服务的推广与指导。通过常态化培训、技术指导、宣教，使医疗机构性病医疗服务更为规范化、制度化；加强性病门诊的健康教育和预防干预工作。

5. 加强性病防治专业人员的培训　有计划地组织开展性病防治专业人员培训或充分利用互联网技术开展线上培训，尤其要加强对基层医疗服务机构、妇幼保健机构等的人员培训。培训内容应包括性病健康教育、疫情报告与管理、实验室检测技术及质量管理、梅毒筛查及规范化服务等方面。

6. 做好资金管理与信息上报　严格按照中央转移支付艾滋病防治项目中性病防治项目的目标和考核要求安排资金使用，按时完成性病哨点监测、性病综合防治和性病门诊预防干预的任务量。根据年度性病防治工作要点，及时收集、整理、汇总辖区内性病防治的工作情况，撰写相关报告，并通过全国性病防治管理信息系统及时上报。

思考题

1. 慢性病的特征与防控策略有哪些？
2. 论述新发传染病的社会危害与预防控制方法。
3. 如何评估自杀危险？
4. 性传播疾病的防治方针与策略有哪些？
5. 导致近年来大学生心理健康问题的社会因素有哪些？如何防控？

（黄仙红）

推荐阅读

[1] 韩启德. 医学的温度. 北京：商务印书馆，2020.

[2] 卢祖洵，姜润生. 社会医学. 北京：人民卫生出版社，2013.

[3] 李鲁. 社会医学. 5版. 北京：人民卫生出版社，2017.

[4] 张大庆. 医学史十五讲. 2版. 北京：北京大学出版社，2020.

[5] 周国梅，史育龙，阿班·马克·卡布拉基，等. 绿色"一带一路"与2030可持续发展议程：有效对接与协同增效共谋全球生态文明建设. 北京：中国环境出版社，2021.

[6] 胡宏伟. 国民健康公平程度测量、因素分析与保障体系研究. 北京：人民出版社，2011.

[7] 世界卫生组织. 更健康、更公平、更安全：全球卫生十年历程（2007—2017）. 吴岩玮，译. 北京：人民卫生出版社，2018.

[8] 潘家华，陈孜. 2030年可持续发展的转型议程. 北京：社会科学文献出版社，2016.

[9] 劳伦斯·纽曼. 社会研究方法. 7版. 郝大海，译. 北京：中国人民大学出版社，2021.

[10] 弗雷德里克·J.格拉维特，罗妮安·B.佛泽诺. 行为科学研究方法. 4版. 邓铸，译. 上海：上海教育出版社，2020.

[11] 王鸿春，曹义恒，卢永. 健康城市蓝皮书：中国健康城市建设研究报告（2021）. 北京：社会科学文献出版社，2021.

[12] 杜雪平，席彪. 全科医生基层实践. 2版. 北京：人民卫生出版社，2017.

[13] 中国政策研究网编辑组. 健康中国战略. 北京：中国言实出版社，2020.

[14] 邹宇华. 社区卫生服务管理学. 2版. 北京：人民卫生出版社，2020.

[15] 世界卫生组织. 2008年世界卫生报告初级卫生保健：过去重要，现在更重要. 北京：人民卫生出版社，2008.

[16] 王家骥. 全科医学基础. 北京：科技出版社，2010.

[17] 陈振明. 政策科学：公共政策分析导论. 2版. 北京：中国人民大学出版社，2003.

[18] 郝模. 卫生政策学. 2版. 北京：人民卫生出版社，2013.

[19] 陈庆云. 公共政策分析. 2版. 北京：北京大学出版社，2011.

[20] 王煜，张澜，黄建始. 健康投资对社会经济增长的影响. 中国卫生事业管理，2009，26（001）：10-13.

[21] GBD 2019 Diseases and Injuries Collaborators. Global burden of 369 diseases and injuries in 204 countries and territories，1990-2019：a systematic analysis for the Global Burden of Disease Study 2019. Lancet，2020，396（10258）：1204-1222.

[22] George Weisz. Chronic Disease in the Twentieth Century：A History. Baltimore：Johns Hopkins University Press，2014.

[23] World Health Organization. World health statistics 2021：monitoring health for the SDGs，sustainable development goals. Geneva：World Health Organization，2021.

中英文名词对照索引